内科急症的诊断与治疗

NEIKEJIZHENGDEZHENDUANYUZHILIAO

主编 褚熙

天津科学技术出版社

图书在版编目(CIP)数据

内科急症的诊断与治疗/褚熙主编. —天津:天津科学技术出版社,2011.11
ISBN 978-7-5308-6724-2

Ⅰ.①内… Ⅱ.①褚… Ⅲ.①内科—急性病—诊疗 Ⅳ.①R505.97

中国版本图书馆 CIP 数据核字(2011)第 233748 号

责任编辑:梁旭 石崑
责任印制:兰毅

天津科学技术出版社出版
出版人:蔡 颢
天津市西康路 35 号 邮编 300051
电话(022)23332398(事业部) 23332697(发行)
网址:www.tjkjcbs.com.cn
新华书店经销
天津新华印刷三厂印刷

开本 787×1092 1/16 印张 25.5 字数 550 000
2012 年 2 月第 1 版第 1 次印刷
定价:54.00 元

编委会名单

主　编　褚　熙
副主编　赵　鹏　李　敏　王海滨
编　委　（以姓名拼音顺序为序）
　　　　褚　熙（山东省立医院）
　　　　顾吉达（长岛县人民医院内科）
　　　　李　敏（山东省立医院心内科）
　　　　梁立义（长岛县人民医院内科）
　　　　王海滨（青岛市立医院老年内科）
　　　　王海玲（长岛县人民医院内科）
　　　　于洪波（南方医科大学附属小榄医院）
　　　　张　洁（山东省立医院营养科）
　　　　赵　鹏（山东省立医院心内科）

目 录

第一章 休克 ... 1
- 第一节 概论 ... 1
- 第二节 低血容量性休克 ... 8
- 第三节 感染性休克 ... 16
- 第四节 心源性休克 ... 23
- 第五节 过敏性休克 ... 28

第二章 呼吸系统急症 ... 31
- 第一节 呼吸衰竭 ... 31
- 第二节 急性呼吸窘迫综合征 ... 36
- 第三节 急性上呼吸道感染 ... 40
- 第四节 急性气管-支气管炎 ... 43
- 第五节 急性重症哮喘 ... 45
- 第六节 自发性气胸 ... 48
- 第七节 肺炎 ... 52
- 第八节 肺脓肿 ... 56
- 第九节 肺栓塞 ... 59

第三章 循环系统急症 ... 65
- 第一节 心脏骤停与心肺复苏 ... 65
- 第二节 心律失常 ... 73
- 第三节 心绞痛 ... 80
- 第四节 急性心肌梗死 ... 88
- 第五节 感染性心内膜炎 ... 95
- 第六节 急性心包炎 ... 101
- 第七节 急性病毒性心肌炎 ... 105
- 第八节 心肌病 ... 109
- 第九节 主动脉夹层 ... 121

第四章　消化系统急症 126
　　第一节　急性胃炎 126
　　第二节　急性胰腺炎 128
　　第三节　急性出血性坏死性肠炎 135
　　第四节　上消化道出血 138
　　第五节　肝性脑病 144

第五章　泌尿系统急症 150
　　第一节　急性肾小球肾炎 150
　　第二节　急进性肾小球肾炎 154
　　第三节　急性泌尿系统感染 157
　　第四节　急性肾功能衰竭 165

第六章　血液系统急症 175
　　第一节　弥散性血管内凝血 175
　　第二节　过敏性紫癜 178
　　第三节　特发性血小板减少性紫癜 180
　　第四节　血栓性血小板减少性紫癜 183
　　第五节　白细胞减少和粒细胞缺乏症 186

第七章　内分泌系统急症 189
　　第一节　垂体危象 189
　　第二节　甲状腺危象 193
　　第三节　肾上腺危象 197
　　第四节　嗜铬细胞瘤危象 199

第八章　代谢性急症 204
　　第一节　糖尿病酮症酸中毒 204
　　第二节　高渗性高血糖状态 208
　　第三节　乳酸性酸中毒 212
　　第四节　低血糖症 214

第九章　风湿性急症 217
　　第一节　系统性红斑狼疮 217
　　第二节　结节性多动脉炎 225

第十章　神经系统急症 232
　　第一节　癫痫持续状态 232
　　第二节　脑出血 235
　　第三节　蛛网膜下腔出血 238

第四节 短暂性脑缺血发作 …… 242
第五节 脑血栓形成 …… 244
第六节 脑栓塞 …… 246
第七节 急性颅内高压症 …… 248
第八节 脑膜炎 …… 250
第九节 脑炎 …… 261
第十节 脑囊虫病 …… 266
第十一节 急性播散性脑脊髓炎 …… 269
第十二节 急性脊髓炎 …… 271
第十三节 格兰－巴利综合征 …… 274

第十一章 水、电解质代谢和酸碱平衡失常 …… 280
第一节 失水 …… 282
第二节 水过多与水中毒 …… 285
第三节 低钾血症 …… 286
第四节 高钾血症 …… 289
第五节 代谢性酸中毒 …… 291
第六节 呼吸性酸中毒 …… 292
第七节 代谢性碱中毒 …… 295
第八节 呼吸性碱中毒 …… 296
第九节 混合型酸碱平衡失调 …… 297

第十二章 理化因素所致急症 …… 301
第一节 中暑 …… 301
第二节 冻僵 …… 304
第三节 淹溺 …… 306
第四节 电击 …… 308
第五节 有机磷杀虫药中毒 …… 310
第六节 氨基甲酸酯类杀虫药中毒 …… 314
第七节 灭鼠药中毒 …… 316
第八节 急性一氧化碳中毒 …… 319
第九节 急性镇静催眠药中毒 …… 322
第十节 急性乙醇中毒 …… 325
第十一节 急性毒品中毒 …… 327
第十二节 毒蛇咬伤中毒 …… 332
第十三节 亚硝酸盐中毒 …… 334

第十三章 传染病急症 …… 337
第一节 流行性感冒 …… 337
第二节 流行性腮腺炎 …… 338

第三节 麻疹 341
第四节 流行性乙型脑炎 346
第五节 狂犬病 351
第六节 流行性出血热 354
第七节 伤寒 365
第八节 细菌性痢疾 371
第九节 霍乱 376
第十节 流行性脑脊髓膜炎 383
第十一节 破伤风 389
第十二节 鼠疫 392
第十三节 细菌性食物中毒 396

第一章 休 克

第一节 概 论

休克(shock)是指机体由于受到外来的或内在的强烈致病因素打击或二者共同作用而出现的以机体代谢和循环功能紊乱为主的一组临床综合征,这些致病因素包括大出血、创伤、中毒、烧伤、窒息、感染、过敏、心脏泵功能衰竭等。目前认为休克是各种病因所致的急性血液循环障碍,是一个以低血压和微循环灌注锐减为特点、导致重要器官灌注不足、组织氧供和氧需失衡以及细胞功能、代谢障碍的危重病理过程。

在临床各科尤其是急诊科和重症监护病房(ICU),休克都是常见的严重并发症,每年全世界有超过100万病人发生显性或隐性休克而需要急救。休克的发生和处理与其直接诱因、患者原发疾病和慢性健康状况有着密切的联系,休克处理不积极或处理不当均可能导致包括多器官功能障碍综合征(MODS)在内的严重后果。因此,正确判断休克成因或类型、其严重程度以及治疗方向,及时采取有效的、有层次的综合治疗措施,严密监测患者内环境改变包括组织灌注和细胞代谢功能状态,根据治疗反应和监测结果改变调整治疗措施是提高休克救治成功率、防止并发症的关键。

【病因与分类】

1. 低血容量性休克(hypovolumic shock) 低血容量性休克是按血容量丢失的多少而分类的。各类休克均与血流动力学或血容量有关。创伤性和出血性休克是绝对性低血容量性休克。另一类是相对性低血容量,主要是由于循环血在体内异常分布之故,常见于感染性和创伤性休克。此类休克虽无明显的血液或体液向体外丢失,但因大量的血浆性液体丧失于体腔、组织间隙的第三间隙中,如弥漫性腹膜炎、绞窄性肠梗阻、创伤部位或炎性周围丧失大量的体液而导致低血容量性休克。

2. 感染性休克(septic shock) 是由于机体受各种革兰阳性和革兰阴性细菌、病毒、真菌、立克次体或寄生虫等的感染所产生的低血压及组织灌流不足为特征的全身性反应,亦称为脓毒症性休克。临床上依据感染的过程派生出细菌性休克、毒血症性休克、败血症性休克。细菌性休克(bacteremic shock)指细菌已侵入宿主血循环中,造成低血压、组织灌流不足等的临床表现。毒血症性休克(toxemic shock)指宿主因感染而毒素进入血循环产生难以纠正的低血压,有低灌流或器官功能障碍的表现。败血症性休克(septicemic shock)指因感染使循环血液中存在活性细菌或由其产生的各种毒素引起全身性反应。

3. 心源性休克(cardiogenic shock) 是由于心脏疾患如急性心肌梗死、心肌挫伤及与损伤有关的心肌梗死、心脏受压(张力性气胸、心脏压塞)、心脏梗阻(肺栓塞、气栓、血栓)、心律失常等因素,使心排血量减少、造成休克的临床表现。

4. 过敏性休克(anaphylactic shock) 是由于抗原抗体在敏感组织处相互作用所致的一种急性全身性休克综合征。常见于:药物类如青霉素类、先锋霉素类等的接触;动物昆虫类毒素如毒蛇、毒蜂的叮咬;食入动植物的异性蛋白如蟹、虾、蚱蜢、菠萝等;亦有神经-精神过敏,如运动性休克。

5. 内分泌性休克(endocrine shock) 是指某些内分泌疾病,如垂体前叶功能减退、甲状腺功能亢进或减退(黏液性水肿)、甲状旁腺、急慢性肾上腺素皮质功能减退、嗜铬细胞瘤、胰岛素瘤等,在激发其危象时,可引起低血压及休克综合征。

按血流动力学的特点,可将休克分为:低排高阻型、高排低阻型和低排低阻型休克三种类型。前二者常见于低血容量性休克、感染性休克和心源性休克;后者常见于感染性休克和过敏性休克。

【发病机制】

机体承受的内在或外在打击足够剧烈时,均可导致休克现象。休克是一个有着复杂病理生理过程的临床综合征。虽然休克的病因各异,类型不一,临床表现也不尽相同,但其本质相同,即休克发生后机体重要器官微循环处于低灌流状态,导致细胞缺血缺氧,细胞代谢异常,继续发展可导致细胞损害、代谢紊乱,组织结构损伤,重要器官功能失常。在临床方面,及时发现并解除休克成因、纠正低血压状态有助于休克治疗,但这些并不意味着休克引起的内环境紊乱或并发症会随之改善,有时休克时出现的组织器官功能损害反而会继续发展并造成病情反复加重,这些特点提示我们在处理休克时重视其发病机制,对休克过程和特点要有全面、深入的认识。

一、休克时微循环变化及机制

1964年Lillehei提出的休克微循环障碍学说目前已得到大多数学者的认可,许多新研究使微循环学说的内容更加丰富。虽然休克成因不同,休克不同阶段组织灌流量减少的机制各异,但体内重要器官微循环处于低灌流状态的特点是相近的。下面以典型的失血性休克为例从时相变化和血液细胞流变学变化两方面分析其微循环障碍的特点。

1. 时相变化

(1)缺血性缺氧期(休克代偿期):休克早期,微血管系统持续痉挛,口径明显缩小,毛细血管前阻力显著增加,血管自律运动增强,同时大量真毛细血管网关闭,毛细血管血流限于直捷通路,动静脉吻合支开放,组织灌流减少,出现少灌少流、灌少于流的情况。这一现象在皮肤、肌肉、肾脏等脏器尤为显著,其结果是保证了心、脑等重要器官的供血,对维持有效循环血量、回心血量及血压有一定代偿意义。

机体出现微循环血管持续痉挛的始动因素是交感-肾上腺髓质系统兴奋。休克时大量儿茶酚胺释放入血,血中儿茶酚胺含量比正常高几十倍甚至几百倍。儿茶酚胺大量释放,既刺激α受体,造成皮肤、内脏血管明显痉挛,又刺激β受体,引起大量动静脉短路开放,构成了微循环非营养性血液通路,使器官微循环血液灌流锐减。此外,休克时体内产生的其它体液因子,如血管紧张素Ⅱ、加压素、内皮素、心肌抑制因子(MDF)、血栓素和白三烯等物质也都有收缩血管的作用。

(2) 淤血性缺氧期(可逆性失代偿期):随着休克持续,微循环中血管自律运动首先消失。血管床对儿茶酚胺反应进行性降低,微动脉和毛细血管前括约肌收缩逐渐减退,血液大量涌入真毛细血管网,而毛细血管流出道的阻力增加,血液淤积在毛细血管中,微循环灌注量进一步下降。此时,内脏微循环出现灌流减少和血液淤滞现象。失代偿期的出现与长时间血管收缩、缺血缺氧及多种体液因子形成有关。

首先,随休克病程发展,逐渐出现血管收缩因子和舒张因子间平衡失调,这种平衡失调的发生与休克时持续缺血缺氧使组织氧分压下降、CO_2和乳酸堆积、发生酸中毒有关:①酸中毒导致平滑肌对儿茶酚胺的反应性降低;②皮肤和腹腔内脏长期缺血缺氧在局部产生各种扩血管因子,如ATP的大量分解,其产物腺苷在局部积聚;③细胞分解代谢增强使K^+释放增多,导致钙内流减少;④肥大细胞释放组胺;⑤激肽系统激活产生激肽酶;⑥内皮细胞产生和释放NO、PGI_2;⑦应激激素如β-内啡肽大量释放等。这种血管收缩因子和舒张因子间的平衡失调是造成血管容量显著增大、微循环障碍加剧的主要原因。

其次,休克期血流变慢,白细胞贴壁、滚动并粘附于内皮细胞上,加大了毛细血管后阻力。同时,血液浓缩,血浆粘度增大,血细胞比容增大,红细胞聚集。这些血液流变学改变是造成微循环血流变慢、血液泥化、淤滞,甚至血流停止的重要原因。

还应当重视的是细菌和内毒素的肠源性转位和吸收在休克发展过程中的作用。随着休克病程的发展,常出现肠源性细菌转位和脂多糖入血现象,从而通过激活激肽系统和补体系统、激活免疫细胞、损伤内皮细胞、影响心功能等多种途径,引起血管扩张、血流动力学性质的改变,并引起持续性低血压。

另外,休克时缺血、酸中毒和炎症反应紊乱均可刺激和损伤血管内皮细胞,引起血管舒缩活性失调和微循环的内皮细胞发生形态改变,表达各种粘附分子,促进与白细胞间的粘附,影响血液回流。此时,机体处于失代偿阶段,微循环血管床大量开放,有效循环血量锐减,回心血量减少,心排出量和血压进行性下降,交感-肾上腺髓质因此更为兴奋,使组织血液灌流进行性下降,组织缺氧日趋严重,形成恶性循环。

(3) 难治性休克期(不可逆期):休克在失代偿期未能被逆转,病情继续发展,持续较长时间以后,就进入难治期,表现为微循环的"无复流"现象和脏器功能严重损害,而微血管麻痹和弥散性血管内凝血(DIC)是造成微循环"无复流"现象主要原因。此时,微血管发生麻痹性扩张,反应性显著下降,去甲肾上腺素浓度越来越高,而收缩反应性却越来越不明显,发生微循环衰竭;同时,由于毛细血管内血细胞粘着和微血管嵌塞,加之各种组织因子释放,启动凝血系统,导致血管内皮细胞损伤和微血栓堵塞管腔,诱发DIC出现。在重要脏器的功能方面,休克时机体出现持续性重度低血压,血流动力学恶化,细胞损伤越来越严重,同时多种体液因子如溶酶体酶、氧自由基及各种细胞因子过度释放也加重器官损伤,结果使得包括肾、肝、肺、心、脑等器官在内的重要脏器的代谢和功能损害不断加重,甚至衰竭。

目前认为,在休克难治期,肠道严重缺血缺氧,屏障和免疫功能降低,内毒素入血及肠道细菌移位入血并作用于炎性细胞(单核巨噬细胞和中性粒细胞等),造成机体全身炎症反应综合征(SIRS)。SIRS与机体发生的高消耗状态"恶性炎症"和多器官功能损害(MODS)有着密切的关系。休克发生时,一方面炎性细胞被激活,大量炎性介质包括肿瘤坏死因子(TNF)、白细胞介素(IL-1、IL-6)等释放入血,引起炎症反应失控,即SIRS;另一方面,包括IL-4、IL-10、IL-13等抗炎介质过度表达,引起代偿性抗炎反应综合征(CARS)。当循环中出现大量失控的炎性因子时,各种因子间存在广泛的"交叉对话(cross talk)",亦即炎症因子之间构成了一个具有交叉作用、相互影响的复杂网络体系。当SIRS和CARS共存、其作用互相加强时,会导致更严重的炎症紊乱,此即所谓的"混合性拮抗反应综合征(MARS)"。无论SIRS、CARS或MARS,均是休克不可逆期器官功能损害发生发展的基础。

2. 血液细胞流变学变化

细胞流变学方面的研究发现,休克时白细胞附壁粘着、红细胞和血小板聚集以及微血栓形成是导致微循环阻力增加的重要原因。

休克发生时,微循环中发生白细胞扣押和嵌塞毛细血管现象。随着休克发展:①白细胞变形能力下降,硬度增加,体积变大变圆;②内皮细胞受损,可发生肿胀,造成毛细血管管腔狭窄;③血压下降使驱动白细胞流动的灌流压又逐渐降低;④白细胞附壁粘着,这种粘附作用主要是通过经典的粘附蛋白(CAMs)途径实现的——在多种体液介质的作用下,血管内皮表面CAMs表达增多,使得白细胞和内皮细胞之间的粘着力增加,由选择素-碳水化合物介导的白细胞粘附参与了早期接触和滚动的发生,由整合素-多肽介导的粘附作用参与了白细胞的粘着和游出的发生。白细胞扣押和毛细血管嵌塞现象使得微循环障碍逐步加重。

再者,白细胞在附壁粘着同时释放出的大量毒性介质对于细胞流变学改变和休克的发展也有着相当重要的作用。白细胞粘附除了使微循环障碍缺血缺氧引起细胞损害外,还通过释放多种炎性物质直接损害细胞:①白细胞在激活过程中出现呼吸爆发,产生大量自由基,使细胞膜的流动性下降和通透性增加;②蛋白交联变化又影响酶活性,从而带来一系列细胞代谢功能的损害;③蛋白酶的释放促进细胞自溶和器官衰竭,以及④休克时由于胞浆内Ca^{2+}增加,均可加重休克时的循环紊乱并影响休克的预后。

除了上述白细胞的特点外,休克过程中红细胞的变形能力也明显下降。随着红细胞变形能力的降低,血液粘度增加,血流阻力增加,引起血液淤积。同时,休克的原发和继发因素可造成血管内皮的损伤,血流减慢,血小板聚集激活剂增多,血小板伪足样突起和聚集型血小板数目增多,结果导致血小板聚集和微血栓形成。红细胞变形能力下降引起血液粘度增加、血小板的聚集引起微血栓的形成都加重了循环障碍,而组织灌流绝对和相对不足影响休克的发展和预后。

二、休克时迷走神经活动亢进

近年来研究表明,休克时迷走神经亢进,乙酰胆碱(acetylcholine,Ach)从突触内大量释放,而红细胞乙酰胆碱酯酶(acetyl cholinesterase,AchE)活性降低,结果Ach大量积聚于突触间隙并持续作用于效应器官的M受体和N受体,使得休克加重、难以恢复。这是因为Ach一方面对心血管系统有抑制作用,可直接收缩内脏、皮肤、肾脏和肺循环的静脉,另一方面却对骨骼肌的动、静脉均有扩张作用。

三、体液因子在休克中的作用

各种有害因素侵袭机体时,立即引起神经体液反应,产生多种体液因子,介导各种休克病因对机体的作用。体液因子的释放可激起级联反应(cascade reaction),这种强烈的多系统参与的机体反应并不受休克最初原发病因的影响,反应失控导致内环境紊乱进一步加重。以感染性休克发病过程为例:当局部感染灶细菌入血后,细菌本身或其内毒素、外毒素等成分刺激细胞产生各种体液因子,包括细胞因子(如TNF、IL-1等)、激素(如儿茶酚胺、加压素、血管紧张素等)粘附分子、脂质因子以及内源性阿片肽、心肌抑制因子(MDF)、一氧化氮等,这些因子可使血管张力失常、内皮损伤、血流动力学发生改变,导致心肌抑制、心室扩张,从而影响体、肺循环以及心脏功能,导致心血管功能障碍,引发感染性休克。

四、休克时细胞代谢障碍和细胞损伤及机制

随着认识的深化,人们对休克关注的目光也逐步从微循环学说向细胞代谢障碍及分子水平的异常等方向转移,休克发生发展过程中的细胞机制渐受重视。休克时细胞损伤可以继发于微循环障碍,但也可以原发于休克原始动因直接损伤。因此,有学者提出了休克细胞(shock cell)的概念并认为细胞损伤是器官功能障碍的基础。

1. 休克时细胞代谢障碍

(1) 糖酵解和酸中毒:休克时微循环严重障碍造成组织低灌注和细胞缺氧,葡萄糖的有氧氧化受阻、无氧酵解增强,结果 ATP 生成明显减少而乳酸生成显著增多,所有这些因素都导致了细胞功能障碍。首先,细胞能量不足导致细胞膜上的钠泵失灵,钠、水内流而胞内钾外流,导致细胞水肿和高钾血症;再者,糖酵解增加引起的高乳酸血症是造成局部酸中毒的原因,而灌流障碍和二氧化碳不能及时清除也加重了局部酸中毒。

(2) 细胞内 Ca^{2+} 超载:休克时应激导致儿茶酚胺的大量释放,激活胞膜上的 Ca^{2+} 通道,使 Ca^{2+} 内流增加;同时,由于组织细胞缺氧缺血,胞膜通透性增加使 Ca^{2+} 内流增加,Ca^{2+}-ATP 酶减少导致 Ca^{2+} 清除障碍,而伴随线粒体 ATP 的释放和利用,Ca^{2+} 又大量溢出到胞质。上述因素导致胞内 Ca^{2+} 超载,同时也使神经突触中的 Ca^{2+} 增加并进一步促进递质的释放。这样,一方面交感递质(儿茶酚胺)和迷走递质(Ach)均可使血管异常收缩,加重微循环障碍;另一方面,胞浆内 Ca^{2+} 增加激活磷脂酶 A_2,使细胞磷脂膜分解,释放出花生四烯酸,花生四烯酸通过脂氧化酶生成白三烯类物质,白三烯类物质促进循环紊乱和器官衰竭的发生。

2. 休克时细胞的损伤

(1) 细胞膜的变化:细胞膜是休克时细胞最早发生损伤的部位,造成膜损伤的因素包括缺氧、ATP 减少、高钾、酸中毒、溶酶体酶、自由基的释放以及其他炎性介质和细胞因子等。休克时,细胞膜离子泵功能的障碍使细胞丧失了调节自身容量的能力,而膜磷脂微环境的变化则降低了胞膜的流动性;此外,膜上的蛋白变性、交联以及受体蛋白磷酸化过程紊乱损伤了膜相应受体的功能,造成代谢障碍和功能障碍。

(2) 线粒体的变化:休克时,线粒体首先出现功能损害,继之发生形态改变。线粒体功能变化涉及电子传递链功能损害、氧化磷酸化障碍、ATP 酶活性下降、钙转运功能降低等各方面;而形态变化则表现为线粒体肿胀,致密结构和嵴消失,钙盐沉积,甚至线粒体崩解。线粒体的破坏预示细胞体的死亡。

(3) 溶酶体的变化:休克时,溶酶体膜通透性增加使其中的水解酶释出,不仅可引发线粒体功能障碍和细胞自溶,还可因水解酶入血使循环紊乱加重,促进 MDF 的形成。"休克发生的溶酶体学说"认为,休克时的溶酶体变化及水解酶释放加重了休克时的循环紊乱并造成细胞和器官功能紊乱,对休克的发生和发展有重要影响。

(4) 细胞凋亡:休克时,活化的炎性细胞可产生包括细胞因子和自由基在内的多种炎症介质攻击网状-内皮细胞系统和各脏器实质细胞,细胞的炎性损伤可导致细胞变性坏死或凋亡。休克时的细胞凋亡是细胞损伤的一种表现,也是重要脏器功能衰竭的基础。实验表明,用非致死量的细胞因子和氧自由基攻击可导致细胞凋亡,而致死量会导致细胞坏死。

五、缺血再灌注损伤(I/R)

休克时,组织器官灌注不良和细胞的缺氧导致细胞能量储备极度下降以及酶活性、胞膜

通透性、渗透浓度和 pH 值的异常改变,当缺血组织再灌注时,细胞不能耐受原本"正常的"再灌注,出现细胞的"过激"反应,导致细胞损伤。I/R 表现为再灌注一开始,Ca^{2+} 即大量快速内流并在胞内积蓄("钙反常"现象),缺血组织重新获得氧供后反而发生细胞损伤,甚至出现氧自由基产生的"呼吸爆发"现象,结果使再灌注的组织细胞急剧肿胀、超微结构改变,对氧、基质利用下降,ATP、糖原减少,最后可导致细胞死亡。I/R 的病理机制尚未完全明了,有人通过对心肌 I/R 模型研究发现 Ach、Ca^{2+} 和氧自由基之间存在着一定内在联系,认为 Ach 的释放可能是心肌 I/R 的始动因素。

【临床表现】

1. 休克代偿期　出现神志紧张、不安,面色皮肤苍白,口渴,四肢湿冷,呼吸稍加快、心跳加速,尿量减少,血压正常或轻度降低,舒张压增高,脉压差缩小,这与交感-肾上腺髓质系统兴奋有关。此期舒张压增高,脉压差缩小比收缩压更重要。

2. 休克期　为微循环淤血期,临床上除交感-肾上腺髓质系统兴奋及儿茶酚胺大量释放所致的临床表现继续存在外,主要是动脉血压降低,心搏无力,脉细速,呼吸浅快,静脉充盈迟缓而毛细血管充盈试验延长,皮肤发绀并出现花斑,神志淡漠、嗜睡等抑制状态,少尿或无尿。

3. 休克晚期　病情危重,出现肾、肺、心、肝、脑等重要器官功能不全或衰竭的现象,如神志不清,呼吸困难、异常呼吸,心音低钝,脉细弱或心律失常,血压极低或测不出,四肢厥冷,面色灰暗,口唇发绀,尿量极少或无尿;凝血机制障碍,可出现 DIC,表现贫血、出血倾向,血液高凝状态等。

【诊断与鉴别诊断】

1. 诊断的重要性在于早期识别休克,一旦发展到休克期,由于皮肤、肾和神经系统的灌流不足,则诊断不难。早期休克在机体代偿机制作用下,出现心动过速,直立性低血压,脉压差缩小和皮肤血管收缩等重要征象,其次是尿量减少。呼吸加快、通气过度及轻度呼吸性碱中毒,血小板聚集致肺栓塞和轻或中度高血糖也均为早期休克的特征。

2. 鉴别各类休克

(1)低血容量性休克:常见于创伤、失血、失液等情况,早期的特征是心动过速,少尿,呼吸加快致通气过度,血小板聚集致肺栓塞及肺功能不全。最早期的临床表现是心动过速和减小的脉压;在仰卧体位下可不发生低血压,这种情况由于机体代偿机制的作用可维持较长的时间,往往直到病人丢失 30% 血容量才发生动脉压下降。

(2)感染性休克:常有腹腔及体表感染和手术及创伤史。感染性休克在创伤早期是不常见的,但如病人到急诊科被延误一些时间,则问题可能发生。低动力型感染性休克早期表现为血管收缩、收缩压降低、中枢神经系统紊乱、肾排出量减少、脉细速、脉压缩小、毛细血管充盈迟缓等,临床表现难与低血容量性休克鉴别。与此相反,高动力型感染性休克在早期与一般休克却大不相同:出现皮肤血管扩张,温暖呈粉红色花斑,尿量增多,呼吸加快和呼吸性碱中毒,因此常被忽略,直至晚期类似低动力型时才受到关注,但多已延误治疗的良机。

(3)心源性休克:常见于心脏疾患(急性心肌梗死、严重心律失常等),但在钝性胸部挫伤中,心源性休克并不少见,故有胸部钝性伤病人需要进行心电监测。

(4)过敏性休克:多有一定的原因,如接触过敏原、注射药物之后、各种造影剂注入、摄入动植物异性蛋白、毒虫毒蛇咬伤等,以迅速出现低血压为特征,常伴有支气管痉挛、喉头水肿等症状,其鉴别不难。

(5) 其他休克：如内分泌性休克均有慢性疾病而反复激发过程并伴有相应临床表现，故鉴别诊断较容易。神经源性休克常见于颅脑疾患如脑疝、脑干病变、脑干损伤的晚期，因此头部外伤合并休克时，提示必须另找其他休克的原因。脊髓损伤或脊髓病变由于交感神经张力丧失而发生低血压，应用 CVP 可以鉴别。

【辅助检查】

1. 实验室检查　休克的实验室检查应当尽快进行，为全面了解内环境紊乱状况和各器官功能并帮助判断休克原因和休克程度，还应当注意检查内容的广泛性。一般应检查的项目包括：①血常规；②血生化（包括电解质、肝功能等）检查和血气分析；③肾功能检查以及尿常规及比重测定；④出、凝血指标检查包括 DIC 相关项目检查；⑤包括 CK-MB 在内的血清酶学检查和肌钙蛋白（cTnT 或 cTnI）、肌红蛋白、D-二聚体（D-dimer）等；⑥各种体液、排泄物等的培养、病原体检查和药敏测定等等。

2. 血流动力学监测　血流动力学监测包括有创检测和无创检测，检测指标主要包括中心静脉压（CVP），肺毛细血管楔压（PWAP），心排出量（CO）和心脏指数（CI）等。使用漂浮导管进行有创监测时，还可抽取混合静脉血标本进行测定，并通过计算了解氧代谢指标，更全面判断心功能和组织氧合状态，对休克的正确诊治有重要意义。

3. 胃黏膜内 pH 值测定（pHi）　pHi 监测有助于判断内脏供血状况、及时发现早期的以内脏缺血表现为主的"隐性代偿性休克"，也可通过准确反映胃肠黏膜缺血缺氧改善情况，指导休克复苏治疗的彻底性。

4. 血清乳酸浓度　血清乳酸浓度正常值为 0.4～1.9mmol/L，血清乳酸水平与休克预后相关，有报道指出患者休克时血清乳酸值增高与其病死率呈正比。

5. 感染和炎症因子的血清学检查　通过血清免疫学检测手段，检查血中降钙素原（PCT）、C-反应蛋白（CRP）、念珠菌或曲霉菌特殊抗原标志物或抗体以及 LPS、TNF、PAF、IL-1、IL-6 等因子，有助于快速判断休克是否存在感染因素、可能的感染类型以及体内炎症反应紊乱状况。

【治疗】

1. 消除病因

(1) 消除原发病因是救治成功的关键。创伤失血致低血容量性休克，目前认为活动出血者主要是手术止血，其次是液体复苏，主张限制性液体复苏并强调在休克早期尽快明确是否有活动性出血及尽快处理，而在止血前仅输注少量液体以维持生命。感染性休克常见病因如急性梗阻性化脓性胆管炎、绞窄性肠梗阻、出血性坏死性肠炎、急性出血坏死性胰腺炎、坏死性筋膜炎、腹腔脓肿（全身感染性休克）等，应该尽快、确切地消除感染灶，除去病因，才能彻底抗休克。手术宜简便、有效，以"救命第一，清除病灶第二"为原则。

(2) 应用大剂量广谱抗生素抗感染，注意提取血、分泌物、脓液、坏死组织做细菌培养及药物敏感试验，及时调整抗生素。

2. 抗休克治疗的紧急措施

(1) 补充血容量：任何休克均存在容量的扩张问题，但各种类型休克其容量的补充可各有不同。低动力型感染性休克，血容量丢失较多，扩容应先快后慢，短时内补足容量，解除小血管痉挛，阻断休克的发展。低血容量性休克如失血失液，应迅速补足，但必须确实不存在活动性出血，否则只能以手术止血为主，止血术后再考虑液体补足。

(2) 皮质激素的应用：糖皮质激素能抑制脂质过氧化反应，减少自由基生成；抑制细胞因子过度释放，调整细胞因子失衡；改善组织代谢，纠正局部酸中毒，增加 ATP 生成；稳定细胞膜离子通道,促进 Ca^{2+} 外流,增加溶酶体的稳定性;扩张血管,降低外周阻力、促进心肌收缩,改善微循环,降低血管通透性,阻断体液向组织间隙转移,减少和防止血容量进一步丢失。

(3) 血管活性药物:除创伤、出血导致低容量性休克外,其他类型均可选择性应用血管活性药物。低动力型休克可选择小剂量的多巴胺、较大剂量的多巴酚丁胺,亦可应用山莨菪碱(654-2),以兴奋 β-受体为主及增加心肌收缩力;高动力型休克可选择去甲肾上腺素、阿拉明(间羟胺)等主要兴奋 α-受体,有很强的收缩血管作用。

(4) 纠正水、电解质紊乱、酸碱平衡失调,尤其是酸中毒,目前以碱缺失作为全身组织的酸中毒指标,其能准确反映休克的严重程度和复苏的程度。

3. 防治重要器官功能障碍或衰竭

(1) 早期复苏包括抗休克、输液扩容、迅速明确诊断,果断手术止血;保持气道通畅,纠正缺氧;联合应用抗生素等。

(2) 抗介质治疗。缺血低氧可诱生和释放大量炎性介质,并诱发全身炎症反应综合征(SIRS);如机体再受打击(感染或非感染)可导致多脏器功能障碍综合征(MODS),直至多脏器功能衰竭而死亡。

(3) 增强机体免疫,积极营养支持。

(赵 鹏)

第二节 低血容量性休克

【概述】

低血容量性休克是因创伤、失血、感染后引起低血容量,导致组织器官灌流不足,进而发生微循环和细胞代谢功能障碍的综合征。

低血容量性休克常见的病因是创伤、烧伤、失血和失液,这类体液丢失是绝对的低血容量性。但有些低血容量并无体液向体外丢失,而是体液在体内异常分布之故,常见于感染性和创伤性休克,如弥漫性腹膜炎、绞窄性肠梗阻,创伤部位等使体液潴留于第三间隙中。

低血容量性休克的发病机制是机体在低血容量的作用下,发生神经-内分泌效应的变化,致使体液转移,重新分布,以调节心血管系统功能和补偿血容量的改变,稳定血流动力学。此为机体必要的保护性反应。当血容量丢失到一定程度,而保护性机制减弱,血管收缩迟钝,组织细胞在低灌流状态下所形成的各种细胞因子和炎性介质释放增加,使内环境平衡失调,机体经受再次打击,发生血流动力学改变,如不及时补偿,导致组织灌流锐减,细胞代谢障碍,最终发生多脏器功能障碍乃至衰竭。

创伤病人初期处理必须迅速认识是否存在休克,在未能得到实验室检查的情况下,低容量性休克的诊断是基于组织器官灌流不足的临床表现,尤其是循环系统的异常表现,成为诊断及治疗的可靠依据。

初期休克的处理尽可能地识别休克的原因。对创伤病人来说,其识别的过程是与创伤的机制直接关系。在创伤病人中,各种休克的类型可能存在,但是严重创伤病人一般以创伤性(低血容量性)休克为主。然而,如病人合并横膈以上的特殊创伤则可导致心源性休克。神经源性休克可由于中枢神经系统或脊髓的广泛创伤而发生,一般闭合性颅脑损伤早期不引起休克。创伤后不立即导致感染性休克,但到达急诊科之前已耽搁一些时间的创伤病人,必须加以注意鉴别。

低灌流而延误处理最终使器官功能衰竭。因此,低血容量性休克治疗的目的是直接恢复器官和组织细胞的灌流及血氧的转运能力,而不是单纯性恢复病人的血压和脉搏,故血管加压素对低血容量性休克的治疗,原则上是禁忌的。低血容量性休克的绝大多数病人中,将需要外科处理,而且必须早期、紧急止血处理,以稳定血流动力学而缓解休克。因此,在处理这类病人时,必须由有经验的外科医师在场指挥抢救。

【发病机制】

一、体液转移与重新分布

创伤、失血或其他原因致低血容量,使组织灌流不足和细胞缺氧,最先发生神经－内分泌效应,释放儿茶酚胺,使皮肤、内脏和肌肉的血管收缩,心动过速,以维持重要器官(心、肺、肾、脑)的血流。同时,应激反应内分泌发生变化,如皮质醇、抗利尿激素、醛固酮、前列腺素、生长激素、胰高血糖素等均升高,仅胰岛素与甲状腺素下降。组织细胞灌流不足而开始无氧代谢,使乳酸大量形成,并发展成为代谢性酸中毒,细胞因子及炎性介质释放,细胞进而受损伤。如休克延长,细胞发生肿胀,最终导致细胞损伤或死亡,器官功能衰竭。

在中等血容量丢失之后,即发生肾上腺素能效应,使细胞外液重新分布,进入血管内间隙。当发生失血第1小时,细胞外液向血管内转移,血浆再充盈,红细胞量被稀释,外用晶体液或胶体液复苏,持续地稀释红细胞量。当血细胞比容低于30%时,则机体氧携带能力不足,造成明显的低氧血症。

也许人们只重视胸腹内大量的血容量丢失,但不能低估软组织广泛挫伤和骨折将影响循环容量状态。大骨骨折如胫骨骨折或肱骨骨折在创伤部位的失血量常在750 mL左右,股骨骨折的失血量可在1500 mL以上;此外,软组织创伤所发生的肿胀,将意味着大量的细胞外液丢失,而血浆作为细胞外液的组成部分,这些变化将冲击循环血量。一般粗略估计,体液转移总量的25%为血浆降低的量。例如,股骨骨折致组织水肿约2000mL体液丢失,则由组织间液1500 mL和血浆500 mL组成。

二、微循环障碍

创伤、失血使血容量急剧减少,这是低容量性休克发生的始动环节。因为微循环灌流压和动脉血压取决于心排血量和外周阻力,而心排血量取决于循环血量和心泵功能。因此,当血容量急剧减少时,使有效循环血量减少,从而导致微循环灌流量减少,进而组织灌流不足和细胞缺氧,引起细胞功能障碍和代谢改变。

微循环障碍机制错综复杂,人为地分为3期:微循环缺血期、微循环淤血期和微循环衰竭期。

1. 微循环缺血期亦称休克代偿期。此期主要是交感－肾上腺髓质系统兴奋和释放儿茶酚胺增加,及其他血管活性物质:血管紧张素、加压素、血栓素A、内皮素等先后分泌增加,使微循环中具有平滑肌结构的微动脉、后微动脉及毛细血管前括约肌收缩。因此毛细血管前阻力明显增高,微循环灌流量减少,并处于缺血状态。

2. 机体通过代偿仍不能维持内环境相对稳定,则逐渐向微循环淤血期(即休克失代偿期)发展。此期仍有儿茶酚胺的大量释放,但缺氧使微血管周围的肥大细胞释放大量的组胺和5-HT;还有其他炎性介质如前列腺素(PGI_2)、一氧化氮(NO)、一氧化碳(CO)等,使微动脉、后微动脉及毛细血管前括约肌呈舒张状态,总外周阻力由增高变为降低,而微静脉仍处于收缩状态,因而大量血液淤滞于微循环,同时毛细血管通透性增加,血浆渗出血液黏度增加,使回心血量减少,平均动脉压降低。细胞缺氧加剧,引起组织细胞内糖的无氧代谢加强,乳酸等酸性代谢产物聚积而形成代谢性酸中毒。在酸性环境中,微动脉毛细血管前括约肌的耐受性差而提前扩张,而微静脉和小静脉对酸性环境耐受性较强而继续收缩,因此形成毛细血管网中处于灌入多而流出少的淤滞状态。

3. 如不能在前一阶段逆转休克,病情继续恶化,进入休克晚期-微循环衰竭期。此期特点是由于微循环淤血所引起血液浓缩和血液黏滞性增高,使血流速度更缓慢,血小板、红细胞聚集而形成凝块,而严重缺氧、酸中毒均可激活血管内皮细胞、中性粒细胞,释放趋化因子,使中性粒细胞与内皮细胞粘附,微循环栓塞并发展成 DIC。中性粒细胞在趋化因子作用下,释放蛋白酶、毒性氧化反应产物,导致组织损伤,最终导致微循环衰竭及心、肺、脑、肾、肝、肠功能障碍或衰竭。

三、细胞因子、介质的作用

细胞因子是由不同类型的细胞如 T 细胞、巨噬细胞、单核细胞、成纤维细胞、内皮细胞等在刺激物的作用下分泌出来的,包括白介素、干扰素、肿瘤坏死因子、生长因子、转移因子、克隆刺激因子和趋化因子等。介质是指效应细胞活化后释放出的化学介质或生物活性物质,其中与低容量性休克有关的介质分述如下:

1. 儿茶酚胺、组胺、5-羟色胺(5-HT)在早期休克时可高出正常数倍,它是血管收缩及舒张因子。

2. 花生四烯酸是细胞膜上的磷脂成分。其在环氧化酶的作用下生成 PGG_2,PGG_2 再经谷胱甘肽还原酶作用,还原为 PGH_2、PGG。还能代谢生成 TXA_2,使血管收缩、血小板聚集。在异构酶的作用下生成 PGI、PGE,使血管扩张导致肺水肿。它们还有增加血管通透性、致痛作用、趋化作用和发热作用。花生四烯酸通过脂加氧酶作用,产生白三烯复合物及氧自由基,具有趋化作用,增加血管通透性和杀伤细胞。

3. 一氧化氮(NO)和一氧化碳(CO)是气体的细胞信使分子,在细胞功能和讯息的调节中发挥信号转导作用。休克时在多种细胞因子作用诱导下,NO、CO 大量释放,血中水平升高,介导血管扩张,维持血管张力和血压,抑制白细胞黏附,调节血流灌注,改善微循环;在内膜形成保护层,抑制血小板聚集形成,防止 DIC;保护非特异性免疫能力。

NO 来自血管内皮、血管平滑肌细胞、巨噬细胞、血小板、神经元等胞浆内。NO 合成酶(NOS)催化 L-精氨酸的胍基末端氮原子与氧结合而生成 NO。NOS 是一族酶,主要有两种:血管内皮细胞和神经元中的结构性一氧化氮合成酶(cNOS)和免疫刺激的巨噬细胞及血管平滑肌细胞中形成的诱导性一氧化氮合成酶(iNOS)。NOS 能被 N-单甲基-L-精氨酸、N-硝基-L-精氨酸甲基酯(L-NAME)、N-硝基-L-精氨酸(LNNA)等所抑制,而糖皮质素选择性抑制 iNOS。CO 在体内生成至少有两个途径:第一是有机分子的氧化,尤其是生物膜的脂质过氧化;第二是在血红蛋白加氧酶的催化下,血红蛋白分子中的碳桥氧化断裂,生成相同摩尔数的 CO、Fe 和胆绿素,后者在胆绿素还原酶作用下被还原成胆红素。

但是,休克使 NO 合成增多,导致血管过度扩张,使血压进一步下降,损伤内皮细胞,NO 明显抑制靶细胞的氧化呼吸,使氧运输受损,休克时,由于 cNOS 释放 NO 增多导致长时间出血性休克后血管失代偿,血压进行性降低。

CO 和 NO 有许多相似之处,但它不是自由基,除血红蛋白基团外,CO 不与生物膜或任何其他分子发生反应,故在体内相对稳定;在有氧化剂存在时,CO 比 NO 活性更强。

4. 内皮素(endothelin. ET)是血管内皮细胞释放的内源性血管因子,有 ET-1、ET-2 和 ET-3 三族,它是一种活性肽。有两类受体:ET-A 位于血管平滑肌细胞,主要引起血管收缩反应,它通过钙离子增加流入以及磷脂酶 C 和 A_2 激活所介导;ET-B 位于血管内皮细胞,部分由刺激内皮衍生舒张因子(EDRF)/NO 和 PGI_2 生成而发挥其作用,肺为其靶器官。主要作用:收缩血管、拮抗 NO 的作用,使心脏收缩,促进加压素、肾上腺素、醛固酮、前列腺素释放,抑制血小板聚集,故为一种内源性损伤因子,不利于休克逆转,但可使血压暂时上升。

5. β-内啡肽(β-endorhpins,β-EP)在脑内形成。由其自身受体(OR)介导,低容量性休克时主要与 t-OR、Ic-OR 介导有关。在应激状态下,血浆中 β-EP 浓度高出 6~8 倍,心、脑组织中 OR 明显升高,介导微血管扩张,加重休克。其拮抗剂能直接与受体特异性结合,阻断阿片类物质激动阿片受体的作用,以纳洛酮和纳曲酮为代表。

6. 氧自由基(Oi):氧自由基在缺血-再灌流损伤中起着重要作用。缺血-再灌流损伤,使内皮细胞受损,在黄嘌呤氧化酶系统作用下,产生大量氧自由基。缺血时组织中堆积的 ATP 的代谢产物(次黄嘌呤)在黄嘌呤氧化酶的作用下转化成黄嘌呤,同时产生氧自由基。在恢复灌流后,使大量氧自由基进入大循环。其能激活补体,进而使中性粒细胞活化,释放更多的氧自由基,后者进一步攻击内皮细胞产生更严重的损害。因此,氧自由基具有连锁性反应,使组织细胞损伤不断扩大和加重。

7. 肿瘤坏死因子(TNF)和白介素-1、2、6、8(IL-1、2、6、8):创伤、失血等原发打击直接激活炎性细胞如吞噬细胞释放 TNF-a 和 IL-1、2、6、8 等促炎性细胞因子,能诱导强烈炎症反应,并使血管通透性增强。它们扰乱凝血系统,使血液呈高凝状态及血栓形成。上述细胞因子作用,最终导致多脏器功能障碍或衰竭。

四、缺血-再灌流损伤

创伤、失血后,使机体处于低血容量状态,组织细胞缺血缺氧而损伤或死亡。但是许多器官的大多数组织和细胞的损伤,在微循环恢复灌流之后,表现得更加严重,称为缺血-再灌流损伤。大量资料证明:创伤、失血性休克复苏过程中,血中脂质过氧化物(LPO)含量显著升高,超氧化物歧化酶显著降低。在严重创伤或低容量性休克时氧自由基的损伤表现特别突出。其次,缺血-再灌流的刺激导致炎性介质的表达,使器官组织细胞损伤。而血管内皮细胞的损伤及多形核粒细胞与内皮细胞在多种黏附因子如整合素、选择素、免疫球蛋白等及各种炎性介质的作用下,产生黏附连锁反应,是导致器官微循环障碍和组织细胞损伤的关键环节。第三,组织细胞代谢障碍。临床研究表明,休克病人在恢复循环之后,尽管心排出量和血红蛋白的浓度接近正常或增高,但病人的缺氧并未改善,表现为血乳酸增高,胃肠 pH 降低,提示病人存在着氧摄取和氧利用障碍。

【临床表现】

一、休克早期

表现为神志清楚,但精神紧张、烦躁、面色苍白、口渴、四肢湿冷、呼吸加快、心跳加快、尿量减少,收缩压正常或稍降,舒张压增高、脉压差缩小,脉搏尚有力,脉率 90~110/min。此阶段因血管收缩引起缺血、缺氧,但机体以代偿为主。

二、休克期

主要症状是微循环淤血所引起的动脉血压降低(血压降至 8.0~12.0kPa),心搏无力,脉搏细速(110~140/min),呼吸浅促,皮肤发绀并出现花斑,神志淡漠,少尿或无尿等。

三、休克晚期

病人表现为病情危重,心、肺、肾、脑等重要器官功能及微循环出现明显衰竭,如神志不清、呼吸困难甚至出现潮式呼吸,心音低弱,脉如细丝,收缩压降至8.0 kPa以下或测不到,静脉充盈迟缓,四肢厥冷,面色灰暗,口唇发绀,尿量极少或无尿。当发生DIC时,则出现有关症状,如出血、多脏器功能衰竭等。

四、休克的分度

正常成年人循环总血量大约为其理想体重的7%。小孩正常循环血量大约为其体重的8%~9%(80~90 mL/kg)。

为临床需要,棍据失血的百分率将休克分为4度:

Ⅰ度(丢失<15%的血容量):该容量丢失的临床表现仅有轻微的心动过速,不发生血流动力学紊乱,血压、呼吸频率及毛细血管再充盈试验基本正常。

Ⅱ度(丢失15%~30%的血容量):临床表现包括心动过速(成年人心率100次/min以上)、呼吸加快、脉压降低(与舒张压升高有关)。休克早期,收缩压变化轻微,故脉压的变化较为重要;中枢神经系统较为敏感(焦虑或烦躁不安)和毛细血管再充盈试验阳性;尿量轻度影响,通常每小时20~30 mL。绝大部分病人需要体液复苏和输血。

Ⅲ度(丢失30%~40%的血容量):失血总量(成年人大约2000 mL)是严重的。病人有典型的组织灌流不足的临床表现,包括显著的心动过速、呼吸加快、收缩压降低和明显的精神变化。有些病人虽失血量不多,但由于合并其他体液的丢失,导致收缩压下降,因此,输液输血必须根据病人的反应。

Ⅳ度(丢失40%以上血容量):此血容量丢失的程度可有致命的危险。有明显的心动过速,收缩压显著降低或测不到,脉压狭窄(或无舒张压),尿量极少或无尿,神志模糊,皮肤苍白。这种病人需迅速输液输血和立即外科止血处理。超过50%的血容量丢失的病人,则血压、脉搏和意识丧失。

【诊断与鉴别诊断】

一、诊断

发展到明显休克,由于循环、皮肤、肾和中枢神经系统灌流不足的表现,诊断是较为容易,但是,对病人循环状态的仔细评估而识别休克的早期是至关重要的。值得注意的是,由于代偿机制的作用,故直到病人丢失30%的血容量才发生收缩压下降。因此,特别注意脉率、呼吸率、皮肤的灌流和脉压,尤其狭窄的脉压提示明显失血和代偿机制的复杂情况。早期休克的征象是心动过速和皮肤血管收缩,故除其他因素外,任何有皮肤冷和心动过速病人,则提示休克存在。

二、鉴别诊断

创伤后最常见的原因是失血。实际上所有严重多发伤病人均有低血容量因素,因此一旦休克克被认识,立即进行治疗。重要的是,尽管大部分创伤病人并发低血容量性休克,但有少数病人由某些原因引起。在创伤病人中,主要鉴别是低血容量性休克还是心源性休克,尤其横膈以上创伤的病人。高度的怀疑及仔细观察病人,将有助于医师识别和处理各种休克类型。病因的初期确定取决于正确的病史、仔细的体检和选择辅助检查。

1. 心源性休克　心功能衰竭可由张力性气胸、心脏挫裂伤、心脏压塞、气栓或罕见的、与创伤有关的心肌梗死而发生。心脏挫裂伤常见于紧急减速的胸部钝性伤，故所有胸部钝性伤病人需持续心电监护，以观察伤型和心律紊乱。血心肌酶谱和肌钙蛋白I必须检查。在急诊科体液复苏时，早期行中心静脉压监护是心脏钝性伤的指征。

心脏压塞常见于胸部贯穿伤，但罕见于胸部钝性伤或由于压塞和意外事故所引起的心肌梗死。其临床表现为心动过速、心音低钝、低血压及颈静脉怒张（体液治疗后）。张力性气胸是类似心脏压塞情况，两者危及生命情况可通过粗针穿刺放气、放血暂时缓解。

2. 神经性休克　闭合性颅脑损伤不引起休克，故头部外伤病人存在休克时，必须另找其他原因。脊髓损伤由于交感神经张力丧失而可能发生低血压。交感神经张力丧失并发低血容量的生理效应，而低血容量亦可并发交感神经恶化的生理效应。诊断明确或疑有神经性休克应开始纠正低血容量并应用血管活性药物。在处理这些复杂问题时，中心静脉压监护是极有帮助的。

3. 感染性休克　创伤后直接引起感染性休克是不常见的，但如果病人到达急诊科前被延误数小时，则问题可能发生。感染性休克特别易发生于腹部贯穿伤及肠内容物污染腹腔的病人。感染性休克病人的容量状态的临床表现很有特色，但临床上有时难以与那些低血容量休克（心动过速、皮肤收缩、少尿、收缩压下降、狭窄的脉压）相鉴别。败血症及正常或接近正常循环血量的病人可有典型心动过速、皮肤呈桃红色、收缩压接近正常和宽的脉压。

【治疗】

一、治疗原则

低血容量性休克的病因主要是创伤与出血，其治疗原则为：积极、迅速的抢救，稳定和消除创伤，有效的止血；快速补液扩容；防治并发症，避免发生MODS，以达到复苏为目标。

二、初步处理

在急诊状态的情况下，按ABCD系统快速、准确、成功地进行估计气道、呼吸、循环、意识情况。同时，在数分钟内发现和记录致命性体征、意识水平和尿排出量，更详细的检查视病人的允许情况进行。

1. 气道是否通畅，是否需要建立人工气道。
2. 呼吸优先确定足够通气交换。建立通畅的气道后，即给氧（面罩给氧），维持动脉血氧分压在 80~100mmHg（11.2~13.3kPa）。
3. 控制出血　外出血一般通过包扎止血并抬高患肢；内出血常见于胸、膜内脏损伤、骨盆骨折和多处长骨骨折，关键在于迅速诊断，并采取有效止血措施。如现场缺乏处理条件及不影响静脉开放的情况下，可穿抗休克裤暂时控制腹部、骨盆和下肢骨折的出血。
4. 快速确定病人的意识水平和瞳孔大小及对光反应；注意创伤病人常伴有胃抑制与扩张，使昏迷病人潜在误吸致命并发症的危险，即必须早期行胃肠减压。同时给予留置导尿。

三、体液复苏

1. 根据创伤失血性休克病理生理过程的3个阶段采取不同的复苏原则：①第一阶段为活动性出血期，从受伤至手术约8h。此期的主要病理生理特点是急性失血失液。治疗原则主张用平衡盐液和浓缩红细胞复苏，比例为2.5∶1，不主张用高渗盐液、全血及过多的胶体液复苏。②第二阶段,为强制性血管外液体扣押期,历时大约 1~3 天。此期的主要病理生理特点是全身毛细血管通透性增加,大量血管内液体进入组织间隙,出现全身水肿,体重增加。治疗原则是在心、肺功能耐受情况下,积极复苏,维持机体足够的有效循环血量。不主张输注过多的胶体溶液,特别是白蛋白。③第三阶段为血管再充盈期。此期机体功能逐渐恢复,大量组织间液回流入血管内。治疗原则是减慢输液速度,减少输液量,同时在心、肺功能监护下可使用利尿剂。

2. 复苏的方法

(1)液体复苏:初始复苏使用平衡盐液能短时扩张和稳定循环容量,乳酸林格液为首选。对创伤出血性休克病人,用 5% 葡萄糖液或低渗液应列为处理禁忌;生理盐水较为满意的补偿液体,但它潜在导致高氯性酸中毒的可能,如肾功能损害则机会更大。

(2)估计方法:Ⅰ度的血容量丢失,则不需要补偿,Ⅱ度以上血容量丢失,则需体液补偿和输血。输液总量:一般按失血量的 3~4 倍。初始剂量尽可能快速,通常成人 1~2 L,小儿 20 mL/kg。然后观察病人反应,根据其反应采取进一步估计。

①快速反应:对初始剂量反应迅速而保持稳定者,则此病人通常丢失 <20% 的血容量。对这种病人不再大剂量输液,不立即输血,但做好血型和血交叉准备。

②短暂反应:对初始剂量有反应,但当滴速减慢时,则循环灌流指标恶化,这种情况大约丢失 20%~40% 血量或仍有活动性出血。故应继续输液输血,根据输血的反应将识别是否有活动性出血,或需立即外科处理。

③极小或无反应:对初始剂量极小或无反应的病人少见,但很有意义。在急诊抢救中,这种对足量盐溶液负荷和输血反应衰竭的大多数病人,提示紧急需要外科处理以控制大出血,在偶然罕见的情况下,这种反应衰竭的病人可能由于心脏挫伤或急性心包压塞而导致心泵衰竭的结果。中心静脉压监护有助于鉴别。

(3)小剂量高渗盐溶液:7.5% 氯化钠,以 2~4 mL/kg,在 15 min 左右滴完,其优点:①水负荷减少,组织水肿轻,可改善心血管功能,又不引起肺水肿和 Na^+ 异常升高;②抗炎作用,抑制中性粒细胞的黏附,保护血管内皮细胞,降颅内压恢复脑灌流压。

(4)输血:开始输血的决定是基于上述 3 种病人的反应。输血可提供直接的血容量,能稳定血流动力学;血中的成分立即发挥作用。但输血有很多并发症,尤其库血存放时间越长,血液中血细胞及其他成分破坏越多,微小凝血块及碎片导致微循环栓塞,故输入大量库血,不仅加重肝肾及网状内皮系统的负担,亦会引起凝血机制的紊乱。

(5)氧供(DO_2)和氧耗(VO_2)超常值的复苏:近年来低血容量性休克病人复苏指标,除用心脏指数(CI)作为复苏标准外,有学者提出用 DO_2 和 VO_2 作为复苏的终点。常用提高的方法包括:①充分扩容,提高有效循环血量;②使用正性肌力药物(多巴胺、多巴酚丁胺);③应用血管收缩剂(肾上腺素、去甲肾上腺素、苯肾上腺素);④改善通气,维持正常动脉血氧饱和度。

四、保护器官,防治 MODS

1. 血管活性药物

应用目的在于提高微循环血液灌流量,即多主张缩血管和扩血管同时用,可起相辅相成的作用。低血容量性休克合并感染时,可发展成高排低阻的血流动力学改变,适当使用血管加压剂往往是必要的,血管加压剂仍以去甲肾上腺素为首选,同时可以配小剂量多巴胺以求内脏血管扩张。山莨菪碱类药可起"内输血"及改善微循环作用,还可应用低分子右旋糖酐,适时地应用速尿等。

2. 抗酸剂西咪替丁、雷尼替丁、洛赛克等。

3. 针对细胞因子、介质用药

(1)抗氧化剂或氧自由基清除剂。

(2)阿片肽拮抗剂:纳洛酮和纳曲酮为代表。

(3)前列腺素 PGI_2、PGE_1:有扩张血管作用,保护肺、肝脏等。消炎痛为环氧化酶抑制剂,可阻断前列腺素的合成,减少氧自由基的产生。

(4)己酮可可碱:其作用机制可能在于减少炎性细胞因子的合成与释放,改善机体防御反应,增加心排血量及器官灌流,提高器官功能等。

(5)巯甲丙脯酸:对脏器(心等)再灌流损伤有保护作用,抑制儿茶酚胺、内皮素、肾素、前列腺素等。

(6)钙通道阻滞剂:如维拉帕米,能抑制钙离子内流,保护细胞线粒体功能,提高氧利用率。

(7)前列腺素(PCE_2)阻断剂:氯喹和布洛芬可阻断失血性休克引起的 PGE_2、TNF_2、IL-6 血浆水平的升高,并改善同时出现的异常的吞噬细胞抗原提呈功能,降低死亡率。

4. 防治 DIC 可早期可应用肝素、低分子右旋糖酐抗凝。如有 DIC 倾向,有人主张应用尿激酶,首剂 4000U/kg,缓慢静脉推注 10min,4000U/kg 静滴 12h,根据纤维蛋白原含量降低一半,凝血酶原时间正常可停药。

5. 增强免疫,应用免疫调理剂吲哚美辛,可抑制前列腺素合成,改善免疫功能;给予足够的能量、维生素及矿物质和微量元素。

五、监护

1. 一般监护

包括脉搏、心率、血压、脉压、平均动脉压、呼吸、皮色和中枢神经系统功能。休克指数为心率除以收缩压,正常值为 0.5,在血容量丢失 1/4,其值大于 1。实验显示:心排血量大幅度下降 45 min 后,才可见血压下降,而复苏尚未使心排血量完全恢复时,血压常最先恢复正常。相比之下,在低血容量性休克的代偿机制中,脉压、脉率、尿量等变化均较血压敏感。

2. 血流动力学监测

(1)中心静脉压(CVP)和右房压(RAP):评估接受液体负荷的右心功能,其高低与血容量、静脉张力和右心功能有关。正常值:CVP 0~6 mmHg (0~0.8kPa),>12 mmHg (>1.6 kPa)为容量负荷过度或右心功能减弱。RAP 平均值 2~3 mmHg (0.267~0.40kPa)。

(2)肺毛细血管楔压(PCWP)与心排血量(CO):反映左心功能的指标,由于三尖瓣对中心静脉血流阻碍及肺循环阻力的改变,使来自左心的压力衰减,故 CVP 不能代表左心功能。正常值:PCWP 平均值 2~13 mmHg (0.267~1.73kPa),CO 为 3~7L/min。心排指数(CI)为心排血量除以体表面积(m^2) - [0.0061×身高(cm) + 0.0128×体重(kg) - 0.1529],CI 为 2.5~4.5 L (min·m^2)。

3. 氧代谢监测 复苏的目标是纠正外周组织缺氧,使氧输送与外周氧需求达到平衡。

4. 组织缺氧监测

(1)胃肠黏膜内 pH:胃肠道是对缺血最敏感的器官,在循环出现异常时,其发生虽早而恢复较晚,甚至在上述所有监测均已恢复正常或未出现异常时,胃肠道实际处于缺血缺氧状态。

(2) 动脉血乳酸监测：机体缺氧时，糖酵解产物丙酮酸不能进入三羧循环而被大量还原成乳酸，故高乳酸血症是机体缺氧和休克的标志。

(3) 混合静脉血氧饱和度（SvO_2）监测：在 DO_2 不足时，外周通过增加氧提取，以尽可能减轻缺氧，故导致 SvO_2 下降，因此，监测 SvO_2 有助于判断和指导复苏。SvO_2 的正常值约为 75%。

(4) 碱缺失：是全身代谢性酸中毒的标志。碱缺失是不适当灌流严重程度和持续时间的一种简单而敏感的测定方法。

（赵　鹏）

第三节　感染性休克

感染性休克（septic shock）亦称败血症性休克、脓毒性休克和中毒性休克等，是由各种病原微生物及其毒素或通过抗原抗体复合物激活机体潜在反应系统，其中包括交感-肾上腺髓质系统、补体系统、激肽系统、凝血与纤溶系统等，使网状内皮系统功能损害，神经-内分泌系统反应强烈，分泌过量儿茶酚胺类物质，导致微血管痉挛、微循环障碍、代谢紊乱、重要脏器灌注不足和再灌流损伤等征象。

【病因】

许多微生物均可成为感染性休克的病因，但革兰氏阴性（G^-）细菌和革兰氏阳性（G^+）细菌为最常见的致病菌。其他由病毒、真菌和酵母菌等引起。在外科疾病中，其病因以化脓性胆管炎、弥漫性腹膜炎、绞窄性肠梗阻、创伤（尤其腹部创伤）、重度烧伤为常见。内科疾病中，仍以尿路感染、肠道感染、肺部感染为常见。近年来，感染性休克发生率增多，这与严重创伤、器官移植、糖尿病及癌症等危重病人存活时间延长，手术种类和范围扩大，静脉导管和导尿留置时间过长，以及免疫抑制剂和糖皮质激素应用增多等因素有关。统计显示，感染性休克与 MODS 死亡关系显著，从 MODS 病人的直接死亡原因来看，感染性休克为其常见的直接死亡原因（43.1%）。在烧伤中心的统计中证实，因感染及其并发症所致死亡者占死亡原因的 50% 以上。骨髓移植术后细菌感染占骨髓移植后病人的 60% 以上，革兰氏阴性细菌败血症仍是骨髓移植早期常见的感染。

【病理生理与发病机制】

一、微循环变化

（一）微循环舒缩功能异常

典型感染性休克的发展过程有微血管痉挛、微血管扩张和微血管麻痹三个阶段。由于休克早期存在交感神经节后纤维释放去甲肾上腺素和肾上腺髓质释放肾上腺素和去甲肾上腺素，其血浆儿茶酚胺水平高于正常 200～500 倍，同时血管紧张素Ⅱ等大量分泌，使微血管平滑肌强烈痉挛。这是由于细菌内毒素通过以下作用机制所致：①内毒素本身有拟交感神经作用；②内毒素作用于白细胞和血小板而释放组胺、缓激肽、5-羟色胺，使肺小静脉收缩，回心血量减少，心排出量下降，有效血循环量不足，造成血压下降；③内毒素与补体相结合产生血管活性多肽和心血管毒性因子，使微血管收缩；④内毒素提高微血管对儿茶酚胺反应敏感性，尤其是微静脉和小静脉。

在感染性休克的中晚期,微血管常发生舒张,其机制是:①缺氧、酸中毒;②β受体发生兴奋使微血管舒张;③组胺释放后,外周血管扩张;④内毒素休克晚期,血管平滑肌摄Ca^{2+}能力低,ATP酶活性降低,胞浆内Ca^{2+}储存少,血管平滑肌张力降低,对血管活性药缺乏反应;⑤由于微动脉痉挛,微静脉扩张,旁路开放,组织缺血缺氧进一步加重。

(二)微血管壁通透性增高

1. 微血管壁渗漏　毛细血管是微循环中主要血管,其壁由单层内皮细胞组成,真毛细血管与组织细胞间非常靠近,有利物质与气体交换,而毛细血管壁相近的两个内皮细胞间是紧密连接,仅存狭窄细缝,宽约3~20nm,感染性休克时体内酸性物质、组胺、5-羟色胺、缓激肽等剧增,使内皮细胞中微丝发生收缩,纤维连接蛋白破坏,从而使毛细血管内皮细胞间裂缝加大,其通透性增高,严重时可发生渗漏现象,临床上称"渗漏综合征",此为感染性休克发生发展重要机制。

2. 自身体液调节障碍　在休克早期,由于微动脉强烈收缩,微循环旁路开放,毛细血管血流减少,流速减慢甚至停滞,流体静水压下降,组织间液通过毛细血管壁进入微血管(即功能性细胞外液)起"自身输液"作用,此对微循环的灌流具有维持有效循环血量、起着一定代偿作用,但对组织细胞起着不利影响,故应注意及时补充功能性细胞外液。随着休克发展,微循环淤血缺氧和组织酸中毒加重,组胺等物质积蓄,使微动脉血管平滑肌对儿茶酚胺类反应性降低,造成血液不仅通过直接动静脉短路,而且大量进入毛细血管网,使毛细血管流体静水压上升,而功能性细胞外液通过毛细血管壁进入毛细血管的"自身输液"作用停止。相反随着毛细血管壁通透性增加,使血管内液体成分大量外渗,其速度可高达600ml/h,结果反而造成一个"自身失液",严重时毛细血管壁破损而发生渗漏,甚至将大分子血浆蛋白渗漏至组织间隙。临床上,胸、腹腔、面颈、四肢等出现浮肿,严重者气管内血浆样物质外渗,从而造成有效循环血量大减,血液浓缩和粘度增高,局部血小板聚集在损伤血管内皮上,产生血小板栓子,进而形成DIC。

(三)微血管流态紊乱

休克发生微血管流态紊乱不仅在晚期,而且还可出现在早期,其变化过程有以下三个阶段:

1. 血细胞聚集　内毒素和血小板释放促凝物质,使血细胞与微血管间、血细胞相互间粘附力增加,微血流不畅,出现血小板聚集和红细胞聚集等现象。

2. 血池及微血流淤泥形成　当微血管痉挛、微血流紊乱时,微血管可以发生扩张,甚至形成微血管瘤,此时微循环中有血液蓄积,从而造成血池。由于血池中淤滞一定量血液,进而促使血流淤泥,形成液体在上、有形成分在中、凝聚团块在下的血池现象,此常是DIC前奏。

3. 弥散性血管内凝血(DIC)　DIC与感染性休克紧密相连,其机制有以下几点:①严重感染所致应激反应使血液凝固性升高;②休克时出现微循环障碍,血流滞缓,粘度增高,微血管淤泥等现象,同时又有细菌、病毒、内毒素等所致血管内皮和组织损伤促使微血栓形成;③内毒素引起全身性Shwartzman反应即连续2次静脉注射小剂量内毒素产生DIC而死亡。因首次接触内毒素后单核巨噬细胞功能抑制,机体处于高凝低纤溶状态,当第二次接触小剂量内毒素后即可发生促凝,产生DIC;④内毒素使血小板聚集并释放大量血小板因子3(PF_3)、因子4(PF_4)及β-血栓球蛋白等促凝物质,PF_3加速凝血酶激活;PF_4能中和肝素并使可溶性纤维蛋白复合物沉淀,而内毒素能增加血小板激活凝血因子X的活性作用;⑤内毒素作用于粒细胞、B淋巴细胞,特别是单核细胞,当内毒素中类脂A与此类细胞膜接触而发生细胞破坏,释放组织因子,促发外凝系统;⑥内毒素可激活纤溶、激肽和补体系统,促进凝血。

二、代谢障碍

(一)氧化磷酸化障碍

在缺氧、糖酵解加强、高能磷酸化合物生成减少情况下产生以下结果:

1. 乳酸增多 乳酸(L)和丙酮酸(P)的比即 L/P 增高,因前者是糖无氧酵解产物,后者是糖有氧氧化产物,为此 L/P 可表示细胞氧化还原状态(正常为10:1),此外剩余乳酸或称超乳(简称 XL),指与丙酮酸不成比例增高的乳酸(正常 XL 为0),如 L 增加而 P 不变或减低,提示细胞缺氧。当动脉血乳酸盐 >4.5mmol/L 时,死亡率明显增加,据 Peretz 统计 <1.4mmol/L 其死亡率为0;<4.4mmol/L 为22%;<8.9mmol/L 为73%;>13mmol/L 为100%。Buoulec 提出 XL>3 时很少存活。以上提示乳酸的增高程度和预后密切相关。

2. 酸中毒 当局部或全身 pH 下降,血浆中溶酶体酶的增多,细胞膜通透性升高,细胞内 Na^+ 升高,K^+ 降低,使细胞功能发生障碍。临床上患者意识障碍的变化程度与 Na^+ 升高量呈正相关,检查红细胞内 Na^+ 含量,有利于分析判断中枢神经系统功能状态。

(二)线粒体功能变化

在内毒素性休克时,线粒体功能早期变化是膜的肿胀和转运钙能力障碍,影响细胞呼吸和 ATP 合成以及细胞的收缩功能。

(三)溶酶体变化

当内毒素休克时细胞溶酶体膜通透性升高,完整性破坏,溶酶体酶释出并可产生如下作用:①对心肌抑制和内脏血管收缩;②体内水解酶增多,造成细胞内线粒体功能的崩解和细胞的自溶;③促使血小板聚集。故有人认为休克时器官功能衰竭与溶酶体大量裂解有关。

(四)氧自由基对细胞损伤

主要通过破坏细胞膜和 DNA 以及使蛋白质变性。细胞经氧自由基作用 5min,细胞膜上的泵蛋白和载体蛋白即受影响,细胞膜迅速去极化,作用 35min 细胞开始溶解。氧自由基首先损害血管内皮细胞,使其肿胀、通透性增加,体液外流,继而造成 MODS。

总之,休克发病中细胞代谢障碍,具有重要意义,细胞膜功能障碍,进而细胞代谢异常,最后导致细胞死亡。在感染性休克中细胞代谢障碍是由内毒素直接作用造成,乃属原发性。

【临床表现】

一、病史

病史中创伤伤口、烧伤、腹腔内感染(如胆道、绞窄性肠梗阻及腹膜炎等),有糖尿病、尿毒症、尿路感染等病史;长期应用皮质激素和免疫抑制剂者;老年体弱突然出现不能解释的低血压、精神错乱、定向力障碍或过度呼吸;有严重感染症状,如突然寒战高热、血压下降、呼吸与脉搏增快等症状,提示感染性休克可能。

二、临床类型

感染性休克分为低动力型(冷休克)和高动力型(暖休克)两大类。

(一)低动力型感染性休克

多见于革兰氏阴性菌感染或真菌感染。通常由弥漫性腹膜炎、绞窄性肠梗阻、胆道感染、尿路感染等病变引起。此类型休克,除内毒素诱生大量炎性介质外,还有大量液体移向第三间隙,导致血容量和静脉回流不足,使心排血量下降,并通过交感神经兴奋而促使周围血管阻力上升。因此冷休克病人一般较早期即表现为尿少、神志淡漠或躁动,皮肤苍白、湿冷和发绀,脉搏细弱而快,脉压下降<30 mmHg(4 kPa),毛细血管充盈迟缓等临床表现。

(二)高动力型感染性休克

多见于革兰氏阳性细菌如金黄色葡萄球菌、链球菌感染。一般由肺炎、皮肤感染引起。其临床表现与一般休克有很大区别。其病理生理改变是心脏指数增高和周围血管阻力下降,由此而产生过度通气、四肢温暖干燥、中心静脉压增高、尿量增多、呼吸性碱中毒及代谢性酸中毒等表现。心脏指数增高主要是感染所致高热、心率加快等因素所致氧耗增加的结果,而周围血管阻力下降则由于NO产生增加及炎性介质激活的激肽、5-羟色胺、组胺等血管活性物质所致。

【实验室检查】

1. 血常规 感染性休克其白细胞总数多升高,中性粒细胞增加,核左移。但如感染严重,机体免疫抵抗力明显下降时,其白细胞总数可降低。血细胞比容和血红蛋白增高,提示血液浓缩。并发DIC时,血小板进行性下降。

2. 尿常规和肾功能 当有肾衰竭时尿比重由初期偏高转为低而固定,血肌酐和尿素氮升高,尿与血的肌酐浓度之比<1:5,尿渗透压降低,尿/血浆渗透压的比值<1.5,尿钠排出量>40mmol/L,尤其警惕尿量多比重低,尿素氮、肌酐增高的"非少尿性肾衰"。

3. 血气分析 常有低氧血症、代谢性酸中毒、而$PaCO_2$早期由于呼吸代偿而可轻度下降呈呼吸性碱中毒,晚期出现呼吸性酸中毒。

4. 血清电解质 血钠和氯多偏低,血钾高低不一。

5. 出、凝血各项指标 多有异常改变,动态监测提高DIC诊断警惕性。

6. 动脉血乳酸浓度 是反映休克程度和组织灌注障碍重要指标,需2~4h监测1次。

【诊断与鉴别诊断】

一、感染性休克的诊断

有赖于微生物检查来证实。疑有感染性休克时,通常在不同部位穿刺抽血培养两次,或者收集尿、痰、阴道分泌物、胆汁、脓液、创面分泌物等进行培养。亦可测定血浆内毒素。但是在上述检查未得到结果前必须进行治疗。

其他实验室检查包括动脉血气分析、血生化(血糖、淀粉酶、肝功能、肾功能等)、血电解质和胸片等。这些检查只能提供病人当前的情况,而不能立即确诊为感染性休克。

二、低动力型感染性休克的表现

与一般印象中的休克基本是一致的,故易发现并认识,但应注意与单纯低血容量性休克相鉴别。相反,高动力型感染性休克的临床表现,特别是在早期,与一般印象中的休克却有很大的不同,故早期诊断常被忽略,及至晚期出现类似冷休克时,多已延误了治疗上的良好时机而预后较差。

三、感染性休克的发展可分三个阶段

1. 不管是低动力型,还是高动力型感染性休克均存在这三个阶段,只是其出现长与短而已。如低动力型最初阶段亦出现心血管的高血流动力学和高代谢状态(暖休克)。此阶段持续较短(30 min左右),临床表现不典型,故在症状恶化之前可一直被误诊。

2. 感染性休克进入中期,这时心血管变化为正常血流动力学状态。这个阶段持续时间更短,随后出现心率快、血压下降、心排血量减少,肾血流量减少之后发生肾功能衰竭。病情持续恶化而进入终末期前阶段,往往不为人们所觉察。

3. 终末期呈低血流动力学状态,这个阶段像其他类型休克一样,心排血量减少,血管收缩,血液分流,组织灌流不足,出现多脏器功能不全或衰竭。如病人对治疗无反应,则呈失代偿状态直至死亡。

【监测】

感染性休克除监测脉搏、血压、平均动脉压、呼吸、神志、动脉血气分析、血常规、血生化、体温、尿量等指标外,以下项目的监测亦是必不可少的。

一、血流动力学监测

床边监测是通过 Swan-Ganz 导管进行的。可测定:
(1) 右心房压(中心静脉压,CVP)。
(2) 肺动脉压(PAP)。
(3) 肺动脉楔压(PAWP)。
(4) 肺循环阻力(PVR)。
(5) 体循环阻力(SVR)。
(6) 心排血量(CO)等。

二、氧供(DO2)、氧耗(VO2)及氧利用率(OUC)的监测

感染性休克以血流分布异常和组织摄取、利用氧能力降低为主要特征,氧的供给不能满足组织对氧的需求,会产生缺氧,引起一系列代谢改变,造成细胞生物能量衰竭,炎性介质的产生又进一步加重缺氧和细胞功能受损,因此,监别氧供、氧耗对估价病人全身氧合状态、判断病情和预后,以及指导感染性休克的治疗具有重要意义。

三、呼吸功能监钡

肺是感染性休克最敏感的靶器官之一。随着休克病情进展,由于缺血低氧、补体激肽系统激活,释放大量胺类、肽类、酶类、细菌毒素诱生大量炎性介质,凝血机制障碍产生微栓子等,使微循环栓塞毛细血管通透性增高,肺泡水肿和肺泡群萎缩,导致弥散功能障碍、肺内分流增加和通气与血流比例失调等急性肺损伤,严重者可引起急性呼吸窘迫综合征(ARDS)。如果动脉血氧分压(PaO_2) < 60 mmHg(8kPa),PaO_2/FiO_2(吸入氧浓度) < 300,$PaCO_2$(动脉二氧化碳分压) > 50 mmHg(6.67kPa),呼吸频率 > 25/min,每分钟通气量 > 12 L,动力顺应性 < 50 ML/cmH_2O,应考虑有呼吸功能不全,需进行相应的治疗。

四、肾功能的监测

感染性休克时出现急性肾功能衰竭,表现为少尿或无尿以及氮质血症等,诊断常无困难。但在监测中应注意非少尿性肾功能衰竭的发生。其特点是氮质血症、尿毒症较轻,钾中毒、水中毒亦少见,较快地转化成少尿或无尿性肾功能衰竭。肾功能衰竭考虑透析治疗指征:①血钾 > 6mmol/L,血尿素氮(BUN) > 35.7mmol/L(100 mg/dL),肌酐(Cr) 530 ~ 707 mmol/L(6 ~ 8 mg/dL);②发生尿毒症或水中毒症状;③应用利尿剂如呋塞米(速尿)从 40 mg 开始,每小时剂量加倍静滴,直至单次剂量已超过 320 mg 无效者。

【治疗】

一、控制感染

是救治感染性休克的主要环节。在无明确病原菌前,一般应以控制 G^- 杆菌为主,兼顾 G^+ 球菌和厌氧菌,宜选用杀菌剂,避用抑菌剂。给药方式以静滴或静注,避免采用肌内注射或口服,因为此时循环不良吸收困难且起效较慢。休克时肝肾等器官受损,在选择抗生素的种类、剂量和给药方法上,应予注意。给药剂量在肾功能损害轻度者给原量 1/2,中度者为 1/2~1/5,重度者为 1/5~1/10 量。

对于抗生素应用,有人主张从第一代头孢菌素开始逐步升级至第三、四代。但感染性休克的发生常来势凶猛,病情危急,且细菌的病原菌不明,常带来治疗困难,故按"降阶梯治疗"实行"猛拳出击全面覆盖"原则。

二、扩容治疗

感染性休克时均有血容量不足,根据血细胞比容、CVP 和血流动力学监测选用补液种类,掌握输液速度。原则上晶体胶体交叉输注,盐水宜缓,糖水可快,有利于防止肺水肿和心力衰竭的发生。右旋糖酐、羟乙基淀粉代血浆具有补充血容量,增加血管壁和血细胞表面之阴电,防止因异性电荷相吸而引起血细胞沉积,并降低血液粘度,具有疏通微循环作用。

三、血管活性药和血管扩张剂应用

感染性休克由于血压下降,临床多采用多巴胺和间羟胺(阿拉明)。多巴胺是体内合成肾上腺素的前体,具有 β 受体激动作用,也有一定 α 受体激动作用,能增强心肌收缩力,增加心排出量,对外周血管有轻度收缩作用,对内脏血管(肾、肠系膜、冠状动脉)有扩张作用,增加血流量。间羟胺使神经末梢储存型去甲肾上腺素释放,血管收缩,能增加心脏收缩。多巴酚丁胺能较强增加心肌收缩力,增加心排出量,在感染性休克心功能不全时使用有较大效果。去甲肾上腺素在感染性休克早期高排低阻情况效果较好,不会加重肾衰和内脏供血。由于感染性休克晚期是血管痉挛收缩,故加用血管扩张剂是合理的,它不仅解除微动脉痉挛,而且有降低心脏前后负荷,解除支气管痉挛,有利通气改善,有利于恢复有效循环血量及组织灌注,使组织代谢酸性产物进入血循环从而得到及时纠正,达到消除休克之目的。使用血管扩张剂注意点:①在扩容基础上,其有效血容量得到充分补充情况下可加用血管扩张剂;②剂量应逐步升与降,防止机体不适应和反跳现象;③注意首剂综合征发生,有的病人对某种血管扩张剂(如哌唑嗪等)特别敏感,首次用后产生严重低血压反应,故药物种类和剂量需因人而异;④血管扩张剂单一长期应用可产生"受体脱敏"现象,对药物产生不敏感性,故应予更换;⑤联合用药法,一般应用多巴胺+多巴酚丁胺+酚妥拉明、硝酸甘油,其剂量差异大,应按临床实际情况调整,如果血压上升不理想,加用阿拉明。苌若类药物在感染性休克救治上常有较好效果。纳洛酮治疗感染性休克获得成功,该药可阻断 β 内啡肽等物质的降压作用,因而使血压回升,同时有稳定溶酶体膜、降低心肌抑制因子的作用,使心排出量增加。中药丹参、川芎等具有使微血管淤滞或缓慢流动的血细胞加快流速,降低血液粘度,开放毛细血管网,扩张微血管,疏通微循环,此外尚有抗凝、调整纤溶和清除氧自由基等作用,达到活血化淤改善微循环防治 DIC 的作用。

四、改善细胞代谢

1. 纠正低氧血症 感染性休克必然产生低氧血症,随着组织细胞缺氧,继而引起一系列细胞代谢障碍,在一般给氧未能取得明显效果时,应尽早行机械辅助呼吸,调整呼吸机各项参数,及时纠正低氧血症和酸碱失衡、电解质紊乱,这值得临床医生高度警觉。

2. 补充能量,注意营养支持　临床救治上重视抗感染、抗休克而忽视营养和能量补充,要求每日热量不低于6277J(1500卡),一方面行静脉补充ATP、1,6二磷酸果糖(FDP)、氨基酸和葡萄糖等,同时在病情许可下行胃肠道营养。注意外源性胰岛素补充,有利于能量代谢和血糖控制。对于脂肪乳剂应用存在不同认识,一般认为肺无ARDS、肝功能尚好者可以应用,中长链脂肪乳剂对肝肺影响较小,但应静脉24h给予。在高浓度糖补充时应适当加入胰岛素,可按3:1~4:1比例配制,否则引起高血糖症。大剂量白蛋白常可使脑、肺、消化道间质等水肿减轻,有利于脏器功能恢复,也有一定的营养和增加胶体渗透压等作用,且无明显的副作用。

3. 自由基清除剂　超氧化物歧化酶(SOD)、过氧化氢酶(CAT)和谷胱甘肽过氧化物酶(GHS-PX)在理论上对不同阶段起一定作用。而辅酶Q_{10}、维生素C、E等均有一定清除自由基作用。值得注意在中药丹参、川芎、赤芍、红参、山莨菪碱等也有清除自由基、保护细胞代谢的作用。

五、肾上腺皮质激素

糖皮质激素具有抗过敏、抗炎、抗毒素、抗休克等作用,经临床大量观察证明其可降低脓毒血症、感染性休克病死率。但国际指南提出氢化可的松不应大于300mg/d。在有效抗生素治疗下,采用短期(2~3d)大剂量冲击疗法,其剂量为地塞米松10~40mg/次或氢化可的松100~200mg/次,每隔4~6h静脉给药1次,该药还具有稳定溶酶体和减轻毒素对机体损害的作用。

六、纠正酸碱、水、电解质失衡

代谢性酸中毒多采用每次以5%碳酸氢钠150~250ml静脉注射,具体剂量应根据血气和临床资料合理给予。感染性休克早期呼吸性碱中毒,一般不作特殊处理;在晚期发生呼吸性酸中毒,加剧病情,故低氧血症鼻导管给氧不能纠正时,应尽快使用无创或有创呼吸机,并调整吸呼比例和呼吸模式等各种参数,一旦伴有低氯、低钾性代谢性碱中毒时,低氯可用精氨酸纠正,低钾者补充氯化钾和适量胰岛素,既纠正血清钾又逐步将血清K^+转入细胞内使H^+和Na^+置换至细胞外,以达到正常平衡状态。Mg^{2+}是机体代谢酶(Na^+-K^+-ATP酶、磷酸转移酶等)激活剂,对维持神经肌肉兴奋性起重要作用,并对抗心律失常和改善微循环、维持正常细胞功能等起着重要作用。在感染性休克时常有低镁血症,故在纠正电解质失衡时应注意镁的补充,一般以500ml液体中可加25%硫酸镁10~20ml缓慢静滴,每日可用5~20g。此外,感染性休克可有低钠血症,治疗目的为提高血钠浓度但不宜过快,否则又可能导致中心性桥脑髓鞘破坏出现失语和瘫痪。一般主张每小时提高0.5~1mmol/L,将血钠浓度提高到130~135mmol/L为宜。在真性容量过低伴低钠血症时,可通过静脉给予生理盐水;而伴水肿型低钠血症,应通过水负平衡采用持续血液替代治疗,而使血钠浓度升高,临床常采用呋塞米(速尿)加高渗盐水静滴来治疗。

七、清除或拮抗炎性介质

近年来对脓毒血症和感染性休克提出新治疗方法。①内毒素单克隆抗体:目前较有价值的是E5和HA-HA,能与G^-杆菌内毒素相结合,可降低MODS的发生和病死率;②TNF-α

单克隆抗体:临床应用能明显升高血压,且无副作用,但感染性休克 TNF-α 半衰期较短(14~18min),常不易检出,使用此抗体常为时太晚,故应用受限;③IL-1(白介素-1)受体拮抗剂:IL-1 是一种血管内皮细胞毒,可提高组织对 TNF-α 作用的敏感性,造成肾上腺、肠道和关节等多处损害。IL-1 受体拮抗剂对 G^- 杆菌和 G^+ 球菌感染均有效;④PAF(血小板活化因子)受体拮抗剂:可防止内毒素性动脉高压、少尿型肾衰、胃肠道损害和脑血流减少。此外小剂量普通肝素(25-50mg/d)在疏通微循环、防治感染性休克 DIC 方面常取得良好作用。

八、防治各种并发症

脓毒血症和感染性休克常可导致各类脏器损害,如心功能不全、心律失常、肺水肿、消化道出血、DIC、急性肾功能衰竭、肝功能损害和 ARDS 等,尤其警惕进一步发展为多系统脏器衰竭(MSOF),导致死亡,故应作积极的救治。

(褚 熙)

第四节 心源性休克

心源性休克是指机体由于心功能不全导致的组织灌注不足,常见诱因是急性心肌梗死。对于急性心肌梗死住院病人心源性休克是最常见的死亡原因,文献报道病死率可达 50%~80%。迅速的病情评估、早期支持以及确切的治疗对改善患者的近期及远期预后都有重要意义。

心源性休克发病急骤,病死率高,国外文献报道急性心肌梗死患者并发心源性休克的发病率大约在 5%~10%,国内报道约为 6%~20%;多发于高龄、急性心肌梗死患者,既往有心肌梗死、心绞痛、心功能不全、脑血管疾病、糖尿病病史患者的心源性休克发病率更高。射血分数下降以及大面积心肌梗死(表现为较高的心肌酶学水平)是心源性休克的预测因子。

【病因】

根据致病因素的特点,可以把心源性休克的主要病因归为以下几类:

1. 急性心肌梗死:①泵衰竭:大面积心肌梗死、小面积心肌梗死合并既往左室心功能不全、梗死灶面积扩展、再梗死等情况下由于大面积心肌细胞功能不全,可诱发心源性休克。②机械性因素:乳头肌断裂所致的急性二尖瓣返流、室间隔或室壁瘤破裂、心脏压塞等将导致心肌负荷的迅速改变,代偿不全,继而诱发心源性休克。③右室心肌梗死。

2. 其他原因:①终末期心肌病。②急性弥漫性心肌炎。③心肌挫伤或心脏手术后。④感染性休克所致严重心肌抑制。⑤严重心律失常。⑥左室流出道梗阻:主动脉狭窄、肥厚梗阻性心肌病。⑦左室充盈受阻:严重二尖瓣狭窄、左房粘液瘤。⑧瓣膜破裂所致急性二尖瓣反流。

【病理生理学】

心源性休克患者的心功能不全往往是由急性心肌梗死或缺血所导致,而心功能不全又会加重心肌缺血的情况,导致恶性循环。当大块心肌缺血坏死并产生泵血功能下降时,每搏量及心排出量也将下降。冠状动脉供血主要取决于心脏舒张时冠脉循环与左室内的压力梯度,而低血压及心动过速将影响这一压力梯度并导致冠脉供血下降而加重心肌缺血。心室泵功能的下降将进一步降低冠脉灌注压,心室充盈又使心肌需氧量增加,因而加重心肌缺血。心排出量的下降使外周循环灌注下降,进而导致乳酸性酸中毒,进一步降低心肌收缩力。

随着心肌功能的下降,多种代偿机制将被激活,包括交感神经兴奋增加心率及心肌收缩力、肾素-血管紧张素-醛固酮系统(RAAS)的激活致水钠潴留增加前负荷、血管收缩而增加后负荷。这些代偿机制的激活将进一步诱发心源性休克的进展,心率增加及心肌收缩力增加将增加心肌氧需求量及加重心肌缺血,液体潴留、因心动过速及心肌缺血所导致的舒张期充盈过度将导致肺淤血及低氧血症。为维持有效血压水平机体血管收缩,又加重了心肌的后负荷水平并令心肌功能进一步受损及增加心肌氧需求,增加的心肌氧需求量和灌注下降,使心肌缺血加重,以上因素如不能及时进行干预将形成恶性循环而导致死亡。

另外,在心肌梗死时大量的非梗死细胞出现可逆性功能丧失是患者在心肌梗死后出现心源性休克的重要因素,而这些细胞的可逆性功能丧失可以归为两类:心肌顿抑及心肌冬眠。心肌顿抑,是指心肌缺血后再灌注但心肌功能未能即时恢复,但最终这部分心肌功能可以完全恢复。心肌缺血后氧自由基损伤、钙离子失衡、肌纤维对钙离子反应性下降等可能参与了心肌顿抑的发生。此外循环中心肌顿抑因子也参与了心肌顿抑时的心肌收缩力下降。心肌顿抑的程度与再灌注前心肌缺血的程度有关。心肌冬眠则是指在冠脉血流严重下降时心肌细胞功能静息,改善冠脉供血将使冬眠心肌细胞的功能恢复正常。心肌冬眠可以被认为是低灌注的心肌为了恢复血流灌注与心肌功能之间的平衡而降低心肌收缩力,是心肌的一种适应性反应,从而避免心肌缺血及坏死。心肌顿抑及心肌冬眠尽管在概念上及病理生理上截然不同,然而在临床上两者难以完全分开,往往合并存在。通过重建冠脉的血流,恢复心肌供血有助于改善心肌冬眠,而尽早恢复心肌供血及恢复心肌细胞离子平衡也有助于改善心肌顿抑。对于心源性休克患者,血流动力学支持以及尽可能降低心肌细胞坏死是极为重要的治疗措施。

【病理】

心源性休克时同时存在收缩与舒张功能不全,对心源性休克患者的临床与病理研究均发现有心肌细胞的进行性坏死。部分患者在入院后出现休克,可能是由于特定梗死血管的再梗阻所导致的梗死扩展、冠脉内栓子的扩散或心肌细胞需氧量增加及冠脉灌注下降等所导致。在梗死灶边缘的心肌细胞对缺血因素更为敏感,有进一步发生坏死的危险,而远离梗死灶的心肌细胞也由于缺血而导致收缩功能下降。

在心源性休克患者,往往观察到多支血管病变,冠脉的储备及自我调节功能下降,低血压及代谢产物堆积将影响非梗死的心肌细胞的收缩功能。心肌缺血时心肌顺应性下降,舒张末期容量负荷增加导致左室舒张末期压增加,而为了维持每搏量,左室内血容量代偿性增加,进一步令左室舒张末期压增加,继而导致肺淤血及低氧血症的发生。

瓣膜功能异常也参与了肺淤血的发生过程。由于心肌缺血所致的乳头肌功能不全导致二尖瓣关闭不全,继而导致左房压力负荷增加及肺淤血发生,后负荷降低可以减轻二尖瓣反流水平。乳头肌的完全性破裂将在短时间内迅速导致肺淤血及心源性休克的发生。

组织低灌注及继发的细胞缺氧将导致葡萄糖无氧酵解,ATP生成减少,细胞内能量储备下降,而糖的无氧酵解又会导致乳酸堆积及细胞性酸中毒,能量不足导致细胞各种能量依赖性的离子通道功能丧失,继而导致跨膜电位的改变,细胞内钠、钙离子堆积,细胞水肿,细胞缺血及钙离子堆积将激活细胞内蛋白酶。严重而持续的心肌缺血将令心肌细胞损伤不可逆转,继而发生一系列改变,如线粒体的水肿、破裂,蛋白变性,染色体破坏,溶酶体破裂等,表现为典型的心肌细胞坏死。

细胞凋亡目前被认为参与了心肌梗死时的心肌细胞数量减少过程。在梗死灶以细胞坏死为主,而在梗死灶边缘区甚至远离梗死灶的心肌,由于缺血及低灌注等因素,可发现心肌细胞凋亡的表现,炎症因子爆发性释放、氧自由基损伤及心肌细胞的机械性拉伸等被认为是心肌梗死时凋亡通路启动的主要启动因素。

【诊断与鉴别诊断】

一、诊断

1. 收缩压<90mmHg持续30分钟以上且伴组织灌注不良表现者。
2. 排除其他原因引起的休克(低血容量、右心室心肌梗死、心肌梗死并机械性并发症等)。

二、鉴别诊断

1. 肺栓塞　鉴别要点:①呼吸困难明显但无肺水肿表现;②缺氧表现严重,与低血压不成比例,且心电图"心肌梗死"面积较小而症状重;③多数呈胸膜型疼痛即吸气时加重;④超声示左心室功能尚好,而右心室扩大伴肺动脉高压,少数病人在右心室或主肺动脉内可见血栓。

2. 右心室心肌梗死　本病缺氧程度轻于肺栓塞,且心电图呈下壁梗死伴$V_1 \sim V_5$ST段抬高,肺动脉压力正常或轻度升高。

3. 出血　使用抗凝药或溃疡病出血、肝脏破裂致腹腔出血或导管检查后腹膜后出血可仅表现为低血压。如休克病人颈静脉不充盈且无肺水肿表现即应想到内出血可能性。

4. 败血症　有感染发热史和(或)感染灶,休克早期末梢常温暖而非湿冷。诊断一般无困难。

5. 急性心肌梗死机械性并发症　心肌梗死合并机械性并发症引起的低血压,不是真正意义上的心源性休克,故应鉴别。

【治疗】

心源性休克的治疗包括对病因的治疗以及对休克的纠正。对可导致心源性休克可能的原发病应及时对因治疗。如针对心肌梗死及时进行溶栓治疗或其他冠脉血流重建治疗;心律失常者及时进行抗心律失常治疗,争取迅速复律;心脏压塞时及时进行心包穿刺或其他手术治疗等。

一、基本治疗

1. 补充血容量　在心源性休克患者,除非合并肺水肿,否则应进行液体复苏,但由于心脏泵功能衰竭,应在血流动力学监测各种指标的指导下严格控制补液。尽快建立静脉通道包括中心静脉置管、漂浮导管置入等,监测CVP、PCWP,CVP及PCWP较低时提示血容量不足,可予适当补充晶体液或胶体液。

2. 纠正电解质紊乱及酸碱失衡　低钾低镁会增加发生室性心律失常的危险,酸中毒会影响心肌收缩力,需要及时纠正。

3. 维持气道通畅及氧合　常规予鼻导管或面罩吸氧,必要时进行气管插管及呼吸机辅助呼吸。

4. 镇痛镇静　常用吗啡,如收缩压较低可选用芬太尼,可减轻交感神经兴奋、降低氧需求量、降低前后负荷等。

5. 心律失常　心律失常所致心源性休克通过抗心律失常治疗可纠正休克状态,其他病因所致心源性休克如出现心律失常时应及时纠正,包括抗心律失常药的应用、电复律或安装临时起搏器。

6. 药物　硝酸酯类、β受体阻断剂、ACEI等药物有助于改善心肌梗死预后,但在心源性休克时可加重低血压,故以上药物在患者病情稳定前应暂停使用。为控制静脉补液量,应尽量进行微泵静脉给药。

二、改善心脏功能及外周循环状况

心源性休克患者存在泵衰竭及外周循环衰竭,除一般抗休克治疗外,应针对以上情况进行治疗。如患者血容量足够仍出现组织低灌注,则应予正性肌力药物加强心肌收缩力治疗及血管活性药物支持治疗。

1. 正性肌力药物　原则上应选用增加心肌收缩力而不会大幅增加心肌耗氧、维持血压而不加快心率甚至导致心律失常的药物。

(1) 多巴酚丁胺:为选择性$β_1$肾上腺素能受体激动剂,可以在不显著增加心率及外周血管阻力的情况下增加心肌收缩力及心排出量,较少增加心肌耗氧,同时降低左室舒张末压,在急性心肌梗死、肺梗死等所致心源性休克患者可作为首选正性肌力药。

(2) 强心甙:有可靠的正性肌力作用,但由于心源性休克时,缺血和正常心肌在交感神经兴奋及儿茶酚胺释放等影响下心电活动不稳定性增加,合并氧合不足及低钾低镁时则更不稳定,可诱发严重心律失常,而且损伤心肌,使其对药物反应下降,洋地黄类毒性增加,故在心源性休克时强心甙应用有所限制,仅在其他药物效果欠佳及合并快速性室上性心律失常时使用,应用时剂量减少,并应选用短效制剂如毛花苷丙等。

(3) 磷酸二酯酶抑制剂:通过抑制磷酸二酯酶Ⅲ的活性从而减少cAMP降解,cAMP增加可活化胞膜通道使钙离子动员增加,心肌细胞内钙离子浓度增加而使其收缩功能增强,对血管特别是肺循环血管有一定的扩张作用,半衰期长,其正性时相作用及致心律失常作用较小。

(4) 钙离子通道增敏剂:静脉用钙增敏剂可加强心肌收缩,促进平滑肌钾通道开放而扩张外周血管。左西孟旦可降低肺毛细血管嵌顿压和外周血管阻力,其血流动力学效应呈剂量依赖性。

2. 血管活性药物　包括拟交感神经药、血管扩张药等。

(1) 拟交感神经药:多巴胺是心源性休克时首选的血管活性药,同时兼有正性肌力作用。小剂量[≤2.5μg/(kg·min)]兴奋DA_1受体,改善肾、脑、冠脉血流,同时兴奋突触前膜上的DA_2受体,减少内源性去甲肾上腺素释放;中剂量[2.5~10μg/(kg·min)]兴奋$β_1$受体,使肾血流增加,同时又使心肌收缩力增加,心率加快,心排出量增加,外周血管阻力变化不一;大剂量[>10μg/(kg·min)]兴奋外周多数血管α受体,致血管收缩,血压升高。在心源性休克时多采用中剂量,达到大剂量时仍然不能使血压升高,则可加入间羟胺一同使用,多巴胺由于会增加心率及外周血管阻力,可能会加重心肌缺血。间羟胺与去甲肾上腺素作用类似,但较之弱而持久,对α、β受体都有作用,可用于协同多巴胺升高血压。去甲肾上腺素、异丙肾上腺素等一般不用于心源性休克,仅当血压极低及其他药物无效时试用。

(2) 血管扩张药:主要是降低心脏前后负荷及改善微循环灌注,不当使用会加重低血压,可能因血压过低加重心肌缺血扩大梗死范围,加重循环衰竭。在心源性休克时此类药物不作首选,当有明显外周血管收缩表现或经升压药处理后血压不回升且PCWP升高伴心输出量下降时可以使用。常用硝酸酯类如硝普钠、硝酸甘油等,硝酸异山梨酯如异舒吉、鲁南欣康等,以及酚妥拉明等。硝普钠起始剂量10μg/min,逐渐加量。当患者 LV-EDP、CI 降低而 SVR 不变可选用硝酸甘油,LVEDP 不变、CI 下降而 SVR 升高可选用酚妥拉明,LVEDP 及 SVR 升高而 CI 降低,宜选择硝普钠。可与拟交感神经药物一同使用,从而抵消血管扩张药加重低血压及组织低灌注的不良影响。

3. 利尿剂 主要用于控制肺淤血、肺水肿,同时有助于改善氧合,但可能对血压产生影响。

三、机械循环支持

主动脉内球囊反搏(IABP)可以降低后负荷并改善舒张期冠脉灌注,从而改善心排出量及冠脉供血,有助于使顿抑或冬眠的心肌恢复,与血管活性药及正性肌力药比较,IABP 不增加心肌耗氧。对于心源性休克患者,IABP 有助于早期稳定病情,但单纯的 IABP 无法改善严重的冠脉狭窄部位远端的心肌缺血。作为在进行其他关键性治疗前的一种支持治疗。IABP 起着重要作用。多项临床试验指出 IABP 结合其他血流重建治疗后有助于改善预后,并能减少血管再闭塞及心血管事件发生的机会。

四、血流重建治疗

心源性休克最主要的病因是急性心肌梗死,重建冠脉血流对于恢复心肌供血及心肌功能有关键性的意义。

1. 溶栓治疗 对于急性心肌梗死,溶栓治疗已经被确认有助于降低急性心肌梗死的病死率,然而溶栓治疗在心源性休克中的地位尚未完全明确,早期溶栓治疗有助于降低心源性休克的发生率,但对于已经发生心源性休克的患者,多个临床试验未能证明溶栓治疗可以降低病死率。这个结果与患者的冠脉再灌注率有关,多数心源性休克患者冠脉再灌注失败,而在少数再灌注成功的患者,可以观察到病死率的下降。目前认为,血流动力学、机械因素以及代谢因素影响了溶栓治疗在心源性休克患者治疗中的作用。当心源性休克时由于动脉压力下降,溶栓药物较少到达栓子,梗死灶内血管在低血压时发生塌陷也影响了溶栓药物的作用,酸中毒则影响了纤维蛋白酶原向纤维蛋白原的转化。部分临床试验支持同时采用血管活性药物可以改善溶栓效果。

2. 血管重建 包括直接血管重建以及冠状动脉旁路手术。直接血管重建,包括经皮穿刺冠状动脉成形术(PTCA)及支架置入等,PTCA 可以使 80%~90% 急性心肌梗死患者的狭窄血管达到 TIMI 3 级的血管通畅度,高于溶栓治疗的成功率,部分临床试验更指出,在高危患者(年龄>70 岁,大面积心肌梗死,心率>100 次/分)PTCA 较溶栓治疗能更多地减低病死率。因此,对心源性休克患者进行急诊直接血管重建可能有益,除了改善梗死灶处心肌活动,对梗死灶远端的心肌收缩力也有改善。而在进行 PTCA 同时置入支架,又能改善不能成功完成 PTCA 患者的存活率。血管重建后的抗血小板治疗对维持冠脉通畅有意义。冠状动脉旁路手术(CABG)同样被多项临床试验支持对心源性休克患者有益,然而手术进行需时而且手术有较高的机会出现各种并发症,使 CABG 应用受到限制。

(褚 熙)

第五节 过敏性休克

过敏性休克是由于有过敏体质的病人接触特异性过敏原导致急性周围循环功能障碍、组织灌流不足为主的全身速发性变态反应。除休克表现外,还有喉头水肿、支气管痉挛、肺水肿等征象。低血压和喉头水肿是致死的主要原因。在急诊科及医院各科室,护士常是过敏性休克的首先接触者,因此,要求每个护士必须熟练掌握过敏性休克的诊断和初步处理,以便在医生到达之前能作出紧急的抢救和正确的处理。

【病因】

过敏性休克最常见的过敏原有药物(抗生素如青霉素、普鲁卡因、造影剂、溶栓药物等),异种动物血清(白喉、破伤风抗毒素)及淋巴细胞血清,免疫球蛋白制剂,动物皮屑、花粉,输入过敏献血员的血,某些食物(鱼、虾、蟹),昆虫毒液(如蜂毒),接触乳胶等。国外有报道进食香蕉导致过敏性休克,青霉素是最常见的过敏性休克的原因。近年来有报道一些不常见的药物引起了过敏性休克,如林可霉素、胸腺肽、磷霉素、硫酸小诺霉素、甲硝唑、利福平、病毒唑、三磷酸腺苷、氯化钾、丹参、甲氰眯胍、心律平、654-2、甘露醇、华素片、抗肿瘤药物等,故在使用这些药物时,医护人员应提高警惕。

【病理生理】

过敏原接触机体,刺激机体淋巴细胞或浆细胞产生对变应原具有特异性的 IgE 抗体,吸附于组织的肥大细胞和血液中的嗜碱性粒细胞上,此时机体即已对变应原处于致敏状态。当病人再次接触变应原时,变应原的抗原决定簇迅速与相应抗体结合,使肥大细胞和嗜碱性粒细胞脱颗粒,释放大量的过敏性物质如组胺、5-羟色胺、慢反应物质(SRS-A)、缓激肽、血小板活化因子(PAF)、嗜酸性粒细胞趋化因子(ECFA)、乙酰胆碱等,使血管舒缩功能发生紊乱,毛细血管扩张通透性增加,血浆外渗,循环血量减少,致多系统脏器的循环灌注不足而引起休克;平滑肌收缩与腺体分泌增加,导致呼吸道、消化道症状,加重休克。有些药物之间有交叉反应可能,例如对青霉素过敏的患者,对链霉素也可发生过敏。少数患者初次应用抗生素或其他药物也会发生过敏性休克,此可能与真菌感染、空气或食物中含有过敏物质有关。

【临床表现】

临床上按过敏原进入人体到症状出现,可分为急发性和缓发性两型。

一、急发性过敏性休克

休克出现于过敏原接触 20~30 min 内,约占 80%~90%,多见于药物注射、昆虫蜇伤或抗原吸入等途径。此型往往病情紧急,来势凶猛,预后较差。如青霉素过敏性休克常呈闪电样发作,出现在给药后即刻或 5 min 内。

二、缓发型过敏性休克

休克出现于过敏原接触 30 min 以上,长者可达 24h 以上,约占 10%~20%,多见于服药过敏、食物或接触物过敏。此型病情相对较轻,预后较好。

过敏性休克主要表现如下:

(1)早期症状:恐惧不安感。病人自诉头昏眼花,感觉异常。

(2)呼吸道症状:病人出现胸闷、心悸、喉头阻塞感、哮鸣声及呼吸困难,严重时出现肺水肿。当病人感到呼吸困难时,即伴有皮肤色泽变化,如发绀或苍白。

(3)心血管症状:畏寒、冷汗、脉搏细弱、血压下降及心动过速。可有一过性心电改变,表现为 ST 段和 T 波改变。

(4)中枢神经症状:烦躁不安、意识丧失、昏迷、抽搐、大小便失禁等。

(5)皮肤过敏症状:出现皮肤瘙痒、药疹、荨麻疹等。

【诊断与鉴别诊断】

根据过敏原接触史和突然发生的休克,一般能作出诊断,如在发病时测得 C_0、C_s,更能证明过敏反应的存在。但应注意与某些疾病鉴别。

一、神经血管性晕厥

一般于注射后立即发生或在剧烈运动后发生,年轻体弱女性多发。表现为面色苍白,恶心,出冷汗,晕厥,血压偏低,心动过缓,多为短暂性,平卧后可以很快恢复。

二、低血糖性晕厥

饥饿或服用降糖药过程中发生,由于血糖过低引起,表现为冷汗、虚脱、面色苍白、四肢发凉等。平卧,注射葡萄糖或口服糖水后很快缓解,常有反复发作史。

三、虚脱

可有面色苍白、冷汗、晕厥、血压下降、平卧后很快缓解,多见于体弱女性,在外界强烈刺激下发生。

四、心源性休克

休克前多有心脏病发作史。

五、用药过量

如静脉给钾盐过量,血钾过高,抑制心肌收缩力,导致休克。

【治疗】

一旦出现过敏性休克应立即就地抢救。

1. 即刻使病人取平卧位,松解领裤等扣带。如病人有呼吸困难,上半身可适当抬高;如意识丧失,应将头部置于侧位,抬起下颌,以防舌根后坠堵塞气道;清除口、鼻、咽、气管分泌物,畅通气道,面罩或鼻导管吸氧(高流量)。若休克发生于药物注射之中,应立即停止注射;如属其它变应原所致,应将病人撤离致敏环境或移去可疑变应原。

2. 立即肌肉注射 0.1% 肾上腺素 0.3~0.5ml,小儿每次 0.02~0.025 ml/kg。由药物引起者最好在原来注射药物的部位注射,以减缓药物吸收。如需要,可每隔 15~20min 重复 1 次。皮下注射的吸收和达到最大血浆浓度的时间均很长,并且因休克的存在而明显延缓,故抢救过敏性休克时,目前主张肌肉注射肾上腺素。如第一次注射后即时未见好转或严重病例,可用肌注量的 1/2~2/3 稀释于 50% 葡萄糖液 40ml 中静脉注射。肾上腺素能通过 α 受体效应使外周小血管收缩,恢复血管的张力和有效血容量;同时还能通过 β 受体效应缓解支气管痉挛,阻断肥大细胞和嗜碱性粒细胞炎性介质释放,是救治本症的首选药物。如呼吸、心跳停止,立即行心肺复苏术。

3. 立即为病人建立静脉通道(最好两条),用地塞米松 10~20mg 或氢化可的松 300~

500mg 或甲泼尼龙 120～240mg 加入 5%～10% 葡萄糖液 500ml 中静滴。或先用地塞米松 5～10mg 静注后,继以静滴。糖皮质激素对速发过敏反应无明显的治疗效果,但可以阻止迟发过敏反应的发生。因严重支气管痉挛致呼吸困难者,可用氨茶碱 0.25g 稀释入 25% 葡萄糖液 20～40ml 中缓慢静注。

4. 补充血容量　因大量液体自血管内移出,必须补充血容量以维持组织灌注。宜选用平衡盐液、低分子右旋糖酐或血浆等,一般先输入 500～1000ml,以后酌情补液。注意输液速度不宜过快、过多,以免诱发肺水肿。

5. 保持呼吸道通畅　严重喉头水肿有时需行气管切开术;严重而又未能缓解的气管痉挛,有时需气管插管和辅助呼吸。

6. 应用升压药　经上述处理后,血压仍低者,应给予升压药。常用间羟胺 10～20ml;或多巴胺 20～40mg 静注或肌注,或用较大剂量加入液体中静滴。

7. 加用抗组胺药物　如异丙嗪 25～50mg 肌注或静滴,或 H 受体阻滞剂(雷尼替丁、法莫替丁等),用 10% 葡萄糖酸钙 10～20ml 缓慢静注。

8. 防治并发症　过敏性休克可并发肺水肿、脑水肿、心脏骤停或代谢性酸中毒等,应予以积极治疗。

9. 特殊治疗　①青霉素过敏反应可于原来注射青霉素部位注射青霉素酶 80 万单位。②链霉素过敏反应应首选钙剂,可用 10% 葡萄糖酸钙或 5% 溴化钙 10～20ml 缓慢静注;0.5h 后如症状未完全缓解,可再给药 1 次。

休克改善后,如血压仍有波动者,可口服麻黄碱 25mg,每日 3 次;如患者有血管神经性水肿、风团或其他皮肤损害者,可口服泼尼松 20～30mg/d,抗组胺类药物如氯苯那敏(扑尔敏)、阿司咪唑(息斯敏)等。同时对患者应密切观察 24h,以防过敏性休克再次发生。

(赵　鹏)

第二章 呼吸系统急症

第一节 呼吸衰竭

呼吸衰竭是由于外呼吸功能严重障碍,机体不能维持足够的气体交换出现缺氧或(和)二氧化碳潴留,导致一系列生理功能和代谢紊乱的临床综合征。其诊断依赖于动脉血气分析:在海平面静息状态呼吸空气的条件下,动脉血氧分压(PaO_2)低于60mmHg或伴有动脉血二氧化碳分压($PaCO_2$)高于50mmHg,排除心内解剖分流和原发于心排出量降低等导致的低氧因素。

【病因】

完整的呼吸过程由相互衔接并同时进行的外呼吸、气体运输和内呼吸三个环节来完成。参与外呼吸即肺通气和肺换气的任何一个环节的严重病变,都可导致呼吸衰竭。

一、气道阻塞性病变

气管-支气管的炎症、痉挛、肿瘤、异物、纤维化瘢痕,如慢性阻塞性肺疾病(COPD)、重症哮喘等引起气道阻塞和肺通气不足,或伴有通气/血流比例失调,导致缺氧和 CO_2 潴留,发生呼吸衰竭。

二、肺组织病变

各种累及肺泡和(或)肺间质的病变,如肺炎、肺气肿、严重肺结核、弥漫性肺纤维化、肺水肿、矽肺等,均致肺泡减少、有效弥散面积减少、肺顺应性减低、通气/血流比例失调,导致缺氧或合并 CO_2 潴留。

三、肺血管疾病

肺栓塞、肺血管炎等可引起通气/血流比例失调,或部分静脉血未经过氧合直接流入肺静脉,导致呼吸衰竭。

四、胸廓与胸膜病变

胸部外伤造成连枷胸、严重的自发性或外伤性气胸、脊柱畸形、大量胸腔积液或伴有胸膜肥厚与粘连、强直性脊柱炎、类风湿性脊柱炎等,均可影响胸廓活动和肺脏扩张,造成通气减少及吸入气体分布不均,导致呼吸衰竭。

五、神经肌肉疾病

脑血管疾病、颅脑外伤、脑炎以及镇静催眠剂中毒,可直接或间接抑制呼吸中枢。脊髓颈段或高位胸段损伤(肿瘤或外伤)、脊髓灰质炎、多发性神经炎、重症肌无力、有机磷中毒、破伤风以及严重的钾代谢紊乱,均可累及呼吸肌,造成呼吸肌无力、疲劳、麻痹,导致呼吸动力下降而引起肺通气不足。

【分类】

在临床实践中,通常按动脉血气分析及病理生理的改变进行分类。

一、按照动脉血气分析分类

1. Ⅰ型呼吸衰竭 即缺氧性呼吸衰竭,血气分析特点是 $PaO_2 < 60mmHg$,$PaCO_2$ 降低或正常。主要见于肺换气障碍(通气/血流比例失调、弥散功能损害和肺动-静脉分流)疾病,如严重肺部感染性疾病、间质性肺疾病、急性肺栓塞等。

2. Ⅱ型呼吸衰竭 即高碳酸性呼吸衰竭,血气分析特点是 $PaO_2 < 60mmHg$,同时伴有 $PaCO_2 > 50mmHg$,系肺泡通气不足所致。单纯通气不足,低氧血症和高碳酸血症的程度是平行的,若伴有换气功能障碍,则低氧血症更为严重,如COPD。

二、按照发病机制分类

可分为通气性呼吸衰竭和换气性呼吸衰竭,也可分为泵衰竭和肺衰竭。驱动或制约呼吸运动的中枢神经系统、外周神经系统、神经肌肉组织(包括神经-肌肉接头和呼吸肌)以及胸廓统称为呼吸泵,这些部位的功能障碍引起的呼吸衰竭称为泵衰竭。通常泵衰竭主要引起通气功能障碍,表现为Ⅱ型呼吸衰竭。肺组织、气道阻塞和肺血管病变造成的呼吸衰竭,称为肺衰竭。肺组织和肺血管病变常引起换气功能障碍,表现为Ⅰ型呼吸衰竭。严重的气道阻塞性疾病(如COPD)影响通气功能,造成Ⅱ型呼吸衰竭。

【病理生理】

一、低氧血症和高碳酸血症的发生机制

各种病因通过引起肺泡通气不足、弥散障碍、肺泡通气/血流比例失调、肺内动-静脉解剖分流增加和氧耗量增加五个主要机制,使通气和(或)换气过程发生障碍,导致呼吸衰竭。

临床上单一机制引起的呼吸衰竭很少见,往往是多种机制并存或随着病情的发展先后参与发挥作用。

1. 肺通气不足 正常成人在静息状态下有效肺泡通气量约为 4L/min,才能维持正常的肺泡氧分压(PAO_2)和二氧化碳分压($PACO_2$)。肺泡通气量减少会引起 PAO_2 下降和 $PACO_2$ 上升,从而引起缺氧和 CO_2 潴留。

2. 弥散障碍 系指 O_2、CO_2 等气体通过肺泡膜进行交换的物理弥散过程发生障碍。气

体弥散的速度取决于肺泡膜两侧气体分压差、气体弥散系数、肺泡膜的弥散面积、厚度和通透性,同时气体弥散量还受血液与肺泡接触时间以及心排出量、血红蛋白含量、通气/血流比例的影响。在弥散障碍时,通常以低氧血症为主。

3. 通气/血流比例失调　血液流经肺泡时,能否保证得到充足的 O_2 和充分地排出 CO_2,使血液动脉化,除需有正常的肺通气功能和良好的肺泡膜弥散功能外,还取决于肺泡通气量与血流量之间的正常比例。正常成人静息状态下,通气/血流比值约为 0.8。肺泡通气/血流比值失调有下述两种主要形式:①部分肺泡通气不足:肺部病变如肺泡萎陷、肺炎、肺不张、肺水肿等引起病变部位的肺泡通气不足,通气/血流比值减小,部分未经氧合或未经充分氧合的静脉血(肺动脉血)通过肺泡的毛细血管或短路流入动脉血(肺静脉血)中,故又称肺动-静脉样分流或功能性分流。②部分肺泡血流不足:肺血管病变如肺栓塞引起栓塞部位血流减少,通气/血流比值增大,肺泡通气不能被充分利用,又称为无效腔样通气。通气/血流比例失调通常仅导致低氧血症,而无 CO_2 潴留。然而,严重的通气/血流比例失调亦可导致 CO_2 潴留。

4. 肺内动-静脉解剖分流增加　肺动脉内的静脉血未经氧合直接流入肺静脉,导致 PaO_2 降低,是通气/血流比例失调的特例。在这种情况下,提高吸氧浓度并不能提高分流静脉血的血氧分压。分流量越大,吸氧后提高动脉血氧分压的效果越差;若分流量超过 30%,吸氧并不能明显提高 PaO_2。常见于肺动-静脉瘘。

5. 氧耗量增加　发热、寒战、呼吸困难和抽搐均增加氧耗量。寒战时耗氧量可达 500ml/min;严重哮喘时,随着呼吸功的增加,用于呼吸的氧耗量可达到正常的十几倍。氧耗量增加,肺泡氧分压下降,正常人借助增加通气量以防止缺氧。故氧耗量增加的患者,若同时伴有通气功能障碍,则会出现严重的低氧血症。

二、低氧血症和高碳酸血症对机体的影响

呼吸衰竭时发生的低氧血症和高碳酸血症,能够影响全身各系统器官的代谢、功能甚至使组织结构发生变化。通常先引起各系统器官的功能和代谢发生一系列代偿适应反应,以改善组织的供氧,调节酸碱平衡和适应改变了的内环境。当呼吸衰竭进入严重阶段时,则出现代偿不全,表现为各系统器官严重的功能和代谢紊乱直至衰竭。

1. 对中枢神经系统的影响　脑组织耗氧量大,约占全身耗氧量的 1/5~1/4。中枢皮质神经元细胞对缺氧最为敏感。通常完全停止供氧 4~5 分钟即可引起不可逆的脑损害。对中枢神经影响的程度与缺氧的程度和发生速度有关。当 PaO_2 降至 60mmHg 时,可以出现注意力不集中、智力和视力轻度减退;当 PaO_2 迅速降至 40~50mmHg 以下时,会引起一系列神经精神症状,如头痛、不安、定向与记忆力障碍、精神错乱、嗜睡;低于 30mmHg 时,神志丧失乃至昏迷;PaO_2 低于 20mmHg 时,只需数分钟即可造成神经细胞不可逆性损伤。CO_2 潴留使脑脊液 H^+ 浓度增加,影响脑细胞代谢,降低脑细胞兴奋性,抑制皮质活动;但轻度的 CO_2 增加,对皮质下层刺激加强,间接引起皮质兴奋。CO_2 潴留可引起头痛、头晕、烦躁不安、言语不清、精神错乱、扑翼样震颤、嗜睡、昏迷、抽搐和呼吸抑制,这种由缺氧和 CO_2 潴留导致的神经精神障碍症候群称为肺性脑病,又称 CO_2 麻醉。

2. 对循环系统的影响　一定程度的 PaO_2 降低和 $PaCO_2$ 升高,可以引起反射性心率加快、心肌收缩力增强,使心排出量增加;缺氧 CO_2 潴留时,交感神经兴奋引起皮肤和腹腔器官血管收缩,而冠状血管主要受局部代谢产物的影响而扩张,血流量增加。严重的缺氧和 CO_2

潴留可直接抑制心血管中枢,造成心脏活动受抑和血管扩张、血压下降和心律失常等严重后果。心肌对缺氧十分敏感,早期轻度缺氧即在心电图上显示出来。急性严重缺氧可导致心室颤动或心脏骤停。长期慢性缺氧可导致心肌纤维化、心肌硬化。在呼吸衰竭的发病过程中,缺氧、肺动脉高压以及心肌受损等多种病理变化导致肺源性心脏病。

3. 对呼吸系统的影响 呼吸衰竭患者的呼吸变化受到 PaO_2 降低和 $PaCO_2$ 升高所引起的反射活动及原发疾病的影响,因此实际的呼吸活动需要视诸多因素综合而定。

低氧血症对呼吸的影响远较 CO_2 潴留的影响为小。低 PaO_2($<60mmHg$)作用于颈动脉体和主动脉体化学感受器,可反射性兴奋呼吸中枢,增强呼吸运动,甚至出现呼吸窘迫。当缺氧程度缓慢加重时,这种反射性兴奋呼吸中枢的作用迟钝。缺氧对呼吸中枢的直接作用是抑制作用,当 $PaO_2<30mmHg$ 时,此作用可大于反射性兴奋作用而使呼吸抑制。

CO_2 是强有力的呼吸中枢兴奋剂,$PaCO_2$ 急骤升高,呼吸加深加快;长时间严重的 CO_2 潴留,会造成中枢化学感受器对 CO_2 的刺激作用发生适应;当 $PaCO_2>80mmHg$ 时,会对呼吸中枢产生抑制和麻醉效应,此时呼吸运动主要靠 PaO_2 降低对外周化学感受器的刺激作用得以维持。因此对这种患者进行氧疗时,如吸入高浓度氧,由于解除了低氧对呼吸的刺激作用,可造成呼吸抑制,应注意避免。

4. 对肾功能的影响 呼吸衰竭的患者常常合并肾功能不全,若及时治疗,随着外呼吸功能的好转,肾功能可以恢复。

5. 对消化系统的影响 呼吸衰竭的患者常合并消化道功能障碍,表现为消化不良、食欲不振,甚至出现胃肠黏膜糜烂、坏死、溃疡和出血。缺氧可直接或间接损害肝细胞使丙氨酸氨基转移酶(ALT)上升,若缺氧能够得到及时纠正,肝功能可逐渐恢复正常。

6. 呼吸性酸中毒及电解质紊乱 肺通气、弥散和肺循环功能障碍引起肺泡换气减少,血 $PaCO_2$ 增高($>45mmHg$),pH 下降(<7.35),H^+ 浓度升高($>45mmol/L$),导致呼吸性酸中毒。早期可出现血压增高,中枢神经系统受累,如躁动、嗜睡、精神错乱、扑翼样震颤等。急性呼吸衰竭时 CO_2 潴留可使 pH 迅速下降而引起代谢性酸中毒。此时患者出现呼吸性酸中毒合并代谢性酸中毒,可引起意识障碍,血压下降,心律失常,乃至心脏停搏。当呼吸衰竭恶化,CO_2 潴留进一步加重时,HCO_3^- 已不能代偿,pH 低于正常范围(7.35)则呈现失代偿性呼吸性酸中毒合并代谢性碱中毒。

【临床表现】

1. 呼吸困难 是呼吸衰竭的早期重要症状。患者主观感到空气不足,客观表现为呼吸用力,伴有呼吸频率、深度与节律的改变。辅助呼吸肌多参与呼吸运动,出现点头或提肩呼吸。有时可见鼻翼扇动、端坐呼吸。上呼吸道疾患常表现为吸气性呼吸困难,可有三凹征。呼气性呼吸困难多见于下呼吸道不完全阻塞如支气管哮喘等。胸廓疾患、重症肺炎等表现为混合性呼吸困难。呼吸肌疲劳时会出现呼吸浅快、腹式反常呼吸,如吸气时,腹壁内陷。呼吸衰竭并不一定有呼吸困难,如镇静药中毒,呼吸匀缓、表情淡漠或昏睡。

2. 发绀 是缺氧的典型体征,表现为耳垂、口唇、口腔黏膜、指甲呈现青紫色的现象。因发绀是由血液中还原血红蛋白的绝对值增多引起,故重度贫血患者即使有缺氧并不一定有发绀。

3. 神经精神症状 急性呼吸衰竭的神经精神症状较慢性明显。急性严重缺氧可出现谵妄、抽搐、昏迷。慢性者则可有注意力不集中、智力或定向功能障碍。CO_2 潴留出现头痛、肌肉不自主的抽动或扑翼样震颤、以及中枢抑制之前的兴奋症状如失眠、睡眠习惯的改变、烦躁等,后者常是呼吸衰竭的早期表现。

4. 循环系统症状 缺氧和CO_2潴留均可导致心率增快、血压升高。严重缺氧可出现各种类型的心律失常,甚至心脏停搏。CO_2潴留可引起超表浅毛细血管和静脉扩张,表现为多汗、球结膜充血和水肿、颈静脉充盈等。长期缺氧引起肺动脉高压、慢性肺心病、右心衰竭,出现相应体征。

5. 其他脏器的功能障碍 严重缺氧和CO_2潴留可导致肝肾功能障碍。临床出现黄疸、肝功能异常、上消化道出血,血尿素氮、肌酐增高,尿中出现蛋白、管型等。

6. 酸碱失衡和水、电解质紊乱 因缺氧而通气过度可发生呼吸性碱中毒。CO_2潴留则表现为呼吸性酸中毒。严重缺氧多伴有代谢性酸中毒及电解质紊乱。

【辅助检查】

一、动脉血气分析

对于判断呼吸衰竭和酸碱失衡的严重程度及指导治疗具有重要意义。pH可反映机体的代偿状况,有助于对急性或慢性呼吸衰竭加以鉴别。当$PaCO_2$升高、pH正常时,称为代偿性呼吸性酸中毒,若$PaCO_2$升高、$pH<7.35$,则称为失代偿性呼吸性酸中毒。需要指出,由于血气受年龄、海拔高度、氧疗等多种因素的影响,在具体分析时一定要结合临床情况。

二、肺功能检测

尽管在某些重症患者,肺功能检测受到限制,但通过肺功能的检测能判断通气功能障碍的性质(阻塞性、限制性或混合性)及是否合并有换气功能障碍,并对通气和换气功能障碍的严重程度进行判断。而呼吸肌功能测试能够提示呼吸肌无力的原因和严重程度。

三、胸部影像学检查

包括普通X线胸片、胸部CT和放射性核素肺通气/灌注扫描、肺血管造影等。

四、纤维支气管镜检查

对于明确大气道情况和取得病理学证据具有重要意义。

【诊断】

除原发疾病和低氧血症及CO_2潴留导致的临床表现外,呼吸衰竭的诊断主要依靠血气分析。而结合肺功能、胸部影像学和纤维支气管镜等检查对于明确呼吸衰竭的原因至为重要。

【治疗】

呼吸衰竭总的治疗原则是:加强呼吸支持,包括保持呼吸道通畅、纠正缺氧和改善通气等;呼吸衰竭病因和诱发因素的治疗;加强一般支持治疗和对其他重要脏器功能的监测与支持。

一、保持呼吸道通畅

对任何类型的呼吸衰竭,保持呼吸道通畅是最基本、最重要的治疗措施。

保持气道通畅的方法主要有:①若患者昏迷应使其处于仰卧位,头后仰,托起下颌并将口打开;②清除气道内分泌物及异物;③若以上方法不能奏效,必要时应建立人工气道。若患者有支气管痉挛,需积极使用支气管扩张药物,可选用β_2肾上腺素受体激动剂、抗胆碱药、糖皮质激素或茶碱类药物等。在急性呼吸衰竭时,主要经静脉给药。

二、氧疗

通过增加吸入氧浓度来纠正患者缺氧状态的治疗方法即为氧疗。对于急性呼吸衰竭患者,应给予氧疗。

三、增加通气量、改善 CO_2 潴留

1. 呼吸兴奋剂　呼吸兴奋剂的使用原则:必须保持气道通畅,否则会促使呼吸肌疲劳,并进而加重 CO_2 潴留;脑缺氧、水肿未纠正而出现频繁抽搐者慎用;患者的呼吸肌功能基本正常;不可突然停药。主要适用于以中枢抑制为主、通气量不足引起的呼吸衰竭,对以肺换气功能障碍为主所导致的呼吸衰竭患者,不宜使用。常用的药物有多沙普仑,该药对于镇静催眠药过量引起的呼吸抑制和 COPD 并发急性呼吸衰竭有显著的呼吸兴奋效果。

2. 机械通气　当机体出现严重的通气和(或)换气功能障碍时,以人工辅助通气装置(呼吸机)来改善通气和(或)换气功能,即为机械通气。

四、病因治疗

如前所述,引起急性呼吸衰竭的原发疾病多种多样,在解决呼吸衰竭本身造成危害的前提下,针对不同病因采取适当的治疗措施十分必要,也是治疗呼吸衰竭的根本所在。

五、一般支持疗法

电解质紊乱和酸碱平衡失调的存在,可以进一步加重呼吸系统乃至其他系统器官的功能障碍,并可干扰呼吸衰竭的治疗效果,因此应及时加以纠正。加强液体管理,防止血容量不足和液体负荷过大,保证血细胞比容(Hct)在一定水平,对于维持氧输送能力和防止肺水肿具有重要意义。呼吸衰竭患者由于摄入不足或代谢失衡,往往存在营养不良,需保证充足的营养及热量供给。

六、其他重要脏器功能的监测与支持

呼吸衰竭往往会累及其他重要脏器,因此应及时将重症患者转入 ICU,加强对重要脏器功能的监测与支持,预防和治疗肺动脉高压、肺源性心脏病、肺性脑病、肾功能不全、消化道功能障碍和弥散性血管内凝血(DIC)等。特别要注意防治多器官功能障碍综合征(MODS)。

(李　敏)

第二节　急性呼吸窘迫综合征

急性呼吸窘迫综合征(ARDS)是指由心源性以外的各种肺内外致病因素导致的急性、进行性缺氧性呼吸衰竭。病理基础是由多种炎症细胞(巨噬细胞、中性粒细胞和淋巴细胞等)及炎症介质(氧自由基、肿瘤坏死因子、白细胞介素等)介导的肺脏局部炎症反应和炎症反应失控所致的弥漫性肺泡上皮细胞和肺毛细血管内皮细胞损伤。其主要病理特征为肺微血管通透性增高,导致肺泡渗出液中富含蛋白质的肺水肿及透明膜形成,可伴有肺间质纤维化。病理生理改变以肺顺应性降低,肺内分流增加及通气/血流比例失衡为主。临床表现为呼吸

频率加快和呼吸窘迫、顽固性低氧血症,胸部 X 线显示双肺弥漫性浸润影,后期常并发多器官功能衰竭(MOF)。为临床上常见的危重症,病死率高达50%以上。

【病因与发病机制】

一、病因

有100多种疾病可并发 ARDS,可分为:

(一)直接损伤

1. 吸入胃内容物、淡水、海水等。
2. 弥漫性肺部感染细菌、病毒、肺囊虫等。
3. 吸入有毒气体 SO_2、和 NO_2、Cl_2、光气、长期吸入高浓度氧、氨、烟雾等。
4. 肺挫伤。

(二)间接损伤

1. 全身炎症反应综合征(SIRS) 系严重感染、多发性创伤、出血性休克、胰腺炎等引起的全身炎症过程。
2. 代谢紊乱 肝功能衰竭,尿毒症,糖尿病酮症酸中毒等。
3. 药物过量 麻醉药,海洛因,巴比妥类等。
4. 大量输血(液)或体外循环。
5. 休克感染性或出血性等。

临床上以严重感染、创伤及休克最常见。

二、发病机制

急性肺损伤的发病机制尚未完全阐明。除有些致病因素对肺泡膜的直接损伤外,更重要的是多种炎症细胞(巨噬细胞、中性粒细胞、血小板)及其释放的炎性介质和细胞因子间接介导的肺炎症反应,最终引起肺泡膜损伤、毛细血管通透性增加和微血栓形成;并可造成肺泡上皮损伤,表面活性物质减少或消失,加重肺水肿和肺不张,从而引起肺的氧合功能障碍,导致顽固性低氧血症。

目前参与 ARDS 发病过程的细胞学与分子生物学机制,尚有待深入研究。中性粒细胞在肺内聚集、激活,并通过"呼吸爆发"释放氧自由基、蛋白酶和炎性介质,以及巨噬细胞、肺毛细血管内皮细胞的参与是 ARDS 发病的重要细胞学机制。生理情况下,衰老的中性粒细胞以凋亡的形式被吞噬细胞清除,但目前研究发现,很多导致 ARDS 发生的因素能够延迟中性粒细胞凋亡,使中性粒细胞持续发挥作用,引起过度和失控的炎症反应,因此促进中性粒细胞凋亡有可能成为 ARDS 颇具希望的治疗手段之一。除中性粒细胞外,巨噬细胞及血管内皮细胞可分泌肿瘤坏死因子-α(TNF-α)、白细胞介素-1(IL-1)等炎性介质,对启动早期炎症反应与维持炎症反应起重要作用。

肺内炎性介质和抗炎介质的平衡失调,是 ARDS 发生、发展的关键环节。除炎性介质增加外,还有 IL-4、IL-10、IL-13 等抗炎介质释放不足。新近研究表明,体内一些神经肽/激素也在 ARDS 中具有一定的抗炎作用,如胆囊收缩素(CCK)、血管活性肠肽(VIP)和生长激素等。因此加强对体内保护性机制的研究,实现炎性介质与抗炎介质的平衡亦十分重要。随着系统性炎症反应综合征(SIRS)和代偿性抗炎症反应综合征(CARS)概念的提出,使人们对炎症这一基本病理生理过程的认识更为深刻。SIRS 即指机体失控的自我持续放大和自我破坏的炎症反应;CARS 是指与 SIRS 同时启动的一系列内源性抗炎介质和抗炎性内分泌激素引起的抗炎反应。如果 SIRS 和 CARS 在病变发展过程中出现平衡失调,则会导致 MODS。目前人们已经逐渐认识到 ARDS 是 MODS 发生时最早或最常出现的器官表现。

【病理】

引起 ARDS 的原发病因各异,但肺脏病理变化却很相似,病变呈双侧肺分布,弥漫性肺泡损伤和充血性肺不张,肺色暗红,重量明显增加。切面呈明显充血、出血、水肿和实变。显微镜观察肺间质及肺泡水肿,肺泡弥漫性萎陷和肺毛细血管充血,透明膜形成,血小板和多形核白细胞(PMN)在毛细血管内聚集和微血栓形成等。

【病理生理】

1. 渗透性肺水肿的形成 正常肺毛细血管内的静水压为 10mmHg,高于间质间隙的静水压 $-3 \sim -5$mmHg,因而导致液体自毛细血管内向间质间隙移动。肺毛细血管膜对蛋白质的通透性较低,大部分蛋白质不能通过肺毛细血管膜进入间质间隙,致使毛细血管内的胶体渗透压 25mmHg,高于间质液的胶体渗透压 19mmHg,因此,部分体液不断地又从间质间隙移向毛细血管内。同时这些体液也不断地由淋巴管引流回到循环中去。故正常不会发生肺水肿。

在病理情况下所产生的肺水肿,一般可分静水性肺水肿和渗透性肺水肿两类。前者主要见于左心衰竭;后者则主要发生于 ARDS,因肺泡毛细血管膜通透性增加、间质渗透压升高及胶体渗透压下降、毛细血管流体压升高和间质流体静压降低。无论任何肺水肿发生时,肺内淋巴管的清除能力,均可增加代偿至正常的 4~5 倍,只有当间质液的增加数量超过淋巴引流量时,即向肺泡壁附近弥漫,才形成肺间质水肿,当液体通过肺泡上皮屏障进入肺泡内时,便形成肺泡水肿。

2. 微肺不张和肺内分流量增加 主要因肺表面活性物质(PS)缺乏或活性降低,使肺泡表面张力增加,导致肺顺应性降低,功能残气量减少,肺泡易塌陷,发生弥漫性微肺不张;因间质内流体静压降低,加重间质水肿。由于广泛的微肺不张,形成右至左的肺内分流。肺内分流量的明显增加,为 ARDS 的一项重要的病理生理特征,也是吸氧疗法难以纠正的重要原因之一;如吸入高浓度氧,则进一步加重肺不张。

3. 肺血管阻力增高 系因缺氧、PMN 和血小板在肺毛细血管内聚集、纤维蛋白栓子阻塞以及血管收缩活性物质释放等因素所致,病情越重,肺血管阻力升高的幅度越大而持久,甚至发生右心功能不全。当右心室灌注压下降时,因心肌氧的需求量增加,也可发生心肌缺血。如患者使用 PEEP 时,亦可影响血压下降和心排出量减少,因此,调整组织最大的氧合作用,是处理 ARDS 病人的重要环节。

【临床表现】

ARDS 多于原发病起病后 5 天内发生,约半数发生于 24 小时内。除原发病的相应症状和体征外,最早出现的症状是呼吸加快,并呈进行性加重的呼吸困难、发绀,常伴有烦躁、焦虑、出汗等。其呼吸困难的特点是呼吸深快、费力,患者常感到胸廓紧束、严重憋气,即呼吸窘迫,不能用通常的吸氧疗法改善,亦不能用其他原发心肺疾病(如气胸、肺气肿、肺不张、肺炎、心力衰竭)解释。早期体征可无异常,或仅在双肺闻及少量细湿啰音;后期多可闻及水泡音,可有管状呼吸音。

【辅助检查】

一、X 线胸片

早期可无异常,或呈轻度间质改变,表现为边缘模糊的肺纹理增多。继之出现斑片状以至融合成大片状的浸润阴影,大片阴影中可见支气管充气征。其演变过程符合肺水肿的特点,快速多变,后期可出现肺间质纤维化的改变。

二、动脉血气分析

典型的改变为 PaO_2 降低,$PaCO_2$ 降低,pH 升高。根据动脉血气分析和吸入氧浓度可计算肺氧合功能指标,如肺泡-动脉氧分压差[$P_{(A-a)}O_2$]、肺内分流(Q_s/QT)、呼吸指数[$P_{(A-a)}O_2/PaO_2$]、PaO_2/FiO_2 等指标,对建立诊断、严重性分级和疗效评价等均有重要意义。

目前在临床上以 PaO_2/FiO_2 最为常用。正常值为 400~500,ARDS 时≤200。

在早期,由于过度通气而出现呼碱,pH 可高于正常,$PaCO_2$ 低于正常。在后期,如果出现呼吸肌疲劳或合并代酸,则 pH 可低于正常,甚至出现 $PaCO_2$ 高于正常。

三、床边肺功能监测

ARDS 时肺顺应性降低,无效腔通气量比例(VD/VT)增加,但无呼气流速受限。顺应性的改变,对严重性评价和疗效判断有一定的意义。

四、心脏超声和 Swan-Ganz 导管检查

有助于明确心脏情况和指导治疗。通过置入 Swan-Ganz 导管可测定肺动脉楔压(PAWP),这是反映左心房压较可靠的指标。PAWP 一般 <12mmHg,若 >18mmHg 则支持左心衰竭的诊断。

【诊断】

中华医学会呼吸病学分会 1999 年制定的诊断标准如下:

1. 有 ARDS 的高危因素。
2. 急性起病、呼吸频速和(或)呼吸窘迫。
3. 低氧血症:ARDS 时 PaO_2/FiO_2 ≤200。
4. 胸部 X 线检查显示两肺浸润阴影。
5. PAWP≤18mmHg 或临床上能除外心源性肺水肿。

同时符合以上 5 项条件者,可以诊断 ARDS。

【鉴别诊断】

上述 ARDS 的诊断标准并非特异性的,建立诊断时必须排除大片肺不张、自发性气胸、上气道阻塞、急性肺栓塞和心源性肺水肿等。通常能通过详细询问病史、体检和 X 线胸片等作出鉴别。心源性肺水肿患者卧位时呼吸困难加重,咳粉红色泡沫样痰,肺湿啰音多在肺底部,对强心、利尿等治疗效果较好;鉴别困难时,可通过测定 PAWP、超声心动图检测心室功能等作出判断并指导此后的治疗。

【治疗】

主要治疗措施包括:积极治疗原发病,氧疗,机械通气以及调节液体平衡等。

一、原发病的治疗

治疗 ARDS 首要原则和基础是积极寻找原发病灶并予以彻底治疗。感染是导致 ARDS 的常见原因,也是 ARDS 的首位高危因素;而 ARDS 又易并发感染,所以对于所看患者都应怀疑感染的可能,除非有明确的其他导致 ARDS 的原因存在。治疗上宜选择广谱抗生素。

二、纠正缺氧

采取有效措施,尽快提高 PaO_2。一般需高浓度给氧,使 $PaO_2 \geq 60mmHg$ 或 $SaO_2 \geq 90\%$。轻症者可使用面罩给氧,但多数患者需使用机械通气。

三、机械通气

尽管 ARDS 机械通气的指征尚无统一的标准,多数学者认为一旦诊断为 ARDS,应尽早进行机械通气。目前,ARDS 的机械通气推荐采用肺保护性通气策略,主要措施包括给予合适水平的呼气末正压(PEEP)和小潮气量。

1. PEEP 的调节　适当水平的 PEEP 可使萎陷的小气道和肺泡再开放,防止肺泡随呼吸周期反复开闭,使呼气末肺容量增加,并可减轻肺损伤和肺泡水肿,从而改善肺泡弥散功能和通气/血流比例,减少肺内分流,达到改善氧合和肺顺应性的目的

2. 小潮气量　ARDS 机械通气采用小潮气量,即 $6\sim8ml/kg$,旨在将吸气平台压控制在 $30\sim35cmH_2O$ 以下,防止肺泡过度扩张。为保证小潮气量,可允许一定程度的 CO_2 潴留和呼吸性酸中毒(PH7.25~7.30)。合并代谢性酸中毒时需适当补碱。

四、液体管理

为减轻肺水肿,应合理限制液体入量,以可允许的较低循环容量来维持有效循环。在血压稳定和保证组织器官灌注前提下,液体出入量宜轻度负平衡,可使用利尿药促进水肿的消退。关于补液性质尚存在争议,由于毛细血管通透性增加,胶体物质可渗至肺间质,所以在 ARDS 早期,除非有低蛋白血症,不宜输注胶体液。对于创伤出血多者,最好输新鲜血。

五、营养支持与监护

ARDS 时机体处于高代谢状态,应补充足够的营养。静脉营养可引起感染和血栓形成等并发症,应提倡全胃肠营养,不仅可避免静脉营养的不足,而且能够保护胃肠黏膜,防止肠道菌群异位。ARDS 患者应入住 ICU,动态监测呼吸、循环、水电解质、酸碱平衡及其他重要脏器的功能,以便及时调整治疗方案。

(李　敏)

第三节　急性上呼吸道感染

急性上呼吸道感染(acute upper respiratory tract infection)是鼻腔、咽或咽喉部急性炎症的总称。大多数由病毒引起,少数为细菌所致。其发病不分年龄、性别、职业和地区。全年皆可发病,冬春季较多。可通过含有病毒的飞沫或被污染的用具传播,多数为散发性,但常在气候突变时流行。由于病毒的类型较多,人体对各种病毒感染后产生的免疫力较弱且短暂,并无交叉免疫,同时在健康人群中有病毒携带者,故一个人一年内可有多次发病。

【病因与发病机制】

急性上呼吸道感染约有 70%~80% 由病毒引起。可有鼻病毒、副流感病毒、埃可病毒、柯萨奇病毒、呼吸道合胞病毒、腺病毒、流感病毒甲、乙、丙型等。细菌感染可直接感染或继发于病毒感染之后,以溶血性链球菌为最常见,其次为肺炎球菌、葡萄球菌、流感嗜血杆菌、

偶或为革兰氏阴性细菌。其感染主要表现为咽炎或扁桃体炎。上述的病原体(病毒和细菌)在人体受凉、淋雨、过度疲劳等诱因使全身或呼吸道局部防御功能降低时,原已存在于上呼吸道的或从外界侵入的病毒或细菌可迅速繁殖,引起本病。尤其是老幼体弱,或患有慢性呼吸道疾患,如鼻窦炎、扁桃体炎者,更易诱发。

【病理】

组织学上可无明显病理改变,亦可出现上皮细胞的破坏。可有炎症因子参与发病,使上呼吸道粘膜血管充血和分泌物增多,伴单核细胞浸润,浆液性及粘液性炎性渗出。继发细菌感染者可有中性粒细胞浸润及脓性分泌物。

【临床表现】

临床表现有以下类型:

一、普通感冒

为病毒感染引起,俗称"伤风",又称急性鼻炎或上呼吸道卡他。起病较急,主要表现为鼻部症状,如喷嚏、鼻塞、流清水样鼻涕,也可表现为咳嗽、咽干、咽痒或烧灼感甚至鼻后滴漏感。咽干、咳嗽和鼻后滴漏与病毒诱发的炎症介质导致的上呼吸道传入神经高敏状态有关。2-3天后鼻涕变稠,可伴咽痛、头痛、流泪、味觉迟钝、呼吸不畅、声嘶等,有时由于咽鼓管炎致听力减退。严重者有发热、轻度畏寒和头痛等。体检可见鼻腔粘膜充血、水肿、有分泌物,咽部可为轻度充血。一般经5~7天痊愈,伴并发症者可致病程迁延。

二、急性病毒性咽炎和喉炎

由鼻病毒、腺病毒、流感病毒、副流感病毒以及肠病毒、呼吸道合胞病毒等引起。临床表现为咽痒和灼热感,咽痛不明显。咳嗽少见。急性喉炎多为流感病毒、副流感病毒及腺病毒等引起,临床表现为明显声嘶、讲话困难、可有发热、咽痛或咳嗽,咳嗽时咽喉疼痛加重。体检可见喉部充血、水肿,局部淋巴结轻度肿大和触痛,有时可闻及喉部的喘息声。

三、急性疱疹性咽峡炎

多由柯萨奇病毒A引起,表现为明显咽痛、发热,病程约为一周。查体可见咽部充血,软腭、腭垂、咽及扁桃体表面有灰白色疱疹及浅表溃疡,周围伴红晕。多发于夏季,多见于儿童,偶见于成人。

四、急性咽结膜炎

主要由腺病毒、柯萨奇病毒等引起。表现为发热、咽痛、畏光、流泪、咽及结膜明显充血。病程4~6天,多发于夏季,由游泳传播,儿童多见。

五、急性咽扁桃体炎

病原体多为溶血性链球菌,其次为流感嗜血杆菌、肺炎链球菌、葡萄球菌等。起病急,咽痛明显、伴发热、畏寒,体温可达39℃以上。查体可发现咽部明显充血,扁桃体肿大、充血,表面有黄色脓性分泌物。有时伴有颌下淋巴结肿大、压痛,而肺部查体无异常体征。

六、并发症

少数患者可并发急性鼻窦炎、中耳炎、气管-支气管炎。以咽炎为表现的上呼吸道感染,部分患者可继发溶血性链球菌引起的风湿热、肾小球肾炎等,少数患者可并发病毒性心肌炎,应予警惕。

【辅助检查】

一、血液检查

因多为病毒性感染,白细胞计数常正常或偏低,伴淋巴细胞比例升高。细菌感染者可有白细胞计数与中性粒细胞增多和核左移现象。

二、病原学检查

因病毒类型繁多,且明确类型对治疗无明显帮助,一般无需明确病原学检查。需要时可用免疫荧光法、酶联免疫吸附法、血清学诊断或病毒分离鉴定等方法确定病毒的类型。细菌培养可判断细菌类型并做药物敏感试验以指导临床用药。

【诊断与鉴别诊断】

根据鼻咽部的症状和体征,结合周围血象和阴性胸部 X 线检查可作出临床诊断。一般无需病因诊断,特殊情况下可进行细菌培养和病毒分离,或病毒血清学检查等确定病原体。但须与初期表现为感冒样症状的其他疾病鉴别。

一、过敏性鼻炎

起病急骤,常表现为鼻黏膜充血和分泌物增多,伴有突发的连续喷嚏、鼻痒、鼻塞、大量清涕,无发热,咳嗽较少。多由过敏因素如螨虫、灰尘、动物毛皮、低温等刺激引起。如脱离过敏原,数分钟至 1～2 小时内症状即消失。检查可见鼻黏膜苍白、水肿,鼻分泌物涂片可见嗜酸性粒细胞增多,皮肤针刺过敏试验可明确过敏原。

二、流行性感冒

为流感病毒引起,可为散发,时有小规模流行,病毒发生变异时可大规模暴发。起病急,鼻咽部症状较轻,但全身症状较重,伴高热、全身酸痛和眼结膜炎症状。取患者鼻洗液中黏膜上皮细胞涂片,免疫荧光标记的流感病毒免疫血清染色,置荧光显微镜下检查,有助于诊断。近来已有快速血清 PCR 方法检查病毒,可供鉴别。

三、急性气管-支气管炎

表现为咳嗽咳痰,鼻部症状较轻,血白细胞可升高,X 线胸片常可见肺纹理增多。

四、急性传染病前驱症状

很多病毒感染性疾病前期表现类似,如麻疹、脊髓灰质炎、脑炎、肝炎、心肌炎等病。患病初期可有鼻塞、头痛等类似症状,应予重视。如果在上呼吸道症状一周内,呼吸道症状减轻但出现新的症状,需进行必要的实验室检查,以免误诊。

【治疗】

由于目前尚无特效抗病毒药物,以对症处理为主,同时戒烟、注意休息、多饮水、保持室内空气流通和防治继发细菌感染。

一、对症治疗

对有急性咳嗽、鼻后滴漏和咽干的患者应给予伪麻黄碱治疗以减轻鼻部充血,亦可局部滴鼻应用。必要时适当加用解热镇痛类药物。

二、抗菌药物治疗

目前已明确普通感冒无需使用抗菌药物。除非有白细胞升高、咽部脓苔、咯黄痰和流鼻涕等细菌感染证据。可根据当地流行病学史和经验用药,可选口服青霉素、第一代头孢菌素、大环内酯类或喹诺酮类。极少需要根据病原菌选用敏感的抗菌药物。

三、抗病毒药物治疗

由于目前有滥用造成流感病毒耐药现象,所以如无发热,免疫功能正常,发病不超过2天一般无需应用。对于免疫缺陷患者,可早期常规使用。利巴韦林和奥司他韦有较广的抗病毒谱,对流感病毒、副流感病毒和呼吸道合胞病毒等有较强的抑制作用,可缩短病程。

四、中药治疗

具有清热解毒和抗病毒作用的中药亦可选用,有助于改善症状,缩短病程。

【预防】

重在预防,隔离传染源有助于避免传染。加强锻炼、增强体质、生活饮食规律、改善营养。避免受凉和过度劳累,有助于降低易感性,是预防上呼吸道感染最好的方法。年老体弱易感者应注意防护,上呼吸道感染流行时应戴口罩,避免在人多的公共场合出入。

(李 敏)

第四节 急性气管-支气管炎

急性气管-支气管炎(acute tracheobronchitis)是由感染、物理化学刺激或过敏引起的气管-支气管黏膜的急性炎症。临床主要症状有咳嗽和咳痰。常见于寒冷季节或气候突变之时诱发。也可由急性上呼吸道感染蔓延而来。

【病因与发病机制】

可以由病毒、细菌直接感染,也可因急性上呼吸道感染的病毒或细菌蔓延引起本病。常见病毒是腺病毒、鼻病毒、冠状病毒、流感病毒、呼吸道合胞病毒和副流感病毒等;常见细菌为流感嗜血杆菌、肺炎链球菌、卡他莫拉菌等;衣原体和支原体感染有所增加。常在病毒感染的基础上继发细菌感染。物理与化学性刺激如过冷空气、粉尘、某些刺激性气体等,均易引起本病。对细菌、蛋白质或寒冷空气过敏也可发病。寄生虫如钩虫、蛔虫等幼虫在肺脏移行时,也可以引起支气管炎。儿童有反复急性气管-支气管炎发作者,应排除少见疾病如囊性纤维化肺病或低免疫球蛋白血症的可能性。

【病理】

气管、支气管黏膜充血水肿,淋巴细胞和中性粒细胞浸润;同时可伴纤毛上皮细胞损伤、脱落;黏液腺体肥大增生。合并细菌感染时,分泌物呈脓性。

【临床表现】

起病较急,常先有急性上呼吸道感染症状,如鼻塞、喷嚏、咽痛、声嘶等。全身症状轻微,仅有轻度畏寒、发热、头痛及全身酸痛等。咳嗽开始不重,呈刺激性,痰少。1~2天后咳嗽加剧,痰由粘液转为粘液脓性。部分病例常在晨起、晚睡、体位改变、吸入冷空气或体力活动后有阵发性咳嗽;有时甚至终日咳嗽。剧咳时可伴恶心呕吐或胸腹肌痛。当伴发支气管痉挛,可出现程度不等的气促,伴胸骨后发紧感。体检听诊两肺呼吸音增粗,散在干、湿性啰音。啰音的部位常不恒定,咳痰后可减少或消失。急性气管-支气管炎一般呈自限性,发热和全身不适可在3~5天消退,咳嗽有时延长数周方愈。如迁延不愈,日久可演变为慢性支气管炎。有慢性阻塞性肺病等基础疾病患者,病情较重,可有发绀、气急等症状,好转也延缓。

【辅助检查】

周围血白细胞计数可正常。由细菌感染引起者,可伴白细胞总数和中性粒细胞百分比升高,血沉加快。痰培养可发现致病菌。X线胸片检查大多为肺纹理增多。少数无异常发现。

【诊断与鉴别诊断】

根据病史、咳嗽和咳痰等呼吸道症状,两肺散在干、湿性啰音等体征,结合血象和X线胸片,可作出临床诊断。病毒和细菌检查有助于病因诊断,需与下列疾病相鉴别:

一、流行性感冒

起病急骤,发热较高,全身中毒症状(如全身酸痛、头痛、乏力等)明显,呼吸道局部症状较轻。流行病史、分泌物病毒分离和血清学检查,有助于鉴别。

二、急性上呼吸道感染

鼻咽部症状明显,咳嗽轻微,一般无痰。肺部无异常体征。胸部X线正常。

三、其他

其他肺部疾病如支气管肺炎、肺结核、肺癌、肺脓肿、麻疹、百日咳等多种疾病可表现为类似的咳嗽咳痰表现,应详细检查,以资鉴别。

【治疗】

一、对症治疗

咳嗽无痰或少痰,可用右美沙芬、喷托维林(咳必清)镇咳。咳嗽有痰而不易咳出,可选用盐酸氨溴索、溴己新(必嗽平)。较为常用的为兼顾止咳和化痰的棕色合剂,也可选用中成药止咳祛痰。发生支气管痉挛时,可用平喘药如茶碱类、β_2受体激动剂等。发热可用解热镇痛药对症处理。

二、抗菌药物治疗

有细菌感染证据时应及时使用。可以首选大环内酯类、青霉素类,亦可选用头孢菌素类或喹诺酮类等药物。多数患者口服抗菌药物即可,症状较重者可经肌内注射或静脉滴注给药,少数患者需要根据病原体培养结果指导用药。

三、一般治疗

多休息,多饮水,避免劳累。

(王海滨)

第五节 急性重症哮喘

急性重症哮喘是指支气管哮喘急性发作、一般常规治疗无效,哮喘症状仍持续存在或继续恶化;或哮喘呈暴发性发作,从哮喘发作后短时间内即进入危重状态,支气管极度痉挛,黏膜水肿和粘液栓形成导致严重的呼吸困难和呼吸衰竭。重症哮喘的住院死亡率高达3.35%~5.82%,因此重症哮喘诊断一旦成立,应立即采取强有力的治疗措施以降低哮喘的病死率。

【病因】

重症哮喘发生的有关因素主要有呼吸道感染,包括病毒、细菌、肺炎支原体和衣原体;抗原或刺激性物质持续存在或突然大量暴露;长期应用糖皮质激素过早减量或停用;长期单独使用短效 β_2 受体激动剂使 β_2 受体功能下调,加重气道炎症和高敏状态;中度哮喘发作未得到及时有效处理;精神过度紧张;缺氧和二氧化碳潴留所致酸中毒加重支气管痉挛;痰栓阻塞小气道或并发肺不张;阿司匹林或其他非甾体类抗炎药物的使用;并发气胸、纵膈气肿、肺不张等。

【病理】

病理可见肺膨胀及肺气肿,肺柔软疏松有弹性,支气管及细支气管内含有黏稠痰液及黏液栓。支气管壁增厚、黏膜肿胀充血形成皱襞,黏液栓塞局部可出现肺不张。显微镜下可见气道上皮下有肥大细胞、肺泡巨噬细胞、嗜酸性粒细胞、淋巴细胞与中性粒细胞浸润。气道黏膜下组织水肿,微血管通透性增加,支气管内分泌物贮留,支气管平滑肌痉挛,纤毛上皮细胞脱落,基底膜露出,杯状细胞增殖及支气管分泌物增加等病理改变。

【病理生理】

重症哮喘的病理生理改变主要是由于广泛支气管平滑肌痉挛、支气管黏膜及黏膜下嗜酸细胞性炎症、水肿和气道内粘液栓形成所致管腔狭窄,气道阻力增如,吸入气多于呼出气,肺泡过度充气,内源性呼气末正压(PEEPi)增大,导致吸气功耗增大。由于气道阻塞部位和程度不一,各部肺泡潴留气量不同,肺内气体分布不均,肺泡内压不等,对肺泡周围毛细血管血流灌注产生不同影响,导致血流分布不均,通气血流比值失调。痰栓所致肺小叶不张和肺实质炎症增加肺内分流,进一步加重通气血流比值失调,导致低氧血症。动脉血氧降低,刺激颈动脉窦和主动脉体化学感受器,使呼吸频率增加,呼吸幅度加大。哮喘发作初期,通气可代偿性增加,动脉血二氧化碳分压降低;重症哮喘发作时其气道阻力进一步增加,可大于健康对照组的10~20倍,此时呼吸肌不仅要克服强大的气道阻力,还要克服肺弹性回缩力和胸部弹性回缩力,持续时间一长,易产生呼吸肌疲劳,使肺通气量降低,二氧化碳分压逐步上升。

此外,在重症哮喘,因肺泡过度充气,用力呼气时,胸膜腔内压更高,右心回心血量减少,在强有力的负压吸气期,回心血量增加,右心充盈,室间隔移向左心室,致使舒张期左心室充盈不全;同时吸气期巨大负压不利于收缩期心室排空,相当于心室后负荷增加,使吸气期收缩压下降,出现奇脉。肺过度充气会加重吸气肌肉的负荷,降低肺的顺应性。PEEPi 也是增加呼吸肌肉负荷的一个重要因素,肺过度充气时膈肌血流减少。哮喘持续状态患者若血清肌酐和乳酸水平升高可能提示呼吸肌肉的疲劳,此时若气道阻塞不迅速解除,潮气量将进行性下降,最终将会发生呼吸衰竭。

【临床表现】

急性重症哮喘多数患者表现为端坐前弓位,呼吸短促,喘鸣,一口气不能完成一句话,常有焦虑或烦躁,大汗淋漓。

1. 呼吸系统　呼吸浅快(≥30 次/分),胸部由于过度充气而变得饱满,双肺可闻及满布的哮鸣音。当气道极度痉挛或患者情况衰竭而无力呼气时,哮鸣音反而减弱甚至消失,表现为所谓"沉默胸"(silent chest),呼吸肌疲劳征象常提示哮喘严重发作。长时间气喘可导致呼吸肌疲劳而出现吸气时下胸部和上腹部吸气时矛盾性内陷、胸式呼吸和腹式呼吸交替出现和吸气三凹征。发绀在一般哮喘发作中并不常见,一旦出现多为急性重症哮喘的征象。

2. 心血管系统　由于低氧血症、肺血管阻力增加以及精神紧张可导致心动过速(≥120 次/分)。此外由于胸腔内压波动幅度随呼吸动度增加而增大,临床上可观察到奇脉。不明显奇脉只有在听诊血压时方能发现,当听到收缩压动脉音时,停止水银柱下降,观察并记录呼气和吸气时水银柱的波动,如收缩压在吸气期较呼气期下降 10mmHg 以上,有诊断价值,急性重症哮喘常 > 25mmHg。但是当哮喘极重度发作,呼吸肌过度疲劳,患者呼吸变得浅快而不能使胸腔内压大幅度波动时,奇脉就会消失。

【辅助检查】

1. 床旁肺功能测定:峰值呼气流速(PEFR),其准确性取决于用力呼气前吸气的深度和用力呼气的速度,一般连续测量 3 次,以最佳 1 次为准。在初步使用解痉剂后如测定值低于预计值的 50%,成人 <100L/min 或反应持续时间 <2h,昼夜变异率 >30%,应视为严重哮喘发作。

2. 动脉血气分析:所有收住院的哮喘患者都应及时检查动脉血气,$PaCO_2$ 正常或轻度升高,PaO_2 降低。

3. 血清生化检查:大约有 1/10 患者因使用激素、$β_2$ 受体受体激动剂、呼吸性碱中毒以及进食减少等因素而有不同程度的低钾血症。低钾增加了心律紊乱的危险性,应尽早发现并纠正。

4. X 线检查:急性重症哮喘本身胸部 X 线检查除双肺过度充气外一般无特殊发现,但如果病人情况许可,有必要常规进行 X 线检查以除外气胸、纵隔气肿、肺不张或肺炎的存在。

5. 心电图:急性重症哮喘有时很难与急性左心衰竭相鉴别,并发心律紊乱是导致哮喘症状不易缓解的原因之一。心电图、超声心动图有助于鉴别诊断,尤其是 50 岁以上的患者。

【诊断】

急性重症哮喘多是在哮喘发作数天或数周后得不到有效控制的基础上再次急性加重,亦有少部分患者是在哮喘发作小时甚至数分钟后就发生。诊断急性重症哮喘的关键不在于其发作持续时间的长短,而在于其严重程度。我国于 2003 年制定了支气管哮喘的定义、诊断、严重程度分级及疗效判断标准,并将哮喘急性发作的严重程度分为轻、中、重和危重四度。

【治疗】

一、紧急处理

1. 吸氧　低氧血症是导致重症哮喘死亡的主要原因。在不给氧的情况下，使用 β_2 受体激动剂和茶碱类药物可进一步降低 PaO_2。如果患者年龄在 50 岁以下，给予高浓度面罩吸氧（35%~40%）一般来说是安全的。单纯重症哮喘不同于慢性支气管炎、肺气肿急性发作，很少由于缺氧得到纠正而使通气不足，即使已有高碳酸血症，其主要危险仍然来自低氧血症而不是二氧化碳潴留。给氧的目的是要将动脉血氧分压至少提高到 60mmHg，如果可能应维持在 75~105mmHg。入院后首次血气分析至关重要，并应严密随访以了解低氧血症是否得到纠正，高碳酸血症是否发生，从而相应调整吸氧浓度和治疗方案。

2. 肾上腺皮质激素的应用　急性重症哮喘诊断一旦成立应尽早使用激素，激素不但能抑制炎性过程及炎性介质释放，降低气道高反应性，缓解由炎症所致气道阻塞，而且还具有恢复 β_2 受体功能的作用。但激素药效发挥需要数小时，应与支气管解痉剂联合使用。

3. β_2 受体激动剂　各种短效 β_2 受体激动剂能迅速解除由哮喘早期反应所致支气管平滑肌痉挛，但对支气管黏膜非特异性炎症无效。沙丁胺醇（舒喘灵）和特布他林（博利康尼）是目前国内外较为广泛使用的 β_2 受体激动剂，两者均有强有力而且迅速的支气管平滑肌舒张作用。在治疗急性重症哮喘时，定量气雾吸入或口服制剂已不适宜，多主张雾化吸入或者静脉注射。

4. 抗生素　感染通常是哮喘急性加重的起因，而这种感染多半是由病毒引起，很少为细菌性，治疗重症哮喘常规使用抗生素并不能加快症状的缓解，如果确有细菌感染的依据或哮喘持续时间较长，使用抗生素仍有必要。

5. 纠正水、酸碱失衡和电解质紊乱　重症哮喘，尤其是哮喘持续状态的患者，由于长时间的过度通气和进食减少容易形成脱水、气道分泌物浓缩形成痰栓，导致气道阻塞。气道阻塞是哮喘死亡的主要原因之一，所以充分水化在治疗急性重症哮喘中占有不可忽视的地位，此时如病人心脏情况许可，每日适当补充液体，有助于纠正脱水、稀释痰液和防止痰栓形成。每日静脉补液量 2500~3000ml。重症哮喘患者由于抗利尿激素分泌增多，可出现低钾、低钠，如补液量过多可加重低钾、低钠，故大量补液时更应注意防止电解质紊乱。

重症哮喘患者由于缺氧、呼吸困难、呼吸功的增加等因素使能量消耗明显增加，往往合并代谢性酸中毒。由于严重的气道阻塞造成 CO_2 潴留，又可伴发呼吸性酸中毒。在酸血症的情况下，细支气管和肺血管发生痉挛，使气道阻力和通气/血流比例失调加剧。此外，在酸血症的情况下，许多支气管扩张剂均不能充分发挥疗效，故及时纠正酸中毒尤为重要。

二、监测和治疗

在紧急处理后 1~2h，应重复 PEFR 检查，然后每日测量 3~4 次，并以表格记录。动脉血气分析在紧急处理后 1~2h 亦有必要重复以确定吸氧浓度使动脉血氧分压维持在 60mmHg 以上。经紧急处理后 24h 如症状仍无缓解趋势，可适当加大雾化吸入沙丁胺醇的剂量和增加吸入频率，另可加用异丙托溴铵雾化吸入。

三、机械通气的应用

对于常规药物治疗症状持续不缓解的重症哮喘，机械通气是十分有效的治疗手段，尽管只有大约 1% 的重症哮喘需要进行人工通气，但是未能及时实施是造成哮喘死亡的原因之一,在呼吸停止、心脏停搏前使用其预后要比呼吸停止、心脏停搏后好而且使用周期短。

机械通气的适应证 ①意识进行性恶化,患者出现谵妄、昏迷,不能有效保护自身气道的通畅;②呼吸困难进行性加重,自主呼吸微弱甚至停止;③呼吸肌衰竭,导致通气不足、二氧化碳潴留,$PaCO_2$大于50~60mmHg,PaO_2小于40mmHg;④经过积极、充分、全面的药物治疗,病情无好转仍呈进行性恶化趋势。其中,①、②条属绝对适应证,必须尽快行气管插管机械通气治疗,③、④条为相对适应证,需结合实际情况而定。临床具体应用时要灵活掌握,强调动态观察,适应证可适当放宽,估计病情发展机械通气治疗不可避免的患者,争取早插管、早拔管,减少并发症及死亡率。

(王海滨)

第六节 自发性气胸

气胸(pneumothorax)系肺组织及脏层胸膜破裂,或胸壁及壁层胸膜被穿透,空气进入胸膜腔,形成胸膜腔积气和肺脏萎缩。其中,人为地将滤过的空气注入胸膜腔,以便鉴别胸部病变位于肺内或肺外,称为人工气胸;由胸部创伤或医疗操作(如针刺治疗)等所引起的气胸,称为创伤性气胸;而在没有创伤或人为因素的情况下,肺组织及脏层胸膜自发性破裂,空气进入胸膜腔,称为自发性气胸(SP)。SP又可分为原发性气胸(primary SP)和继发性气胸(secondary SP)两型,前者又称特发性气胸,指肺部X线检查无明显病变的健康者所发生的气胸,多见于20~40岁的青壮年,男性较多;后者继发于肺脏各种疾病,常见于40岁以上者。

【病因与发病机制】

一、原发性气胸

原发性气胸的发病机制一般认为是多位于肺尖部位的胸膜下肺大泡(SB)破裂所致。对于SB的形成,有人认为系先天性弹力纤维发育不良,肺泡壁弹性减退、扩张后形成大泡;或系非特异性炎症瘢痕引起肺表面微小气肿泡。有学者强调胸膜间皮细胞在SP发生中起重要作用:认为SP的形成并不一定要以肺大泡破裂为前提,而可能是由于胸膜间皮细胞稀少或完全缺乏,在肺内压增高的情况下,空气通过大泡壁的裂孔进入胸膜腔引起气胸。

二、继发性气胸

继发性气胸的发生机制是在其它肺部疾病基础上形成肺大泡或直接损伤胸膜所致。常见为慢性阻塞性肺气肿或肺弥漫性纤维化疾病(肺硅沉着病、慢性肺结核、弥漫性肺间质纤维化、囊性肺纤维化等)并发代偿性肺大泡时,由于其引流的小气道炎性狭窄,肺泡内压力急骤升高,导致肺大泡破裂,引起气胸。金葡菌、厌氧菌、革兰阴性杆菌引起的肺化脓性、坏死性炎症亦可溃破入胸腔,形成脓气胸。其他疾病还有肺癌、结节病、组织细胞增生症、硬皮病、嗜酸性粒细胞肉芽肿、胆汁性肝硬化、类风湿性关节炎等。抬举重物等用力动作、咳嗽、喷嚏、屏气或高喊大笑等常为气胸的诱因,但不少在正常活动或安静休息时发病。

【临床表现】

病情的轻重与气胸发生缓急、积气多少、胸腔内压力高低、有无并发症及肺或全身状态有关。典型症状为实发性胸痛,继之有胸闷和呼吸困难,并可有刺激性咳嗽。胸痛是由于胸膜牵拉、撕裂的结果,其性质如刀割或针刺样锐痛,并随深呼吸而加剧,以后逐渐转为持续性隐痛;疼痛部位位于患侧腋下、锁骨下及肩胛下,有时可向同侧肩背或上腹部放射。继胸痛后常有胸闷或呼吸困难。少数病人可有咳嗽气喘,咳嗽呈刺激性(因气体刺激胸膜所致)。少量气胸无明显症状或先有气急后逐渐平稳;大量气胸时,患者感胸闷、气短、呼吸困难,不能平卧。继发性气胸由于肺部病变广泛,肺功能减退,并发气胸往往气急显著,伴发绀;张力性 SP 常呈进行性严重呼吸困难,有窒息感,甚至发生呼吸衰竭和休克,若不及时抢救,常引起死亡。少量气胸时体征不明显。气胸在 30% 以上,患侧胸部膨隆,呼吸运动减弱,叩诊呈鼓音,语颤及呼吸音减弱或消失。大量气胸可使心脏、气管向对侧移位、有水气胸时可闻及胸内溅水声。左侧气胸或并发纵隔气肿时,有时可听到在心脏收缩期时出现的一种劈啪音(Hamman 征)。少量胸腔积液常是由于空气刺激胸膜产生的渗出液,但也可能由于气胸导致胸膜粘连带撕裂引起血气胸。

【辅助检查】

一、X 线检查

X 线检查(包括透视、摄片)显示气胸征是确诊的依据。它可以显示肺脏萎缩的程度、肺内病变情况以及有无胸膜粘连、胸腔积液和纵隔移位等。气胸的典型 X 线表现为肺向肺门萎陷呈圆球阴影,气体常聚集于胸腔外侧或肺尖,局部透亮度增加,无肺纹理可见。气胸延及下部则肋膈角显示锐利。压缩的肺外缘可见发线状的脏层胸膜阴影随呼吸内外移动。少量气胸常局限于肺尖,常被骨骼掩盖,嘱患者深呼气,使萎缩的肺更为缩小,密度增高,与外带积气透光区呈更鲜明对比,从而显示气胸带。

二、胸膜腔抽气测压与气体分析

一般是在 X 线检查诊断的基础上,借助抽气治疗的同时进行,主要是用于确定气胸的类型,如闭合性、张力性和开放性气胸。胸腔气体分析亦主要用于气胸类型的鉴别。

三、胸腔镜检查

为一创伤性的检查方法,最大益处在于可以较为容易地发现气胸的病因。其优点是:①损伤小,胸壁切口 1~2cm;②操作灵活,可达叶间裂、肺尖、肺门,几乎没有盲区;③观察仔细,可见脏层胸膜下的微小肺大泡;④可重复进行,必要时镜下取标本。因此,可使 90% 的气胸病人明确病因。但有广泛胸膜粘连、凝血机制障碍、严重心肺功能不全、剧烈咳嗽或极度衰竭不能耐受检查者、严重的肺动脉高压或肺静脉淤血等禁用。

四、CT 扫描

CT 扫描对胸腔内少量气体的患者较为敏感,容易发现普通 X 线胸片不能发现的隐蔽区域,对气胸的诊断优于 X 线胸片。

五、胸膜腔造影

本方法可以明了胸膜表面的情况,易于明确气胸的病因;缺点是需作碘剂过敏试验,显影液对胸膜有一定的刺激性。当肺压缩面积在 30%~40% 时行造影为宜。

【诊断与鉴别诊断】

依据典型症状和体征，一般诊断并不困难，局限性少量气胸或原有肺气肿者，须借助X线检查等来帮助确诊。主要应注意鉴别的疾病有：

1. 急性心肌梗死　病人亦有急起胸痛、胸闷，甚至呼吸困难、休克等表现，但常有高血压、冠心病史，心电图、X线检查可有助于鉴别诊断。偶有左侧气胸在卧位时亦出现类似心肌梗死的心电图改变，但患者直立位的心电图正常。

2. 支气管哮喘和阻塞性肺气肿　有气急和呼吸困难，体征亦与SP相似，但肺气肿呼吸困难是长期缓慢加重的，支气管哮喘病人有多年哮喘反复发作史。当哮喘和肺气肿病人呼吸困难突然加重且有胸痛，应考虑并发气胸的可能。胸部X线检查或胸腔试验性穿刺可作出诊断。

3. 肺栓塞　有胸痛、呼吸困难和发绀等酷似SP的临床表现，但病人常有咯血和低热，并常有下肢或盆腔栓塞性静脉炎、骨折、严重心脏病、房颤病史，或发生在长期卧床的老年患者。体检和X线检查有助于鉴别。

4. 肺气肿大泡、支气管囊肿和肺部巨大空洞　可似局限性气胸，但一般都有较长的病史，肺内空腔多呈圆形或卵圆形，局部透明度增加，向四周膨胀，将肺推向肺尖区、肋膈角或心膈角，胸壁的内侧与胸壁夹角多呈钝角。局限性气胸的夹角多呈锐角，将肺压向肺门。经较长时间观察，肺大泡等很少有变化，而气胸形态则随时间而变小，最后消失。

5. 其他　如消化性溃疡穿孔、膈疝、胸膜炎和肺癌等，有时因有急起的胸痛、上腹痛和气急等，亦应与SP注意鉴别。

【治疗】

SP治疗目的在于排除气体，缓解症状，促使肺复张，防止复发。具体措施有保守治疗、胸腔减压、经胸腔镜手术或开胸手术等。应根据气胸的类型与病因、发生频率、肺压缩程度、病情状态及有无并发症等适当选择。持续性气胸（系指SP经肋间切开后经水封瓶引流或加用持续负压吸引，仍然漏气超过14d者）或复发性气胸（指单侧气胸发作超过2次或双侧性气胸发作3次以上者，这两种气胸通称为顽固性气胸）均提示肺内有不可逆的病理改变，应积极治疗，预防复发是十分重要的。

一、一般疗法

1. 一般处理　卧床休息，常规吸氧治疗；支气管痉挛者给予氨茶碱0.25g加入葡萄糖液40ml静脉缓慢注射，或沙丁胺醇（舒喘灵）气雾剂吸入。剧烈咳嗽者口服喷托维林（咳必清）25mg，每日3次，或可待因0.03g，每日3次。保持大便通畅。

2. 抗感染　气胸患者应常规使用抗生素治疗直至胸膜腔愈合为止。可选用青霉素、氨苄西林、氨基糖苷类抗生素、喹诺酮类、头孢菌素类等。

二、各型气胸的处理原则

1. 闭合性气胸　闭合性SP常为先天性，多无肺疾患，或肺病变轻，支气管通畅，瘘孔部位无牵拉、活瓣，其形成的气胸量少，肺被压缩常<25%，临床无呼吸困难。通常不用抽气和胸腔水封瓶闭式引流，仅卧床休息和应用抗生素防治感染，待其自行吸收。持续高浓度吸氧可使气胸患者气体吸收率提高，较一般卧床休息肺复张所需时间显著缩短。

2. 开放性和张力性气胸　开放性或张力性SP多为继发性SP，肺有原发病常使瘘孔闭合困难，形成的气胸气量多，开放性SP的肺被压缩常在50%左右，张力性SP则常>75%，故临床有明显的气急等症状。用2ml空针试压，在吸胸腔气体约1ml后观察时，开放性者针栓随病人呼吸在原处来回移动，张力性者针栓随呼吸外移。除极少数病人因积气量少且无明显症状可休息保守治疗外，绝大多数开放性 SP 与张力性 SP 一样，均需行胸腔水封瓶闭式引流，当胸腔气体压力高即随时排出，以缓解症状并有利于瘘孔闭合，瘘孔闭合为痊愈的关键，闭合后即形成闭合性 SP。继之随呼吸动作将胸腔残留气体经水封瓶逐渐排出，肺即逐渐复张至全复张；当水封瓶无气泡溢出则可拔出引流管。大多数 SP 的瘘孔可自行修复，修复后水封瓶即停止溢出气泡，如不能自行修复，则水封瓶气泡溢出不停，此时用药物注入胸腔行瘘孔粘连，瘘孔闭合和胸腔残留气体排出后，肺全复张而愈。若是瘘孔较大，或是因受胸膜粘连牵拉而致瘘孔持续开启，病人症状明显，单纯排气措施不能奏效者，亦可经胸腔镜观察，行胸膜粘连烙断术，促使瘘孔关闭；若无禁忌，亦可考虑开胸结扎瘘孔；若肺内原有明显病变，可考虑将受累肺脏作肺叶或肺段切除。

对危及生命的张力性气胸的紧急处理，在没有条件的医疗单位或现场救治中，可用粗针头迅速刺入胸膜腔，以达到暂时减压的目的。亦可采用粗注射针，将针柄接扎上橡皮指套，指套末端剪一小口，针插进胸膜腔后，高压气体迅速自小口排出，到达负压时，指套囊即瘪塌，小口闭合，外界空气不能进入。此为临时性急救措施，此后仍应行胸腔水封瓶闭式引流。

三、气胸排气方法

1. 胸膜腔穿刺抽气法　抽气可加速肺复张，迅速缓解症状。患者取坐位或仰卧位，在患侧锁骨中线第 2 肋间或腋前线第 4~5 肋间处作为穿刺点，皮肤消毒后用气胸针或细导管直接穿刺入胸膜腔，随后连接于 50ml 或 100ml 注射器或人工气胸机抽气并测压，直到患者呼吸困难缓解为止。一般一次抽气量不宜超过 1000ml 或使胸膜腔压力降至"0"上下，每日或隔日抽气 1 次。目前主要用于以下情况：①自发性气胸一时无引流条件，呼吸明显困难者，可先穿刺抽气解除症状；②外伤性气胸在现场急需排气减压者；③已明确是闭合性气胸，而肺受压在 50% 以上，可穿刺抽气。合并脓胸或血胸，可先穿刺减压并明确诊断。

2. 胸腔闭式引流术　适用于各类型气胸，尤其是开放性和张力性气胸。插管部位一般多取锁骨中线外侧第 2 肋间，或腋前线第 4~5 肋间，如为局限性气胸或需引流胸腔积液，则应根据 X 线胸片或在 X 线透视下选择适当部位进行插管排气引流。插管前，在选定部位先用气胸箱测压以了解气胸类型，然后在局麻下沿肋骨上缘平行作 1.5~2cm 皮肤切口，用套管针穿刺进入胸膜腔，拔去针芯，通过套管将灭菌胶管插入胸腔。亦可在切开皮肤后，经钝性分离肋间组织达胸膜，再穿破胸膜将导管直接送入胸膜腔。一般选用胸腔引流专用硅胶管，或外科胸腔引流管。16~22F 导管适用于大多数患者，如有支气管胸膜瘘或机械通气的患者，应选择 24~28F 的大导管。导管固定后，另一端可连接 Heimhch 单向活瓣，或置于水封瓶的水面下 1~2cm，使胸膜腔内压力保持在 1~2cm H_2O 以下，插管成功则导管持续逸出气泡，呼吸困难迅速缓解，压缩的肺可在几小时至数天内复张。对肺压缩严重，时间较长的患者，插管后应夹住引流管分次引流，避免胸腔内压力骤降产生肺复张后肺水肿。如未见气泡溢出 1~2 天，患者气急症状消失，经透视或摄片见肺已全部复张时，可以拔除导管。有时虽未见气泡冒出水面，但患者症状缓解不明显，应考虑为导管不通畅，或部分滑出胸膜腔，需及时更换导管或做其他处理。

四、化学性胸膜固定术

由于气胸复发率高，为了预防复发，可胸腔内注入硬化剂，产生无菌性胸膜炎症，使脏层和壁层胸膜粘连从而消灭胸膜腔间隙。主要适应于不宜手术或拒绝手术的下列患者：①持续性或复发性气胸;②双侧气胸;③合并肺大泡;④肺功能不全,不能耐受手术者。常用硬化剂有多西环素、滑石粉等,用生理盐水 60~100ml 稀释后经胸腔导管注入,夹管 1~2 小时后引流;或经胸腔镜直视下喷洒粉剂。胸腔注入硬化剂前,尽可能使肺完全复张。为避免药物引起的局部剧痛,先注入适量利多卡因,让患者转动体位,充分麻醉胸膜,15~20 分钟后注入硬化剂。若一次无效,可重复注药。观察 1~3 天,经 X 线透视或摄片证实气胸已吸收,可拔除引流管。此法成功率高,主要不良反应为胸痛,发热,滑石粉可引起急性呼吸窘迫综合征,应用时应予注意。

五、手术治疗

经内科治疗无效的气胸可为手术的适应证,主要适应于长期气胸、血气胸、双侧气胸、复发性气胸、张力性气胸引流失败者、胸膜增厚致肺膨胀不全或影像学有多发性肺大泡者。手术治疗成功率高,复发率低。

六、并发症及其处理

1. 脓气胸　由金黄色葡萄球菌、肺炎克雷伯杆菌、铜绿假单胞菌、结核分枝杆菌以及多种厌氧菌引起的坏死性肺炎、肺脓肿以及干酪样肺炎可并发脓气胸,也可因胸穿或肋间插管引流所致。病情多危重,常有支气管胸膜瘘形成。脓液中可查到病原菌。除积极使用抗生素外,应插管引流,胸腔内生理盐水冲洗,必要时尚应根据具体情况考虑手术。

2. 血气胸　自发性气胸伴有胸膜腔内出血常与胸膜粘连带内血管断裂有关,肺完全复张后,出血多能自行停止,若继续出血不止,除抽气排液及适当输血外,应考虑开胸结扎出血的血管。

3. 纵隔气肿与皮下气肿　由于肺泡破裂逸出的气体入肺间质,形成间质性肺气肿。肺间质内的气体沿血管鞘可进入纵隔,甚至进入胸部或腹部皮下组织,导致皮下气肿。张力性气胸抽气或闭式引流后,亦可沿针孔或切口出现胸壁皮下气肿,或全身皮下气肿及纵隔气肿。大多数患者并无症状,但颈部可因皮下积气而变粗。气体积聚在纵隔间隙可压迫纵隔大血管,出现干咳、呼吸困难、呕吐及胸骨后疼痛,并向双肩或双臂放射。疼痛常因呼吸运动及吞咽动作而加剧。患者发绀、颈静脉怒张、脉速、低血压、心浊音界缩小或消失、心音遥远、心尖部可听到清晰的与心跳同步的"卡嗒"声(Hamman 征)。X 线检查于纵隔旁或心缘旁(主要为左心缘)可见透明带。皮下气肿及纵隔气肿随胸腔内气体排出减压而自行吸收。吸入浓度较高的氧可增加纵隔内氧浓度,有利于气肿消散。若纵隔气肿张力过高影响呼吸及循环,可作胸骨上窝切开排气。

(王海滨)

第七节　肺　炎

肺炎(pneumonia)是指终末气道、肺泡和肺间质的炎症,可由病原微生物、理化因素、免疫损伤、过敏及药物所致。

【病因和发病机制】

正常的呼吸道免疫防御机制(支气管内黏液-纤毛运载系统、肺泡巨噬细胞等细胞防御的完整性等)使气管隆凸以下的呼吸道保持无菌。是否发生肺炎决定于两个因素:病原体和宿主因素。如果病原体数量多,毒力强和(或)宿主呼吸道局部和全身免疫防御系统损害,即可发生肺炎。病原体可通过下列途径引起肺炎:①空气吸入;②血行播散;③邻近感染部位蔓延;④上呼吸道定植菌的误吸。肺炎还可通过误吸胃肠道的定植菌(胃食管反流)和通过人工气道吸入环境中的致病菌引起。

【分类】

肺炎可按解剖、病因或患病环境加以分类。

一、解剖分类

1. 大叶性(肺泡性) 肺炎病原体先在肺泡引起炎症,经肺泡间孔向其他肺泡扩散,致使部分肺段或整个肺段、肺叶发生炎症改变。典型者表现为肺实质炎症,通常并不累及支气管。致病菌多为肺炎链球菌。X线胸片显示肺叶或肺段的实变阴影。

2. 小叶性(支气管性) 肺炎病原体经支气管入侵,引起细支气管、终末细支气管及肺泡的炎症,常继发于其他疾病,如支气管炎、支气管扩张、上呼吸道病毒感染以及长期卧床的危重患者。其病原体有肺炎链球菌、葡萄球菌、病毒、肺炎支原体以及军团菌等。支气管腔内有分泌物,故常可闻及湿性啰音,无实变的体征。X线显示为沿肺纹理分布的不规则斑片状阴影,边缘密度浅而模糊,无实变征象,肺下叶常受累。

3. 间质性肺炎 以肺间质为主的炎症,可由细菌、支原体、衣原体、病毒或肺孢子菌等引起。累及支气管壁以及支气管周围,有肺泡壁增生及间质水肿,因病变仅在肺间质,故呼吸道症状较轻,异常体征较少。X线通常表现为一侧或双侧肺下部的不规则条索状阴影,从肺门向外伸展,可呈网状,其间可有小片肺不张阴影。

二、病因分类

1. 细菌性肺炎 如肺炎链球菌、金黄色葡萄球菌、甲型溶血性链球菌、肺炎克雷伯杆菌、流感嗜血杆菌、铜绿假单胞菌肺炎等。

2. 非典型病原体所致肺炎 如军团菌、支原体和衣原体等。

3. 病毒性肺炎 如冠状病毒、腺病毒、呼吸道合胞病毒、流感病毒、麻疹病毒、巨细胞病毒、单纯疱疹病毒等。

4. 肺真菌病 如白念珠菌、曲霉菌、隐球菌、肺孢子菌等。

5. 其他病原体所致肺炎 如立克次体(如Q热立克次体)、弓形虫(如鼠弓形虫)、寄生虫(如肺包虫、肺吸虫、肺血吸虫)等。

6. 理化因素所致的肺炎 如放射性损伤引起的放射性肺炎,胃酸吸入引起的化学性肺炎,或对吸入或内源性脂类物质产生炎症反应的类脂性肺炎等。

三、患病环境分类

由于细菌学检查阳性率低,培养结果滞后,病因分类在临床上应用较为困难,目前多按肺炎的获得环境分成两类,有利于指导经验治疗。

1. 社区获得性肺炎(CAP) 是指在医院外罹患的感染性肺实质炎症,包括具有明确潜伏期的病原体感染而在入院后平均潜伏期内发病的肺炎。

2. 医院获得性肺炎(HAP) 亦称医院内肺炎,是指患者入院时不存在,也不处于潜伏期,而于入院48小时后在医院(包括老年护理院、康复院等)内发生的肺炎。HAP还包括呼吸机相关性肺炎(VAP)和卫生保健相关性肺炎(HCAP)。

【病理】

病原体直接抵达下呼吸道后,滋生繁殖,引起肺泡毛细血管充血、水肿,肺泡内纤维蛋白渗出及细胞浸润。除了金黄色葡萄球菌、铜绿假单胞菌和肺炎克雷伯杆菌等可引起肺组织的坏死性病变易形成空洞外,肺炎治愈后多不遗留瘢痕,肺的结构与功能均可恢复。

【临床表现】

细菌性肺炎的症状变化较大,可轻可重,决定于病原体和宿主的状态。常见症状为咳嗽、咳痰,或原有呼吸道症状加重,并出现脓性痰或血痰,伴或不伴胸痛。肺炎病变范围大者可有呼吸困难,呼吸窘迫。大多数患者有发热。早期肺部体征无明显异常,重症者可有呼吸频率增快,鼻翼扇动,发绀。肺实变时有典型的体征,如叩诊浊音、语颤增强和支气管呼吸音等,也可闻及湿性啰音。并发胸腔积液者,患侧胸部叩诊浊音,语颤减弱,呼吸音减弱。

【诊断和鉴别诊断】

肺炎的诊断程序包括确定肺炎诊断、评估严重程度和确定病原体等几个方面。

一、确定肺炎诊断

首先必须把肺炎与上呼吸道感染和下呼吸道感染区别开来。呼吸道感染虽然有咳嗽、咳痰和发热等症状,但各有其特点,上、下呼吸道感染无肺实质浸润,胸部 X 线检查可鉴别。其次,必须把肺炎与其他类似肺炎的疾病区别开来。

二、评估肺炎严重程度

若肺炎的诊断成立,评估病情的严重程度对于决定在门诊或入院治疗甚或 ICU 治疗至关重要。重症肺炎诊断的主要标准:①需要机械通气;②48h 内肺部病变扩大≥50%;③感染性休克或需要用血管活性药物≥4h;④急性肾功能衰竭,尿量<80ml/4h 或非慢性肾功能不全患者血清肌酐>2mg/dl。次要标准:①呼吸频率≥30 次/分;②PaO_2/FiO_2<250;③胸片显示双侧或多肺叶受累;④收缩压<90 mmHg;⑤舒张压<60mmHg。凡符合 1 条主要标准或 2 条次要标准可诊断重症肺炎。

三、病原学诊断

1. 痰标本采集送检和实验室处理检查　痰液是最方便和无创性病原学诊断的标本,但易遭至口咽部细菌的污染。因此,痰标本质量的好坏、送检及时与否、实验室质控如何,将直接影响细菌的分离率和结果的解释。

2. 经纤维支气管镜或人工气道吸引　受口咽部细菌污染的机会较咳痰为少,如吸引物细菌培养浓度≥10⁵ cfu/ml 可认为是感染病原菌,低于此浓度则多为污染菌。

3. 防污染标本毛刷(PSB)　若细菌浓度≥10³cfu/ml,可认为是感染的病原体。

4. 支气管肺泡灌洗(BAL)　如细菌浓度≥10⁴cfu/ml,防污染 BAL 标本细菌浓度≥10³cfu/ml,可认为是致病菌。

5. 血和胸腔积液培养　是简单易行的肺炎病原学诊断方法。肺炎患者血和痰培养分离到相同细菌,可确定为肺炎的病原菌。如仅血培养阳性,但不能用其他原因如腹腔感染、静脉导管相关性感染等解释,血培养的细菌也可认为是肺炎的病原菌。胸腔积液培养的细菌可认为是肺炎的致病菌,但需排除操作过程中皮肤细菌的污染。

四、肺炎的鉴别诊断

肺炎常需与下列疾病鉴别：

1. **肺结核** 多有全身中毒症状，如午后低热、盗汗、疲乏无力、体重减轻、失眠、心悸等。X 线胸片见病变多在肺尖或锁骨上、下，密度不均，消散缓慢，且可形成空洞或肺内播散。痰中可找出结核分枝杆菌。一般抗菌药物无效。

2. **肺癌** 多无急性感染中毒症状，有时痰中带血丝。血白细胞计数不高，若痰中发现癌细胞可以确诊。肺癌可伴发阻塞性肺炎，经抗生素治疗后炎症消退，肿瘤阴影渐趋明显，或可见肺门淋巴结肿大，有时出现肺不张。若经过抗生素治疗后肺部炎症不易消散，或暂时消散后于同一部位再出现肺炎，应密切随访，必要时进一步作 CT、MRI、纤支镜和痰脱落细胞等检查，以免贻误诊断。

3. **急性肺脓肿** 早期表现与肺炎链球菌肺炎相似。但随着病程进展，咳出大量脓臭痰为肺脓肿的特征。X 线显示脓腔及气液平，易与肺炎相鉴别。

4. **肺栓塞** 肺血栓栓塞症多有静脉血栓的危险因素，如血栓性静脉炎、心肺疾患、创伤、手术和肿瘤等病史，可发生咯血、晕厥，呼吸困难较明显，颈静脉充盈，X 线胸片示区域性肺纹理减少，有时可见尖端指向肺门的楔形阴影，动脉血气分析常见低氧血症及低碳酸血症。CT、肺动脉造影、放射性核素肺通气/灌注扫描和 MRI 等检查可助鉴别。

5. 非感染性肺部浸润如肺间质纤维化、肺水肿、肺不张、肺嗜酸性粒细胞浸润症和肺血管炎等。

【治疗】

抗感染治疗是肺炎治疗的最主要环节。细菌性肺炎的治疗包括经验性治疗和针对病原体治疗。前者主要根据本地区、本单位的肺炎病原体流行病学资料，选择可能覆盖病原体的抗菌药物；后者则根据呼吸道或肺组织标本的培养和药物敏感试验结果，选择体外试验敏感的抗菌药物。此外，还应该根据患者的年龄、有无基础疾病、是否有误吸、住普通病房或是重症监护病房、住院时间长短和肺炎的严重程度等，选择抗菌药物和给药途径。青壮年和无基础疾病的社区获得性肺炎患者，常用青霉素类、第一代头孢菌素等，由于我国肺炎链球菌对大环内酯类抗菌药物耐药率高，故对该菌所致的肺炎不单独使用大环内酯类抗菌药物治疗，对耐药肺炎链球菌可使用对呼吸系感染有特效的氟喹诺酮类（莫西沙星、吉米沙星和左氧氟沙星）。老年人、有基础疾病或需要住院的社区获得性肺炎，常用氟喹诺酮类、第二、三代头孢菌素、β-内酰胺类/β-内酰胺酶抑制剂，可联合大环内酯类。医院获得性肺炎常用第二、三代头孢菌素、β-内酰胺类/β-内酰胺酶抑制剂、氟喹诺酮类或碳青霉烯类。

重症肺炎的治疗首先应选择广谱的强力抗菌药物，并应足量、联合用药。因为初始经验性治疗不足或不合理，或而后根据病原学结果调整抗菌药物，其病死率均明显高于初始治疗正确者。重症社区获得性肺炎常用 β-内酰胺类联合大环内酯类或氟喹诺酮类；青霉素过敏者用氟喹诺酮类和氨曲南。医院获得性肺炎可用氟喹诺酮类或氨基糖甙类联合抗假单胞菌的 β-内酰胺类、广谱青霉素/β-内酰胺酶抑制剂、碳青霉烯类的任何一种，必要时可联合万古霉素、替考拉宁或利奈唑胺。

肺炎的抗菌药物治疗应尽早进行，一旦怀疑为肺炎即马上给予首剂抗菌药物。病情稳定后可从静脉途径转为口服治疗。肺炎抗菌药物疗程至少 5 天，大多数患者需要 7~10 天或更长疗程，如体温正常 48~72 小时，无肺炎任何一项临床不稳定征象可停用抗菌药物。肺炎临床稳定标准为：①T≤37.8℃；②心率≤100 次/分；③呼吸频率≤24 次/分；④血压：收缩压≥90mmHg；⑤呼吸室内空气条件下动脉血氧饱和度≥90%或PaO_2≥60mmHg；⑥能够口服进食；⑦精神状态正常。

抗菌药物治疗后48~72小时应对病情进行评价，治疗有效表现为体温下降、症状改善、临床状态稳定、白细胞逐渐降低或恢复正常，而X线胸片病灶吸收较迟。如72小时后症状无改善，其原因可能有：①药物未能覆盖致病菌，或细菌耐药；②特殊病原体感染如结核分枝杆菌、真菌、病毒等；③出现并发症或存在影响疗效的宿主因素（如免疫抑制）；④非感染性疾病误诊为肺炎；⑤药物热。需仔细分析，作必要的检查，进行相应处理。

（王海滨）

第八节 肺脓肿

肺脓肿（lung abscess）是由于多种病因所引起的肺组织化脓性病变。早期为化脓性炎症，继而坏死形成脓肿。临床特征为高热、咳嗽和咳大量脓臭痰。胸部X线显示一个或多个的含有气液平面的空洞，如为多个直径小于2cm的空洞则称为坏死性肺炎。多发生于壮年，男多于女。自抗生素广泛使用以来，本病的发生率已明显降低。

【病因与发病机制】

急性肺脓肿的感染细菌常为上呼吸道、口腔的定植菌，包括需氧、厌氧和兼性厌氧菌。90%的患者合并有厌氧菌感染，毒力较强的厌氧菌在部分患者可单独致病。常见的其他病原体包括金黄色葡萄球菌（金葡菌）、化脓性链球菌、肺炎克雷伯杆菌和铜绿假单胞菌。大肠埃希菌和流感嗜血杆菌也可引起坏死性肺炎。根据感染途径，肺脓肿可分为以下类型：

1. 吸入性肺脓肿　病原体经口、鼻咽腔吸入，为肺脓肿发病的最主要原因。扁桃体炎、鼻窦炎、齿槽脓溢或龋齿等脓性分泌物，口腔、鼻、咽部手术后的血块，齿垢或呕吐物等，在酒醉、神志昏迷、全身麻醉等情况下经气管被吸入肺内，造成细支气管阻塞，病原菌即可繁殖致病。有一部分病例未能发现明显的吸入性诱因，可能由于受寒、过度疲劳、全身免疫力低下、熟睡等原因，平时可能不引起致病的少量口腔污染分泌物吸入肺内而发病。本型常为单发性，其发生与解剖结构及体位有关。由于右总支气管较陡直，且管径较粗，吸入性分泌物易吸入右肺，故右肺发病多于左肺。在仰卧时，好发于上叶后段或下叶背段，在坐位时，好发于下叶后基底段。右侧位时，好发于右上叶前段和后段形成的腋亚段。病原体多为厌氧菌。

2. 血源性肺脓肿　皮肤创伤、感染、疖痈、骨髓炎、产后盆腔感染、亚急性细菌性心内膜炎等所致的败血症和脓毒血症，病原菌（多数为金葡菌）、脓毒栓子，经小循环带至肺，引起小血管栓塞、发炎和坏死，形成脓肿。病变常为多发性，无一定分布，常发生于两肺的边缘部。

3. 继发性肺脓肿　在肺部其他疾病基础上，如某些细菌性肺炎（金葡菌、铜绿假单胞菌和肺炎克雷伯杆菌等）、支气管扩张、支气管囊肿、空洞性肺结核等产生继发感染而发病。支气管肺癌或误吸异物阻塞支气管，诱发引流支气管远端肺组织感染而形成肺脓肿。亦有肺癌本身迅速增长，以致血供不足，发生中央型坏死伴发感染形成脓肿。肺部邻近器官感染病变如膈下脓肿、阿米巴肝脓肿扩散蔓延穿破膈肌进入肺部，引起肺脓肿。此外，肾周围脓肿、脊柱旁脓肿、食管穿孔等，穿破至肺亦可形成脓肿。

【病理】

感染物阻塞细支气管，小血管炎性栓塞，致病菌繁殖引起肺组织化脓性炎症、坏死，形成肺脓肿,继而坏死组织液化破溃到支气管,脓液部分排出,形成有气液平的脓腔,空洞壁表面常见残留坏死组织。病变有向周围扩展的倾向,甚至超越叶间裂波及邻接的肺段。若脓肿靠近胸膜,可发生局限性纤维蛋白性胸膜炎,发生胸膜粘连;如为张力性脓肿,破溃到胸膜腔,则可形成脓胸、脓气胸或支气管胸膜瘘。肺脓肿可完全吸收或仅剩少量纤维瘢痕。如急性肺脓肿治疗不彻底,或支气管引流不畅,导致大量坏死组织残留脓腔,炎症迁延3个月以上则称为慢性肺脓肿。脓腔壁成纤维细胞增生,肉芽组织使脓腔壁增厚,并可累及周围细支气管,致其变形或扩张。

【临床表现】

多数病人可有受凉、口咽部与上呼吸道感染史或其他降低局部、全身抵抗力的诱因。起病急骤,患者畏寒、发热,体温多呈弛张热或(和)稽留热,达39~40℃,全身关节及肌肉酸痛,乏力,胃纳差。伴咳嗽,随感染加重,痰量则逐渐增加。从干咳转为咳粘液痰或粘液脓痰。如感染不能及时控制,于发病后10d左右,咳嗽加剧,脓肿溃破入支气管,突然有大量脓痰及脓肿坏死组织咳出,痰量每日可达300~500ml,或伴有不等量咯血。伴随大量脓痰的咳出,全身中毒症状明显减轻,热度迅速下降。腐臭脓痰提示厌氧菌感染,但无臭痰液亦不能排除厌氧菌。典型肺脓肿痰静置后可分三层,上层为粘液及泡沫,中层为浆液,下层为脓块及坏死组织。如炎症波及局部胸膜可引起胸痛;病变范围较大,可出现气急。血源性肺脓肿多先有原发病灶引起的畏寒、高热等全身脓毒血症的症状,经数日至2周才出现肺部症状,如咳嗽、咳痰等,通常痰量不多,极少咯血。慢性肺脓肿患者有慢性咳嗽、咳脓痰、反复咯血、继发感染和不规则发热等,常呈贫血、消瘦、慢性消耗病态。肺脓肿的体征与肺脓肿的大小和部位有关,病变较小或位于肺脏的深部,可无异常体征;病变较大,脓肿周围有大量炎症,叩诊呈浊音或实音,听诊呼吸音减低,有时可闻湿啰音;血源性肺脓肿体征常阴性;慢性者有杵状指(趾)。

【辅助检查】

1. 血象 白细胞计数可达$20 \times 10^9/L$以上,中性粒细胞比例$>0.8~0.9$,核明显左移,常有中毒颗粒。慢性者血细胞无明显改变,但可有轻度贫血。

2. 病原学检查 痰液涂片革兰氏染色检查、痰液培养、包括厌氧菌培养和药敏试验,有助于确定病原菌和选择有效的抗生素。

3. X线检查 肺脓肿的X线表现根据类型、病期、支气管的引流是否通畅以及有无胸膜并发症而有所不同。吸入性肺脓肿在早期化脓性炎症阶段,其典型的X线征象为大片浓密模糊炎性浸润阴影,边缘不清,分布在一个或数个肺段,与细菌性肺炎相似。脓肿形成后,大片浓密炎性阴影中出现圆形透亮区及液平面。在消散期,脓腔周围炎症逐渐吸收,脓腔缩小而至消失,最后残留少许纤维条索阴影。慢性肺脓肿脓腔壁增厚,内壁不规则,周围炎症略消散,但不完全,伴纤维组织显著增生,并有程度不等的肺叶收缩,胸膜增厚。纵隔向患侧移位,其他健肺发生代偿性肺气肿。血源性肺脓肿在一肺或双肺边缘部有多发的散在小片状炎症阴影或边缘较整齐的球形病灶,其中可见脓腔及液平面。炎症吸收后可呈现局灶性纤维化或小气囊。并发脓胸者,患侧胸部呈大片浓密阴影;若伴发气胸则可见液平面。侧位X线检查,可明确脓肿在肺脏中的部位及其范围大小。

4. CT检查 CT能更准确地定位及区别肺脓肿和有气液平的局限性脓胸、发现体积较小的脓肿和葡萄球菌肺炎引起的肺气囊腔,并有助于做体位引流或外科治疗。

5. 纤维支气管镜检查 应列为常规,可达诊断和治疗双重目的。若为支气管肿瘤,可摘取作活检,考虑外科根治手术;还可取痰液标本行病原学检查。如见到异物可摘(取)出,使引流恢复通畅。亦可借助纤支镜吸引脓液和向病变部注入抗生素,促进支气管引流和脓腔的愈合。

【诊断与鉴别诊断】

依据口腔手术、昏迷呕吐、异物吸入,急性发作的畏寒、高热、咳嗽和咳大量脓臭痰等病史,结合血象改变和胸部X线表现,可作出诊断。血、痰培养,包括厌氧菌培养,分离细菌,有助于作出病原诊断。有皮肤创伤感染,疖、痈等化脓性病灶,发热不退并有咳嗽、咳痰等症状,胸部X线检查示有两肺多发性小脓肿,可诊断为血源性肺脓肿。同时,应注意与以下疾病相鉴别:

1. **细菌性肺炎** 早期肺脓肿与细菌性肺炎在症状及X线表现上很相似。细菌性肺炎中肺炎链球菌肺炎最常见,常有口唇疱疹、铁锈色痰而无大量黄脓痰;X线胸片示肺叶或肺段实变,或呈片状淡薄性病变,边缘模糊不清,但无脓腔形成。其他有化脓性倾向的葡萄球菌、肺炎克雷伯杆菌肺炎等,痰或血的细菌培养与分离可作出鉴别。

2. **支气管肺癌** 支气管肺癌阻塞支气管常常引起远端肺化脓性感染而形成肺脓肿。支气管肺癌形成肺脓肿的病程相对较长,有一个逐渐阻塞的过程,中毒症状不明显,脓痰量亦较少。阻塞性感染由于支气管引流不畅,抗菌疗效很难发挥。因此,在40岁以上出现反复肺部感染而抗生素治疗效果不满意的病例,均应考虑到支气管肺癌所致阻塞性肺炎,常规作纤支镜检查,排除支气管肺癌的可能。支气管鳞癌本身亦可发生坏死液化形成癌性空洞,但无急性起病和明显中毒症状,临床多有刺激性咳嗽和咯血,胸部X线片示空洞常呈偏心、壁较厚、内壁凹凸不平,一般无液平面,空洞周围无炎症反应,外壁呈分叶状,有脐样切迹或细小毛刺。由于癌肿经常发生转移,故常见到肺门淋巴结肿大。纤支镜和痰脱落细胞学检查可明确诊断。

3. **空洞性肺结核** 发病缓慢,病程长,常伴有结核毒性症状,如午后低热、乏力、盗汗、长期咳嗽、咯血等。病灶多位于肺上部。胸部X线片示空洞壁较厚,其周围可见结核浸润病灶,或伴有斑点、结节状病变,空洞内一般无液平面,有时伴有同侧或对侧的结核播散病灶。痰中可找到结核杆菌。但是一旦并发细菌化脓性感染时,急性感染症状和体征就会非常突出,阳性结核杆菌也可以因化脓性感染细菌的大量繁殖而难以检出,因此,没有过去典型结核病病史或临床表现的病例,极易将结核性空洞继发感染误诊为肺脓肿。如一时不能鉴别,按急性肺脓肿治疗控制急性感染后,胸片即可显示纤维空洞及周围结核病变,痰结核杆菌检查也可能出现阳性。

4. **肺囊肿** 继发感染与肺脓肿的临床表现和X线所见很相似。继发感染时,囊肿周围邻近肺组织亦可能有炎症浸润,囊肿内亦可能有液平,但炎症反应相对较轻,中毒性症状亦不如肺脓肿强烈,而且随感染的控制,炎症消散,囊肿壁薄、光洁整齐为其特征。若有感染前的X线片相比较,则更易鉴别。

【治疗】

治疗原则是抗菌药物治疗和脓液引流。

一、抗菌药物治疗

吸入性肺脓肿多为厌氧菌感染,一般均对青霉素敏感,仅脆弱拟杆菌对青霉素不敏感,但对林可霉素、克林霉素和甲硝唑敏感。可根据病情严重程度决定青霉素剂量,轻度者120万~240万U/d,病情严重者可用1000万U/d分次静脉滴注,以提高坏死组织中的药物浓度。体温一般在治疗3~10天内降至正常,然后可改为肌注。如青霉素疗效不佳,可用林可霉素1.8~3.0g/d分次静脉滴注,或克林霉素0.6~1.8g/d,或甲硝唑0.4g,每日3次口服或静脉滴注。血源性肺脓肿多为葡萄球菌和链球菌感染,可选用耐β-内酰胺酶的青霉素或头孢菌素。如为耐甲氧西林的葡萄球菌,应选用万古霉素或替考拉宁。如为阿米巴原虫感染,则用甲硝唑治疗。如为革兰阴性杆菌,则可选用第二代或第三代头孢菌素、氟喹诺酮类,可联用氨基糖苷类抗菌药物。抗菌药物疗程8~12周,直至X线胸片脓腔和炎症消失,或仅有少量的残留纤维化。

二、脓液引流

是提高疗效的有效措施。痰液稠不易咳出者可用祛痰药或雾化吸入生理盐水、祛痰药或支气管舒张剂以利痰液引流。身体状况较好者可采取体位引流排痰,引流的体位应使脓肿处于最高位,每日2~3次,每次1~15分钟。经纤维支气管镜冲洗及吸引也是引流的有效方法。

三、手术治疗

适应证为:①肺脓肿病程超过3个月,经内科治疗脓腔不缩小,或脓腔过大(5cm以上)估计不易闭合者。②大咯血经内科治疗无效或危及生命。③伴有支气管胸膜瘘或脓胸经抽吸、引流和冲洗疗效不佳者。④支气管阻塞限制了气道引流,如肺癌。对病情重不能耐受手术者,可经胸壁插入导管到脓腔进行引流。术前应评价患者一般情况和肺功能。

(王海滨)

第九节 肺栓塞

肺栓塞(pulmonary embolism,PE)指的是肺动脉及(或)分支由于内源性或外源性栓子堵塞所致肺循环障碍的一组临床和病理生理综合征。由于肺栓塞中的栓子99%为血栓性质,故临床上又把肺栓塞称为肺动脉血栓栓塞症。80%~90%肺动脉血栓栓塞的栓子来源于下肢深静脉血栓形成,因此临床上又把肺栓塞和深静脉血栓形成(DVT)划归于静脉血栓栓塞症(VTE),并认为PE和DVT是VTE的两种不同临床表现形式。肺栓塞中的非血栓性质的栓子常见于严重骨折,尤其是长骨或骨盆多发性骨折致脂肪组织损伤导致的脂肪栓;长时间心肺复苏致胸骨损伤所引起的骨髓栓;肺癌、肝癌、肾上腺癌等癌症浸润静脉所致的癌栓;难产、剖宫产时发生的羊水栓;外伤及操作失误使空气迅速进入循环所致的气栓等。肺栓塞可单发或多发,但常发生于右肺和下叶。当栓子堵塞肺动脉,如果其支配区的肺组织因血流受阻或中断发生出血或坏死,称之为肺梗死(PI)。由于肺组织同时接受肺动脉、支气管动脉和肺泡内气体三重供氧,因此肺动脉阻塞时临床较少发生肺梗死。

【病因】

肺栓塞的栓子99%是属血栓性质的,血栓形成的基本条件是血流淤滞,血液高凝状态及血管内皮损伤,凡符合上述条件的任何危险因素均可致血栓形成。这些危险因素包括原发性及继发性危险因素,原发性危险因素一般指的是血液中一些抗凝物质及纤溶物质先天性缺损,如V因子突变,蛋白C缺乏,活性蛋白抵抗,先天性异常纤维蛋白原血症,蛋白S缺乏,抗凝血酶Ⅲ(ATⅢ)缺乏等。凡40岁以下无明显原因反复多次发生DVT者,应警惕患者缺乏上述凝血或纤溶物质,应作进一步检查。临床常见为继发性危险因素,常见为高龄、长期卧床、经济舱综合征、高血压、高脂血症、冠心病、严重心衰、糖尿病、肾病综合征、脑卒中、妊娠、肥胖等疾患,常可致机体凝血、纤溶系统功能失调及血管内皮损伤,严重创伤(骨折)、外科大手术(尤其是骨科手术);恶性肿瘤和口服避孕药等。另外随着医学科学技术的发展,心导管、内镜等有创性检查及治疗技术的广泛开展,大大增加了DVT-PE的发生,因此应充分重视上述危险因素将有助于对PE的早期识别。

【病理生理】

肺栓塞所致病理生理改变主要表现在血流动力学、呼吸功能及血管内皮功能方面,其变化程度主要取决于既往是否有心肺血管疾病及肺动脉堵塞的范围和速度。PE致呼吸功能影响表现在以下几个方面:①肺栓塞后堵塞部位肺仍保持通气,但无血流,肺泡不可充分地进行气体交换,致肺泡无效腔增大,导致肺通气血流比例失调,低氧血症发生;②PE时由于低氧血症及肺血管内皮功能损伤,释放内皮素、血管紧张素Ⅱ,加之血栓中的血小板活化脱颗粒释放5-羟色胺、缓激肽、血栓素A、二磷酸腺苷、血小板活化因子等大量血管活性物质,均可使肺动脉血管收缩,致肺动脉高压等;③PE时由于肺动脉压力增加,右心负荷加重,右心房压力增加,可致未闭合卵圆孔开放,发生右心功能不全;④PE部位肺泡表面活性物质分泌减少,毛细血管通透性增加,肺泡内及间质液体渗出,致肺泡萎陷及肺不张发生。PE致血流动力学变化表现如下:由于肺栓塞致栓塞部位肺血流量减少,机械性肺毛细血管前动脉高压,加之肺动脉、冠状动脉反射性痉挛,使肺毛细血管床减少,肺循环阻力增加,肺动脉压力上升,使右心负荷加重,心排血量下降。又由于右心负荷加重致右心压力升高,室间隔左移,使主动脉与右室压力阶差缩小及左心室功能下降,致脑动脉及冠状动脉供血不足,患者可发生脑供血不足、脑梗死、心绞痛、心功能不全等。

【临床表现】

一、症状

肺栓塞的症状多种多样,但均缺乏特异性。症状的严重程度亦有很大差别,可以从无症状、隐匿,到血流动力学不稳定,甚或发生猝死。

常见症状有:①不明原因的呼吸困难及气促,尤以活动后明显,为PE最多见的症状;②胸痛,包括胸膜炎性胸痛或心绞痛样疼痛;③晕厥,可为PE的唯一或首发症状;④烦躁不安、惊恐甚至濒死感;⑤咯血,常为小量咯血,大咯血少见;⑥咳嗽、心悸等。各病例可出现以上症状的不同组合。临床上有时出现所谓"三联征",即同时出现呼吸困难、胸痛及咯血,但仅见于约20%的患者。

二、体征

1. 呼吸系统体征 呼吸急促最常见;发绀;肺部有时可闻及哮鸣音和(或)细湿啰音,肺野偶可闻及血管杂音;合并肺不张和胸腔积液时出现相应的体征。

2. 循环系统体征 心动过速;血压变化,严重时可出现血压下降甚至休克;颈静脉充盈或异常搏动;肺动脉瓣区第二心音亢进或分裂,三尖瓣区收缩期杂音。

3. 其他 可伴发热,多为低热,少数患者有38℃以上的发热。

【分型】

尽管急性肺栓塞临床表现多种多样,但其临床主要表现为以下几种类型:

1. 猝死型 肺动脉主干突然堵塞所致。

2. **急性肺源性心脏病型** 见于堵塞 2 个肺叶以上肺血管,临床表现为突发呼吸困难、发绀、低血压、右心衰竭等。

3. **急性心源性休克型** 血栓堵塞约 50% 以上的肺血管,临床表现为突发呼吸困难、发绀、休克等。

4. **肺梗死型** 常为外周肺血管堵塞所致,临床表现为突发气短、呼吸困难、胸痛、咳嗽、咯血、胸膜摩擦音及胸腔积液。

5. **不可解释的"呼吸困难"型** 此型临床常见,梗死面积相对较小。

【辅助检查】

一、胸部 X 线检查

X 线征象为非特异性改变,但以下征象可提示 PE 的存在:两侧肺对比观察发现肺血管纹理分布不均匀,不对称,区域性肺血管纹理稀疏、纤细、肺透亮度增加,栓塞部位肺血流减少,未受累部位肺纹理相应增多,扭曲、粗细不均,可见右肺下动脉段扩张,肺动脉突出,肺动脉搏动增强,右心室扩大,上腔静脉及奇静脉增宽等。

二、心电图表现

PE 的心电图改变也是非特异性的,常是一过性的、多变的,需动态比较观察有助于诊断。常见的心电图改变是电轴右偏;右心前区导联及 Ⅱ、Ⅲ、avF 导联 T 波倒置;完全性或不完全性右束支传导阻滞等。

三、动脉血气分析

76% 的患者示低氧血症,表示肺血管床至少堵塞 15%~20%。93% 的患者有低碳酸血症,86%~95% 的患者肺泡 - 动脉血氧分压差 $P(A-a)O_2$ 增加(>15mmHg)。

四、超声心动图检查

超声心动图检查可作为诊断 PE 的首选方法。此项检查为无创性检查,紧急情况下可进行,可获得肺动脉血流信息,测量肺动脉压力,并可推测出栓子大小,可观察心内结构变化,可动态观察左右心室功能及肺动脉压力变化。此项检查如不能直接看到血栓或栓子,可以从下述间接征象来判断 PE 的可能性:右室扩大,右室壁运动减弱,室间隔运动左移,左室变小呈"D"字型,RV/LV 比值增大(>0.5),肺动脉增宽,三尖瓣反流及肺动脉高压征。

五、放射性核素肺显像

可作为 PE 安全、无创性诊断方法,严重肺动脉高压,中度以上心脏内右向左分流及肺内分流者禁用此诊断方法。如肺灌注显像示肺段分布的灌注缺损,对诊断 PE 有意义。

六、增强螺旋 CT 和电子束 CT 检查

有较好的诊断价值,尤其是对怀疑 PE 患者行 CT 肺血管造影(CTPA),其诊断价值更大,可显示主肺动脉、左右肺动脉及其分支的血栓或栓子。PE 的典型表现为管腔内对称性或偏心性充盈缺损及截断性阻塞。磁共振血管造影术(MRA)近年来应用于 PE 诊断,对显示肺血管段以远小支效果优于增强 CT 扫描。

七、肺动脉造影

为目前公认诊断 PE 的金指标,但由于此项检查属有创性检查,而且在有肺动脉高压时行肺动脉造影危险性较大,故肺动脉造影不作为 PE 诊断的常规检查方法,仅用于肺 CT 不能肯定诊断的病例。肺栓塞时肺动脉造影术影像特点为:血管腔内充盈缺损,肺动脉截断,栓塞区域血流减少及肺动脉分支充盈及排空延迟,肺动脉造影可显示直径 1.5mm 的血管栓塞,其效果优于无创性检查方法。

八、下肢深静脉检查

对于 PE 来讲这项检查十分重要,可寻找 PE 栓子的来源,资料显示 PE 的栓子 80%~90% 来源于下肢深静脉血栓形成,对于存在下肢深静脉血栓(DVT)者近半数患者可发生 PE,因此对于下肢深静脉检查是十分必要的。

【诊断】

PE 的临床表现多样,有时隐匿,缺乏特异性,确诊需特殊检查。检出 PE 的关键是提高诊断意识,对有疑似表现、特别是高危人群中出现疑似表现者,应及时安排相应检查。诊断程序一般包括疑诊、确诊、求因三个步骤:

1. 根据临床情况疑诊 PE(疑诊)　如患者出现上述临床表现特点,尤其是在存在前述危险因素的病例出现不明原因的呼吸困难、胸痛、晕厥、休克,或伴有单侧或双侧不对称性下肢肿胀、疼痛等,应进行动脉血气分析、心电图、X 线胸片、超声心动图等检查。

2. 对疑诊病例合理安排进一步检查以明确 PE 的诊断(确诊)　在临床表现和初步检查提示 PE 的情况下,应安排 PE 的确诊检查,包括以下 4 项,其中 1 项阳性即可明确诊断:①放射性核素肺通气/灌注扫描;②螺旋 CT 和电子束 CT 检查;③磁共振显像:MRI 肺动脉造影(MRPA);④肺动脉造影。

3. 寻找 PE 的成因和危险因素(求因)　对某一病例只要疑诊 PE,无论其是否有 DVT 症状,均应进行体检,并行下肢深静脉检查,以帮助明确是否存在 DVT 及栓子的来源。同时要注意患者有无易栓倾向,尤其是对于 40 岁以下的患者,应作易栓症方面的相关检查。对年龄<50 岁的复发性 PE 或有突出 VTE 家族史的患者,应考虑易栓症的可能性。对不明原因的 PE 患者,应对隐源性肿瘤进行筛查。

此外,由于 PE 的症状和体征均缺乏特异性,还可同时见于其它多种疾病,故人们常称 PE 为具有多种临床表现的潜在致死性疾病,因此 PE 应与下述常见疾病进行鉴别:冠心病、急性冠脉综合征、心肌炎、肺炎、胸膜炎、主动脉夹层动脉瘤、支气管哮喘、肺不张、慢性阻塞性肺气肿、原发性肺动脉高压及急性呼吸窘迫综合征(ARDS)等疾病进行鉴别。在临床实践过程中,如熟知 PE 的临床表现特点,并将 PE 作为鉴别诊断的主要考虑内容,就会大大减少 PE 的误诊率及漏诊率。

【治疗】

一、急性 PE 的治疗

其治疗原则为:①安全、平稳渡过危险期;②尽量缩小或消除血栓;③缓解栓塞所致心肺功能紊乱;④防止 PE 复发。

(一)一般性治疗

1. 绝对卧床休息 2~3 周,保持大便通畅,以防血栓脱落。

2. 密切监测呼吸、血压、心率、心电图及血气等变化。

3. 对症治疗如胸痛、烦躁给予吗啡；缺氧予以吸氧；休克应用多巴胺、多巴酚丁胺等治疗；心衰按心衰治疗等。

4. 一般性治疗需注意以下问题：①输液量要控制，过多液体负荷可加重右室扩张，致心排血量减少，反可加重血流动力学进一步恶化，一般液体负荷量为500～750ml左右为宜。②对严重呼吸衰竭者如需机械通气，要注意机械通气所致胸腔内正压可使大块肺栓塞患者静脉回流量减少，致右心功能恶化，故需机械通气时要应用低潮气量。

(二) 溶栓治疗

可迅速溶解血栓，恢复栓塞区肺组织再灌注，减少肺动脉阻力，降低肺动脉高压，改善右心功能，可降低PE病死率及复发率。故溶栓治疗应越早越好，其溶栓的时间窗为PE症状发生后14d内，溶栓治疗主要并发症为出血。最严重的是颅内出血，发生率1%～2%，近半数死亡。用药前应充分评估出血的危险性，必要时应配血，作好输血准备。溶栓前宜留置外周静脉套管针，以方便溶栓中取血监测，避免反复穿刺血管。

1. 溶栓适应证①大面积肺栓塞，栓塞面积超过2个肺叶者；②PE伴休克；③原有心肺疾病的次大块PE致循环衰竭；④对于血流动力学稳定的PE，无右室运动障碍及无体循环血流障碍证据者，不主张溶栓治疗。

2. 溶栓治疗绝对禁忌证①活动性内出血；②近期（14d内）自发性颅内出血。

3. 溶栓治疗相对禁忌证①10d内胃肠出血；②15d内严重创伤；③2周内大手术、分娩、器官活检或不能压迫的血管穿刺史；④1个月内神经外科或眼科手术；⑤未控制的高血压≥180/110mmHg；⑥近期心肺复苏术；⑦感染性心内膜炎（SBE）；⑧严重肝肾功能不全；⑨妊娠、分娩期；⑩出血性疾病，血小板<100×10^9/L；⑪糖尿病出血性视网膜炎。对于致命性大面积PE，上述绝对禁忌证亦应被视为相对禁忌证。

4. 溶栓常用药物及治疗方案

(1) 链激酶：负荷量25万U，静注30min，随后10万U/h，持续24h静滴。

(2) 尿激酶：①尿激酶12h组：负荷量4400U/kg，加生理盐水20ml，静注10min，随后2200U/(kg·h)，加入生理盐水250～500ml静滴12h。②尿激酶2h组：2万U/kg加入生理盐水100ml中持续静滴2h。

(3) 重组组织型纤溶酶原激活剂(rt-PA)：①rt-Pa100mg加入注射用水100ml，持续静滴2h。②rt-PA 50mg加入注射用水100ml.持续静滴2h。

(三) 抗凝治疗

抗凝疗法为PE的基本治疗方法．常用于非大面积急性PE或溶栓后抗凝治疗，可有效防止血栓再度形成和复发，同时可使自身纤溶机制溶解已存在的血栓，有效阻止静脉血栓的进展。当临床疑诊PE时，即可予以抗凝治疗。常用的抗凝药物为肝素、低分子肝素及华法林，在治疗初期先用肝素或低分子肝素，然后以华法林维持治疗。

1. 抗凝治疗绝对禁忌证①脑出血、消化系统出血急性期；②恶性肿瘤；③动静脉畸形。

2. 抗凝治疗相对禁忌证①既往有出血性疾病；②血压未控制≥180/110mmHg；③2周内的大手术、创伤、活组织检查；④产后；⑤严重肝肾功能不全。

(四) 肺栓塞介入治疗

由于大块血栓所致PE急性期死亡率达32%，其中发病1h内死亡达11%，死因为猝死、休克及呼吸循环衰竭。因此对于大块肺栓塞患者，介入治疗是迅速有效改善呼吸循环功能障碍的有效方法。

介入治疗适应证①急性大面积 PE；②血流动力学不稳定，尤其是伴循环衰竭（右心衰竭）或休克者；③溶栓疗法禁忌证或失败者。

（五）外科疗法

急性大块 PE 经溶栓或导管碎栓术等方法无效时可考虑行外科肺动脉直接取栓术，其手术风险较大，死亡率高。

二、深静脉血栓形成的治疗

由于 70%～90% 的 PE 栓子来源于深静脉血栓形成的栓子脱落，其中 90% 以上来源于下肢深静脉及盆腔静脉血栓，故对于急性 PE 治疗同时必须兼顾深静脉血栓形成的治疗，否则 PE 易复发。

（一）一般性治疗

1. 卧床 2～3 周，以防止血栓脱落。
2. 患肢抬高消肿促进血液循环。
3. 抗感染主要为 G^+ 菌，应用相应抗生素。
4. 置入对症治疗。

（二）特殊治疗

1. 肝素及华法林抗凝治疗，疗程一般为 3～6 个月。
2. 溶栓治疗，并非常规应用，需个体化考虑。
3. 取栓适用于抗凝及溶栓治疗疗效差，病情进展的病例。
4. 置入下腔静脉滤网。

（李 敏）

第三章 循环系统急症

第一节 心脏骤停与心肺复苏

心脏骤停(cardiac arrest)是指心脏泵血功能的突然停止。导致心脏骤停的病理生理机制最常见为室性快速性心律失常(室颤和室速),其次为缓慢性心律失常或心室停顿,较少见的是无脉性电活动(PEA),即电-机械分离。心脏骤停发生后,由于脑血流的突然中断,10s左右患者即可出现意识丧失,经及时救治可获存活,否则将发生生物学死亡,罕见自发逆转者。心脏骤停常是心脏性猝死的直接原因和最常见的形式。

猝死(sudden death)是指外表健康或非预期死亡的人在外因或无外因的作用下,突然和意外地发生非暴力性死亡。导致猝死的病因很多,包括心血管疾病、呼吸系统疾病、中枢神经系统疾病、药物或毒物中毒、过敏、精神应激、水电解质和代谢紊乱、严重感染等,还有一些原因不明的猝死。

心脏性猝死(sudden cardiac death,SCD)是指急性症状发作后1h内发生的以意识骤然丧失为特征的、由心脏原因引起的自然死亡。无论患者有无心脏病,死亡的时间和形式未能预料。一般而言,SCD通常是由于心脏激动异常和(或)传导障碍所引起的心排血量的显著而急剧的下降甚至无心排血量所致。

心肺复苏(cardiopulmonary resuscitation,CPR)是心肺复苏技术的简称,是针对心跳、呼吸停止所采取的抢救措施,即用心脏按压或其他方法形成暂时的人工循环并恢复心脏自主搏动和血液循环,用人工呼吸代替自主呼吸并恢复自主呼吸,达到恢复苏醒和挽救生命的目的。

【心脏骤停的病因与诊断】

一、心脏骤停的病因

心脏骤停的病因颇多,一般将其分为两大类,即由心脏本身的病变引起的所谓心源性心脏骤停及由其他因素和病变引起的非心源性心脏骤停。

(一)心源性心脏骤停

心血管疾病是心脏骤停最常见且最重要的原因。其中以冠心病最为常见。在西方国家

SCD中至少80%是由冠心病及其并发症所致;其余20%是由其他心血管疾病所引起,如先天性冠状动脉异常、马凡氏综合征、心肌病、心肌炎、心脏瓣膜损害(如主动脉瓣病变及二尖瓣脱垂)、原发性电生理紊乱(如窦房结病变、预激综合征、Q-T间期延长综合征和Brugada综合征)等。

(二)非心源性心脏骤停

1. 严重电解质紊乱和酸碱平衡失调 严重的钾代谢紊乱易导致心律失常的发生而引起心脏骤停。高血钾(血清钾>6.5mmol/L)时,可抑制心肌收缩力和心脏自律性,引起心室内传导阻滞、心室自主心律或缓慢的心室颤动(VF)而发生心脏骤停;严重低血钾可引起多源性室早,反复发作的短阵性心动过速,心室扑动和颤动,均可致心脏骤停。血钠过低和血钙过低可加重高血钾的影响。酸中毒时细胞内钾外移,使血钾增高,也可发生心脏骤停。严重的高钙血症也可导致房室和室内传导阻滞,室性心律失常以至发生VF;严重的高镁血症也可引起心脏骤停。低镁血症可以加重低钾血症的表现。

2. 其他因素如:①严重创伤、窒息、中毒、药物过量、脑卒中等致呼吸衰竭甚至呼吸停止;②各种原因的休克、药物过敏反应等;③手术、治疗操作和麻醉意外等;④突发意外事件如雷击、触电、溺水、自缢等。

二、心脏骤停的诊断

(一)心脏骤停的临床过程

心脏骤停的临床过程可分为4个时期:前驱期、发病期、心脏停搏期和死亡期。不同患者各期表现有明显的差异。

1. 前驱期 许多病人在发生心脏骤停前有数天或数周,甚至数月的前驱症状,如心绞痛、气急或心悸的加重,易于疲劳,以及其他主诉。但这些症状无特异性,并非SCD所特有。前驱症状仅提示有发生心血管病的危险,而不能预测SCD的发生。部分患者可无前驱症状,瞬即发生心脏骤停。

2. 发病期 又称终末事件期。是指心血管状态出现急剧变化到心脏骤停发生前的一段时间,自瞬间至持续1h不等。由于猝死的病因不同,发病期的临床表现也各异。典型的表现包括:严重胸痛,急性呼吸困难,突然心悸,持续心动过速或头晕目眩等。若心脏骤停瞬间发生,事先无预兆,则绝大部分是心源性。在猝死前数小时或数分钟内常有心电活动的改变,其中以心率加快及室性异位搏动增加最常见。因VF猝死的患者,常先有室性心动过速(VT),另有少部分患者以循环衰竭发病。

3. 心脏骤停期 意识完全丧失为该期的特征。如不立即抢救,一般在数分钟内进入死亡期。罕有自发逆转者。心脏骤停的症状和体征依次出现如下:①心音消失;②脉搏扪不到,血压测不出;③意识突然丧失或伴有短阵抽搐,抽搐常为全身性,多发生于心脏停搏后10s内,有时伴眼球偏斜;④呼吸断续,呈叹息样,以后即停止,多发生在心脏停搏后20~30s内;⑤昏迷,多发生于心脏停搏30s后;⑥瞳孔散大,多在心脏停搏后30~60s出现。但此期尚未到生物学死亡。如予及时恰当的抢救,有复苏的可能。其复苏成功率取决于:①复苏开始的迟早;②心脏骤停发生的场所;③心电活动失常的类型(VF、VT、PEA或心室停顿);④在心脏骤停前病人的临床情况。

4. 生物学死亡期 从心脏骤停至发生生物学死亡时间的长短取决于原发病的性质以及心脏骤停至复苏开始的时间。心脏骤停发生后,大部分患者将在4~6min内开始发生不可逆脑损害,随后经数分钟过渡到生物学死亡。心脏骤停发生后立即实施CPR和尽早电除颤,是避免发生生物学死亡的关键。心脏复苏成功后死亡的最常见的原因是中枢神经系统的损伤。缺氧性脑损伤和继发于长期使用呼吸机的感染占死因的60%,低心排出量占死因的30%,而由于心律失常的复发致死者仅占10%。

(二)心脏骤停时心电图表现

心脏骤停时,心脏虽丧失了泵血功能,但并非心电和心脏活动完全停止。根据心电图表现可分为下列三种类型:

1. 心室颤动(VF)　在心脏骤停的早期最常见,约占80%,复苏成功率最高。

2. 心室停顿　心室完全丧失了收缩活动,呈静止状态,心电图呈直线无心室波或仅可见心房波,多在心脏骤停3~5min时出现。复苏成功率远较VF者低。

3. 无脉性电活动　即电-机械分离。心脏有持续的电活动,但无有效的机械收缩功能,常规方法不能测出血压和脉搏。心室肌可断续出现慢而极微弱的不完整的收缩,心电图上有间断出现的、宽而畸形、振幅较低的QRS波群,频率<20~30次/分。此型多为严重心肌损伤的后果,常为左心室泵衰竭的终期表现,也可见于低血容量、张力性气胸和心包压塞时,或长时期心脏骤停的电击治疗后。心脏起搏点逐渐下移,自窦房结移至房室交接处、房室束,以至浦肯野纤维,最后以心室停顿告终。此型除有上述可纠正的低血容量或张力性气胸、心脏压塞外,预后颇差,复苏困难。

(三)心脏骤停诊断注意事项

心脏骤停的诊断主要依据是临床体征,除了检查评估病人的无反应性,包括意识突然丧失、自主呼吸停止、颈动脉搏动消失、肢体活动和咳嗽反射均丧失外,还应将临终呼吸作为心脏骤停的标志之一。若患者突然意识丧失和大动脉搏动消失,据此足以确立心脏骤停的诊断,而应立即进行CPR。并且应该注意以下几点:①不要等待静听心音有无才开始抢救;②不要等待以上诊断心脏骤停的各项临床诊断依据均具备才开始抢救;③不要等待心电图证实才开始抢救;④创伤所致者更不应等待静脉或动脉输血。

【心肺复苏】

一、心肺复苏成功的基本要素

1. 尽早进行心肺复苏(CPR)　心搏呼吸突然停止后,血液循环终止,脑细胞由于对缺氧十分敏感,一般在循环停止后4~6分钟大脑即发生严重损害,甚至不能恢复。因此必须争分夺秒,积极抢救。

在常温情况下,心搏停止3秒病人感到头晕,10~20秒即可发生晕厥或抽搐,60秒后瞳孔散大,呼吸可同时停止,亦可在30~60秒后停止,4~6分钟后大脑细胞有可能发生不可逆的损害。

因此,要使病人得救,避免脑细胞死亡,以便于心搏呼吸恢复后意识也能恢复,就必须在心搏停止后立即进行有效的心肺复苏。复苏开始越早,存活率越高。尽管某些实验与临床研究有心搏骤停长达20分钟而心肺复苏仍获成功的报道,但大量实践表明,4分钟内进行复苏者可能有一半人被救活;4~6分钟开始进行复苏者,10%可以救活;超过6分钟者存活率仅4%;数10分钟以上开始进行复苏者,存活率可能更低。

因此,必须提高全社会全民的急救意识,并使尽可能多的人接受CPR的普及培训,一旦遇到心搏骤停病人,可由最初目击者及时对病人实施CPR,并正确地呼救。

2. 尽早除颤　80%的心脏骤停病人的心电表现是室颤,早期除颤并恢复自主循环是复苏成功的重要措施。现在已从观念和实用上将除颤作为基础生命支持(BLS)的一部分。应在救护车上装备自动除颤器,在现场尽早为病人除颤,以提高除颤成功率。

3. 具备组织良好、高效率和装备合格的急诊医疗服务体系　1991年美国心脏病协会提出的生存链概念即4R序列,至今仍有重要的临床意义,是CPR的基本原则。所谓4R,指的是快速接近(rapid access)、快速心肺复苏(rapid CRF)、快速除颤(rapid defrillation)和快速高级生命支持(rapid advanced life support),只有四者紧密地结合,才能增加复苏成功的机会。

4. 各级医护人员都要定期培训　要求各级医护人员不断更新知识,做到备而不用,而不是用而不备。

二、心肺复苏的操作流程

(一)判断是否心搏呼吸骤停

1. 病人心搏呼吸突然停止时的表现

(1)意识突然丧失,病人昏倒于各种场合。

(2)面色苍白或转为紫绀。

(3)瞳孔散大。

(4)颈动脉搏动消失,心音消失。

(5)部分病人可有短暂而缓慢叹气样或抽气样呼吸或有短暂抽搐,伴头眼偏斜,随即全身肌肉松弛。

2. 判断是否心搏呼吸骤停

判断是否心搏呼吸骤停要看反应、看呼吸,而不要花太多的时间去摸脉搏、听心音。首先是判定病人有无意识,可轻轻摇动病人肩部,高声喊叫,若无反应,应立即用手指甲掐压人中穴、合谷穴约5秒。掐压时间应在10秒以内,不可太长。病人出现眼球活动、四肢活动或疼痛感后应立即停止掐穴位。在掐压穴位的同时应立即畅通呼吸道及判断呼吸,可一手置于前额使头部后仰,另一手的食指与中指置于下颌骨近下颌或下颌角处,抬起下颌,使下颌尖、耳垂与地面垂直,以畅通气道。然后用耳贴近病人口鼻,头部侧向病人胸部,眼睛观察病人胸部有无起伏,面部感觉病人呼吸道有无气体排出,耳听病人呼吸道有无气流通过的声音。

(二)人工呼吸

1. 口对口人工呼吸　在畅通呼吸道、判断病人无呼吸后,即应做口对口人工呼吸。

(1)一只手按于前额,拇指与食指捏闭病人的鼻孔(捏紧鼻翼下端)。

(2)抢救开始后首先缓慢吹气两口,以扩张萎陷的肺脏,并检验开放气道的效果。

(3)深吸一口气后,张开口贴紧病人的嘴(要把病人的口部完全包住)。用力向病人口内吹气,吹气要求快而深,直至病人胸部上抬,每次吹气应持续2秒以上。

(4)一次吹气完毕后,应立即与病人口部脱离,轻轻抬起头部,眼视病人胸部,吸入新鲜空气,以便做下一次人工呼吸。同时放松捏鼻的手,以便病人从鼻孔呼气,此时病人胸部向下塌陷,有气流从口鼻排出。

(5)每次吹入气量为700~1000 mL。

(6)如果急救者只进行人工呼吸,那么,通气频率应为10~12次/分。

口对口人工呼吸时需注意以下几点:

(1)口对口呼吸时可先垫上一层薄的织物,或专用面罩,也可用简易呼吸机代替口对口呼吸。

(2) 每次吹气量不应过大,大于 1200 mL 可造成胃大量充气。

(3) 对于无脉搏者,若单人同时进行口对口呼吸和胸部按压时,可每按压胸部 15 次后,吹气两口,即 15:2,吹气时暂停按压胸部。如果 2 人进行复苏,按压和吹气的比例仍是 15:2。

(4) 有脉搏无呼吸者,应每 5 秒吹气一口(10~12 次/分)。

(5) 口对口呼吸只是临时性紧急措施,应马上争取气管内插管,以人工气囊挤压或人工呼吸机进行辅助呼吸与输氧,纠正低氧血症。

2. 口对鼻人工呼吸　对某些病人,口对鼻人工呼吸较口对口人工呼吸更为有效。口对鼻人工呼吸主要用于不能经病人的口进行通气者,例如病人的口不能张开(牙关紧闭),口部严重损伤,或抢救者做口对口呼吸时不能做到将病人的口部完全紧密地包住。

口对鼻人工呼吸的方法有以下要点:

(1) 一手按于前额,使病人头部后仰。

(2) 另一手抬起病人的下颌,并使口部闭住。

(3) 做一深吸气,抢救者用上下唇包住病人的鼻部,并吹气。

(4) 停止吹气,让病人被动呼气。因有时病人在被动呼气时鼻腔闭塞,有时需间歇地放开病人的口部,或用拇指将病人的上下唇分开,以便于病人被动呼气。

(三) 人工循环

建立人工循环是指用人工的方法促使血液在血管内流动,并使人工呼吸后带有新鲜空气的病人血液从肺部血管流向心脏,再流经动脉,供给全身主要脏器,以维持重要脏器的功能。

1. 判断病人有无颈动脉搏动　应检查颈动脉,因颈动脉靠近心脏,容易反映心搏的情况,此外,颈部暴露,便于迅速触摸,易于学会及牢记。

触摸颈动脉搏动应在开放气道的位置下进行(先进行两次人工呼吸),营救者一手置于病人前额,使头部保持后仰,另一手在靠近抢救者一侧触摸颈动脉。可用食指及中指指尖先触及气管正中部位,男性可先触及喉结,然后向旁滑移 2~3 cm,在气管旁软组织深处轻轻触摸颈动脉搏动。

判断有无颈动脉搏动需注意以下几点:

(1) 触摸颈动脉不能用力过大,以免颈动脉受压,妨碍头部供血。

(2) 检查时间不要超过 10 秒。

(3) 未触及搏动表明心搏已停止,注意避免触摸感觉错误(可能将自己手指的搏动感觉为病人脉搏)。

(4) 判断应综合审定,如无意识,皮肤黏膜紫绀,双侧瞳孔散大,再加上触不到脉搏,即可判定心搏已经停止。

2. 闭式按压术　人工建立循环的方法有两种:①胸外按压;②胸内心脏按压。在现场急救中,主要应用前一种方法。

闭式按压术的操作步骤为:

(1) 病人应仰卧于硬板床或地上,如为弹簧床,则应在病人背部垫一硬板,硬板长度及宽度应足够大。但不可因找寻垫板而延误开始按压的时间。

(2) 按压胸骨中下 1/3 交界处。可用下述方法快速确定按压部位:①首先以食指、中指沿病人肋弓处向中间滑移;②在两侧肋弓交点处寻找胸骨下切迹,以切迹作为定位标志;将食指及中指横放在胸骨下切迹上方,食指上方的胸骨正中部即为按压区。

(3) 以另一手的掌根部紧贴食指上方,放在按压区,再将定位之手的掌根重叠放于另一手背上,并保持平行,两手指相互扣锁或伸展,但不应接触胸壁。

(4) 抢救者双臂应绷直,双肩在病人胸骨上方正中,垂直向下用力按压,按压利用髋关节为支点,以肩、臂部力量向下按压。

(5) 按压方式①按压应平稳、有规律地进行,不能间断;②不能冲击式的猛压,下压及向上放松的时间应大致相等或放松时间稍长于按压时间;③垂直用力向下,不要左右摆动;④放松时定位的手掌根部不要离开胸骨定位点,但应尽量放松,使胸骨不受任何压力。

(6) 按压频率100次/分。

(7) 按压深度为成年病人4~5 cm。

(8) 判断按压是否有效,如有两名抢救者,则一人按压有效时,另一人应能触及病人颈动脉或股动脉脉搏。

应该指出,胸部按压不等于对心脏实施按压,即使有效的胸部按压也仅能使心脏排血指数接近正常的40%,远较大多数病人恢复自主心室收缩后的心脏指数为低。因此,在胸部按压的同时,必须设法迅速恢复有效的自主心律。

(四) 除颤和复律

迅速恢复有效的心律是复苏能否成功的关键,一旦确诊心搏骤停,应尽早进行心脏复律。如果没有准备好除颤器,应立即尝试简易心脏复律。方法是:握拳,用小鱼际肌从20~25 cm高度向胸骨中、下1/3交界处捶击1~2次(所谓捶击复律)。若病人未能恢复脉搏与呼吸,不应继续捶击。捶击复律最好在有监护的条件下进行,以防捶击后室速转为心室颤动。对于频率极快的心动过速,或意识未完全丧失的病人,不应施行捶击复律。如病人仍处清醒状态,可嘱病人用力咳嗽,通过提高胸内压,来终止室性心动过速,称为咳嗽复律。

如果心电监测确定为心室颤动或持续性快速室性心动过速,应立即用200J能量进行直流电复律,室颤后每延迟电除颤1分钟,其死亡率会增加7%~10%。如首次除颤无效,则改用300J或360J能量再次除颤。三次除颤之间的间隔应尽可能短,只要能判断出心律即可,而不要等待时间过长。初始一至两次电除颤失败提示预后不良,但不应放弃复苏,此时,应努力改善通气和纠正血液生化指标的异常,包括改善氧合作用,纠正酸中毒,改善心电生理状态等,以利于重建稳定的心律。对于心搏骤停引起的酸中毒,除了给氧以外,可适量静脉注射碳酸氢钠,特别是电除颤难以复律的病人。碳酸氢钠剂量为1mmoL/kg,并在心肺复苏过程中,每10~15分钟重复使用半量。应注意:碳酸氢钠过量可致碱中毒、高钠血症和高渗状态等,因此应尽可能在复苏期监测动脉血pH、氧分压和二氧化碳分压,不可盲目、过多地使用碳酸氢钠。

三、心肺复苏过程中药物的应用

药物治疗是心肺复苏术的重要组成部分,特别是心搏骤停期心律失常的主要治疗手段。如能适时和合理的与心脏起搏和电除颤复律技术配合应用,则能有效地恢复和建立稳定的自主循环,但药物滥用也可能增加心肺复苏的难度,甚至降低复苏的成功率。

因此,在心肺复苏时,要及时开放肘前静脉或颈外静脉,而不要浪费时间反复穿刺末梢浅静脉。心内注射有引起冠状动脉撕裂、心脏压塞和气胸的危险,因此心内注射只限于开胸心脏挤压或没有其他给药途径时,而不能常规使用。

在心肺复苏期间静脉注射利多卡因有利于保持心电的稳定性,剂量为1 mg/kg。如果复苏不成功或继续存在电不稳定,2分钟后可重复此剂量,随后持续静滴。经初步处理后仍维持室颤者,应静注肾上腺素并重复电除颤,必要时可每5分钟重复1次。在缺乏或尚未建立静脉内或气管内给药途径时可采用心内注射肾上腺素。近期研究表明血管加压素(40 U 静脉注射,不重复)对促进心搏骤停病人恢复自主循环的效力强于肾上腺素,故可替代肾上腺素。如上述处理失败,可改用其他抗心律失常药物,对于电击后难治性室性心动过速和心室颤动,首选胺碘酮。急性高钾血症引起的顽固性心室颤动、低血钙或钙通道阻滞剂中毒者,可给予10%葡萄糖酸钙5~10 mL静脉注射。必须注意,在心肺复苏期间不应常规使用钙剂。

缓慢性心律失常或心搏停顿、无脉搏性电活动的处理不同于心室颤动。在给予病人基本生命支持下,应尽力恢复稳定的自主心律,或人工起搏心脏。常用药物为肾上腺素和阿托品静脉注射。亦可用异丙肾上腺素(15~20mg/min)静脉滴注,但效果有限。在未建立静脉通道时,可由心内注入肾上腺素(1mg,稀释成10mL)。若有条件,应争取施行临时性人工心脏起搏,例如体外心脏起搏、床边经左锁骨下静脉心内膜起搏等。注意:肾上腺素和异丙肾上腺素不可同时使用,否则可引起严重心律失常。

经过心肺复苏使心脏节律恢复后,随之应着重维持稳定的心电与血流动力学状态。利多卡因或普鲁卡因胺持续静脉滴注有助维持心电稳定性。儿茶酚胺不仅能较好地稳定心脏电活动(例如,使心室颤动波从细到粗,加快缓慢性心律失常的自主心律),而且具有良好的正性肌力和外周血管作用。其中肾上腺素为首选药。去甲肾上腺素明显减少肾和肠系膜血流,已较少应用。当不需要肾上腺素的变时效应时,可考虑使用正性肌力作用较强的多巴胺或多巴酚丁胺。异丙肾上腺素可用于治疗原发性或电除颤后的心动过缓,以提高心率,增加心排血量。无脉搏性电活动应用儿茶酚胺类后仍不奏效,有时可试用氯化钙2~4 mg/kg,但其疗效并不确定。

心肺复苏和心搏骤停期的治疗药物甚多,常用药物有以下几种。

(一)肾上腺素

肾上腺素用于心搏骤停的救治已近百年,为心搏骤停救治的首选药物。近期动物实验和临床研究对其心肺复苏的作用和临床应用有了新的认识。

1. 适应证　肾上腺素适用于因室颤引起的心搏骤停,以及无脉性室性心动过速、心搏停止、无脉搏性电活动。

2. 剂量和用法　长期以来肾上腺素1mg静脉注射作为心脏停搏复苏的标准剂量。此剂量源于手术中心脏停搏心腔内注射1 mg肾上腺素而复苏,推测静脉注射1mg肾上腺素可产生与心腔内注射1mg肾上腺素相同的药理作用。近期研究了静脉注射肾上腺素的量效关系曲线,动物实验显示肾上腺素最佳效应剂量是0.045~0.200mg/kg,然而临床应用则因病人的年龄、原发疾病、心搏骤停的时间和人工呼吸的效果等因素影响,有较大的个体差异性。一组2400余例心搏骤停病人使用不同剂量肾上腺素的多中心前瞻性随机化研究显示,大剂量肾上腺素能提高自主循环恢复率,但与标准剂量相比,存活率、出院率并无显著提高。

因此,肾上腺素1mg静脉注射仍为目前临床普遍推荐的首次剂量。首次剂量后,用药间隔时间不宜超过3~5分钟。儿童用量宜为0.02mg/kg,每3~5分钟1次。给药静脉应选择近心的中心静脉,如选择外周静脉给药,应"弹丸式"推注药液,并立即静脉推注20 ml液体,同时抬高注射侧肢体,以便药物进入中心循环。

肾上腺素气管内给药可有良好的生物利用度,为静脉通路尚未建立时的首选给药途径。剂量为外周静脉用量的2~2.5倍,通常首剂为2~2.5mg,以生理盐水10mL稀释后由气管插管迅速喷入,给药时应停止胸部按压,并小量快速通气数次,以使药液雾化加快药物吸收。

症状性心动过缓伴低血压者也可持续静脉滴注肾上腺素。常用肾上腺素1mg加入生理盐水250 mL中静脉滴注,开始小剂量试探随后根据临床反应逐渐调整至适宜的滴注剂量,常用量2~10 ug/min。

首剂肾上腺素无效的心脏停搏或过缓性无脉搏性电活动可试用阿托品,静脉推注1mg,如心脏停搏仍未恢复,可每隔3~5分钟重复1次,直至最大剂量达0.03~0.04 mg/kg。

(二)胺碘酮

1. 适应证　胺碘酮适应于心搏骤停伴反复发作性心室颤动或室性心动过速者。

2. 剂量和用法　胺碘酮的药理作用剂量有显著的个体差异,即使是较低的安全剂量也应在监测血压和心电图的条件下进行。临床常以本品150mg稀释于5%葡萄糖液100 mL中缓慢静脉注射10分钟,或以15 mg/min速度由输液泵注入。随后以1 mg/min持续静脉滴注6小时,6小时后减为0.5 mg/min静脉滴注维持共24小时,总量不宜超过1000 mg。

对于无脉搏性VT或VF引起的心搏骤停,初始剂量300 ml,稀释于20~30 mL生理盐水中静注,复发性或顽固性VT/VF可重复注射150 mg,然后以1mg/min持续静脉滴注6小时,6小时后减为0.5 mg/min静脉滴注维持共24小时,总量一般不超过2000 mg。

(三)硫酸镁

1. 适应证

硫酸镁适用于:

(1)伴尖端扭转性室性心动过速或考虑有低镁血症的心搏骤停。

(2)利多卡因治疗后的难复性心室颤动。

(3)尖端扭转性室性心动过速,不论是否有脉搏或是否有严重血流动力学障碍,镁盐均是首选治疗药物。

2. 剂量和用法

(1)心搏骤停、难复性心室颤动:硫酸镁1~2g(25%硫酸镁4~8 mL)稀释于5%葡萄糖液10 mL中静脉注射。

(2)难复性室性心动过速:硫酸镁1~2 g(25%硫酸镁4~8 mL)稀释于5%葡萄糖液20~40 mL中,缓慢静脉注射2分钟。

(3)尖端扭转性室性心动过速:先予负荷量硫酸镁1~2g,稀释于5%葡萄糖液50~100 mL中,缓慢静脉注射5~15分钟,随后以本品1~2g/h静脉滴注,直至尖端扭转性室性心动过速控制。

使用硫酸镁时,可用膝腱反射作为血镁浓度的临床监测指标,膝腱反射消失常为呼吸抑制的前兆。有高镁血症和镁中毒时,可用10%葡萄糖钙10~20 mL静脉注射拮抗。

(四)碳酸氢钠

碳酸氢钠曾作为心肺复苏首选药物,近年研究发现过早应用不仅无益,反而有害。

1. 适应证　碳酸氢钠适用于:

(1)心搏骤停　应在电除颤、心脏按压、有效人工通气以及应用肾上腺素以后使用。

(2)长时间心脏停搏后恢复自主循环　碳酸氢钠有助于中和自主循环建立后所释放出的淤积于组织的氢离子。

(3)心搏骤停前存在酸中毒、三环抗抑郁药或苯巴比妥过量、阿司匹林或其他药物过量。

(4)高钾血症　碳酸氢钠可促使钾由细胞外转入细胞内,拮抗高钾对心肌的毒性作用。

2. 剂量和用法　碳酸氢钠最适宜的剂量应根据血气分析,依代谢性酸中毒的严重程度而决定,一般首剂 1mmoL/kg 静脉推注(5%碳酸氢钠 1.0 mL 含碱量为 0.6 mmoL)。随后依需要每隔10分钟重复首次剂量的一半,或依血气分析指导碳酸氢钠剂量。

心肺复苏时,临床常用补碱原则是"宁酸勿碱",即补碱应适度,不宜过量。

注意以下几点:

(1)低氧性乳酸性酸中毒或高碳酸性酸中毒(如心搏骤停、心肺复苏而未行气管插管和有效人工通气时)应用碳酸氢钠可增加复苏的危险性。

(2)心搏骤停和心肺复苏初期不提倡常规使用碳酸氢钠。心搏骤停和复苏初期的组织酸中毒和酸血症是由于低组织灌注和不充分通气所致,充足的通气和有效的胸外按压可减少 CO_2 的蓄积,增加重要器官的供氧。因此,通过增加 CO_2 的排出足以纠正短暂心搏骤停病人的组织乳酸堆积和酸血症。良好的心肺复苏术是最好的"缓冲治疗"。

(3)过早、过量应用碳酸氢钠对心脏自主循环恢复和脑复苏有危害作用。

(五)血管加压素

血管加压素又称加压素、抗利尿素(ADH),是神经垂体激素。近年来应用于心肺复苏,取得了一定的疗效,引起临床的广泛关注。

1. 临床药理学 血管加压素通过与血管加压素受体结合而产生作用。一般来说,血管加压素受体有 V_1 受体和 V_2 受体两种,V_1 受体主要分布于血管平滑肌细胞、肝细胞和血小板。血管加压素与 V_1 受体结合主要引起血管收缩,其中以毛细血管和小动脉的收缩最为显著。V_2 受体主要分布于肾远曲小管和集合管内皮细胞。血管加压素与 V_2 受体结合则增加远曲小管、集合管对水的通透性,水分因渗透压差被动地由肾小管进入高渗的组织间隙,水分回吸收增加,尿液浓缩,尿量减少,从而起抗利尿作用。

血管加压素在心肺复苏时的作用,主要是通过兴奋 V_1 受体和(或)加强内源性儿茶酚胺的血管收缩作用而增加外周血管张力,使皮肤、骨骼肌、胃肠道、脂肪组织的血管收缩,血流量减少,而使脑和冠状动脉血流量增加。研究显示,血管加压素能提高室颤病人的即刻转复成功率、住院率和 24 小时存活率。

血管加压素经口腔和鼻黏膜吸收,可皮下、肌内、静脉注射。心肺复苏时,其血浆半衰期为 5~10 分钟,作用持续半小时左右,在肝脏代谢,由肾脏排泄。

2. 适应证 在心搏骤停的复苏中,适用于心搏停止、无脉搏性电活动和电除颤无效的顽固性心室颤动。

3. 剂量和用法 对心脏停搏病人,首剂血管加压素 40U 或 0.8 U/kg 静脉注射,如未恢复自主循环,5 分钟后可重复 1 次。心搏骤停时,血管加压素亦可气管内滴入,剂量为静脉用量的 2 倍。

(褚 熙)

第二节 心律失常

心律失常(cardiac arrhythmia)是指心脏冲动的频率、节律、起源部位、传导速度或激动次序的异常。

一、心律失常的处理原则

1. 要做到三知,即知病人(情)、知病因和知方法(治疗方法)。
2. 伴明显血流动力学障碍(低血压、急性左心衰竭、心绞痛、晕厥或神志模糊)的心律失常原则上应选用电击复律或电起搏治疗。
3. 病人年龄越大,心率越快,越需要尽快治疗。
4. 静脉使用抗心律失常药应在医师指导下进行,既要观察疗效,又要及时发现药物毒、副作用,一旦转复为窦性心律,即应终止给药。
5. 恢复窦性心律后应再次复查体表心电图,并评估进一步诊断治疗方案。
6. 对反复发作的快速性心动过速,人工起搏结合药物治疗常可奏效。

二、窄型心动过速

QRS波时间(宽度)<0.12s,心率>100次/分的心动过速称为窄型QRS波心动过速。为正确诊断与鉴别不同类型室上速,必须记录心动过速发作时的12导联心电图并与窦性心律时心电图对比分析。特别注意Ⅱ、Ⅲ、aVF与V_2、V_6导联P波与QRS波形态和P波与QRS波的相互关系。

(一)房性心动过速

房性心动过速(AT,房速)根据其电生理机制可分为自律性与折返性两类;按持续时间可分为阵发性和持续性两类。AT多见于有器质性心脏病的病人,亦可见于心脏无明显结构异常者,但长期反复发作特别是持续存在,可导致心动过速诱发的心肌病。AT伴明显症状和(或)合并心功能不全时才需积极治疗。药物治疗可抑制心房异位兴奋灶或减慢、阻断房内折返径路而终止心动过速或通过减慢房室传导而降低心室率。

总的来说,AT特别是慢性AT药物治疗效果不够理想。近年AT起源部位的心内标测与射频消融治疗已取得较大进步,故伴严重症状的顽固性慢性AT病人应考虑射频消融治疗。

(二)阵发性室上牲心动过速

阵发性室上性心动过速(PSVT) 是指由房室结参与的折返性心动过速,最常见的类型有两种:即房室结折返性心动过速与房室折返性心动过速(有旁道参与折返环路)。

1. PSVT急诊处理原则

(1)伴严重血流动力学障碍者应选用经食管心房调搏(急性心肌梗死、危重病人或肝硬化者禁用),心房内调搏或程控电刺激或体外同步电复律。

(2)无器质性心脏病、血流动力学稳定者可选用下列药物之一:

①三磷酸腺苷(ATP,在体内分解为腺苷):可阻滞房室结传导终止折返活动。本药起效快(20秒),疗效高,注药后可有一过性潮红、胸闷、房室传导阻滞,但因半衰期极短,故副作用持续时间亦很短。ATP首剂10 mg/2 mL葡萄糖(GS)稀释后快速从近心端的大静脉注射,无效者2分钟后可给20 mg再注射1次。

②腺苷:首剂6mg/3mL生理盐水稀释后快速静脉注射,无效者2分钟后可给予12 mg再静脉注射1次。

禁忌证:窦房结功能不全、冠心病、支气管哮喘。

③维拉帕米:首剂5~10 mg/20 mL生理盐水或葡萄糖液稀释后,缓慢静注10分钟,无效者,10分钟后可再注射5mg。

④地尔硫䓬：使用方法和剂量与维拉帕米相同，总量可达25 mg。

⑤普罗帕酮：首剂 70 mg（1.0～1.5 mg/kg）20mL 注射用水稀释后静脉注射10分钟，无效者10分钟后重复注射70 mg，总剂量不宜超过210 mg。

(3) 伴心功能不全或低血压者，禁用维拉帕米、地尔硫䓬与普罗帕酮，应使用电复律或心房调搏法终止 PSVT。药物可先用西地兰（总量可达1.2～1.4 mg）或腺苷类，但伴有显性预激综合征和反复发作房颤者不宜用西地兰，以防洋地黄类药缩短旁路前传不应期，加速旁路前传、增快心室率，而促发心室颤动（室颤）。对因 PSVT 诱发低血压、且无高血压史、冠心病的年轻病人可用升压药，如美速克新明（甲氧明）20 mg/20 mL 液体稀释后缓慢静注，同时监测血压，使之不超过 180 mmHg，一旦心动过速终止，即停止注射。

(4) 伴高血压或心绞痛的病人宜首选β受体阻滞剂。艾司洛尔为超短效制剂，首剂静注负荷量 500 mg/kg，约1分钟后按 50～200μg/(kg.min) 静滴维持。副作用为一过性低血压。美多心安剂量为 5～10 mg/20 mL（0.1～0.15mg/kg）液体稀释后缓慢注射。亦可用维拉帕米或普罗帕酮。用药过程中必须严密监测血压、心律变化。

(5) 伴有慢性阻塞性肺脏疾病者，不用可收缩支气管平滑肌的药物如腺苷和普罗帕酮，可用钙拮抗剂（维拉帕米或地尔硫䓬）。

(6) 病窦综合征合并 PSVT，应首先插入临时性心室起搏电极，再静脉使用药物，保证安全。

(7) 孕妇合并 PSVT，选用刺激迷走神经方法或心房调搏终止 PSVT；药物首选毛花甙C（西地兰），次选维拉帕米或普罗帕酮。

2. 注意事项

(1) 先后使用上述各类不同房室结阻滞剂，其药效有相加作用。如维拉帕米治疗无效者不能立即给予腺苷类，以防发生高度房室传导阻滞或心脏停搏。

(2) 药物治疗后仍反复发作的 PSVT 或无休止性 PSVT，应联合使用心内程控刺激与维持量药物治疗，并搜寻诱因。有时给予镇静剂使病人安宁入睡，可预防心动过速复发，但上述病人应尽早施行射频消融治疗。

PSVT 发作频繁且暂时无条件做导管射频消融根治者，可选用普罗帕酮 0.15～0.20g，每8小时口服1次，预防复发，必要时并用β受体阻滞剂，可提高预防复发效果。维拉帕米及β受体阻滞剂单一使用效果较差；胺碘酮虽亦有效，但有效剂量不易掌握，且长期应用副作用发生率高。

(三) 心房颤动

1. 分类　心房颤动按其持续时间并结合临床特点可分为以下三类：①阵发性心房颤动：无明显结构性心脏病，心房颤动可自动转复；②持续性心房颤动：心房颤动持续时间短于1年，治疗干预可能复律并维持窦性心律；③持久性心房颤动：心房颤动持续已超过1年，常有严重结构性心脏病，抗心律失常药不能或很难复律，即使能复律亦难维持窦性心律，只宜进行控制心室率及抗凝治疗。

2. 病因　心房颤动的常见病因有：冠心病（急性心肌梗死等），心包炎，甲状腺功能亢进，病态窦房结综合征，充血性心力衰竭，心肌病，肺栓塞，预激综合征，假日心脏综合征（过量乙醇摄入），瓣膜性心脏病，特发性（原因不明，亦称孤立性心房颤动）。

3. 危害性　心房颤动的危害性包括：①诱发心悸、乏力、活动能力下降；②诱发心房、心室重构，进而导致心脏扩大，心功能不全；③诱发血栓栓塞（主要为脑卒中）。

4. 治疗

(1) 并发急性心肌梗死、严重心力衰竭、意识不清、低血压或晕厥的急性快速性心房颤动,应立即进行同步电击复律。

(2) 对未合并上述情况的症状性快速性心房颤动,可选用下列药物之一治疗:

①Esmolol:0.5 mg/kg,静脉注射(60秒注完)。

②维拉帕米:0.075mg/kg(最大剂量5mg),静脉注射(5分钟注完),必要时1~5分钟后加用1次,0.075mg/kg,静脉注射(5分钟注完)。

③地尔硫卓:0.25 mg/kg,静脉注射(3分钟注完),必要时15分钟后加注0.35 mg/kg(3分钟注完)。

④毛花甙c(西地兰):适用于合并心功能不全者。0.4mg稀释后静脉注射(5分钟注完)。必要时30分钟后重复以上剂量,总量1.2 mg。本药缺点是减慢心室率、作用起效慢。

伴心肌梗死、胸痛、低血压、严重心力衰竭、晕厥者应同步电击治疗。注意切勿先后或同时使用两种抑制心肌的药物。另外,用药前后必须监测血压与心律、心率变化。心室率控制后尽早改口服治疗,慢性心房颤动者应使其安静时平均心室率控制在60~70次/分,轻微活动时不大于80次/分。

(3) 心房颤动复律时的抗凝问题 心房颤动持续48小时以上者,其左心耳内可发生血栓形成,特别是有血栓栓塞危险因素者,故除非情况紧急如合并意识障碍、严重低血压、肺水肿或预激综合征合并急性心房颤动伴严重血流动力学障碍时应立即电击复律外,其余病人应先使用药物控制心室率并给予华法林口服治疗3周,再行电复律。成功复律后抗凝剂应至少继续使用4周,因为此时期内心房顿抑,收缩功能未恢复,仍可有血栓形成。

(4) 预激综合征合并心房颤动 任何心房颤动平均心室率≥200次/分且QRS波宽度多变者均应考虑旁道(路)参与前传的心房颤动。

处理原则:

①禁用洋地黄类、维拉帕米、地尔硫卓(均可促进旁道下传,并阻滞房室结下传,从而进一步加快心室率,诱发休克或心室颤动)。

②伴低血压等血流动力学障碍者应立即同步电击复律,如机器对形态多变的QRS波识别困难而不放电,应即改用非同步放电,一般150~200 J即可复律。

③普罗帕酮静脉注射可快速有效减慢旁道下传,从而减慢心室率,适用于不伴严重血流动力学障碍者。剂量为70~210 mg稀释后分次缓慢静注。并用镇静剂可协助减慢心室率。

(四) 心房扑动

心房扑动(AF)是一种不稳定的心律失常,即大多呈阵发性,且易发展为心房颤动或自行转化为窦性心律;少数情况下,AF亦可表现为慢性型,而持续存在。AF可出现于心脏正常或心脏异常的病人,亦常见于病窦综合征、慢性肺源性心脏病、二尖瓣或三尖瓣病病人、甲状腺功能亢进、心脏手术术后,尤易发生在心房增大的病人,预激综合征亦常合并心房扑动、心房颤动。AF持续存在或频繁发作可引起心房、心室扩大甚或心力衰竭(心动过速诱发的心肌病)。近年来发现慢性AF亦是发生血栓栓塞和脑卒中的重要危险因素,尤其是有器质性心脏病和(或)心脏扩大的病人。

有三种方法可终止AF:①药物;②直流电电击;③心房快速起搏。选择何种方法既要取决于病人病情与血流动力学状态,亦取决于所在医院技术及设备条件。

(1) 伴严重血流动力学障碍者首选低能量(50~70J)同步电复律(成功率>95%),但进食不久或有严重肺心病的病人使用麻醉剂可有不良反应,故一般应选用快速心房起搏或药物治疗。对房室呈1:1传导的快速心室率AF,应即刻使用直流电同步转复,否则易发展为心室颤动,心内手术后1周内发生的心房扑动,可使用留置的暂时性心外膜导线电极快速起搏心房以终止之。

(2) 减慢心室率治疗 适用于AF不能转复或转复后很快复发者。无禁忌证者可静注地尔硫䓬、异搏定或β受体阻滞剂。对有心功能不全或低血压者,应使用洋地黄静脉制剂。

(3) 药物转复心房扑动 ①胺碘酮:适用于器质性心脏病病人,但不合并血流动力学障碍者。口服每日0.8~1.0g,直至总量8g左右,复律后每日0.2g维持之。②普罗帕酮:顿服600 mg或静脉缓慢注射105~140 mg。本药可使心房率明显减慢,从而导致房室呈1:1传导,故宜同时并用小剂量β受体阻滞剂或钙拮抗剂。⑤伊布替胺:转复成功率60%,副作用主要为过度延长复极时间,而导致尖端扭转型室性心动过速(TDP)。但因本药半衰期短,故TDP常为自限性,即使如此,仍应备用硫酸镁制剂与电除颤器。取1mg稀释后静脉注射10分钟,如无效,15分钟后可重复给1mg。

三、宽型QRS波心动过速

宽型QRS心动过速(QRS综合波宽度>0.12s)是内科医师特别是在急诊室工作的医师经常面临的一个难题。对它的正确诊断不仅有助于治疗,且对病人预后判断与进一步处理亦有重要意义。临床实践证明,绝大多数宽型QRS心动过速可通过体表心电图分析结合病人临床特点获得正确诊断。仅个别病人需行心内电生理检查以明确诊断。

(一) 分类

宽型QRS心动过速根据波形可分为规则型和不规则型。其中规则型包括:室性心动过速、各种室上速伴原先存在的或频率依赖、逆向型房室折返性心动过速、房室折返性心动过速伴原发或功能性束支传导阻滞;不规则型包括:心房颤动伴束支传导阻滞或伴旁道前传、新房扑动伴不规则房室传导并束支传导阻滞或旁道前传、尖端扭转型室性心动过速。

(二) 诊断

1. 室性心动过速的心电图特征

(1) $V_1 \sim V_6$ 导联QRS波主波均向下。

(2) $V_2 \sim V_6$ 中1个或多个导联呈QR形态。

(3) $V_1 \sim V_6$ 导联QRS波均呈负向波,$V_1 \sim V_6$ 均呈正向R波,既可能是室性心动过速亦可能为旁道前传的AVRT。

(4) 任何呈RS波的胸导联QRS波间距>100 ms。

(5) 房室分离,P波与QRS波无固定关系,且心房率慢、心室率快。

(三) 处理

1. 处理原则 宽型QRS波心动过速处理原则为:①所有诊断不明的宽型QRS波规则性心动过速均应按室性心动过速处理。诊断不明的宽型QRS波心动过速严禁试用维拉帕米,因可导致低血压、休克等严重后果。

2. 处理程序 器质性心脏病伴持续性室性心动过速为恶性心律失常,一旦发生易转化为心室颤动,故应尽快转复为窦性心律。

(1) 如病人不伴血流动力学障碍(清醒,无低血压,无心功不全,无心绞痛,末梢循环良好)。可首选利多卡因。用法为:1mg/kg,1分钟静脉注入,若无效亦无低血压等不良反应,5~10分钟后可用同剂量重复给药1次,若室性心动过速终止,则需立即开始静脉滴注维持量2~4 ms/min,以防复发,一般应用24小时。心力衰竭,肝功不全,老年人剂量应酌减。

(2) 如利多卡因无效,且仍无血流动力学障碍亦无电复律条件时,可试用普罗帕酮1mg/kg,

用 5 分钟时间静脉注入,无效且未出现低血压等不良反应时每 10~15 分钟可重复相同剂量,总量不超过 140 mg。室性心动过速终止后可以 0.5~1.0 mg/min 静脉滴注维持疗效,但不宜超过 6 小时。本药对心功能及传导系统均有抑制作用,且促心律失常作用发生率较高,故急性心肌梗死,心力衰竭病人不宜使用。一般而言,应用两种抗心律失常药无效或病人血流动力学状态恶化时,应考虑非药物治疗,有除颤器设备时应予同步电复律,无条件可行心室程控电刺激终止之,但无除颤器情况下,不应进行心室短阵触发刺激,因极易诱发心室颤动。

(3)对利多卡因无效,且无血流动力学障碍,但合并心脏扩大、心力衰竭或急性心肌梗死等情况的持续性室性心动过速,或反复发作的室性心动过速,可选用胺碘酮静脉注射。静脉注射本药一般对窦房结和 QT 间期无明显影响,注射速度适当亦较少诱发低血压。用法:3mg/kg,10 分钟内匀速静脉注入,若无效 15 分钟后可重复静注 1.5~3 mg/kg;,直至总量达 9mg/kg。或先予负荷量 3mg/kg,用 10 分钟时间注入后继以 1.0mg/min 静脉滴注(6 小时),其后减为 0.5 mg/min 维持。第一日总量可达 1200~1500mg。静脉维持量一般用 2~3 日,宜在有效后第 1 日即开始给口服制剂。

(4)持续性室性心动过速伴血流动力学障碍者首选同步电复律(100~200J),成功率可达 95% 以上。复律后应静脉注射利多卡因 1 mg/kg,继之 2~4 mg/min 静滴维持,以防复发。

四、特发性室性心动过速

特发性室性心动过速是指临床检查未能发现有心脏结构异常亦无冠状动脉病变的室性心动过速。它约占整个室性心动过速中的 10%。

(一)诊断标准

①有反复发作心动过速病史;②异搏定或心律平静脉注射可终止室性心动过速发作;③心电图 QRS 波呈完全性右束支传导阻滞(RBBB)形态伴电轴左偏,或呈左束支传导阻滞(LBBB)形态伴电轴向下;④经体表心电图或电生理检查确认为室性心动过速;⑤各项检查未发现有心脏结构异常亦无冠心病证据。

(二)治疗

1. 特发性室性心动过速急性发作时治疗

(1)伴有血流动力学障碍如低血压,心绞痛或黑矇、晕厥(偶见)者,应施行同步电击复律。

(2)不伴血流动力学障碍者可选用下述药物之一:

a. 左心室特发性室性心动过速(QRS 波呈完全性右束支传导阻滞伴电轴左偏)首选维拉帕米(异搏定),有效率达 90%;普罗帕酮有效率达 30%~50%。

b. 右心室流出道特发性室性心动过速(QRS 波呈左束支传导阻滞形态伴电轴向下),可使用 β 受体阻滞剂,其有效率为 25%~50%,普罗帕酮终止本型室性心动过速的有效率亦达 80%;腺苷或 ATP,对部分病人亦可终止室性心动过速发作。

2. 特发性室性心动过速的根治方法 对反复发作者可施行导管射频消融治疗,有经验的医师施术,其成功率达 95% 以上,且相对安全。

五、长 QT 间期综合征伴尖端扭转性室性心动过速

长 QT 间期综合征伴尖端扭转性室性心动过速(TDP)为恶性心律失常,常出现在 QT 间期延长的基础上,大多呈短阵性复发性,偶亦可为持续性并可演变为心室颤动,根据病因及

心电图特征可分为下述两类,急诊处理病人前应先鉴别确诊。

(一)长间歇依赖性

1. 本型特点:①常由药物(如抗心律失常药)、电解质紊乱(如低血钾、低血镁、低血钙)或各种原因心动过缓引起;②心电图显示在 TDP 发作前,常有长间歇与巨大 U 波,且 TDP 发作前心动周期呈长 - 短顺序规律性变化,且间歇越长,U 波越明显,当其达一定高度即促发 TDP;③TDP 频率一般较快,达 160～250 次/分。

2. 治疗:①去除诱因,立即停用可疑药物(其中包括抗抑郁药物,红霉素等),纠正低钾、低镁。②立即使用异丙肾上腺素,使心率增快到 90～110 次/分,以缩短 QT 间期,抑制 TDP。③硫酸镁负荷量为 2 g 稀释后静脉缓慢推注,如部分有效,5 分钟后可再给 2g,继之以 5～10 mg/min 浓度静脉滴注。④心脏起搏以 90～110 次/分频率起搏心房或心室,可迅速缩短 QT 间期,控制 TDP 复发。不论有无高度房室传导阻滞,人工起搏均极有效,有条件单位应作为首选治疗措施。一经有效起搏,应及时停用异丙肾上腺素。对 TDP 持续发作特别是伴心源性晕厥者,应立即行非同步电击复律(200～300J),因使用同步放电常因除颤器感知电路识别困难(QRS 波形态多变)而不能放电,致延误抢救时机。

(二)肾上腺素能依赖性 TDP

1. 临床特点　本型系遗传基因突变所致,部分病人伴先天性神经性耳聋。幼年、青年期发病,病人常在运动、恐惧、剧痛、惊吓或情绪激动时发作晕厥,但亦可在安静睡眠时发作。心电图特点为发作前 QT 间期呈进行性延长,T 波、U 波振幅呈周期性变化。

2. 治疗

(1)应避免上述诱发因素并禁用可使 QT 延长的药物,维持电解质平衡,血钾应维持在较高水平。

(2)β 受体阻滞剂为最有效的药物,剂量个体差异颇大,但应逐渐增量至最大耐受量(使安静时心率维持 55～60 次/分,轻微活动时 70 次/分左右),达有效剂量后一部分病人 QT 间期缩短,T 波形态改善,应嘱病人长期坚持按时服药,切勿因无晕厥发作而停药,否则仍可致猝死。

(3)钠通道阻滞剂。对由于钠通道不完全失活,导致内向电流成分增加,引起复极延迟,诱发触发活动者,可试用美西律 200～300 mg,每日口服 3 次。本型常在静息或夜间发作 TDP。

(4)钾通道开放剂,烟浪丁或补钾并合用螺内酯口服。对钾离子外流减少者可能有效。因补钾增加外向复极钾电流,故可缩短 QT 间期,抑制触发活动。

(5)左侧心交感神经切除术,可减少局部儿茶酚胺释放而抑制 TDP 发作,明显减少病人猝死率。

(6)永久性起搏支持下并用 β 受体阻滞剂治疗,可对抗后者引起的过度心动过缓副作用,并对预防 TDP 复发有协同作用。

(7)ICD(埋藏式体内自动复律除颤器)适用于使用上述方法后仍有晕厥发作者。但安置后仍应并用 β 受体阻滞剂治疗。

六、缓慢性心律失常

对心室率 <60 次/分的缓慢性心律失常病人仅在出现与心动过缓有关的严重症状(黑朦、晕厥、低血压与心功能不全)时或估计随时会出现心搏骤停(主要为心室颤动)时才需紧急治疗,否则应先全面了解病情、搜寻有无可逆性病因后再进行治疗。

(赵　鹏)

第三节 心绞痛

心绞痛(angjna pectoris)是由胸部不适或疼痛症状组成的临床综合征,通常与冠状动脉异常导致的一过性心肌缺血有关,由于心肌对氧的需求增加超过冠状动脉供血能力或由于冠状动脉供血不足所致,也可两者并存。心绞痛可分为慢性稳定型心绞痛或不稳定型心绞痛。

【病因与发病机制】

一、病因

冠状动脉病变或冠状动脉微血管病变均可引起心绞痛发作。冠状动脉粥样硬化是引起心绞痛的最常见原因,部分心绞痛与冠状动脉粥样硬化病变无关,如血管内皮功能异常、冠状动脉痉挛、先天性冠脉异常、主动脉瓣狭窄、二尖瓣狭窄伴有严重右室高压、肺动脉高压、肥厚性心肌病或控制不良的高血压患者均可发生心绞痛。主动脉反流、二尖瓣脱垂、扩张型心肌病、梅毒性心脏病患者也可偶发心绞痛。此外,严重贫血、心动过速、甲亢及发热时也可发生心绞痛。

二、发病机制

冠状动脉供血不足引起心肌缺血或心肌耗氧量增加导致心肌缺氧时,代谢产物的过多积聚刺激心脏内的自主神经末梢引起疼痛或不适。疼痛刺激经胸交感神经节和相应脊髓段背角细胞由丘脑的脊髓丘脑束传至大脑皮质产生疼痛的感觉。

冠状动脉粥样斑块引起固定狭窄或斑块破裂时局部血管痉挛、血栓形成均可使冠脉血流减少。如冠脉小血管代偿性扩张或有充分的侧支循环形成,能保证充分的血液供应则不发生心绞痛。通常心肌缺血后 30 秒产生心绞痛症状,1 支主要冠状动脉病变大于直径的 50% 或超过冠脉横断面积的 70%、左主干病变超过直径的 50% 时可出现劳力性心绞痛,如存在良好的侧支循环,病变更严重时才会发生心绞痛。

1. 心肌耗氧量增加引起心绞痛 尽管患者存在冠状动脉病变,但在安静状态下冠脉血流仍能维持心肌对氧的需求,不产生心肌缺血症状。当劳力、心脏负荷增加或存在其它使心肌耗氧量增加的因素存在时,冠状动脉储备能力难以满足心肌对氧的需求时则发生心绞痛,称劳力型心绞痛。心率、心肌收缩力及心肌收缩时的室壁张力均可影响心肌耗氧量,其中心率是最重要的影响因素。

2. 心肌供氧减少引起心绞痛 由于一过性冠脉痉挛引起冠脉狭窄或堵塞,冠脉供血减少引起心绞痛发作,称自发性心绞痛。此类心绞痛常在静息状态发生,多发生在有粥样硬化斑块的部位,也可发生于冠脉痉挛或冠状动脉正常患者。近年研究发现,心肌的氧供取决于血液的携氧能力和冠脉血流,冠脉微血管病变和动脉粥样硬化斑块所致的主要冠状动脉病变均可引起冠脉血流减少。一氧化氮减少导致内皮依赖的血管扩张功能障碍及儿茶酚胺高敏导致血管内皮功能异常,冠脉储备减少,冠脉对乙酰胆碱扩血管作用的反应性降低,代谢调节、自动调节、循环系统神经体液激素调节、中枢系统调节、血管外压力、舒张期、主动脉内压与右房压力差等均可影响冠脉血流。

3. 心肌耗氧量增加和心肌供氧减少共同引起心绞痛 在冠状动脉固定病变的基础上

发生冠脉痉挛或存在微血管病变,病人心绞痛的发作与心肌耗氧量增加和供氧量减少均有关,称混合性心绞痛。

【病理】

冠状动脉造影显示稳定型心绞痛的患者,有 1、2 或 3 支动脉直径减少 > 70% 的病变者分别各有 25% 左右,5% ~ 10% 有左冠状动脉主干狭窄,其余约 15% 患者无显著狭窄。后者提示患者的心肌血供和氧供不足,可能是冠状动脉痉挛、冠状循环的小动脉病变、血红蛋白和氧的离解异常、交感神经过度活动、儿茶酚胺分泌过多或心肌代谢异常等所致。

【病理生理】

患者在心绞痛发作之前,常有血压增高、心率增快、肺动脉压和肺毛细血管压增高的变化,反映心脏和肺的顺应性减低。发作时可有左心室收缩力和收缩速度降低、射血速度减慢、左心室收缩压下降、心搏量和心排血量降低、左心室舒张末期压和血容量增加等左心室收缩和舒张功能障碍的病理生理变化。左心室壁可呈收缩不协调或部分心室壁有收缩减弱的现象。

【临床表现】

对胸痛患者根据症状可区分为典型心绞痛、不典型心绞痛和非心脏性胸痛。应重视对胸痛症状的询问,典型症状对冠心病的诊断至关重要。

一、典型症状

1. 诱因　常因体力活动、寒冷刺激、精神紧张、情绪激动、饱餐诱发。
2. 部位及范围　常位于胸骨后,部分为胸骨左缘,可波及心前区,并向左肩、左臂内侧及无名指、小指放射,也可累及颈、后背、喉部、下颌、上腹,范围拳头或巴掌大小。
3. 性质　为钝痛或不适感,呈压迫、紧缩、憋闷、窒息、堵塞、沉重或烧灼感。很少表现为尖锐痛。
4. 持续时间　发作由轻渐重,10 ~ 20s 可达高峰,全过程数分钟,重者可达 10 ~ 15min,很少超过 30min。
5. 缓解方式　含服硝酸甘油 1 ~ 5min 或停止诱发症状的活动数分钟内可缓解。部分患者行走时发生的心绞痛不需停止活动,继续行走或减慢速度症状也可缓解,称走过心绞痛。

二、非典型症状

部分患者尤其是老年人的心肌缺血症状不典型,可无胸部不适症状,而表现为恶心、呕吐、上腹的不适、出汗、乏力,或仅有颈、肩、下颌、牙齿、上肢不适。应重视与劳力密切相关、休息或含硝酸甘油缓解的呼吸困难、乏力等症状,称为心绞痛等同症状。

根据疾病的特点和发生事件的风险将心绞痛进一步分为稳定和不稳定型心绞痛,如疼痛特点 60d 内无变化为稳定型心绞痛。不稳定型心绞痛又分为初发心绞痛、静息心绞痛和恶化心绞痛,近期发生急性冠脉事件的风险远高于稳定型心绞痛患者。

三、体征

可无体征,部分患者症状发作时可有出汗、血压升高、心率增快、早搏、肺部湿啰音,甚至出现一过性 S_3、S_4、S_2 逆分裂、二尖瓣收缩期杂音等。

【辅助检查】

一、心电图

1. 静息心电图 心绞痛发作时约半数患者的心电图正常,部分患者出现 ST 段水平或下斜型下移 0.1mV 或 ST 段抬高 0.1mV,其它的变化包括 T 波改变、异常 Q 波、束支传导阻滞、各种房室传导阻滞及各种心律失常。部分患者静息心电图即存在 ST 段、T 波改变,静息时即存在心电图异常比心电图正常者更具风险。部分患者原有 T 波倒置,心绞痛发作时 T 波变为直立(假改善),这种现象可能由于严重缺血引起室壁运动障碍所致,应引起重视。ST 段下移及 T 波改变提示心内膜下心肌缺血,ST 段抬高提示存在透壁心肌缺血。左前分支传导阻滞、右束支传导阻滞、左束支传导阻滞的存在提示冠状动脉多支病变,但缺乏特异性。

2. 运动心电图 运动心电图检查的目的在于筛选症状不典型或静息状态心电图正常的患者有无心肌缺血,或对病人进行危险度分层以决定进一步治疗方法。应根据运动时的症状、运动耐量、血流动力学变化及心电图改变等综合判断结果,最具诊断价值的是运动中或运动后即刻出现 ST 段压低或抬高(持续至 QRS 后 60~80ms)0.1mV。ST 段下降越多,持续时间越长,出现 ST 段下降的导联数越多,提示缺血程度越重或范围越广泛。

与冠脉造影相比,运动 ECG 的敏感性为 50%~72%,特异性为 69%~90%,预测准确性为 68%~75%。

运动心电图的高危指征:①出现≥2.0mm 的 ST 段压低;②在低运动负荷时(Bruce I 级)出现≥1.0mm 的 ST 段压低;运动后 ST 压低的恢复时间超过 5min;④运动负荷功量低于 4METs;⑤异常的血压反应,如运动时血压降低;⑥运动时出现室速。

3. 动态心电图(Holter) 40% 的冠心病患者在日常生活中存在一过性心肌缺血,此时多无症状。12 导联动态心电图有助于持续监测心肌缺血发作的频度、持续时间,并有助于发现无症状心肌缺血、检出心肌缺血相关的各种心律失常。Holter 对判断急性冠脉综合征、稳定型心绞痛患者的预后有重要价值。

二、放射性核素运动心肌灌注显像

1. 心肌灌注显像 部分病人静息时无心肌缺血,心肌影像可无异常表现,当患者运动时心脏做功增加,已有病变的冠状动脉不能有效地增加灌注区的血流量,产生心肌缺血,使心肌灌注影像上该区域出现放射性减低、缺损区。运动负荷时心肌灌注影像出现局限性放射性减低、缺损区,静息影像减低缺损区消失或接近消失,称可逆性灌注缺损,为心肌缺血的特征性表现。负荷心肌灌注显像诊断冠心病的敏感性为 71%~98%,特异性为 43%~92%,优于心电图负荷试验。此外,检测单支血管病变运动心肌灌注显像比运动心电图更敏感。正电子发射断层显像(PET)根据摄取葡萄糖(18F-FDG)与否识别冬眠心肌和顿抑心肌,评估心肌是否存活,准确率可达 80%~85%。

2. 运动心血池显像 可观察运动前后射血分数(EF)、心室舒张功能和室壁运动的变化,对心肌缺血有较高的诊断价值。

心肌核素显像的高危指征:①多处灌注缺损(完全缺损及可逆缺损)超过 1 支血管的供血区;②出现大面积和严重灌注缺损;③运动诱发的左室功能障碍导致肺部 ^{201}Tl 摄取增多;④运动后出现一过性左室扩大;⑤门控单光子断层扫描发现左室功能异常。

三、超声心动图

有助于提高冠心病检出率并除外其它心脏病,心肌缺血时可出现节段性室壁运动障碍、左室顺应性降低及左室舒张末压升高。运动超声心动图监测冠心病的准确性与运动核素心肌灌注显像相似,优于运动心电图,对冠脉病变直径超过50%患者的敏感性为71%~94%,特异性为41%~100%,诊断准确率为69%~92%。

超声负荷心动图的高危指征:①多处可逆的室壁运动异常;②严重和广泛的心脏异常及可逆的心室扩张;③静息状态、使用小剂量多巴酚丁胺或心率<120次/分即出现左室收缩功能异常。

四、药物负荷试验

对不能接受运动负荷试验患者,如年老体弱、活动受限、患有关节炎、肺部疾患、周围血管疾病等,可行药物负荷试验。常用双嘧达莫、腺苷和多巴酚丁胺等药物。

五、冠脉 CT(EBCT)

电子束X线断层显像(EBCT),亦称超高速CT,是近年迅速发展的无创冠脉成像技术,对判断冠脉病变的部位、严重程度及识别钙化病变有其独特价值,未来随着技术的成熟有可能成为识别冠状动脉病变的筛查手段。目前,对存在冠脉钙化病变的患者难以准确判断病变的程度。敏感性80%,特异性40%,预测准确性60%。近年发展迅速的多排螺旋X线断层显像(MSCT)能建立冠状动脉三维成像以显示其主要分支,在冠状动脉的无创性显像领域显示出很好的发展前景。

六、心脏磁共振(MRI)

对人体辐射小,作为无创检查探测心肌缺血、观察室壁运动都有其特殊意义,目前经注射显影剂后观察心肌灌注影像以及冠脉血管成像技术均取得重大进展,未来有可能成为冠状动脉疾病的重要检查手段。

七、冠状动脉造影

仍然是冠心病诊断最可靠的方法,可准确了解冠脉病变部位、狭窄程度、病变形态及侧支循环情况。冠脉造影为冠心病的临床诊断、治疗方法的选择、预后判定提供了可靠的依据。高危患者应尽早行冠脉造影检查,对可疑心肌缺血所致的胸痛、不能进行相关无创检查或有特殊需要时可直接行冠脉造影。一些肥胖、慢性阻塞性肺部疾病、心衰患者运动困难且难以获得理想无创影像时,冠脉造影也提供准确的诊断。药物治疗后仍存在加拿大心脏协会心绞痛分级(CCS)Ⅲ、Ⅳ级的稳定型心绞痛、无创检查提示存在高危征象、发生过猝死或严重室性心律失常的心绞痛、合并心衰的心绞痛以及临床提示存在严重冠脉病变的患者均应行冠脉造影检查(Ⅰ类推荐A级证据)。左室功能异常(EF<45%)、CCSⅠ或Ⅱ级、无创检查提示心肌缺血的中危患者以及无创检查难以作出结论的患者也可行冠脉造影检查(Ⅱ类推荐A级证据)。

【诊断和鉴别诊断】

一、心绞痛的诊断

主要依靠症状,如果症状典型,心绞痛的诊断可以成立。诊断冠心病需除外非冠状动脉疾病引起的心绞痛。

二、鉴别诊断

主要通过详细询问病史,了解疼痛特点、伴随症状,并认真进行体检,结合必要辅助检查来进行,常见的需与心绞痛鉴别的疾病如下:

1. **急性心肌梗死** 疼痛部位、性质与心绞痛相似,程度更剧烈,持续时间半小时以上或数小时,含服硝酸甘油疼痛不能缓解,常有心电图动态演变及心肌酶改变。

2. **主动脉夹层** 典型者疼痛剧烈,常为撕裂样,迅速达到高峰且多放射至背部、腹部、腰部和下肢。可产生动脉压迫症状,两侧上肢的血压和脉搏常不一致。进一步检查有助于确诊。

3. **重度肺动脉高压** 可发生与心绞痛相似的劳力性疼痛,可能与活动时右心室缺血有关。常伴有呼吸困难、头晕甚至晕厥。检查可发现胸廓畸形、P_2 亢进、ECG 右室肥厚等,UCG 可测定肺动脉压力。

4. **心包炎** 疼痛位于胸骨部或胸骨旁、心前区,可延及颈部、肩部,多为持续性胸痛。疼痛与体位、呼吸有关,可因咳嗽、深呼吸、平卧位而加重。如听诊发现心包摩擦音,诊断可确立。临床及实验室检查有助于鉴别。

5. **食管疾患**如反流性食管炎、食管裂孔疝及食管痉挛等。胃酸反流引起食管炎症、痉挛,表现为胸骨后堵塞、烧灼、压迫感,并可向背部、上肢及下颌放射而疑似心绞痛。常于进食尤其冷饮时或饭后发作,疼痛性质可呈收缩性或锐痛,发作时可有吞咽困难,与劳力无关,持续数分钟或几小时,服用硝酸甘油有效,抗酸药使之缓解。胃镜、胃肠造影、食管功能检查如激发试验、食管压力监测、24h pH 值监测等可明确诊断。

6. **胸壁疾患**如肋软骨炎、肋间神经痛、带状疱疹等,均可引起左心前区痛,多可找到痛点,疼痛可与体位、呼吸有关。

7. **胸膜疾患**如胸膜炎,也可引起胸痛,疼痛特点与心绞痛不同,为锐痛或刀割样疼痛,体位改变、胸壁运动如咳嗽、呼吸可使疼痛加重。

三、心绞痛分型

仍沿用 1979 年国际心脏病学会及世界卫生组织的分型,分为劳力性心绞痛、自发性心绞痛和混合性心绞痛。

(一)劳力性心绞痛

特点是疼痛由体力活动或其它增加心肌耗氧量的情况诱发,为心肌需氧量增加超过病变冠状动脉供血能力时发生的心绞痛。进一步分为:

1. **初发劳力性心绞痛** 既往无心绞痛病史,在 1 个月内新出现的劳力性心绞痛。此种心绞痛病情常不稳定,有加重倾向,如不及时治疗,易发生心肌梗死及猝死。多为冠脉病变急剧进展、破溃、出血,血小板聚集或部分血栓形成导致冠脉管腔不完全闭塞。

2. **稳定劳力性心绞痛** 简称稳定型心绞痛,亦称普通型心绞痛,是最常见的心绞痛。心绞痛在 2 个月以上,发作的诱因、疼痛的严重程度、发作频率、疼痛持续时间、硝酸甘油服用量稳定不变者。可为单支或多支严重冠脉病变,病变常较稳定或已形成充分侧支循环。

3. **恶化劳力性心绞痛** 原为稳定劳力性心绞痛,近期内心绞痛发作次数较前增加、持续时间延长、疼痛程度加重、硝酸甘油用量增加,心绞痛阈值显著下降,轻度活动甚至休息状态下也可出现心绞痛,但心电图及血心肌酶检查不支持急性心肌梗死。多在原有病变的基础上发生病变进展,使原有病变更重或伴有冠脉痉挛。

（二）自发性心绞痛

是由于冠状动脉痉挛引起冠状动脉动力性狭窄、冠脉供血减少导致心肌缺血，心绞痛发作与心肌需氧量的增加无明显关系。与劳力性心绞痛相比疼痛持续时间较长、程度较重、发作时心电图可呈 ST 段压低或 T 波变化，某些自发性心绞痛患者在发作时出现暂时性 ST 段抬高，常称为变异性心绞痛。

（三）混合性心绞痛

劳力或休息时均可发生心绞痛，患者多在冠脉固定病变的基础上有冠脉痉挛因素参与。

习惯上将心绞痛分为稳定型、不稳定型心绞痛及变异性心绞痛，以根据不同的冠脉病理特点、发病机制，判定预后并决定进一步治疗原则，具有重要的临床指导意义。

不稳定型心绞痛是介于心绞痛和心肌梗死之间的缺血状态，易发展成急性心肌梗死或发生猝死，应引起高度重视。初发劳力性心绞痛、恶化劳力性心绞痛及自发性心绞痛常统称为"不稳定型心绞痛"。频繁发作的餐后心绞痛、卧位心绞痛也属于不稳定型心绞痛。不稳定型心绞痛患者的冠脉病变多为偏心、不规则、复杂病变，病变处于活动或进展状态，伴有斑块破裂、出血、溃疡、血栓形成或痉挛，部分病人为多支或左主干病变。

四、劳力性心绞痛分级

国际上采用1972年加拿大心血管协会（CCS）根据劳力性心绞痛发作时的活动量分级。

Ⅰ级：一般日常活动不引起心绞痛发作，费力大、速度快、时间长的体力活动可引起发作。

Ⅱ级：日常体力活动受限制，在饭后、冷风、情绪波动时更明显。

Ⅲ级：日常体力活动显著受限，以一般速度平地步行一个街区，或上一层楼即可引起心绞痛发作。

Ⅳ级：轻微活动可引起心绞痛，甚至休息时也有发作。

【治疗】

一、稳定劳力性心绞痛的治疗

（一）一般治疗

1. 向病人解释病情，解除思想负担，以取得病人的配合治疗。
2. 控制冠心病的危险因素如高血压、高脂血症、糖尿病、痛风、肥胖，吸烟者应力劝戒烟、鼓励患者少量饮酒。
3. 避免过度劳累及精神紧张，培养健康的生活方式，养成良好的饮食习惯，保持生活规律，保证充分休息，根据病情安排适当的体力活动及工作。
4. 治疗可诱发心绞痛的其他系统疾病，如胆囊疾病、溃疡病、颈椎病、食管炎等。

（二）药物治疗

目标：降低死亡率、事件发生率并减轻心绞痛和相关症状。

1. 抗血小板聚集药物

（1）阿司匹林：如无禁忌证，无论有无症状，急性或慢性心肌缺血的病人均应常规服用阿司匹林。常用推荐剂量 75～325mg/d。

（2）氯吡格雷：对不能使用阿司匹林的患者可口服氯吡格雷替代，高危病人可合用氯吡格雷治疗。常用剂量 75mg/d。

2. β受体阻滞剂 对运动诱发的心绞痛、改善运动耐量、减少有症状和无症状的心肌缺血发作均有明显疗效。

(1) 美托洛尔(Metoprolol):为心脏选择性的脂溶性β受体阻滞剂,对劳力性心绞痛的疗效明确,为临床常用治疗劳力性心绞痛的药物。常用剂量50~200mg/d,分2次服用。目前国内已有缓释剂型,半衰期可达20h。

(2) 比索洛尔(Bisoprolol):为高度β_1选择性,长作用的β阻滞剂。剂量:2.5~20mg/d,一般病人5mg/d,每日1次口服。

β受体阻滞剂常和二硝酸异山梨醇酯、硝酸甘油联合应用,既可增强疗效又可减轻各自的不良反应。不宜用于支气管哮喘、病窦综合征、房室传导阻滞、低血压和急性心衰患者。

3. **血管紧张素转换酶抑制剂(ACEI)及受体拮抗剂(ARB)** 目前是欧美指南推荐的治疗冠状动脉疾患、心绞痛的基本药物。ACEI可改善内皮功能、增加冠脉血流,改善心肌氧供需平衡并抑制交感神经活性,减少心室肥厚、血管增厚,抑制动脉粥样硬化斑块进展,防止斑块破裂及血栓形成,减少心肌梗死发生及心绞痛发作。常用的ACEI类药物包括培哚普利4~8mg、1次/天,雷米普利2.5~10mg、1次/天,贝那普利2.5~20mg、1次/天,福辛普利10~40mg、1次/天,卡托普利25~100mg、3次/天等。对ACEI药物的选择应考虑其半衰期、代谢特点以及排泄途径,达到有效治疗剂量。对不能耐受ACEI的患者可考虑换用ARB,如缬沙坦、氯沙坦、坎地沙坦、伊贝沙坦、替米沙坦等。

4. **硝酸酯类药物** 通过扩张静脉、减少回心血量而降低心脏的前负荷,大剂量时通过扩张动脉降低周围血管阻力而降低后负荷;直接扩张冠状动脉、增加侧支循环而增加心肌灌注,可有效地减轻心绞痛症状,改善生活质量,但缺乏长期服用降低死亡率、改善预后的循证医学证据。

舌下含服硝酸甘油起效迅速(3~5min内),常在心绞痛发作时用。一般可含服0.5~1.0mg。重度发作有时需含服1.5mg以上。硝酸甘油也可预防性应用,在可引起心绞痛而不能避免的活动前如骑车、上楼、排便等,可事先含服硝酸甘油,预防心绞痛发作。

异山梨醇酯(消心痛)舌下含服1~3min起效,口服15~20min起效,1h达高峰,作用时间可达4~6h,较硝酸甘油长,对重度发作病人可每4~6h服用1次,每次10~40mg,剂量应个体化。对一般病人,为避免硝酸酯耐药性,可白天应用,晚上不用,或发作频繁的时间段使用。

单硝酸异山梨醇酯无首过效应,生物利用度高,作用时间长达8h,可减少服药次数。40~120mg/d,8~12h 1次。控释剂型如依姆多、长效异乐定作用可维持12h以上并较少发生耐药,可每日1次口服。

长时间大剂量使用硝酸酯类药物易导致耐药,不同硝酸酯类有交叉耐药现象,应尽量使用小剂量、间断使用或夜间停止用药,以避免耐药性发生。

5. **钙拮抗剂** 通过抑制钙离子进入心肌及平滑肌细胞抑制钙依赖性电机械偶联过程,对心脏有直接负性肌力作用,并可松弛血管平滑肌,通过抑制心肌收缩、扩张冠状动脉及外周动脉缓解冠脉痉挛、降低动脉压、减轻心脏负荷,使心肌耗氧量降低、氧供增加。可使患者心绞痛发作次数减少、运动耐力增加、硝酸酯类用量减少。分为二氢吡啶类(如硝苯地平、氨氯地平、非洛地平)和非二氢吡啶类(如地尔硫䓬、维拉帕米)。

6. **调脂治疗** 所有高危、极高危患者应强化降脂治疗,宜首选他汀类药物,如辛伐他汀、洛伐他汀、普伐他汀、阿托伐他汀、氟伐他汀等。

7. **经皮腔内冠状动脉介入治疗(PCI)及冠状动脉旁路移植术(CABG,冠脉搭桥术)** 所有CCS Ⅲ~Ⅳ级的心绞痛患者如无禁忌证,均应考虑行冠脉造影以决定进一步治疗方案。大部分病变行 PCI 可有效改善心肌缺血、缓解心绞痛症状。但对部分 PCI 的高风险或再狭窄率高的病变如左主干病变、多支血管弥漫病变需根据患者的病变特点、伴随疾病、整体身体及经济状况决定是否可以进行 PCI 治疗。原则上，对左主干病变、多支血管开口病变、糖尿病的多支血管病、同时需行室壁瘤修补或换瓣手术、反复支架内再狭窄的患者仍应首选 CABG。

二、不稳定型心绞痛的治疗

（一）一般治疗

不稳定型心绞痛病人需住院观察治疗，医生应解除其紧张、恐惧情绪，使身体及精神得到休息。同时给予吸氧，心电监护，观察心电图、心肌酶如 TNI、TnT、CK-MB 等变化以早期发现心肌梗死。约有 10%～15% 的不稳定型心绞痛患者，其发作与某些能增加心肌耗氧量的诱因有关，如高血压、感染、发热、甲状腺功能亢进、贫血、心力衰竭、心律失常（快速房颤、缓慢心律失常）等，应控制这些相关因素。

（二）药物治疗

1. 抗血小板、抗凝治疗　鉴于血小板在不稳定型心绞痛发病机制中的关键作用，抗血小板药物应早期应用。

（1）阿司匹林：降低不稳定型心绞痛患者发生急性心肌梗死或死亡的危险 50% 以上，首剂 300mg/d，维持量 75～325 mg/d。对阿司匹林过敏、不能耐受或阿司匹林抵抗者可以换用氯吡格雷或抵克立得。

（2）氯吡格雷：通过抑制 ADP 介导的血小板激活，干扰纤维蛋白原结合血小板膜糖蛋白而抑制血小板聚集，防止血小板血栓形成。临床试验表明氯吡格雷作为心肌梗死二级预防，减少再梗和死亡与阿司匹林相仿。阿司匹林与氯吡格雷合用可进一步提高抗血小板作用，降低心肌梗死和死亡率。

（3）血小板膜糖蛋白 IIb-IIIa 受体阻滞剂：是血小板聚集形成血小板血栓的最后共同通道的阻滞剂，是最强有力的抗血小板聚集药。目前常用的有三种静脉制剂：阿昔单抗、埃替巴肽和 Tirofiban。临床试验的结果显示可降低急性冠脉综合征患者心脏事件率和死亡率。主要的合并症是出血，价格昂贵，目前已有国产制剂用于临床。常在肝素（或低分子肝素）和阿司匹林的基础上使用。

（4）肝素和低分子肝素（LMWH）：是急性冠脉综合征患者的常规用药，临床试验证实可减少不稳定型心绞痛患者的心肌梗死及死亡。低分子肝素由于疗效稳定，不需监测 APTT 或 ACT，出血、血小板减少等合并症少等优点得到更广泛的应用。

2. β 受体阻滞剂　应用 β 受体阻滞剂治疗不稳定型心绞痛，掌握适当剂量及给药时间是取得满意疗效的保证。可根据休息时的心率和血压调整剂量，使心率保持在 60 次/分左右、血压在正常范围。应根据心绞痛发作的时间调整给药时间，如原已应用 β 受体阻滞剂，发病后可根据病情适当增加剂量。不稳定型心绞痛可能合并肺淤血，其机制为心肌缺血使心肌顺应性下降或收缩功能下降所致。β 受体阻滞剂过度抑制心肌收缩力也可诱发心衰，易发生于心脏明显扩大的病人，禁用于急性心功能不全患者。心绞痛发作时有一过性 ST 段抬高，β 受体阻滞剂疗效不佳，提示冠脉痉挛是其主要发病机制，宜及时应用钙拮抗剂或硝酸酯类治疗。

3. ACEI/ARB　大规模临床试验结果表明 ACEI 可降低死亡率及事件率，改善近期、远期预后，推荐作为心绞痛的基本治疗药物，如无禁忌证应尽早加用并达到有效负荷剂量。ARB 尚缺乏足够循证医学证据，但对不能耐受 ACEI 的患者可考虑服用。

4. 硝酸酯类 可作为缓解心绞痛的有效药物。心绞痛发作时可含服硝酸甘油 0.5～1.5mg,对发作频繁的病人应用静脉途径给药,多数病人心绞痛症状可显著减轻或得到控制。硝酸甘油通常自 10μg/min 开始,在严密监测血压的条件下,每 5～10min 增量 10μg/min。如血压下降至低于 120mmHg 应终止增量。可根据病人心绞痛的发作规律,每日给药 12h,停用 12h,以免产生耐药现象。硝酸酯类药物的使用应以不影响可改善患者预后的药物如 ACEI、β 受体阻滞剂为前提。血压低于 90/60 mmHg 或较基础收缩压下降大于 30mmHg,心率高于 100 次/分、低于 60 次/分时慎用。对 ACEI、β 受体阻滞剂疗效不佳的心绞痛患者合用长效硝酸酯类药物,如依姆多、长效异乐定、欣康缓释片等,可以有效减少心绞痛发作。

5. 钙拮抗剂 对冠心病患者预后的改善与否需临床试验进一步评估,但可减少心绞痛发作、提高患者生活质量。可作为心绞痛反复发作、其它药物疗效不佳时的合并用药。应尽量选用长效、负性肌力小的钙拮抗剂,使用应以不影响可改善患者预后的药物为前提。常用药物如:地尔硫卓口服 90～360 mg/d,氨氯地平 5～10mg/d 口服。

6. 调脂治疗 可改善不稳定型心绞痛近期、远期预后,降低死亡率及冠脉事件率。如无禁忌,应尽早加用并进行强化降脂治疗。

(褚 熙)

第四节 急性心肌梗死

急性心肌梗死(acute myocardial infarction,AMI)是由于冠状动脉供血急剧减少或中断,使相应心肌严重而持久的急性缺血导致心肌急性坏死。临床上可有胸痛,严重时可伴有严重心律失常、心力衰竭或休克,有反映心肌急性缺血、损伤和坏死一系列特征性的心电图演变以及血清心肌酶和心肌结构蛋白的变化。

【病因与发病机制】

基本病因是冠状动脉粥样硬化。冠状动脉粥样硬化病变富含脂质的易损斑块破裂、出血、血管腔内血栓形成,动脉内膜下出血或动脉持续性痉挛,使管腔迅速发生持久而完全的闭塞,该动脉所供应的心肌严重持久缺血 0.5～1.0h 以上即致心肌坏死。另外,出血、休克或严重心律失常可致心排血量骤降,冠状动脉灌流量锐减;重度体力活动、情绪过分激动、血压剧升或用力大便可致左室负荷剧增,也可使心肌严重持久缺血,引起心肌坏死;饱餐后血脂增高,血液粘稠度增高,引起局部血流缓慢,血小板易于聚集而致血栓形成;睡眠时迷走神经张力增高,使冠状动脉痉挛;介入性诊治时操作损伤,均可加重心肌缺血而致坏死。此外,AMI 也可因冠状动脉栓塞、炎症、先天性畸形、主动脉夹层累及冠状动脉开口或冠状动脉痉挛所致。

【病理】

一、冠状动脉病变

绝大多数 AMI 患者冠脉内可见在粥样斑块的基础上有血栓形成使管腔闭塞,但是由冠状动脉痉挛引起管腔闭塞者中,个别可无严重粥样硬化病变。此外,梗死的发生与原来冠状动脉受粥样硬化病变累及的支数及其所造成管腔狭窄程度之间未必呈平行关系。

1. 左冠状动脉前降支闭塞,引起左心室前壁、心尖部、下侧壁、前间隔和二尖瓣前乳头肌梗死。

2. 右冠状动脉闭塞,引起左心室膈面(右冠状动脉占优势时)、后间隔和右心室梗死,并可累及窦房结和房室结。

3. 左冠状动脉回旋支闭塞,引起左心室高侧壁、膈面(左冠状动脉占优势时)和左心房梗死,可能累及房室结。

4. 左冠状动脉主干闭塞,引起左心室广泛梗死。右心室和左、右心房梗死较少见。

二、心肌病变

冠状动脉闭塞后 20~30 分钟,受其供血的心肌即有少数坏死,开始了 AMI 的病理过程。1~2 小时之间绝大部分心肌呈凝固性坏死,心肌间质充血、水肿,伴多量炎症细胞浸润。以后,坏死的心肌纤维逐渐溶解,形成肌溶灶,随后渐有肉芽组织形成。

【病理生理】

主要出现左心室舒张和收缩功能障碍的一些血流动力学变化,其严重程度和持续时间取决于梗死的部位、程度和范围。心脏收缩力减弱、顺应性减低、心肌收缩不协调,左心室压力曲线最大上升速度(dp/dt)减低,左心室舒张末期压增高、舒张和收缩末期容量增多。射血分数减低,心搏量和心排血量下降,心率增快或有心律失常,血压下降,病情严重者,动脉血氧含量降低。急性大面积心肌梗死者,可发生泵衰竭——心源性休克或急性肺水肿。

右心室梗死较少见,其主要病理生理改变是急性右心衰竭的血流动力学变化,右心房压力增高,高于左心室舒张末期压,心排血量减低,血压下降。AMI 引起的心力衰竭称为泵衰竭,按 Killip 分级法可分为:

Ⅰ级　尚无明显心力衰竭;

Ⅱ级　有左心衰竭,肺部啰音 <50% 肺野;

Ⅲ级　有急性肺水肿,全肺大、小、干、湿啰音;

Ⅳ级　有心源性休克等不同程度或阶段的血流动力学变化。

心源性休克是泵衰竭的严重阶段。但如兼有肺水肿和心源性休克则情况最严重。

【临床表现】

1. 诱发因素　本病在春冬季发病较多,与气候寒冷、气温变化大有关,常在清晨及上午发病较多。约半数病人有诱发因素,如剧烈运动、过重的体力劳动、创伤、情绪激动、精神紧张或饱餐、急性失血、出血性或感染性休克、发热、心动过速等引起心肌氧耗增加的诱因。另外,冠状动脉持续痉挛也可引起急性心肌梗死。

2. 病史　约 1/2~2/3 病例在出现明显的 AMI 症状前,先有前驱(先兆)症状,其中以新发生的心绞痛(初发型心绞痛)或原有的心绞痛加重(恶化型心绞痛)为最多见。原为稳定型劳力性心绞痛患者,出现胸痛发作较以往频繁、性质加剧、持续较久、硝酸甘油疗效差、诱发因素不明显;疼痛时伴有恶心、呕吐、大汗、头昏和心悸者;发作时伴血压剧增或骤降、或伴有心律失常或左心功能不全者;疼痛伴 ST 段一过性明显抬高(变异性心绞痛)或压低、T 波冠状倒置或增高者(假性正常化),均应考虑近期内有发生 AMI 的可能。

3. 症状　多数病人以急性缺血所引起的疼痛为主要症状,少数出现休克或急性左心衰竭的症状,亦有以胃肠道症状或心律失常、栓塞以及其他并发症为主要症状表现。

(1)疼痛:是 AMI 最常见和最早出现的症状。疼痛的部位、性质、放射区域均与心绞痛相似,但多无明显诱因,常发生在休息时。疼痛时间较长,通常超过 30min,休息和舌下含硝酸甘油不易使疼痛缓解,常伴有烦躁不安,出冷汗、恐惧感或濒死感。少数病人无疼痛发生,此为无痛型 AMI,常见于老年人。

(2)全身症状:发热多数在起病 24h 开始,一般在 38℃ 左右,很少超过 39℃,持续 1 周左右。

(3)胃肠道症状:发病早期常伴有恶心、呕吐、腹胀和呃逆,与迷走神经受坏死心肌刺激和心排血量降低、组织灌注不足等有关。

(4)心律失常:见于 75%~95% 的患者,多发在起病 1~2 周内,而以 24h 内最多见。各种心律失常中以室性心律失常最多,尤其是室性期前收缩,如频发(每分钟 5 次以上)或成对出现或呈短阵室性心动过速,多源性或 R 波在 T 波上(即 R on T 现象),常为心室颤动的先兆。房室传导阻滞和束支传导阻滞也较常见,严重房室传导阻滞可为完全性。室上性心律失常则较少,多发生在心力衰竭者。前壁心肌梗死如发生房室传导阻滞表明梗死范围广泛,病情严重。

(5)心力衰竭:主要是急性左心衰竭,可在起病最初几天内发生,或在疼痛、休克好转阶段出现,为梗死后心脏舒缩力显著减弱或不协调所致,发生率约为 32%~48%。出现呼吸困难、咳嗽、发绀、烦躁等症状,严重者可发生肺水肿,继后可发生颈静脉怒张、肝大、水肿等右心衰竭表现。右心室心肌梗死者,一开始即可出现右心衰竭的表现。发生于急性心肌梗死时的心力衰竭或心源性休克称为泵衰竭,根据临床上有无心力衰竭表现及其程度,常采用 Killip 分级法分级:第 I 级为左心衰竭代偿阶段,无心力衰竭征象,肺部无啰音;第 II 级为轻至中度左心衰竭,肺啰音的范围小于肺野的 50%;可出现第三心音奔马律,有肺淤血的 X 线表现;第 III 级为重度心力衰竭,出现急性肺水肿,肺啰音范围大于两肺野的 50%;第 IV 级为心源性休克,收缩压 <90mmHg,少尿、皮肤湿冷、发绀、呼吸加速、脉搏快。

(6)低血压和休克:疼痛时血压下降常见,不一定是休克。如疼痛缓解而收缩压仍低于 80mmHg,有烦躁不安、面色苍白、皮肤湿冷、脉细而快、大汗淋漓、尿量减少(<20ml/h),神志迟钝甚至晕厥者,则为休克表现。休克多在起病后数小时至 1 周内发生,主要是心源性,为心肌广泛(40% 以上)坏死,心排血量急剧下降所致。神经反射引起的周围血管扩张及血容量不足的因素亦可参与。右心室梗死病人常有低血压、右心衰竭的表现。

【辅助检查】

一、实验室检查

1. 白细胞计数和红细胞沉降率 起病 1~2d 后白细胞可增高至 $(10~20)\times10^9/L$,中性粒细胞增多,数日后降至正常。红细胞沉降率增快,常在白细胞计数和体温正常后持续 2~3 周。

2. 血清肌钙蛋白测定 血清肌钙蛋白 T(cTnT) 和肌钙蛋白 I(cTnI) 测定是诊断心肌梗死最特异和敏感的标志物,可反映微型梗死。正常情况下周围血液中 cTnT 一般小于 0.06ng/ml,cTnI 小于 3.1ng/ml,发生急性心肌梗死时,两者均在 3h 后增高,其中 cTnT 持续 10~14d,cTnI 持续 7~10d。

3. 血清心肌酶学及其它生化检查

(1)肌酸磷酸激酶(CK):梗死后 4~8h 开始升高,24h 达峰值,72h 后降至正常。CK 有 3 种同工酶:CK-BB、CK-MB、CK-MM。其中 CK-MB 为心肌特有,对诊断 AMI 有高度敏感性和特异性。根据 CK-MB 定量有助于推算梗死范围及判断预后。

(2) 血清天门冬酸氨基转移酶(AST,曾称谷草转氨酶):梗死后 6～12h 开始升高,1～2d 达高峰,7d 后恢复正常。

(3) 乳酸脱氢酶(LDH):梗死后 24～48h 开始升高,3～6d 达高峰,持续 1～2 周恢复正常。LDH 有 5 种同工酶:LDH_1、LDH_2、LDH_3、LDH_4、LDH_5。LDH_1 在心肌中含量最高,当 $LDH_1 \geq LDH_2$ 时,对 AMI 有诊断价值。

(4) 血和尿肌红蛋白(Mb)测定:尿肌红蛋白排泄和血清肌红蛋白含量测定,也有助于诊断 AMI。尿肌红蛋白在梗死后 5～40h 开始排泄,平均持续达 83h。血清肌红蛋白的升高出现时间较肌钙蛋白和 CK-MB 均略早,高峰消失较快,多数 24h 即恢复正常。

二、心电图检查

1. 急性 Q 波性心肌梗死

(1) 特征性改变:在面向透壁心肌坏死区的导联上出现:①宽而深的 Q 波(病理性 Q 波);②ST 段抬高呈弓背向上型;③T 波倒置,往往宽而深,两支对称。在背向心肌梗死区的导联上则出现相反的改变,即 R 波增高,ST 段压低和 T 波直立并增高。

(2) 动态性改变:①起病数小时内,可尚无异常,或出现异常高大、两肢不对称的 T 波。②数小时后,ST 段明显抬高,弓背向上,与直立的 T 波连接,形成单向曲线(又称 ST 段抬高型心肌梗死),数小时到 2d 内出现病理性 Q 波,同时 R 波减低,为急性期改变。Q 波在 3～4d 内稳定不变,以后 70%～80%永久存在。③如不进行治疗干预,ST 段抬高持续数日至 2 周左右,逐渐回到基础水平,T 波则变为平坦或倒置,为亚急性期改变。④数周至数月以后,T 波呈 V 形倒置,两肢对称,波谷尖锐,为慢性期改变。T 波倒置可永久存在,也可在数月到数年内逐渐恢复,合并束支阻滞尤其左束支阻滞时,或在原来部位再次发生 AMI 时,心电图表现多不典型,不一定能反映 AMI 表现。

2. 急性非 Q 波性心肌梗死

(1) 特征性改变:不出现病理性 Q 波,持续发生 ST 段压低≥0.1mV,但 aVR 导联(有时还有 V_1 导联)ST 段抬高,或有对称性 T 波倒置,(又称非 ST 段抬高型心肌梗死)。

(2) 动态性改变:显示 ST 段普遍压低(除 aVR、有时 V_1 导联外)或 ST 段轻度抬高,继而显示 T 波倒置,但始终不出现 Q 波,相应导联的 R 波电压进行性降低,ST 段和 T 波的改变常持续存在。

3. 灶性心肌梗死　梗死范围较小,分布于心室壁的一处或多处,心电图上无 ST 段抬高也无 Q 波,诊断只能靠测定血中心肌坏死的标志物的升高而确立。

三、超声心动图检查

AMI 后,二维超声心动图显示的局部和总体射血分数以及区域性室壁运动异常可能是最早的表现。心肌梗死病人作二维超声心动图检查有助于判断以下方面:①室壁运动异常,包括过度活动、活动减弱、活动消失、反常运动及不协调。②室壁厚度异常。AMI 时可出现舒张期增厚而收缩期反而减薄的现象;陈旧性心肌梗死则常见梗死部位心肌变薄。③心室室壁瘤。④检测右心室心肌梗死。⑤检测 AMI 的并发症:室间隔穿孔、乳头肌功能不全和心室内附壁血栓。⑥显示冠状动脉。性能良好的二维超声心动图可将冠状动脉内粥样斑的回声显示,从而可了解冠状动脉的狭窄程度。⑦检测心肌缺血。正常人在负荷试验中无舒张末期容积的改变和异常心室活动的出现,若负荷试验诱发心肌缺血,可发现心室壁、室间隔有异常活动,左室舒张末容积增加,左室收缩末容积减少较不明显,导致左室射血分数减少。

四、选择性冠状动脉造影和左心室造影

需施行冠脉介入性治疗时,可通过冠脉造影了解冠脉病变的部位和程度,制定治疗方案,给予相应的介入治疗。冠脉造影无阻塞性改变的原因可能是冠状动脉痉挛或冠脉内血栓再通。

【诊断与鉴别诊断】

根据典型的临床表现,特征性的心电图改变以及血清肌钙蛋白和肌酸磷酸激酶水平等动态改变,诊断本病并不困难,3项中具备2项即可确诊。对老年患者、突然发生严重心律失常、休克、心力衰竭而原因未明,或突然发生较重而持久的胸闷或胸痛者,都应考虑本病的可能,宜先按AMI处理,并进行心电图和血清肌钙蛋白或心肌酶测定,动态观察以确定诊断。无病理性Q波的非透壁性心肌梗死、小灶透壁性心肌梗死,血清肌钙蛋白和心肌酶测定的诊断价值更大。

AMI应与下列疾病鉴别:恶化型心绞痛、急性心包炎、急腹症(急性胰腺炎、消化性溃疡穿孔、急性胆囊炎、胆石症)、肺栓塞、食管痉挛、膈疝、急性主动脉夹层分离等。

1. 心绞痛　疼痛时间短,通常不超过15min,用硝酸甘油有效,心电图变化为一过性,无ST-T演变,无心肌酶增高。AMI疼痛时间长,常超过15min,含硝酸甘油疗效差,心电图有ST-T演变,心肌酶增高。

2. 急性心包炎　疼痛与发热同时出现,可闻及心包摩擦音,心电图ST段呈弓背向下的抬高,无Q波出现。AMI发热在疼痛后出现,心电图ST段呈弓背向上的抬高。

3. 急性肺栓塞　有右心负荷急剧增加的表现,常突然出现呼吸困难,伴咳嗽、咳血、甚至休克。体征有呼吸深快、发绀、心前区抬举样搏动、P_2亢进及分裂、颈静脉充盈、肝肿大、下肢水肿等。心电图可出现电轴右偏,顺钟向转位或右室肥大。肺部X线检查及肺扫描均可提供肺栓塞的重要线索。肺动脉造影是最特异的诊断方法。

4. 急腹症　急性胰腺炎、消化性溃疡穿孔、急性胆囊炎、胆结石等通过仔细询问病史、体格检查、心电图检查及心肌酶检查可协助鉴别。

5. 主动脉夹层瘤　疼痛开始即为撕裂样,外周脉搏消失或不对称,可突然出现主动脉瓣关闭不全表现,超声心动图有一定的诊断价值,主动脉造影或CT显像或磁共振显像(MRI)可以确诊。

【治疗】

对AMI,强调及早发现,及早住院,并加强住院前的就地处理。治疗原则是尽快恢复心肌的血液灌注(到达医院后30分钟内开始溶栓或90分钟内开始介入治疗)以挽救濒死的心肌、防止梗死扩大或缩小心肌缺血范围,保护和维持心脏功能,及时处理严重心律失常、泵衰竭和各种并发症,防止猝死,使患者不但能渡过急性期,且康复后还能保持尽可能多的有功能的心肌。

一、监护和一般治疗

1. 休息　急性期卧床休息,保持环境安静。减少探视,防止不良刺激,解除焦虑。

2. 监测　在冠心病监护室进行心电图、血压和呼吸的监测,除颤仪应随时处于备用状态。对于严重泵衰竭者还监测肺毛细血管压和静脉压。密切观察心律、心率、血压和心功能的变化,为适时作出治疗措施、避免猝死提供客观资料。监测人员必须极端负责,既不放过

任何有意义的变化,又保证患者的安静和休息。

3. 吸氧 对有呼吸困难和血氧饱和度降低者,最初几日间断或持续通过鼻管面罩吸氧。

4. 护理 急性期 12 小时卧床休息,若无并发症,24 小时内应鼓励患者在床上行肢体活动,若无低血压,第 3 天就可在病房内走动;梗死后第 4~5 天,逐步增加活动直至每天 3 次步行 100~150m。

5. 建立静脉通道 保持给药途径畅通。

6. 阿司匹林 无禁忌证者即服水溶性阿司匹林或嚼服肠溶阿司匹林 150~300mg,然后每日 1 次,3 日后改为 75~150mg 每日 1 次长期服用。

二、解除疼痛

选用下列药物尽快解除疼痛:①哌替啶 50~100mg 肌内注射或吗啡 5~10mg 皮下注射,必要时 1~2 小时后再注射一次,以后每 4~6 小时可重复应用,注意防止对呼吸功能的抑制。②胸痛较轻者可用可待因或罂粟碱 0.03~0.06g 肌内注射或口服。③或再试用硝酸甘油 0.3mg 或硝酸异山梨酯 5~10mg 舌下含用或静脉滴注,要注意心率增快和血压降低。

心肌再灌注疗法可极有效地解除疼痛。

三、再灌注心肌

起病 3~6 小时最多在 12 小时内,使闭塞的冠状动脉再通,心肌得到再灌注,濒临坏死的心肌可能得以存活或使坏死范围缩小,减轻梗死后心肌重塑,预后改善,是一种积极的治疗措施。

1. 介入治疗(PCI) 具备施行介入治疗条件的医院,在患者抵达急诊室明确诊断之后,对需施行直接 PCI 者边给予常规治疗和作术前准备,边将患者送到心导管室。适应证为:①ST 段抬高和新出现左束支传导阻滞(影响 ST 段的分析)的 MI;②ST 段抬高性 MI 并发心源性休克;③适合再灌注治疗而有溶栓治疗禁忌证者;④非 ST 段抬高性 MI,但梗死相关动脉严重狭窄,血流≤TIMI Ⅱ级。

2. 溶栓疗法 无条件施行介入治疗或因患者就诊延误、转送患者到可施行介入治疗的单位将会错过再灌注时机,如无禁忌证应立即(接诊患者后 30 分钟内)行本法治疗。

(1) 适应证:①两个或两个以上相邻导联 ST 段抬高(胸导联≥0.2mV,肢导联≥0.1mV),或病史提示 AMI 伴左束支传导阻滞,起病时间<12 小时,患者年龄<75 岁。②ST 段显著抬高的 MI 患者年龄>75 岁,经慎重权衡利弊仍可考虑。③ST 段抬高性 MI,发病时间已达 12~24 小时,但如仍有进行性缺血性胸痛、广泛 ST 段抬高者也可考虑。

(2) 禁忌证:①既往发生过出血性脑卒中,1 年内发生过缺血性脑卒中或脑血管事件;②颅内肿瘤;③近期(2~4 周)有活动性内脏出血;④未排除主动脉夹层;⑤入院时严重且未控制的高血压(>180/110mmHg)或慢性严重高血压病史;⑥目前正在使用治疗剂量的抗凝药或已知有出血倾向;⑦近期(2~4 周)创伤史,包括头部外伤、创伤性心肺复苏或较长时间(>10 分钟)的心肺复苏;⑧近期(<3 周)外科大手术;⑨近期(<2 周)曾有在不能压迫部位的大血管行穿刺术。

(3) 溶栓药物的应用:以纤维蛋白溶酶原激活剂激活血栓中纤维蛋白溶酶原,使转变为纤维蛋白溶酶而溶解冠状动脉内的血栓。国内常用:

1) 尿激酶(UK) 30 分钟内静脉滴注 150 万~200 万 U。

2) 链激酶(SK)或重组链激酶(rSK) 以 150 万 U 静脉滴注,在 60 分钟内滴完。

3）重组组织型纤维蛋白溶酶原激活剂（rt-PA）100mg 在 90 分钟内静脉给予：先静脉注入 15mg，继而 30 分钟内静脉滴注 50mg，其后 60 分钟内再滴注 35mg。

四、消除心律失常

心律失常必须及时消除，以免演变为严重心律失常甚至猝死。

1. 发生心室颤动或持续多形性室性心动过速时，尽快采用非同步直流电除颤或同步直流电复律。单形性室性心动过速药物疗效不满意时也应及早用同步直流电复律。

2. 一旦发现室性期前收缩或室性心动过速，立即用利多卡因 50～100mg 静脉注射，每 5～10 分钟重复 1 次，至期前收缩消失或总量已达 300mg，继以 1～3mg/min 的速度静脉滴注维持（100mg 加入 5% 葡萄糖液 100ml，滴注 1～3ml/min）。如室性心律失常反复，可用胺碘酮治疗。

3. 对缓慢性心律失常可用阿托品 0.5～1mg 肌内或静脉注射。

4. 房室传导阻滞发展到第二度或第三度，伴有血流动力学障碍者宜用人工心脏起搏器作临时的经静脉心内膜右心室起搏治疗，待传导阻滞消失后撤除。

5. 室上性快速心律失常选用维拉帕米、地尔硫卓、美托洛尔、洋地黄制剂或胺碘酮等药物治疗不能控制时，可考虑用同步直流电复律治疗。

五、控制休克

根据休克纯属心源性，抑或还有周围血管舒缩障碍或血容量不足等因素存在，而分别处理。

1. 补充血容量 估计有血容量不足，或中心静脉压和肺动脉楔压低者，用右旋糖酐 40 或 5%～10% 葡萄糖液静脉滴注，输液后如中心静脉压上升 >18cmH$_2$O，肺小动脉楔压 >15～18mmHg，则应停止。右心室梗死时，中心静脉压的升高则未必是补充血容量的禁忌。

2. 应用升压药 补充血容量后血压仍不升，而肺小动脉楔压和心排血量正常时，提示周围血管张力不足，可用多巴胺[起始剂量 3～5μg/(kg·min)]，或去甲肾上腺素 2～8μg/min，亦可选用多巴酚丁胺[起始剂量 3～10μg/(kg·min)]静脉滴注。

3. 应用血管扩张剂 经上述处理血压仍不升，而肺动脉楔压（PCWP）增高，心排血量低或周围血管显著收缩以致四肢厥冷并有发绀时，硝普钠 15μg/min 开始静脉滴注，每 5 分钟逐渐增量至 PCWP 降至 15～18mmHg；硝酸甘油 10～20μg/min 开始静脉滴注，每 5～10 分钟增加 5～10μg/min 直至左室充盈压下降。

4. 其他 治疗休克的其他措施包括纠正酸中毒、避免脑缺血、保护肾功能，必要时应用洋地黄制剂等。为了降低心源性休克的病死率，有条件的医院考虑用主动脉内球囊反搏术进行辅助循环，然后作选择性冠状动脉造影，随即施行介入治疗或主动脉－冠状动脉旁路移植手术，可挽救一些患者的生命。

六、治疗心力衰竭

主要是治疗急性左心衰竭，以应用吗啡（或哌替啶）和利尿剂为主，亦可选用血管扩张剂减轻左心室的负荷，或用多巴酚丁胺 10μg/(kg·min)静脉滴注或用短效血管紧张素转换酶抑制剂从小剂量开始等治疗。洋地黄制剂可能引起室性心律失常，宜慎用。由于最早期出现的心力衰竭主要是坏死心肌间质充血、水肿引起顺应性下降所致，而左心室舒张末期容量尚不增大，因此在梗死发生后 24 小时内宜尽量避免使用洋地黄制剂。有右心室梗死的患者应慎用利尿剂。

七、其他治疗

下列疗法可能有助于挽救濒死心肌,防止梗死扩大,缩小缺血范围,加快愈合,有些尚未完全成熟或疗效尚有争论,可根据患者具体情况考虑选用。

1. β受体阻滞剂和钙通道阻滞剂　在起病的早期,如无禁忌证可尽早使用美托洛尔、阿替洛尔等β受体阻滞剂,尤其是前壁MI伴有交感神经功能亢进者,可能防止梗死范围的扩大,改善急、慢性期的预后,但应注意其对心脏收缩功能的抑制。钙通道阻滞剂中的地尔硫卓可能有类似效果,如有β受体阻滞剂禁忌者可考虑应用。

2. 血管紧张素转换酶抑制剂和血管紧张素受体拮抗剂　在起病早期应用,从低剂量开始,如卡托普利(起始6.25mg,然后12.5~25mg,2次/日)、依那普利(2.5mg,2次/日)、雷米普利(5~10mg,1次/日)、福辛普利(10mg,1次/日)等,有助于改善恢复期心肌的重塑,降低心力衰竭的发生率,从而降低病死率。如不能耐受血管紧张素转换酶抑制剂者可选用血管紧张素Ⅱ受体拮抗剂氯沙坦或缬沙坦等。

3. 极化液疗法　氯化钾1.5g、胰岛素10U加入10%葡萄糖液500ml中,静脉滴注,1~2次/日,7~14天为一疗程。可促进心肌摄取和代谢葡萄糖,使钾离子进入细胞内,恢复细胞膜的极化状态,以利心脏的正常收缩、减少心律失常,并促使心电图上抬高的ST段回到等电位线。

4. 抗凝疗法　目前多用在溶解血栓疗法之后,单独应用者少。在梗死范围较广、复发性梗死或有梗死先兆者可考虑应用。有出血、出血倾向或出血既往史、严重肝肾功能不全、活动性消化性溃疡、血压过高、新近手术而创口未愈者禁用。先用肝素或低分子量肝素,维持凝血时间在正常的两倍左右(试管法20~30分钟,APTT法60~80秒,ACT法300秒左右)。继而口服氯吡格雷或阿司匹林。

八、并发症的处理

并发栓塞时,用溶解血栓和(或)抗凝疗法。心室壁瘤如影响心功能或引起严重心律失常,宜手术切除或同时作主动脉-冠状动脉旁路移植手术。心脏破裂和乳头肌功能严重失调都可考虑手术治疗,但手术死亡率高。心肌梗死后综合征可用糖皮质激素或阿司匹林、吲哚美辛等治疗。

(赵　鹏)

第五节　感染性心内膜炎

感染性心内膜炎(infective endocarditis,IE)系指病原微生物迁徙至心脏瓣膜和(或)心内膜、大血管内膜的一类炎症病变。IE按其病程可分为急性或亚急性IE,但这种分类仅适用于未经治疗的病例。急性IE病例起病急,全身感染中毒症状严重,常于发病后数天至6周内死亡;亚急性IE病例起病较缓、潜隐,全身感染中毒症状较轻,疾病进展较缓慢,病程常超过6周,甚至数月。近些年来由于广谱抗生素的应用,急性及亚急性IE二者间常无明显界线。IE按其病因又可分为三类:自体瓣膜心内膜炎,人工瓣膜心内膜炎及静脉药瘾者心内膜炎。据统计 IE 发病率约 0.5%～1‰,多见于青壮年,平均发病年龄为 45 岁左右,男性多于女性,性别比为 1.6～2.5。近些年来由于超声技术的进步与推广,抗生素的临床应用和发展,药瘾者的增加以及 IE 外科治疗的进展,故对 IE 认识发生了较大的变化。

【病因】

一、IE 易感因素

大多数 IE 患者存在与感染密切相关的易感因素,常发生在有心脏损害的基础上,常见为心脏瓣膜病、先天性心脏病、二尖瓣脱垂及人工心脏瓣膜置换等心脏手术,拔牙等口腔手术及操作,膀胱镜检、尿道扩张留置导尿、胃肠内镜检查、支气管镜检、静脉药物滥用(吸毒)及心导管检查或治疗(漂浮导管检查、心脏起搏器安置、主动脉气囊反搏术等)均可能发生菌血症。以往 IE 主要发生于风湿性心脏瓣膜病,IE 最常发生于二尖瓣及主动脉瓣关闭不全,发生于单纯性二尖瓣狭窄伴心衰或房颤者较少,罕见发生于肺动脉瓣。近些年来由于生活条件的改善及抗生素的广泛应用,使风湿性心脏瓣膜病患病率明显下降,而先天性心脏病是目前 IE 常见的病因,约占 IE 发病的 10%～20%。尤其好发于室间隔缺损、动脉导管未闭、主动脉缩窄、法洛四联症、肺动脉瓣狭窄、马凡氏综合征伴主动脉瓣关闭不全。近年来约 1/3 IE 发生于无器质性心脏病者,其中一部分患者潜在着无症状的二叶主动脉瓣、二尖瓣脱垂。对于年长者 IE 多发生于心脏主动脉瓣及二尖瓣的退行性病变,因随年龄增加,瓣膜及瓣下结构退行性改变,纤维化、钙化增多,细菌易于侵入,多侵犯主动脉瓣。据统计近年来静脉药物滥用(尤其是药瘾者)致 IE 发生平均每年 2%～5%,如此高发的 IE 发病率几乎与心脏手术(如直视心脏手术、心脏瓣膜置换术等)相一致。

二、病原菌

感染人类的细菌多数可引起 IE,但以葡萄球菌和链球菌感染最常见。在天然瓣膜感染中,这两类细菌引起者可高达 90%,人工瓣膜感染中此二类细菌感染达 70% 左右。急性 IE 多数由金黄色葡萄球菌所致,亚急性 IE 以草绿色链球菌引起者居多,从感染到临床症状出现时间为 2 周,通常持续 5 个月。其它病原微生物如真菌、分枝杆菌、立克次体、衣原体等也可引起 IE。HACEK(嗜血杆菌属、放线杆菌属、人心杆菌属、埃肯杆菌属及金氏杆菌属)心内膜炎在天然瓣膜心内膜炎中占 5%,多导致亚急性 IE。近些年来由于致病菌侵入途径的改变(静脉药瘾者),使 IE 的致病菌种发生变化,革兰阴性杆菌及真菌感染者日渐增多,这类 IE 易形成大的赘生物,此为血小板及纤维素样非晶体团块,内含大量病原微生物,可损伤瓣膜、心内膜及血管,致多发动脉栓塞、细菌性动脉瘤、脓肿、心力衰竭等,有极高的死亡率。

三、致病菌侵入途径

致病菌可经皮肤、口腔、呼吸道、胃肠道、泌尿道等途径入侵,也可经静脉注射侵入。近些年来侵入性医疗操作的广泛开展,如血液透析、支气管镜、胃镜、十二指肠镜、膀胱镜等内镜的普及应用,危重患者血流动力学监测,导管介入性治疗技术的广泛开展,使致病菌侵入途径比以往发生极大变化,大大增加了心脏感染的机会,故医源性菌血症所致 IE 已成为目前不可忽视的问题,值得临床医生高度重视。近些年来随着吸毒人数的增加,毒瘾者多采用静脉途径,反复不洁注射致毒瘾者皮肤上细菌侵入或由局部感染病灶(脓肿、化脓性静脉炎、疏松结缔组织炎)细菌侵入人体,发生右心感染性心内膜炎几率大大增加,多数累及正常心脏瓣膜,以三尖瓣受累多见,以金黄色葡萄球菌感染为主,其次为链球菌、肠球菌、革兰阴性杆菌和真菌。如发生三尖瓣 IE,一般临床多数表现急性过程,易发生右心功能不全、细菌性肺梗死,病死率高达 60% 以上。

【发病机制】

心脏瓣膜病、先天性心脏病等心脏疾患,由于其心脏结构异常,不论是瓣膜的关闭不全引起的血液反流、瓣膜狭窄形成的压力阶差,还是间隔缺损、心内分流均可致血流动力学异常,致血流从压力高处快速向压力低处流动,高速流动的血流冲击着心脏或(及)血管内膜,导致内膜内皮损伤,内皮损伤后血小板和纤维蛋白聚集在损伤处形成无菌性赘生物,当病原微生物经血流粘附于病损处时形成感染性赘生物,病原微生物在赘生物内滋养繁殖,不易被机体吞噬细胞吞噬,也不易被抗生素所杀灭,相反它可向血流中释放病原菌和毒素产生菌血症和毒血症,致一系列临床症状。感染性赘生物破坏瓣膜结构致瓣叶穿孔,腱索及乳头肌断裂,可发生心功能不全。感染性赘生物在血流冲击下,可发生破碎并脱落,致机体栓塞或(及)脓肿发生。

【病理】

一、心内感染和局部扩散

①赘生物呈小疣状结节或菜花状、息肉样,小不足 1mm,大至可阻塞瓣口。赘生物导致瓣叶破损、穿孔或腱索断裂,引起瓣膜关闭不全。②感染的局部扩散产生瓣环或心肌脓肿、传导组织破坏、乳头肌断裂或室间隔穿孔和化脓性心包炎。

二、赘生物碎片脱落致栓塞

①动脉栓塞导致组织器官梗死,偶可形成脓肿;②脓毒性栓子栓塞动脉血管壁的滋养血管引起动脉管壁坏死;或栓塞动脉管腔,细菌直接破坏动脉壁。上述两种情况均可形成细菌性动脉瘤。

三、血源性播散

菌血症持续存在,在心外的机体其他部位播种化脓性病灶,形成迁移性脓肿。

四、免疫系统激活

持续性菌血症刺激细胞和体液介导的免疫系统,引起:①脾大;②肾小球肾炎(循环中免疫复合物沉积于肾小球基底膜);③关节炎、心包炎和微血管炎(可引起皮肤、黏膜体征和心肌炎)。

【临床表现】

从短暂性菌血症的发生至症状出现之间的时间间隔长短不一,多在 2 周以内,但不少患者无明确的细菌进入途径可寻。

一、发热

发热是感染性心内膜炎最常见的症状,除有些老年或心、肾衰竭重症患者外,几乎均有发热。亚急性者起病隐匿,可有全身不适、乏力、食欲不振和体重减轻等非特异性症状。可有弛张性低热,一般 <39℃,午后和晚上高。头痛,背痛和肌肉关节痛常见。急性者呈暴发性败血症过程,有高热寒战。突发心力衰竭者较为常见。

二、心脏杂音

80%~85%的患者可闻心脏杂音,可由基础心脏病和(或)心内膜炎导致瓣膜损害所致。急性者要比亚急性者更易出现杂音强度和性质的变化,或出现新的杂音。瓣膜损害所致的新的或增强的杂音主要为关闭不全的杂音,尤以主动脉瓣关闭不全多见。金黄色葡萄球菌引起的急性心内膜炎起病时仅30%~45%有杂音,随瓣膜发生损害,75%~80%的患者可出现杂音。

三、周围体征

多为非特异性,近年已不多见,包括:①淤点,可出现于任何部位,以锁骨以上皮肤、口腔黏膜和睑结膜常见,病程长者较多见;②指和趾甲下线状出血;③Roth斑,为视网膜的卵圆形出血斑,其中心呈白色,多见于亚急性感染;④Osler结节,为指和趾垫出现的豌豆大的红或紫色痛性结节,较常见于亚急性者;⑤Janeway损害,为手掌和足底处直径1~4mm无痛性出血红斑,主要见于急性患者。引起这些周围体征的原因可能是微血管炎或微栓塞。

四、动脉栓塞

赘生物引起动脉栓塞占20%~40%,尸检检出的亚临床型栓塞更多。栓塞可发生在机体的任何部位。脑、心脏、脾、肾、肠系膜和四肢为临床所见的体循环动脉栓塞部位。脑栓塞的发生率为15%~20%。在有左向右分流的先天性心血管病或右心心内膜炎时,肺循环栓塞常见。如三尖瓣赘生物脱落引起肺栓塞,可突然出现咳嗽、呼吸困难、咯血或胸痛。肺梗死可发展为肺坏死、空洞,甚至脓气胸。

五、感染的非特异性症状

1. 脾大 见于15%~50%、病程>6周的患者,急性者少见。
2. 贫血 IE时贫血较为常见,尤其多见于亚急性者,有苍白无力和多汗。主要由于感染抑制骨髓所致。多为轻、中度贫血,晚期患者有重度贫血。

【实验室和其他检查】

1. 血、尿常规检查 ①血细胞计数升高,伴分类左移,尤其见于急性IE。由于细菌毒素对骨髓造血系统抑制及对红细胞破坏,多数患者呈正常细胞正色素性贫血,为轻度至中度贫血,并随疾病好转而恢复。血沉可呈不同程度升高,但IE伴心衰、肾衰时血沉可正常。②几乎50%的IE患者尿常规有蛋白尿或镜下血尿。如有红细胞管型及大量蛋白尿示弥漫性肾小球肾炎,此时常伴肾功能损害。如为肉眼血尿,常示合并肾梗死。

2. 血培养 血培养阳性是诊断IE最直接证据。在未用抗生素治疗的患者,血培养阳性率可高达70%~80%以上,约20%~30%的IE患者血培养可呈阴性结果,其原因为:①血培养前已用抗生素治疗;②病原微生物对培养基营养要求较高;③采血量不够;④病原微生物培养时间不够;⑤病程已属晚期,并伴心功能不全及(或)肾功能不全。

3. 超声心动图 目前超声心动图已成为早期诊断IE、明确IE并发症、指导治疗及判断预后必不可少的工具。其优点是:①判断有无基础心脏病变;②可以直接显示有无赘生物、大小、附着部位、数量及活动度;③判断瓣膜及瓣膜附属装置如腱索、乳头肌、瓣环等受损情况,包括瓣叶穿孔、腱索断裂、人工瓣膜修补处出现新裂口等;④有无IE其它并发症如瓣周脓肿、瘘管、心包积液等;⑤了解血流动力学变化,如心功能状态,心腔大小,心腔内压力变化等。

【诊断】

IE诊断的"金标准"是外科或尸解的赘生物组织病理学及(或)细菌学检查标准,其中细菌学标准为:赘生物、栓塞性赘生物或心内脓肿进行性培养或组织学检查证实。病理学标准为:赘生物或心内脓肿经组织学检查证实为活动性心内膜炎。但目前患者生前诊断IE主要依靠临床表现特点、心脏超声检查及血培养来确定诊断。

IE临床诊断标准如下:凡临床符合下列2项主要标准;或1项主要标准加3项次要标准;或5项次要标准,在排除急性风湿热、左心房粘液瘤、系统性红斑狼疮、急性肾小球肾炎等疾患,可考虑IE诊断。

一、主要标准

1. 血培养阳性 ①2次分开的血培养有IE的典型细菌:草绿色链球菌、牛链球菌组、HACEK或金黄色葡萄球菌或肠球菌。②或持续的阳性血培养,与IE相一致,血培养抽取时间相隔12h以上,或所有3、4次或4次以上的多数血培养阳性,首次与最后一次抽取时间至少相隔1h以上。

2. 心内膜受累依据 超声心动图示振动的心内团块,处于瓣膜或支持结构上或在反流喷射路线上或在置入的材料上,而缺乏其它的解剖学解释;脓肿、人工瓣膜新的部分裂开、新的瓣膜反流。

二、次要标准

1. 基础心脏疾病和易感人群 存在发生IE的基础心脏疾病或静脉滥用药物者。
2. 发热 体温>38℃。
3. 栓塞 主要动脉栓塞,化脓性肺栓塞、真菌性动脉瘤、颅内出血、结膜出血、Janeway结节。
4. 免疫学现象 肾小球肾炎、Osler结节、Roth点、类风湿因子阳性。
5. 细菌学证据血培养阳性,但不符合上述主要标准,或与IE一致的活动性细菌感染的血清学证据。
6. 超声心动图有IE的表现,但未达主要标准。

【治疗】

IE治疗原则是尽早、足量应用抗生素,清除病原微生物,减少并发症,降低其死亡率,防止复发,改善预后。

一、全身支持疗法

休息,给予高热量、易于消化的饮食,纠正酸碱平衡紊乱,有条件可少量多次输新鲜血,补充维生素B及C,及时纠正水、电解质酸以增强患者抵抗力。

二、抗生素治疗

由于IE病原微生物深藏于赘生物中,而赘生物内又无血管供应,人体内的白细胞及防御功能难以发挥作用,故需要尽早应用能有效控制病原微生物生长、杀菌能力强的抗生素治疗,应用原则为:

1. 尽早应用抗生素治疗 IE引起的并发症及死亡率主要发生于疾病较早阶段,因此尽早及时控制感染,可大大降低病死率,改善预后。

2. 选择对致病菌敏感的抗生素,采用静脉用药,以确保抗生素较好吸收。

3. 抗生素剂量要足,通常需要维持抗生素血清浓度在杀菌水平的1.8倍以上,以保持较高抗生素浓度,使其能穿透渗入赘生物内杀菌。

4. 疗程要足够长,一般4~6周。如血培养持续阳性,有并发症者疗程可延长至8周以上,否则易致复发,长期应用抗生素要注意二重感染。

5. 宜选择能长时间应用而无严重毒副作用的抗生素,病情危重者应联合应用抗生素。

6. 应以血培养和药敏结果指导选用抗生素,如结果未报或不能确定致病菌时,可行经验给药。如为急性IE者或静脉药瘾者,应针对金黄色葡萄球菌、链球菌及革兰阴性杆菌均有效的广谱抗生素治疗,可选用青霉素、氨苄西林、新青霉素Ⅲ等治疗;如对青霉素耐药(或过敏)可选用头孢霉素、万古霉素等治疗。如为亚急性IE者宜选用针对包括肠球菌在内的大多数链球菌的抗生素,应选用氨苄西林、庆大霉素及头孢三代抗生素治疗。当明确病原微生物时,应针对病原微生物治疗。

三、抗凝治疗

目前尚无临床证据表明抗凝治疗对IE有益,相反应用抗凝治疗可增加脑出血的机会。因此IE时应尽量避免抗凝治疗,尤其是肝素。如果发生肺栓塞或深部静脉血栓时,应短期内应用华法林,而且要密切监测凝血酶原时间,使之小于正常值的1.5倍。

四、外科治疗

对IE行手术治疗应持积极态度,对具有手术适应证者,不论其年龄大小,无需等感染完全控制或待完成足够抗生素治疗疗程才决定手术治疗,否则延误手术时机,可使感染发展蔓延,加重心肌及心脏瓣膜损害,增加其死亡率。约30%活动性IE患者经合适抗生素治疗无效而需外科手术治疗,以祛除感染病灶及重建瓣膜的正常功能。其手术治疗适应证为:①IE由耐药性菌株或特殊病原菌如真菌、立克次体、军团菌等感染,尤其是真菌感染,抗生素治疗无效;②合理、足量抗生素治疗仍反复发生动脉栓塞,持续菌血症、瓣周脓肿扩散或窦道形成;③由瓣膜功能不全引起的持续性或进行性心力衰竭;④活动性赘生物>1.0cm;⑤心脏脓肿或主动脉瓣IE伴新发生的Ⅰ~Ⅱ度房室传导阻滞;⑥活动性赘生物伴发重要脏器栓塞并累及二尖瓣和主动脉瓣;⑦人工心脏瓣膜出现瓣周漏或发生进行性心力衰竭;⑧术后60d内发生的人工瓣膜IE。

【预后】

IE整体病死率为20%~25%,未治疗的急性IE几乎4周内死亡,亚急性IE于6个月内死亡。早期诊断、及时抗生素治疗可最著改善其预后,IE预后取决于感染菌种类,瓣膜类型,瓣膜部位、患者年龄及并发症。心力衰竭是IE预后不良的重要因素,其它因素还有肾功能不全、主动脉瓣受累、血培养阴性、革兰阴性菌或真菌感染、瓣环或心肌内脓肿形成、栓塞、细菌性动脉瘤破裂等均可影响IE的预后。主动脉瓣受累病死率较二尖瓣病死率高,左心瓣膜病变死亡率较右心高,人工瓣膜的IE预后较差,人工瓣膜感染早期病死率40%~75%,晚期为20%~25%。多数IE患者经早期诊断,及时有效的抗生素治疗,可获得细菌学治愈。细菌学治愈的标准为:经治疗体温正常,肿大的脾脏缩小,疲乏无力等自觉症状消失4~6周,每2周作血培养阴性,持续2个月尿检正常。IE治愈后5年存活率为60%~75%,10年存活率为50%~60%。值得指出的是约10%的IE患者在IE临床治愈数月或数年后可再次发生 IE,此常见于置换人工心脏瓣膜者。

【预防】

应加强对 IE 易感人群进行健康教育,使其养成保持皮肤及口腔卫生习惯。对 IE 易感人群进行口腔及呼吸道手术和胃肠、泌尿系手术或器械检查前,进行抗生素预防治疗是有效预防菌血症发生的关键,而且应对 IE 易感人群行危险分层并对不同危险性采取相应预防措施是十分重要的。IE 高危人群指的是患者为:人工心脏瓣膜病、主动脉瓣狭窄、主动脉瓣关闭不全、主动脉缩窄、人工瓣膜置换、体、肺循环分流术、复杂先天性发绀型心脏病、过去有 IE 病史者。中危人群为:二尖瓣脱垂伴反流或伴严重瓣膜增厚、先天性或获得性瓣膜病、二叶主动脉瓣、肥厚性心肌病、单纯二尖瓣狭窄、老年性退化性心脏病、先天性心脏病(室间隔缺损、动脉导管未闭及法洛四联症)。低危患者为:缺血性心脏病不伴瓣膜疾病,无并发症的房间隔缺损,轻度肺动脉瓣狭窄、心脏起搏器及除颤器置入、原有冠脉搭桥术者。

(赵 鹏)

第六节 急性心包炎

急性心包炎(acute pericarditis)为心包脏层和壁层的急性炎症,可由细菌、病毒、肿瘤、自身免疫、物理、化学等因素引起。心包炎常是某种疾病表现的一部分或为其并发症,故常被原发疾病所掩盖,但也可以单独存在。

【病因】

引起心包炎的病因很多,临床上以非特异性、结核性、肿瘤性、尿毒症性、化脓性、伴心肌梗死性与风湿性等较为多见。国外资料表明非特异性心包炎已成为成年人心包炎的主要类型,约占 85%~90%;国内则以结核性心包炎居多,其次为非特异性心包炎,但近来有资料表明肿瘤性心包炎有明显上升趋势。此外,尿毒症性及伴心肌梗死性心包炎的发病率也较以往明显增多。心包炎的主要病因如下:

1. 急性非特异性;
2. 感染性细菌、病毒、真菌、寄生虫、立克次体;
3. 伴有全身疾病

(1)结缔组织病变:系统性红斑狼疮、风湿热、类风湿性关节炎;

(2)过敏:血清病,心肌损伤后综合征(心肌梗死后综合征、心包切开后综合征—包括二尖瓣分离术后综合征,创伤后综合征);

(3)邻近器官病变:心肌梗死、胸膜炎、主动脉夹层血肿、肺栓塞;

(4)代谢性疾病:尿毒症、痛风、艾迪生病危象;

(5)其他:胰腺炎、地中海贫血、肠源性脂肪代谢障碍(Whipple 病)、非淋病性关节炎、结膜、尿道炎综合征(Reiter 综合征);

4. 物理因素 损伤性、放射性;
5. 化学因素(药物) 肼屈嗪、普鲁卡因胺、苯妥英钠、异烟肼等;
6. 肿瘤 原发性、继发性。

【病理】

根据病理变化,急性心包炎可以分为纤维蛋白性和渗出性两种。在急性期,心包壁层和脏层上有纤维蛋白、白细胞及少许内皮细胞的渗出。此时尚无明显液体积聚,为纤维蛋白性心包炎;随后如液体增加,则转变为渗出性心包炎,常为浆液纤维蛋白性,液体量可由100ml至2~3L不等,多为黄而清的液体,偶可混浊不清、化脓性或呈血性。积液一般在数周至数月内吸收,但也可伴随发生壁层与脏层的粘连、增厚及缩窄。液体也可在较短时间内大量积聚引起心脏压塞。急性心包炎时,心外膜下心肌有不同程度的炎性变化,如范围较广可称为心肌心包炎。此外,炎症也可累及纵隔、横膈和胸膜。

【病理生理】

正常时心包腔平均压力接近于零或低于大气压,吸气时呈轻度负压,呼气时近于正压。急性纤维蛋白性心包炎或少量积液不致引起心包内压力升高,故不影响血流动力学。但如液体迅速增多,心包无法伸展以适应其容量的变化,使心包内压力急骤上升,即可引起心脏受压,导致心室舒张期充盈受阻,并使周围静脉压升高,最终使心排血量降低,血压下降,出现急性心脏压塞的临床表现。

【临床表现】

临床表现因病因不同而异,轻者无症状或轻微,易被原发病的症状所掩盖。感染性者多有发热、出汗、乏力、食欲减退等全身症状。化脓性者起病急骤,常有寒战、高热、大汗、衰弱等明显中毒症状;结核性者常起病缓慢、常有午后潮热、盗汗、衰弱、消瘦等结核中毒症状,还常有肺结核和其他器官结核的相应症状。而非感染性者全身毒性症状多较轻。心包炎本身的表现依其病理类型不同而不同。

一、纤维蛋白性心包炎

1. 胸痛 多数患者出现不同程度的胸痛,疼痛多位于心前区,可放射到颈肩部甚至左臂部。心前区疼痛常于体位改变、深呼吸、咳嗽、吞咽、卧位尤其当抬腿或左侧卧位时加剧,坐位或前倾位时减轻。疼痛的性质可自轻度不适到剧烈锐痛或沉重的闷痛。疼痛通常局限于心前区、胸骨或剑突下,常放射到左肩、背部、颈部或上腹部,偶向下颌、左前臂和手放射。右侧斜方肌嵴的疼痛系心包炎的特有症状,但不常见。病毒性或急性非特异性心包炎疼痛多较严重,有时难以忍受;反之,尿毒症、系统性红斑狼疮、结核性心包炎的胸痛较轻。患者常出现干咳,随着心包积液增多而出现呼吸困难,严重时可出现端坐呼吸,多数患者在胸痛前后出现全身症状如发热、畏寒、食欲不振和全身乏力,以化脓性心包炎最为严重。

2. 心包摩擦音 是因炎症而变得粗糙的壁层与脏层心包在心脏活动时因相互摩擦产生的声音。呈抓刮样粗糙的高频声音,往往盖过心音且有较心音更贴近耳朵的感觉。位于前胸,以胸骨左缘(第3.4肋间)与胸骨下无胸膜与肺组织遮盖的部位最为显著。于前俯坐位时易听到。典型的摩擦音可听到与心房收缩、心室收缩和心室舒张相一致的3个成分;大多为与心室收缩和舒张有关的2个成分,呈来回样。在此音开始出现阶段和消失之前,可能仅在心室收缩期听到。心包摩擦音可以很快消失,常仅存在数小时、数天。当渗液出现两层心包完全分开时,心包摩擦音消失,如两层心包有部分粘连,虽有大量心包积液,有时仍可闻及摩擦音,可能是由于积液聚于心脏后下方之故。杂音性质多变,可在每次检查时都发生变化。

二、渗出性心包炎

其临床表现主要是心脏以及邻近脏器受挤压的结果。急剧发生的心脏压塞表现为静脉压上升,动脉压下降,心率加快和心排血量减少而引起的休克等表现。渗液积聚较慢时,则可出现亚急性或慢性心脏压塞,临床表现有类似右心衰竭的症状。渗液压迫气管、肺、食管和喉返神经则分别引起气促、咳嗽、吞咽困难、声音嘶哑等。呃逆、上腹胀痛和恶心亦颇常见。患者常呈急性病容、面色苍白、出汗、烦躁不安、呼吸浅速、发绀,常自动采取前俯坐位,使心包渗液向下及向前移位,以减轻压迫症状。颈静脉怒张,偶有 Kuasmaul 征(系右心房不能接纳吸气时增加的静脉回心血量,引起吸气时颈静脉怒张的现象)。心脏体征有心尖搏动减弱、消失或位于心浊音界左缘的内侧。心浊音界向两侧扩大,相对浊音区消失,患者由坐位转变为卧位时第 2、3 肋间的心浊音界增宽。胸骨下半部出现实音(Dressler 征)。渗液多时,在胸骨右缘第 3~6 肋间出现实音,称 Rotch 征。Traube 鼓音区变为实音(Auerubruger 征)。心音弱而遥远,心率快。少数患者在胸骨左缘第 3~4 肋间可闻及舒张早期额外音(心包叩击音),此音位于第 2 心音后 0.06~0.12s,声音较响,呈拍击样,是由于心室舒张时受到心包积液的限制,血液突然中止,形成漩涡和冲击心室壁产生震动所致。

正常人在吸气时动脉血压可有轻度下降,但降幅不超过 10mmHg,因此脉搏无明显改变。心包渗液致心脏压塞时,吸气时脉搏强度可明显减弱或消失,此即奇脉,并不少见。

大量心包渗液时,心脏向后移位,压迫左侧肺部,可引起左肺下叶不张。左肩胛角下常有浊音区,语颤增强,并可听到支气管呼吸音(Ewart 征)。

【实验室检查】

一、化验检查

取决于原发病,感染性者常有白细胞计数增加、血沉增快等炎症反应。

二、X 线检查

对纤维蛋白性心包炎诊断价值不大,对渗出性心包炎有一定价值;可见心脏阴影向两侧增大,心脏搏动减弱或消失;尤其是肺部无明显充血现象而心影显著增大是心包积液的有力证据,可与心力衰竭相区别。成人液体量少于 250ml、儿童少于 150ml 时,X 线难以检出其积液。可对继发于结核及恶性肿瘤等诊断提供线索。

三、心电图

心包本身不产生电活动,急性心包炎时心电图异常来自心包下的心肌,主要表现为:①ST 段抬高,见于除 aVR 导联以外的所有常规导联中,呈弓背向下型,aVR 导联中 ST 段压低;②一至数日后,ST 段回到基线,出现 T 波低平及倒置,持续数周至数月后 T 波逐渐恢复正常;③心包积液时有 QRS 低电压,大量渗液时可见电交替;④除 aVR 和 V1 导联外 P-R 段压低,提示包膜下心房肌受损;⑤无病理性 Q 波,无 QT 间期延长;⑥常有窦性心动过速。

四、超声心动图

对诊断心包积液简单易行,迅速可靠。M 型或二维超声心动图中均可见液性暗区以确定诊断。心脏压塞时的特征为:右心房及右心室舒张期塌陷;吸气时右心室内径增大,左心室内径减少,室间隔左移等。可反复检查以观察心包积液量的变化。

五、磁共振显像

能清晰地显示心包积液的容量和分布情况,并可分辨积液的性质,低信号强度一般系病毒感染等非出血性渗液;中、重度信号强度可能为含蛋白、细胞较多的结核性渗出液等。但此检查费用高。

六、心包穿刺

可证实心包积液的存在并对抽取的液体作生物学（细菌、真菌等）、生化、细胞分类的检查，包括寻找肿瘤细胞等；抽取一定量的积液也可解除心脏压塞症状；同时，必要时可经穿刺在心包腔内注入抗菌药物或化疗药物等。心包穿刺的主要指征是心脏压塞和未能明确病因的渗出性心包炎。

七、心包镜及心包活检

有助于明确病因。

【诊断】

在心前区听到心包摩擦音，则心包炎的诊断即可确立。在可能并发心包炎的疾病过程中，如出现胸痛、呼吸困难、心动过速和原因不明的体循环静脉淤血或心影扩大，应考虑心包炎伴有渗液的可能，辅以超声心动图等检查可确诊。临床上，急性非特异性心包炎有剧烈胸痛时，应与急性心肌梗死和主动脉夹层动脉瘤相鉴别。心包渗液应与引起心脏扩大的心肌病和心肌炎等疾病鉴别。如急性心包炎的疼痛主要在腹部，可能被误诊为急腹症，详细的病史询问和体格检查可以避免误诊。不同病因的心包炎临床表现有所不同，治疗亦不同，因此，急性心包炎诊断确立后，尚需进一步明确其病因，为治疗提供方向。

【治疗】

急性心包炎的治疗包括对原发疾病的病因治疗、解除心脏压塞和对症治疗。

1. 对症和支持疗法　患者应卧床休息，有气急、呼吸困难者吸氧，取半卧位，进流质或半流质饮食。胸痛时给予镇痛剂，必要时可用可待因、哌替啶（度冷丁）或吗啡。

2. 解除心脏压塞　最有效措施是立即进行心包穿刺抽液。心包积液量较少为了诊断而进行心包穿刺时应在心电图或超声心动图指引下，以保证安全。心脏压塞患者抽液100～200ml，即可明显减轻呼吸困难和改善血流动力学变化，第一次抽液一般不宜超过1000ml，以免发生急性右室扩张等并发症。

3. 病因治疗

（1）结核性心包炎：应尽早行抗结核治疗，并给予足够的剂量、连续和全程抗结核化疗，总疗程1～2年。对于有严重结核毒性症状、心包大量积液者，在积极抗结核治疗的同时，可酌情应用肾上腺皮质激素，以减轻中毒症状，促进渗出液吸收或减少粘连。

（2）风湿性心包炎：常是风湿性全心炎的一部分，其治疗方法与急性风湿热相同。

（3）化脓性心包炎：应选用足量对致病菌有效的抗生素，并反复心包穿刺抽脓和心包腔内注入抗生素，如疗效不著，即应及早考虑心包切开引流，以防止发展为缩窄性心包炎。感染控制后，应再继续使用抗生素2周，以防复发。

（4）急性非特异性心包炎：目前尚无特殊治疗，重点是减轻炎症反应，解除疼痛。

首选非甾体类消炎药（NSAIDs），可选择阿司匹林、吲哚美辛或布洛芬。尽量不使用糖皮质激素，除非对症状严重、常规治疗无效或反复发作者，一般以泼尼松60～90mg/d开始，1周后逐渐减量。

（5）尿毒症性心包炎：当血液透析已不足以控制尿毒症性心包炎进展时，应进一步采取强有力的措施，尤其在严重感染及大量心包积液致血流动力学发生障碍时，应及时处理。对于心包腔内灌注曲安西龙无效的患者，心包切除术治疗尿毒症性心包炎成功率高达90%以上,复发率极低。

(6) 恶性肿瘤性心包炎:由于恶性心包积液易于复发,积液增长速度快,故可行心包腔内导管引流,并可经导管注入抗肿瘤药物以行心包腔内局部化疗。另可行心包开窗术、部分切除术及完全心包切除术,以利长期引流。

(赵 鹏)

第七节 急性病毒性心肌炎

心肌炎(myocarditis)是指心肌局限性或弥漫性的急性或慢性炎症病变,可分为感染性和非感染性两大类。前者由细菌、病毒、螺旋体、立克次体、真菌、原虫、蠕虫等感染所致,后者包括过敏或变态反应性心肌炎如风湿病以及理化因素或药物所致的心肌炎等。在各种心肌炎中,以感染性心肌炎为比较多见。引起感染性心肌炎的病原微生物多种多样,其中又以病毒性心肌炎为最常见。本章重点介绍急性病毒性心肌炎。

急性病毒性心肌炎(acute viral myocarditis)是指嗜心性病毒感染引起的、以心肌及其间质非特异性炎症为主,伴有心肌细胞变性、溶解或坏死病变的心肌炎症,病变可累及心脏起搏和传导系统,亦可累及心包膜。近年来,发病率似有逐年增多的趋势,成为危害人们健康的常见病和多发病。尸检资料表明,在青年人猝死者中,心肌炎的检出率为 8.6% ~ 12%。

【病因】

很多病毒都可能引起心肌炎,其中以肠道病毒包括柯萨奇 A、B 组病毒、ECHO 病毒、脊髓灰质炎病毒等为常见,尤其是柯萨奇 B 组病毒(coxsackie virus B,CVB)约占 30% ~ 50%。此外,人类腺病毒、流感、风疹、单纯疱疹、脑炎、肝炎(A、B、C 型)病毒及 HIV 等都能引起心肌炎。

病毒性心肌炎的发病机制为病毒的直接作用,包括急性病毒感染及持续病毒感染对心肌的损害;病毒介导的免疫损伤作用,主要是 T 细胞免疫;以及多种细胞因子和一氧化氮等介导的心肌损害和微血管损伤。这些变化均可损害心脏功能和结构。

【病理】

病毒性心肌炎有以心肌病变为主的实质性病变和以间质为主的间质性病变。典型改变是以心肌间质增生、水肿及充血,内有多量炎性细胞浸润等。按病变范围有弥漫性和局灶性之分。随临床病情的轻重不同,心肌病理改变的程度也轻重不一。心内膜心肌活检可以提供心肌病变的证据,但有取材局限性和伪差的因素存在,因而影响诊断的准确率。

【临床表现】

病情轻重取决于病变部位、范围及程度,差异甚大。轻者可无症状,重者可致急性心力衰竭、严重心律失常,甚至猝死。老幼均可发病,但以年轻人较易发病。男多于女。

1. **病毒感染表现** 约 10% ~ 80% 的病例在发病前 1 ~ 3 周有上呼吸道或肠道感染的病史,表现为发热、咽痛、全身酸痛、乏力、易出汗、腹痛腹泻等症状。部分病例上述症状轻微,常被忽略。少数患者心脏症状与病毒感染症状同时出现。

2. **心脏受累表现** 患者有心悸、胸闷、心前区隐痛等症状。临床上诊断的心肌炎中,90%左右以心律失常为主诉或首见症状,其中少数患者可由此而发生晕厥或阿-斯综合征。极少数患者起病后发展迅速,出现心力衰竭或心源性休克。体检可见:①心律失常:极常见,各种心律失常均可出现,以房性与室性早搏最常见,约50%的病人早搏为心肌炎的唯一体征;其次为房室传导阻滞(AVB)。②心脏扩大:轻症不明显,重症心浊音界扩大,心脏扩大显著反映心肌炎广泛而严重。③心率改变:持续性心动过速或过缓,心动过速与体温多不呈比例。④心音改变:心尖区第1心音减弱,重症者可出现奔马律;并发心包炎者可闻及心包摩擦音。⑤杂音:心尖区可能有收缩期吹风样杂音或舒张期杂音,前者为发热、贫血、心腔扩大所致,后者系因左室扩大造成的相对性二尖瓣狭窄所致。杂音响度均不超过3级。病情好转后即消失。

【实验室检查】

1. 血液常规及生化检查 可有血沉增快和白细胞计数增高,两者的出现率分别为60%和25%。个别可有抗链球菌溶血素O增高,系与溶血性链球菌合并感染所致。C反应蛋白可呈阳性。急性期或心肌炎活动期血清肌酸激酶(CK)及其同工酶(CK-MB)、门冬氨酸氨基转移酶(AST)、乳酸脱氢酶(LDH)及其同工酶(LDH_1)可升高,但其敏感性、特异性均较差,现认为对心肌炎的诊断作用不大。血清肌钙蛋白T(cTnT)、肌钙蛋白I(cTn I)亦可明显升高,二者对心肌损伤的诊断具有较高的特异性和敏感性,有助于损伤范围和预后的判断。

2. 免疫学检查 应用间接放射免疫分析、酶联免疫吸附试验等技术检测血清中柯萨奇病毒IgM抗体,可用于早期诊断。以捕获法固相酶联免疫吸附试验检测柯萨奇病毒IgM抗体具有速度快,敏感性高的特点。亦可用类似方法检测血中抗心肌抗体。

3. 病原学诊断 近年来,采用分子生物学检测技术检测病毒基因,以证实心肌炎病人存在的病毒感染。一般检测柯萨奇病毒为主的肠道病毒。常用的检测方法有原位杂交法和逆转录-聚合酶链式反应(RT-PCR)等,检测标本多为心肌活检组织标本。

4. 心电图检查 对心肌炎诊断的敏感性高,但特异性低,往往呈一过性。最常见的心电图变化是ST段改变和T波异常,但也常出现房性、特别是室性心律失常(如室性早搏)。可见房室传导阻滞(AVB),以Ⅰ度AVB多见,也可见Ⅱ度和Ⅲ度AVB。有时伴有室内传导阻滞,多表明病变广泛。多数AVB为暂时性,经1~3周后消失,但少数病例可长期存在,需要安装永久起搏器。偶尔可见异常Q波。某些病例酷似心肌梗死心电图。此外,心室肥大、QT间期延长、低电压等改变也可出现。

5. X线 心脏可正常大小,也可有不同程度地扩大,心脏搏动减弱。严重病例可有肺淤血或肺水肿征象。

6. 超声心动图检查 常见的超声心动图表现有室壁厚度增加、心脏普遍性增大、室壁运动普遍性减弱、心脏收缩功能或(和)舒张功能减弱。若为局灶性心肌炎,可表现为区域性室壁运动异常,此时应注意与缺血性心脏病鉴别。

【诊断】

病毒性心肌炎的临床诊断尤其是早期诊断并不容易,其诊断的确立必须建立在有心肌炎的证据和病毒感染的证据基础上。胸闷、心悸常可提示心脏受累,心脏扩大、心律失常或心力衰竭为心脏明显受损的表现,心电图ST-T改变与异位心律或传导障碍反映心肌病变的存在。病毒感染的证据是:①有前驱上呼吸道或肠道感染的症状及病史;②有病毒分离的阳性结果或血清中和抗体滴度升高4倍以上。同时要排除引起心肌损害的其他病变:如风湿性心肌炎、中毒性心肌炎、结缔组织和代谢性疾病所致的心肌损害,以及原发扩张型心肌病等。

1. 风湿性心肌炎其特点有:①有溶血性链球菌感染的症状与证据;②伴有风湿热的其他表现,如游走性关节痛、皮下小结、环形红斑等;③多为全心炎,如有瓣膜损害可有相应的杂音;④抗风湿治疗有效。

2. 原发扩张型心肌病　其特点有:①无前驱病毒感染病史;②起病慢,病程长;③无病毒感染的实验室证据;④心电图改变为多变、易变,且伴有房室扩大;⑤超声心动图有房室扩大;⑥心肌活组织检查以心肌变性、坏死为主,心肌间质炎症不明显。

【治疗】

病毒性心肌炎的治疗目标是提高治愈率,减少心肌炎后遗症,降低扩张型心肌病的发生率。目前对病毒性心肌炎尚无特效疗法,大多数治疗是经验性的。主要是根据病情采取综合治疗措施,包括以下几个方面:

一、一般治疗

1. 休息　急性期应尽早卧床休息,这是非常重要的措施,可以减轻心脏的负荷。有严重心律失常、心力衰竭的病人,休息3个月以上(卧床休息1个月),6个月内不参加体力劳动。无心脏形态功能改变者,休息半月,3个月内不参加重体力活动。对于是运动员的患者,应在6个月的恢复期内禁止各项运动,直到心脏大小和功能恢复正常。

2. 饮食　进易消化和富含维生素和蛋白质的食物。

3. 吸氧。

二、抗病毒治疗

在病程早期,如确定有病毒感染,可考虑抗病毒治疗。利巴韦林(三氮唑核苷)通过阻断病毒的一些酶活性,抑制病毒核酸的合成,对阻断病毒复制有一定疗效。干扰素(IFN)具有免疫调节作用,包括调节T细胞亚群的分化,激活自然杀伤细胞等。IFN还可在转录和翻译水平抑制病毒复制,其直接抗病毒活性主要通过诱导细胞产生抗病毒蛋白而干扰病毒复制。

三、抗菌治疗

因为细菌感染往往是诱发病毒感染的条件因子,而病毒感染后又常继发细菌感染,所以在治疗初期多主张常规应用抗生素如青霉素防治细菌感染。

四、促进心肌营养和代谢

1. 维生素C　大剂量维生素C(5~15g/d)静滴,具有抗病毒、促进心肌代谢、加速心肌修复的有益作用。连用2~4周。

2. 极化液(GIK)疗法　氯化钾1~1.5g、胰岛素8~12U加入10%葡萄糖液500ml内静滴,每日1次,10~14d为1个疗程。可加用25%硫酸镁5~10ml静滴,或用门冬氨酸钾镁替代氯化钾,组成"强化极化液",疗效可能更佳。

3. 其他药物有能量合剂、维生素B及B_{12}、细胞色素C、辅酶Q_{10}、肌苷、黄芪、丹参等,均可选用。

五、肾上腺皮质激素及其他免疫抑制剂

因心肌炎在中后期,以免疫反应为主,故许多医师认为免疫抑制治疗可改善预后。现今有20余项非随机对照实验表明免疫抑制治疗有效。但已完成的几项随机对照研究发现肾上腺皮质激素和其他免疫抑制剂如咪唑硫嘌呤治疗无效。免疫抑制治疗不能作为急性病毒性心肌炎的常规疗法。由自身免疫性疾病(如硬皮病、系统性红斑性狼疮、皮肌炎)引起的心

肌炎采用本疗法有效。

对急性暴发性心肌炎出现心源性休克、多器官功能障碍等严重并发症者可以短期应用糖皮质激素。对某些慢性炎症性心肌病患者其免疫系统持续活化，临床症状进行性加重，对目前的标准治疗无效者，可试用免疫抑制剂治疗。

六、对症治疗

心力衰竭时可按常规使用利尿剂、血管扩张剂、血管紧张素转换酶抑制剂等，而洋地黄的用量要偏小，可酌情选用快速型制剂如毛花苷丙。对顽固性心衰患者可选用多巴酚丁胺、米力农等非洋地黄类正性肌力药物。心律失常时根据情况选择抗心律失常药物。对于室性期前收缩、心房颤动等快速型心律失常可选用β-受体阻滞剂、胺碘酮等。持续性室性心动过速、心室扑动、心室颤动时，首选直流电复律或除颤。对于高度房室传导阻滞，尤其是有脑供血不足甚或有阿斯综合征发作者，应及时安装临时起搏器。

七、免疫球蛋白

心肌炎和急性心肌病干预研究显示，免疫球蛋白未能改善LVEF、降低病死率。但对儿童患者，经静脉给予大剂量免疫球蛋白似乎可使左室功能更快得到改善以及提高存活率。

八、免疫吸附治疗

病毒性心肌炎以自身免疫为主时，血液中存在多种抗心肌抗体，如抗β受体抗体、抗线粒体抗体、抗肌凝蛋白抗体等，这些抗体会加重心肌损害。免疫吸附治疗可选择性去除患者血液中的炎症因子、抗心肌抗体等，对急性重症心肌炎可能有益。

【预防和预后】

生活起居规律、增强体质、防止受凉感冒、防止过度劳累应可以降低病毒性心肌炎的发病率。

因病情不同，急性病毒性心肌炎的预后差异很大。国外发现，在数周至数月内，大多数由天花疫苗接种引起的心肌炎临床表现和实验室检查很快缓解，小部分患者病情不缓解，其中50%发生慢性心衰，25%需心脏移植或死亡，余25%病情改善。心肌炎治疗试验(MTT)发现，经活检证实的心肌炎患者中，1年病死率为20%，4.3年时病死率为56%。临床研究发现，晕厥、束支传导阻滞、LVEF<40%为预后不良的指标。

病毒性心肌炎病程各阶段的时间划分比较困难。一般认为，病程在3个月以内定为急性期，病程3个月至1年为恢复期，1年以上为慢性期。患者在急性期可因严重心律失常、心力衰竭和心源性休克而死亡。部分患者经过数周至数月后病情可趋稳定，但可留有一定程度的心脏扩大、心功能减退、伴或不伴有心律失常或心电图异常等，经久不愈，形成慢性心肌炎，临床上很难与扩张型心肌病鉴别。部分患者病情进行性发展，心腔扩大和心力衰竭致死。也有少数心腔扩大，而无心力衰竭的临床表现，持续数月至数年后，未经治疗，心功能改善并保持稳定。其中一部分患者可能再度病情恶化，预后不佳。成人病毒性心肌炎的临床表现大多较新生儿和儿童病毒性心肌炎为轻，急性期死亡率低，大部分病例预后良好。

(赵　鹏)

第八节 心肌病

心肌疾病是指除心脏瓣膜病、冠状动脉粥样硬化性心脏病、高血压心脏病、肺源性心脏病、先天性心血管病和甲状腺功能亢进性心脏病等以外的以心肌病变为主要表现的一组疾病。

一、扩张型心肌病

扩张型心肌病(dilated cardiomyopathy,DCM)以左心室或双心室扩张并伴收缩功能受损为特征。可以是特发性、家族性/遗传性、病毒性和(或)免疫性、酒精性/中毒性、或虽伴有已知的心血管疾病但其心肌功能失调程度不能用异常负荷状况或心肌缺血损伤程度来解释。组织学检查无特异性。常表现为进行性心力衰竭、心律失常、血栓栓塞、猝死,且可发生于任何阶段。以中年男性多见,男:女约为2.5:1,年发病率为6/10万~10/10万。

【病因与发病机制】

大多数病人病因不明。扩张型心肌病可能代表着由各种迄今尚未确定的因素所导致心肌损害的一种共同表现。尽管病因尚未阐明,但主要的可能机制包括有家族遗传性、病毒感染以及免疫异常。另外,心肌能量代谢紊乱、交感-肾上腺素能系统以及肾素-血管紧张素系统功能紊乱等可能都与扩张型心肌病的发生发展有关。

1. 病毒感染 病毒感染在扩张型心肌病的发生机制中占有较重要地位,已发现病毒性心肌炎可以演变为扩张型心肌病。约1/5病人在DCM发生之前患过严重的流感综合征,并在部分病人心肌活检标本中检测到病毒颗粒,同时发现该组病人柯萨奇病毒抗体滴度明显高于健康人。在动物实验中,以肠道病毒感染小鼠引起病毒性心肌炎伴有持久的免疫功能异常,最后发展形成DCM。急性病毒性心肌炎患者经长期随访,有6%~48%可转变为DCM。不少临床诊断DCM患者,心内膜心肌活检发现心肌炎的证据。由病毒性心肌炎发展为DCM的过程是一个心肌重塑的过程,涉及到多种细胞膜蛋白、胞质钙超载和核蛋白的调节失控。有作者认为,在病毒性心肌炎向DCM发展的过程中,微循环痉挛发挥了重要作用,内皮细胞感染或免疫损伤导致微血管功能异常,反复的微循环痉挛引起心肌骨架蛋白的溶解,心肌细胞减少,最终导致心力衰竭。病毒性心肌炎向DCM发展的确切机制尚未阐明。也有学者认为,DCM和病毒性心肌炎是同一病理过程中的不同阶段。

2. 免疫异常 在扩张型心肌病病人中已发现体液免疫和细胞免疫功能异常。自身抗体介导的免疫反应在分子水平引起心肌细胞功能紊乱,可能是扩张型心肌病发生、发展的重要机制。扩张型心肌病患者体内可以检出多种自身抗体。目前,能在病人血清中检测到与DCM相关的自身抗体有抗肌凝蛋白抗体、抗线粒体腺苷载体(ATP/ADP载体)抗体、抗M_7抗原抗体、抗α-酮戊二酸脱氢酶支链复合物抗体、抗β-受体(β-AR)抗体、抗M_2受体(M_2R)抗体等,抗内皮细胞抗体、抗核抗体和抗心肌纤维抗体也与DCM有关。细胞免疫紊乱可能也参与扩张型心肌病的发病过程。有研究显示,扩张型心肌病病人存在细胞毒性T细胞、抑制性T淋巴细胞和自然杀伤细胞等各种T细胞功能异常。

3. 遗传因素 流行病学调查发现扩张型心肌病有家族聚集性,但比肥厚型心肌病少见。Abelmann等根据多个家族性DCM的研究认为DCM遗传方式有以下三种:①常染色体显性遗传,其特点是有近50%的外显率,家族中可能有一半成员患DCM,男女患病率相似;

②常染色体隐性遗传,特点是家族成员中很少或没有人患 DCM,发病可能与环境因素如病毒感染关系密切;③X-染色体伴性遗传,特点是家族中女性成员携带 DCM 相关基因但不发病,患病者均为男性。目前应用分子遗传学技术发现 DCM 发病与基因异常密切相关。应用免疫组化技术检测 DCM 病人的心肌组织,发现有胎儿型肌凝蛋白重链的重新表达,提示胎儿型肌凝蛋白的重新表达与 DCM 发病有关。心肌病动物模型中某些原癌基因如 c-myc 表达增加,可能与心肌病发病有关。线粒体 DNA(mtDNA)是人体内唯一的核外 DNA,编码呼吸链的 13 种酶的亚单位。DCM 时 mtDNA 异常,心肌内 ATP 酶含量及活性下降,导致能量代谢障碍,从而引发心功能不全。

与疾病关联的特定人类白细胞抗原(HLA)型别作为遗传易感性标志,可反映特定个体对疾病的易感状态。近年来,人白细胞抗原(HLA)多态性被认为是 DCM 发生发展的独立危险因素。已有报道 DCM 病人 $HLA-B_{27}$、$HLA-A_2$、$HLA-DR_4$、$HLA-DQ_4$、$HLA-DQW_4$、$HLA-DQ_8$ 表达增加,而 $HLA-DRW_6$ 表达明显减低。

4. 心肌能量代谢紊乱　能量代谢是维持心肌细胞结构完整和功能正常的重要支柱。心肌细胞在病理状态下线粒体内 Ca^{2+} 超载以及氧自由基产生过多,导致线粒体损伤,从而损害氧化磷酸化过程,ATP 生成障碍。近来报道,心肌病心肌线粒体 DNA 缺失和突变,其编译相应氧化还原酶的结构和功能异常导致心肌能量代谢紊乱。

5. 交感-肾上腺素能系统、肾素-血管紧张素系统及其受体、受体后信号通路的改变可能也参与 DCM 的发病过程。

【病理】

以心腔扩张为主,肉眼可见心室扩张,室壁多变薄,纤维瘢痕形成,且常伴有附壁血栓。瓣膜、冠状动脉多无改变。组织学为非特异性心肌细胞肥大、变性,特别是程度不同的纤维化等病变混合存在。

【临床表现】

本病起病缓慢,多在临床症状明显时方就诊。最突出的症状是左心衰竭的症状,如胸闷、气促、甚至端坐呼吸。疲乏、无力也很常见。右心衰竭属晚期表现,可能提示更差的预后。部分病人有胸痛症状,可能提示合并有缺血性心脏病,也可能与 DCM 时冠状微血管扩张储备能力降低有关。胸痛也可继发于肺栓塞。

体格检查可有心尖搏动外移、心脏浊音界扩大、心音低钝。第 2 心音往往呈正常分裂,但当存在左束支传导阻滞时,第 2 心音也可呈逆分裂。若有肺动脉高压,则第 2 心音的肺动脉成分增强。收缩期前奔马律(S_4)几乎普遍存在,且往往在明显的充血性心力衰竭之前就已出现。心脏功能一旦失代偿,则通常都会存在室性奔马律(S_3)。如同时伴有心动过速,则可闻及重叠性奔马律。收缩期杂音常见,多为二尖瓣反流引起,也可见于三尖瓣反流。收缩压通常正常或偏低,脉压小。左心衰竭严重时可出现交替脉。右心衰竭时可见颈静脉怒张、肝脏充血性肿大并有搏动、下肢水肿,严重时可出现腹水。来自左心房、左心室的血栓脱落所造成的体循环栓塞以及由下肢静脉系统来源的血栓所造成的肺栓塞可出现相应的症状与体征。约有 10% 病人心衰时血压升高,心衰控制后血压可正常。

【辅助检查】

1. 超声心动图(UCG)　UCG 可提供形态学和血流动力学信息,对 DCM 的诊断和鉴别具有重要价值,可排除心包疾病、瓣膜病、先心病和肺心病等。DCM 超声心动图的典型特征可以概括为"一大、一小、一薄、一弱",即心脏扩大、二尖瓣开放幅度小、心室壁变薄、心室壁运动普遍减弱。心脏扩大可以表现为全心扩大,尤以左心室、左心房扩大最为常见,并伴心室收缩功能普遍减弱,收缩或舒张期心室容量增加,室壁厚度可正常、增厚或变薄,但其增厚率降低,二、三尖瓣可因心室显著扩大、瓣环扩张和乳头肌移位而发生相对性关闭不全伴反流。另外也可见心腔内附壁血栓,多发生于左室心尖部。UCG 还可以测定左心室射血分数(LVEF),左心室内径缩短率、左心室舒张功能以及肺动脉高压等。收缩期末室壁厚度、LVEF 与预后有关,室壁越薄、LVEF 越低,预后越差。UCG 也有助于扩张型心肌病与缺血性心肌病的鉴别诊断。年龄 > 50 岁,室壁局限性变薄及节段性运动异常,并伴有主动脉瓣区退行性病变,有利于缺血性心肌病的诊断;而年龄较轻,心脏普遍增大,伴多瓣膜反流、右心增大、室壁运动弥漫性减弱则有利于 DCM 诊断。DCM 左心室呈"球形"改变,心尖部心肌不变薄,收缩期可见内缩运动,室壁运动弥漫性减低,二尖瓣与室间隔之间的间距明显增大;而缺血性心肌病则左心室呈"圆拱门形"改变,心尖圆钝变薄且搏动明显减弱,室壁节段性运动减弱及主动脉内径增宽为其特征表现。

2. 放射性核素显像 主要包括心血池动态显影和心肌血流灌注显像。心血池动态显影可测定心室腔大小、心室收缩功能、射血分数和局部射血分数,也可观察室壁运动情况。心肌血流灌注显像可用以了解心肌局部血流灌注情况和缺血程度,判断心肌病变部位的形态、范围和程度。DCM 放射性核素心血池显影主要特征为:心腔明显扩大,尤以左心室腔扩大显著;心腔容量增加,心腔扩大呈舒张状态,形成球形或椭圆形;室壁运动普遍减弱,整体射血分数及各节段局部射血分数均下降;DCM 放射性核素心肌血流灌注显像则可见多节段性花斑状改变或节段性减低。

3. 心电图 DCM 的心电图表现以多样性、复杂性而又缺乏特异性为特征。可有左室、右室或双侧心室肥大,也可有左房、右房或双侧心房肥大,可有 QRS 低电压、ST 段压低及 T 波低平或倒置,少数病例有病理性 Q 波。DCM 病人出现病理性 Q 波提示病情较重,病死率明显高于无病理性 Q 波者。可见各种心律失常,以室性心律失常、房颤、房室传导阻滞以及束支传导阻滞多见。动态心电图监测可发现 90% 的患者有复杂性心律失常,如多源性室早、成对室早或短阵室速。

4. X 线检查 病程早期可无变化,随着病情的发展,显示不同程度的心影扩大,心胸比例大于 0.5,心脏搏动减弱,肺淤血征。也可见胸腔积液、心包积液。

5. CT 检查 可见左心室、室间隔和游离壁均变薄,左心室腔明显扩大,致使室间隔凸向右心室流出道而表现出右心室梗阻,即 Bernheim 综合征。少数情况以左心房或右心室增大为主。有时也可见到心脏内有充盈缺损的附壁血栓。也可测出心肌重量和左室容量增加。亦可见到胸腔积液、心包积液以及肺栓塞的表现。

6. 磁共振成像(MRI)检查 MRI 可对心肌病患者的心脏结构提出可靠的、可重复的定量信息。DCM 患者行 MRI 检查可见左、右心室扩大,左心室壁厚度通常正常且均匀一致,左室重量增加。MRI 对心室容量、心室壁厚度以及重量的定量检查准确,重复性好,可用于治疗效果的评价。

7. 心导管和心血管造影检查 只对经过选择的扩张型心肌病病人(如主诉有胸痛并怀疑有缺血性心脏病可能的患者)行心导管检查,常可显示左室舒张末压、左房压以及肺动脉楔压增高。中等程度的肺动脉高压常见。重症病例可出现右室扩张、右心衰竭,心导管检查可见右室舒张末压、右房压以及中心静脉压升高。左室造影可证实左室腔扩大,伴有室壁运动弥漫性减弱,射血分数降低,收缩末期容积增大。有时可见左室腔内附壁血栓,表现为左室腔内充盈缺损。二尖瓣反流也可见到。冠脉造影常呈现正常血管影像,但是冠状动脉扩张能力可以受损,这可能与某些病例左室充盈压显著升高有关。对于心电图显示有病理性

Q波的病人或在非侵入性检查中发现局限性或节段性室壁运动异常的患者,冠脉造影有助于区分病理性 Q 波以及局限性或节段性室壁运动异常究竟是由心肌梗死所致,还是继发于 DCM 广泛局灶性心肌纤维化。

8. 心内膜心肌活检(EMB)　可见心肌细胞肥大、变性、间质纤维化等。目前认为,由于 DCM 的心肌组织病理改变缺乏特异性,心内膜心肌活检(EMB)对 DCM 的诊断价值有限。但 EMB 仍具有组织形态学诊断价值,有助于与特异性(继发性)心肌病和急性或慢性心肌炎的鉴别诊断。对 EMB 标本行免疫组化、多聚酶链式反应(PCR)或原位杂交等分子生物学检测,有助于感染病因的诊断以及特异性细胞异常的基因分析。由于 EMB 的有创性以及至今尚未找出可用于建立 DCM 诊断或明确其病因的免疫组化、形态结构或生物学标志,均使其应用于临床受到限制而难以推广。

9. 免疫学检查　以 ELISA 法检测 DCM 患者血清中抗心肌抗体,如抗心肌线粒体 ADP/ATP 载体抗体、抗肌球蛋白抗体、抗 β_1-受体抗体、抗 M_2-胆碱能受体抗体对扩张型心肌病的诊断具有较高的特异性和敏感性。抗 ADP/ATP 载体抗体敏感性 52%～95%,特异性 95%～100%,抗肌球蛋白重链抗体敏感性 44.4%、特异性 96.4%,抗 β-肾上腺素受体抗体敏感性 30%～64%、特异性 88%,抗 M_2-胆碱能受体抗体敏感性 38.8%、特异性 92.5%。检测 T 淋巴细胞亚群和细胞因子,如 IL-1、IL-2、IL-6、INF-γ、TNF,了解病人的免疫调节功能。Th/Ts 比值上升,提示易患自身免疫疾病。检测淋巴细胞 HLA 表型,了解病人的免疫基因和遗传易感性。

另外,血清肌钙蛋白是诊断心肌损伤的高敏感性、高特异性心肌损伤指标。已有研究表明,DCM 病程中血清 cTnT 或肌钙蛋白 I(cTnI)、CK-MB 增高常提示预后不良。也有研究显示,DCM 患者血清 cTnT、cTnI 值均明显高于正常人,表明对疑诊 DCM 患者测定血清 cTnT、cTnI 有助于 DCM 的临床诊断。

【诊断与鉴别诊断】

诊断标准:

1995 年全国心肌炎心肌病专题座谈会提出的扩张型心肌病的诊断参考标准如下:

1. 临床表现为心脏扩大、心室收缩功能减低伴或不伴有充血性心力衰竭,常有心律失常,可发生栓塞和猝死等并发症。

2. 心脏扩大　X 线检查心胸比＞0.5,超声心动图示全心扩大,尤以左心室扩大为显,左室舒张期末内径≥5.0cm(女性),5.5cm(男性)心脏可呈球型。

3. 心室收缩功能减低　超声心动图检测室壁运动弥漫性减弱,射血分数小于正常值。

4. 必须排除其他特异性(继发性)心肌病和地方性心肌病(克山病)包括缺血性心肌病、围产期心肌病、酒精性心肌病、代谢性和内分泌性疾病如甲状腺功能亢进、甲状腺功能减退、淀粉样变性、糖尿病等所致的心肌病、遗传家族性神经肌肉障碍所致的心肌病、全身系统性疾病如系统性红斑狼疮、类风湿性关节炎等所致的心肌病、中毒性心肌病等才可诊断特发性扩张型心肌病。

有条件者可检测患者血清中抗心肌肽类抗体如抗心肌线粒体 ADP/ATP 载体抗体、抗肌球蛋白抗体、抗 β_1-受体抗体、抗 M_2 胆碱能受体抗体,作为本病的辅助诊断。

特发性(原发性)DCM 是一种原因不明的心肌病,其主要特征是心脏扩大和心肌收缩功能减低。起病隐匿,早期可表现为心室扩大,可有心律失常,静态时射血分数正常,运动后射血分数降低,然后逐渐发展为充血性心力衰竭。

中青年人出现心力衰竭、心律失常或心脏扩大者应考虑有心肌病的可能,通过病史、体检和有关的辅助检查等方法,若无风湿性、高血压性、先天性、冠状动脉粥样硬化性、肺源性心脏病或心包疾病证据,应考虑为心肌病。诊断时须仔细与下列心脏病进行鉴别。

1. 风湿性心脏病　心肌病亦可有二尖瓣或三尖瓣区收缩期杂音,但一般不伴舒张期杂音,且在心衰时较响,心衰控制后减轻或消失,风湿性心脏病则与此相反。心肌病时常有多心腔同时扩大,不如风湿性心脏病以左房、左室或右室为主。超声心动图检查有助于区别。

2. 心包积液　心肌病时心尖搏动向左下方移位,与心浊音界的左外缘相符;心包积液时心尖搏动常不明显或处于心浊音界左外缘之内侧。二尖瓣或三尖瓣区收缩期杂音,心电图上心室肥大、异常 Q 波、各种复杂的心律失常,均提示心肌病。超声心动图有助于鉴别。

3. 高血压性心脏病　心肌病可有暂时性高血压,但舒张压多不超过 110mmHg,且出现于急性心力衰竭时,心衰好转后血压下降。眼底、尿常规、肾功能正常。

4. 冠心病　中年以上患者,有高血压、高血脂或糖尿病等易患因素,室壁活动呈节段性异常者有助于冠心病的诊断。冠脉造影可确诊。

5. 先天性心脏病　多数具有明显的体征,心导管检查和超声心动图检查可明确诊断。

6. 特异性心肌病　全身性疾病如系统性红斑狼疮、硬皮病、血色病、淀粉样变性、糖原累积症、神经肌肉疾病等都有其原发病的表现可予区别。

【治疗】

目前对 DCM 尚缺乏有效而特异的治疗手段,因而临床上对其治疗的主要目标即在于改善症状、预防并发症和阻止或延缓病情进展、提高生存率,包括抗心力衰竭、抗心律失常及预防血栓栓塞的抗凝治疗等并发症的治疗。对积极的内科治疗无效者,可考虑非药物治疗。

1. 一般治疗

适当休息可减轻心脏负荷,改善重要脏器的供血,有利于水肿消退和心功能改善。休息的方式和时间应视病情而定。重度心力衰竭患者应完全卧床休息,心功能改善后应及早开始活动,以不加重症状为前提逐渐增加活动量。患者的饮食以高蛋白、富含维生素并且容易消化的食物为主。水肿的患者应适当限制钠盐的摄入。适当控制体重也可以减轻心脏的负荷,戒烟酒、防治呼吸道感染均是重要的基础治疗措施。

2. 控制心力衰竭

心力衰竭是 DCM 的主要临床表现。近年来,慢性充血性心力衰竭治疗的主要进展就体现在对扩张型心肌病心力衰竭的治疗。

(1) 血管紧张素转化酶抑制剂(ACEI)　临床试验结果证明可以提高患者生活质量,并可使死亡危险性下降,同时还发现不管何种病因所导致的心功能衰竭,不论轻、中、重,也无论年龄、性别均因而受益。临床实践中,慢性心功能不全患者不论是收缩性抑或舒张性心功能不全均应使用,有或无症状心功能不全,除非患者不能耐受或存在禁忌证。使用时小剂量开始,逐步增量,达到合适剂量,长期维持治疗。一般每隔 3~7d 剂量倍增 1 次,剂量调整的快慢取决于每个患者的临床情况。对 ACEI 曾有致命性不良反应的患者(如有血管神经性水肿)、无尿性肾功能衰竭患者或妊娠妇女绝对禁用 ACEI。以下情况须慎用 ACEI:①双侧肾动脉狭窄;②血肌酐水平显著升高[> 225.2mmol/L(3mg/dl)];③高血钾(> 5.5mmol/L);④低血压(收缩压 < 90mmHg),低血压患者须经其它处理,待血流动力学稳定后再决定是否应用 ACEI。

(2) β 受体阻滞剂　β 受体阻滞剂是治疗 DCM 慢性心力衰竭的标准用药之一。大型临床试验证明,β 受体阻滞剂是治疗慢性心力衰竭的有效药物。β 受体阻滞剂成功地用于慢性心力衰竭的治疗正是心力衰竭的治疗从短期的血流动力学措施转为长期的修复性策略的具体体现。目前用于治疗慢性心力衰竭的β受体阻滞剂有：美托洛尔、比索洛尔、卡维地洛等。

β受体阻滞剂治疗慢性心力衰竭的可能机制有：①上调心肌β受体密度与活性；②防止儿茶酚胺的毒性作用；③抑制肾素-血管紧张素-醛固酮系统的激活；④抗心律失常作用；⑤扩张冠状动脉，增加冠脉血流量；⑥减慢心率，延长舒张期时间，改善心内膜供血；⑦防止或减轻心室重塑；⑧抗氧化；⑨促使心肌能量代谢由游离脂肪酸代谢向糖代谢转化等。

所有慢性收缩性心力衰竭，NYHA心功能Ⅱ～Ⅲ级患者，LVEF<40%，病情稳定者，均必须应用β受体阻滞剂，除非有禁忌证或不能耐受。NYHA心功能Ⅳ级患者，需病情稳定（4d内未静脉用药、已无液体潴留、体重恒定）后，在严密监护下应用。一般在血管紧张素转换酶抑制和利尿剂应用基础上加用β受体阻滞剂，从小剂量开始（美托洛尔12.5mg/d、比索洛尔1.25mg/d、卡维地洛3.125 mg/d，2次/天），2～4周剂量倍增，达最大耐受剂量或目标剂量后长期维持。β受体阻滞剂的禁忌证有：支气管痉挛性疾病，心动过缓（心率<60次/分），Ⅱ度及Ⅱ度以上房室传导阻滞，明显液体潴留、需大剂量利尿者。

(3) 血管紧张素Ⅱ受体拮抗剂（ARB） 与ACEI不同，可阻断经ACE和非ACE途径产生的AngⅡ与1型AngⅡ受体结合。因此，理论上此类药物对AngⅡ不良作用的阻断比ACEI更直接、更完全。应用ARB后，血清AngⅡ水平上升与2型AngⅡ受体结合增加，可能发挥有利的效应。ARB对缓激肽的代谢无影响，因此不能通过提高血清缓激肽浓度发挥可能对心力衰竭有利的作用，但也不会产生可能与之有关的咳嗽不良反应。大型临床试验证实了ARB治疗慢性心力衰竭的有效性，但其效应是否相当于或是优于ACEI尚未定论，当前仍不宜以ARB取代ACEI广泛用于心力衰竭治疗。未应用过ACEI和能耐受ACEI的心力衰竭患者，仍以ACEI为首选。ARB可用于不能耐受ACEI不良反应的心力衰竭患者，如有咳嗽、血管神经性水肿时。ARB和ACEI相同，亦能引起低血压、高血钾及肾功能恶化，应用时仍需小心。心力衰竭患者对β受体阻滞剂有禁忌证时，可ARB与ACEI合用。

(4) 醛固酮拮抗剂 醛固酮（Ald）除引起低镁、低钾外，可激活交感神经，增加ACE活性，升高AngⅡ水平，并降低副交感神经活性。更重要的是，Ald有独立于AngⅡ和相加于AngⅡ的对心脏结构和功能的不良作用。人类发生心力衰竭时，心室醛固酮生成及活化增加，且与心力衰竭严重程度呈正比。因而，Ald促进心室重塑，从而促进心力衰竭的发展。心力衰竭患者短期应用ACEI时，可降低Ald水平，但长期应用时，血Ald水平却不能保持稳定、持续的降低，即所谓"醛固酮逃逸现象"。因此如能在ACEI应用基础上加用Ald拮抗剂，能进一步抑制Ald的有害作用，获益可能更大。试验显示，对于缺血性或非缺血性心肌病伴重度心力衰竭患者，在常规治疗基础上加用螺内酯，可以降低心力衰竭住院率和总死亡率。对近期或目前为NYHA心功能Ⅳ级心力衰竭患者，可考虑应用小剂量的螺内酯20mg/d。

(5) 利尿剂 如恰当使用，利尿剂仍是治疗心力衰竭基石。所有心力衰竭患者，有液体潴留的证据或原先有过液体潴留者，均应给予利尿剂。NYHA心功能Ⅰ级患者一般不需应用利尿剂。应用利尿剂后心力衰竭症状得到控制，临床状态稳定，亦不能将利尿剂作为单一治疗。一般应与ACEI和β受体阻滞剂联合应用。氢氯噻嗪适用于轻度液体潴留、肾功能正常的心力衰竭患者，如有显著液体潴留，特别当有肾功能损害时，宜选用袢利尿剂如呋塞米。利尿剂通常从小剂量开始（氢氯噻嗪25mg/d，呋塞米20mg/d）逐渐加量，氢氯噻嗪100mg/d已达最大效应，呋塞米剂量不受限制。一旦病情控制（肺部啰音消失，水肿消退，体重稳定），即可以用小有效量长期维持，一般无需限期使用。在长期维持期间，仍应根据液体潴留情况随时调整剂量。每日体重的变化是最可靠的监测利尿剂效果和调整利尿剂剂量的指标。利尿剂用量不当有可能改变其他治疗心力衰竭药物的疗效和不良反应。如利尿剂用量不足致液体潴留可减低 ACEI 的疗效和增加 β 受体拮抗剂治疗的危险。反之,剂量过大引起血容量减少,可增加 ACEI 和血管扩张剂的低血压反应及 ACEI 和 Ang II 受体拮抗剂出现肾功能不全的危险。在应用利尿剂过程中,如出现低血压和氮质血症而患者已无液体潴留,则可能是利尿过量、血容量减少所致,应减少利尿剂剂量。如患者有持续液体潴留,则低血压和氮质血症很可能是心力衰竭恶化、终末器官灌注不足的表现,应继续利尿,并短期使用能增加肾灌注的药物如多巴胺或多巴酚丁胺。出现利尿剂抵抗时(常伴有心力衰竭恶化),可用以下方法:①静脉给予利尿剂,如呋塞米持续静滴。②2 种或 2 种以上利尿剂联合应用。③应用增加肾血流的药物,如短期应用小剂量的多巴胺或多巴酚丁胺 2~5μg/(kg·min)。

(6)洋地黄 大型临床试验证实,地高辛能够改善心力衰竭患者的运动耐量和左室功能,降低心力衰竭住院率,对死亡率的影响是中性的,是正性肌力药中唯一的长期治疗不增加死亡率的药物。DCM 心力衰竭时地高辛使用剂量宜适当减小。

非洋地黄正性肌力药物不改善病人的远期预后,不主张对慢性心力衰竭患者长期、间歇静脉滴注此类正性肌力药。在 DCM 心力衰竭病情危重期间、心脏移植前的终末期心力衰竭、心脏手术后心肌抑制所致的急性心力衰竭以及难治性心力衰竭可考虑短期使用非洋地黄正性肌力药物如多巴酚丁胺或米力农支持 3~5d,度过危重期。推荐剂量:多巴酚丁胺 2~5μg/(kg·min)静脉滴注,米力农 50μg/kg 负荷量静脉推注,继以 0.375-0.750μg/(kg·min)静脉滴注。

3. 抗心律失常治疗

在采用抗心律失常治疗之前,首先应加强对心力衰竭的治疗,消除引起心律失常的一些诱因,如缺氧、心肌缺血、水电解质酸碱平衡紊乱(尤其是低血钾、低血镁)、交感神经和肾素-血管紧张素-醛固酮系统的激活等。DCM 心律失常的治疗应权衡利弊,大部分抗心律失常药物并不能提高病人的生存率,相反有致心律失常的危险,并有负性肌力作用。因此在选用抗心律失常药物时应充分注意药物对生存率的影响,不宜把心律失常的抑制作为治疗的最终目标。

II 类抗心律失常药物 β 受体阻滞剂、III 类抗心律失常药物胺碘酮可降低心律失常死亡率,可以选用于各种快速性心律失常如房性心动过速、心房颤动、频发室性早搏以及室速。而 I 类抗心律失常药物可增加死亡率,尽量避免使用。尽管对于短阵室速病人可以短期静脉应用 I 类抗心律失常药物中的利多卡因,但仍以选用胺碘酮为佳。对于顽固性室速病人,应选用胺碘酮或采用射频消融治疗。新型 III 类抗心律失常药物如伊布利特(Ibutilide)、多非利特(DofeLilide)的疗效并不优于胺碘酮。室性心律失常引起明显血流动力学障碍时,需即时予以电复律。发作持续性室速、室颤引起晕厥或心脏骤停的病人需要考虑安装埋藏式心律转复除颤器(ICD)。DCM 患者同时有左室功能降低和频繁发作的非持续性室速的患者,猝死危险增大。对于具有室速或室颤的左室功能受损患者,置入 ICD 可能是可取的。在一项大规模的前瞻性研究中,左室功能降低和频繁发作非持续性室速者占研究人群的 10%,置入 ICD 者的生存率高于经验性胺碘酮治疗者。

4. 抗凝治疗

DCM 伴心衰时,心室内血流淤滞,易发生周围动脉栓塞及肺栓塞。尽管抗凝剂对 DCM 伴心力衰竭者的实际效果尚缺乏临床对照实验的证实,但对这类病人仍推荐使用抗凝剂。对于 DCM 合并心房颤动或以前有缺血性卒中的病人,如无特殊的抗凝剂使用禁忌证,即使从临床或超声心动图上均未发现血栓形成的直接证据,也应进行抗凝治疗。一般选用华法林 1~3mg,每日 1 次,使凝血酶原时间延长 1~1.5 倍,国际标准化比值(INR)在 2.0~3.0 之间。

5. 改善心肌代谢

有的 DCM 发病与心肌能量代谢障碍有关,DCM 发生后也存在一定程度的心肌能量代谢紊乱。适当应用改善心肌能量代谢的药物,可能有助于 DCM 病情的稳定和改善。根据临床情况可以选用辅酶 Q_{10}、辅酶 A、三磷腺苷(ATP)、肌苷、维生素 C、极化液、1,6-二磷酸果糖(FDP)、磷酸肌酸,曲美他嗪等。

6. 肾上腺皮质激素

肾上腺皮质激素不宜常规应用。有人认为,心肌活检或核素心肌扫描证实心肌有炎性渗出改变者,应用肾上腺皮质激素可使炎性病灶减轻或消退,有利于改善心功能;合并急性左心衰者,短时间使用大剂量肾上腺皮质激素,有利于控制心力衰竭。

7. 免疫调节治疗及中医药治疗

近年来,国内外有学者应用免疫调节剂如干扰素治疗 DCM 取得了良好效果,可使病人血清肠道病毒 RNA、抗 β-受体抗体、抗 M_2-受体抗体明显下降,提高 LVEF,改善心功能,降低顽固室性心律失常和反复心力衰竭的发生率。然而其确切疗效尚有待更多临床试验的验证。

黄芪、牛磺酸、生脉制剂具有抗病毒、调节机体免疫、改善心脏功能的作用。我国完成的一项多中心中西医结合治疗 DCM 的临床研究显示,采用中西医结合治疗(黄芪、生脉、牛磺酸、泛葵利酮及强心、利尿、扩血管等)能够提高病人的 LVEF,改善心功能。中西医结合治疗 DCM 不失为一种可取的药物治疗手段。

8. 其他药物

包括钙离子增敏剂、重组人生长激素(rhGH)、甲状腺素、利钠利尿肽等。已有几项临床试验证明钙离子增敏剂如左西孟旦、利钠利尿肽对充血性心衰有效。由于这些制剂往临床上使用的时间很短,还需要更深入的研究。

【预后】

本病的病程长短不等,充血性心力衰竭的出现频度较高,预后不良。死亡原因多为心力衰竭和严重心律失常,不少患者猝死。以往认为症状出现后 5 年的存活率在 40% 左右。近年来,由于上述治疗手段的采用存活率已明显提高。

二、肥厚型心肌病

肥厚型心肌病(hypertrophic cardiomyopathy,HCM)是以左心室和(或)右心室肥厚为特征,常为不对称肥厚并累及室间隔,左心室血液充盈受阻、舒张期顺应性下降为基本病态的心肌病。根据左室流出道有无梗阻又可分为梗阻性和非梗阻性 HCM。梗阻性者主动脉瓣下部室间隔肥厚明显,过去称为特发性肥厚型主动脉瓣下狭窄(IHSS)。本病为青年猝死的常见原因,后期可出现心力衰竭。HCM 发病率约为 0.2%(1/500),发病年龄可从出生当天至 90 岁,但以 10~35 岁多见。成人年死亡率为 2%~3%,儿童(<14 岁)患者青春后年死亡率为 2%~4%。发病男性多于女性,男女比约为 2:1,80% 有左室舒张功能障碍。

【病因与发病机制】

本病常有明显的家族史(约占 1/3),目前被认为是常染色体显性遗传疾病。现已发现 12 个致病基因,200 余种突变。其中 10 个编码心肌肌原纤维蛋白,2 个分别编码 AMP 激活的蛋白激酶(AMPK)和细胞骨架 LIM 蛋白。多为点突变,导致蛋白质中关键氨基酸被替换。

公认的与肌节有关的基因突变7个,它们是:β肌球蛋白重链(β-MHC)、肌钙蛋白T(cTnT)、α-原肌凝蛋白(α-TM)、肌球蛋白结合蛋白-C(MyBP-C)、必须性肌球蛋白轻链(ELC)、调节性肌球蛋白轻链(RLC)和肌钙蛋白-I(cTnI),由这些基因突变引起的HCM占所有HCM病例的50%~70%。

基因突变改变了相关蛋白结构与功能的关系,但基因缺陷如何导致HCM的心肌肥厚目前尚不十分明确。目前有两种学说即"毒性肽"学说和"无效等位基因"学说给以解释。虽均有实验支持,但均为理论模型。"毒性肽"学说认为突变的肌节蛋白使肌小节结构、功能异常及生化缺陷,使心肌难以承受正常"负荷",启动机体的代偿机制,而引起心肌肥厚,心肌细胞排列紊乱,间质纤维化和壁内冠状动脉狭窄、闭塞。代偿机制主要是一些细胞因子和激素的增加或上调:如胰岛素样生长因子(IGF-1)、转移生长因子(TGF-β)、内皮素-1(ET-1)、血管紧张素Ⅱ、儿茶酚胺等,心肌细胞内的Ca^{2+}水平明显升高,激活了原癌基因(如c-fos、c-mys、c-jun)的表达,蛋白合成增加,引起心肌肥厚、间质纤维化。将突变的肌节蛋白掺入肌纤维中,可导致其功能下降。"无效等位基因"学说认为:突变的基因不能表达,或即使表达,其蛋白质结构不稳定,造成肌节蛋白的有效数量不足,代偿性引起心肌肥厚,将小鼠的肌球蛋白重链(MYHC)等位基因敲除,可导致肌节结构异常和心肌细胞功能的下降。

【病理生理】

根据血流动力学,可将HCM分为梗阻性和非梗阻性;根据梗阻的部位,可将前者分为左室流出道(LVOT)梗阻和左室中部梗阻;根据梗阻的状态,可分为显性梗阻和隐匿性梗阻,前者表示在静息状态即存在梗阻,激发因素使之加重,后者表示在激发条件下方出现梗阻。存在梗阻者为肥厚性梗阻性心肌病(HOCM)。HCM多为非梗阻性者,约75%的患者静息状态下测不到流出道压差。根据目前ACC/ESC达成的共识,梗阻的判定标准为跨流出道压差≥30mmHg。

1. 左室流出道(LVOT)梗阻 非对称性肥厚的室间隔收缩期突入左室流出道,同时由于流体力学的"射流效应",使LVOT血流加速,二尖瓣前叶在心室收缩期前向移动(SAM),从而导致LVOT狭窄,使左室腔与左室流出道间在收缩期出现压差,此为HOCM最具特征性的改变。室间隔肥厚者易出现明显的LVOT梗阻,而心尖肥厚型则不易形成狭窄。老年患者由于二尖瓣环和后叶出现退行性钙化,可使SAM更加明显,从而加重梗阻。与主动脉瓣狭窄不同,LVOT梗阻是动态的,即随左心室负荷状态或心肌收缩力改变而改变。激发因素如运动和某些药物如强心药、扩血管药、异丙肾上腺素可使梗阻加重。目前认为,发生LVOT梗阻的机制如下:①Venturi效应;②舒张期左室流出道容积变小,二尖瓣在心室内位置前移及瓣叶面积与长度相对增大;③室间隔肥厚;④左室腔形状、容量及乳头肌、二尖瓣结构异常。LVOT梗阻所致的左室收缩压、室壁张力及需氧量增加,产生心肌缺血和心律失常,降低心肌顺应性。梗阻可分为静息状态下梗阻和隐匿性梗阻。

2. 左室收缩和舒张功能障碍 HCM患者心肌顺应性明显减低,使舒张功能受损,晚期出现收缩功能障碍。舒张功能障碍表现为左房排空减慢及左室早期舒张减慢和对左房收缩的依赖性增加,患者常有左房压升高和肺淤血等症状。舒张功能障碍的机制可能包括:①局部心肌排列紊乱及在舒缩过程中的不同步性;②肌原纤维分子水平上与钙调节异常有关的心肌松弛减慢,电机械活动异常,心肌缺血及部分心肌纤维化;③有人认为舒张期的流入梗阻是舒张功能异常的主要原因。舒张压升高和舒张期充盈阻力增加,造成舒张期容量减少与肺静脉淤血,患者常有运动时疲劳和晕厥。

3. 微血管病变和心肌缺血 心肌缺血和心绞痛是肥厚型心肌病的重要特征,但病理检查可无冠状动脉粥样硬化。肥厚型心肌病患者节段性室壁运动异常和心肌瘢痕的出现,提示心室区域性收缩功能障碍的病因是血管性的。心肌缺血可能的机制:①支配心肌纤维化区域的心肌壁内小冠状动脉中层和内膜增厚,小动脉狭窄或阻塞;②冠状动脉毛细血管密度降低,冠脉储备功能受损,心内膜下心肌缺血的易感性升高;③运动和心动过速时,左室舒张压升高及舒张功能损害的进一步加重,可使心内膜下心肌冠脉灌注明显降低;④心肌缺氧和葡萄糖无氧酵解能力下降。⑤左室等容收缩期不同步收缩导致心肌耗氧量增加;⑥冠状动脉痉挛;⑦心肌桥压迫冠脉或小冠状动脉。

【病理】

肥厚型心肌病的主要改变在心肌,尤其是左心室形态学的改变。其特征为不均等的心室间隔增厚(非对称性心室间隔肥厚 asymmetric septal hypertrophy,ASH)。亦有心肌均匀肥厚(或)心尖部肥厚(apical hypertrophy,APH)的类型。本病的组织学特征为心肌细胞肥大,形态特异,排列紊乱。尤以左心室间隔部改变明显。

【临床表现】

本病起病多隐匿,约1/3有家族史。虽可在儿童至高龄的任何年龄段内发病,但症状大多开始于30岁以前。男女同样罹患。其临床表现差别较大,病人可以完全无症状,只是根据心脏杂音、异常心电图或超声心动图作出诊断。即使心肌有明显的肥厚亦可以无任何症状而以猝死作为首发表现(HCM是引起运动员猝死的第一位病因)。HCM的典型临床表现是活动后气短(80%)、心绞痛(60%)、前兆晕厥或晕厥(30%),有心房颤动者可发生体循环栓塞。晚期出现心脏扩大,室壁变薄,左室流出道压差降低,收缩力下降等,类似于扩张型心肌病。

体格检查时可见心浊音界向左扩大,心尖搏动向左下移位,有抬举性冲动,或有心尖双搏动(心房向顺应性降低的心室排血时,产生的搏动在心尖搏动之前被触及)。胸骨左缘下段心尖内侧可听到收缩中、晚期喷射性杂音,向心尖而不向心底传播,可伴有收缩期震颤,见于有心室流出道梗阻的患者。凡增加心肌收缩力或减轻心脏负荷的措施如给洋地黄类、异丙肾上腺素(2μg/min)、硝酸甘油、Valsalva动作、体力劳动后或过早搏动后均可使杂音增强;凡减弱心肌收缩力或增加心脏负荷的措施如给血管收缩药、β受体阻滞剂、下蹲、紧握拳时均可使杂音减弱。约半数患者同时可听到二尖瓣关闭不全的杂音。第二心音可呈反常分裂,是由于左心室喷血受阻,主动脉瓣延迟关闭所致。第3心音常见于伴有二尖瓣关闭不全的患者。

【辅助检查】

1. 胸部X线检查 心影增大多不明显,如有心力衰竭则呈现心影明显增大。

2. 心电图 因心肌肥厚的类型不同而有不同的表现。最常见的表现为左心室肥大,ST-T改变,常在胸前导联出现巨大倒置T波。深而不宽的病理性Q波可在Ⅰ、aVL或Ⅱ、Ⅲ、avF、V5、V4上出现,有时在V1可见R波增高,R/S比增大。此外,室内传导阻滞和期前收缩亦常见。APH型患者可在心前区导联出现巨大的倒置T波。以往常被误诊为冠心病。

3. 超声心动图 是临床上主要诊断手段,可显示室间隔的非对称性肥厚,舒张期室间隔的厚度与后壁之比≥1.3,间隔运动低下。有梗阻的病例可见室间隔流出道部分向左心室内突出、二尖瓣前叶在收缩期前移(systolic anterior motion,SAM)、左心室顺应性降低致舒张功能障碍等。运用彩色多普勒法可了解杂音起源和计算梗阻前后的压力差。超声心动图无论对梗阻性与非梗阻性的诊断都有帮助。APH型则心肌肥厚限于心尖部,以前侧壁心尖部尤为明显,如不仔细检查,很容易漏诊。

4. 心导管检查和心血管造影　左心室舒张末期压上升。有梗阻者在左心室腔与流出道间有收缩期压差,心室造影显示左心室腔变形,呈香蕉状、犬舌状、纺锤状(心尖部肥厚时)。冠状动脉造影多无异常。

5. 心内膜心肌活检　心肌细胞畸形肥大,排列紊乱有助于诊断。

【诊断与鉴别诊断】

根据本病的主要症状——呼吸困难、心绞痛及晕厥,体格检查时所见体征可作出临床诊断,心电图可作为初步筛选检查,有可疑者再作超声心动图检查。如还不能确诊,可作核素、磁共振成像检查以明确诊断,并区分出类型。对可疑病人应仔细询问家族病史,包括有无同类病人及猝死者等。对确诊者,也应对其直系血缘家族进行有关检查,可以发现一些病人,有时从确诊的家族史中可使就诊者得到诊断。所以总的讲,在尚无基因分析条件时,综合病史及临床检查,大多数病人均可得到临床诊断。

本病需与因左心室收缩或舒张期负荷过重引起的左心室肥厚疾病及其导致心绞痛及晕厥的疾病进行鉴别,还应注意非对称性室间隔肥厚是诊断肥厚型心肌病的重要条件之一,但其并不具有特异性,在主动脉瓣狭窄、高血压性心脏病、心肌梗死以及引起右心负荷增加的先天性心脏病也可出现。

【治疗】

本病的治疗原则为弛缓心肌,防止心动过速及维持正常窦性心律,减轻左室流出道狭窄和抗室性心律失常。肥厚型心肌病的治疗包括药物治疗和非药物治疗。药物治疗可改善左心室舒张期充盈进而减少心肌缺血。因此,药物治疗是缓解肥厚型梗阻性心肌病患者症状的主要方法,也是针对肥厚型非梗阻性心肌病的唯一治疗措施。非药物治疗方法包括手术治疗[肥厚间隔部分切除术和(或)二尖瓣替换术、心脏移植]和介入治疗(双腔起搏器治疗、置入式心脏除颤器及经皮腔内肥厚间隔心肌化学消融术),只有在高危的肥厚型梗阻性心肌病患者对药物治疗无效时,根据其病情选择适宜的非药物治疗措施。

1. 一般处理

由于病因不明,预防较困难。为预防发病,应避免劳累、激动、突然用力。凡增强心肌收缩力的药物如洋地黄类、β受体兴奋药如异丙肾上腺素等,以及减轻心脏前负荷的药物如硝酸甘油等使左心室流出道梗阻加重,尽量不用。如有二尖瓣关闭不全,应预防发生感染性心内膜炎。

2. 药物治疗

(1) β受体阻滞剂　已经被广泛用于梗阻性及非梗阻性有症状的肥厚型心肌病患者。在有症状的患者中,通常首选β受体阻滞剂,其初始有效率为60%~80%。现有的研究结果表明,β受体阻滞剂对静息时的左室流出道压差并无影响,但可通过增加左室舒张末期容积来增加左室流出道面积和室间隔与二尖瓣前叶之间的距离,从而使运动时升高的左室流出道压差明显降低。β受体阻滞剂宜从小剂量开始,依据心室率及左室流出道压差下降水平,逐渐增至最大耐受量,心室率一般应控制在55~65次/分,左室流出道压差应控制在≤20mmHg。普萘洛尔应用最早,开始每次10mg,3~4次/天,逐步增大剂量,以求改善症状而心率、血压不致过低,最大剂量可达200mg/d。β受体阻滞剂对症状缓解及运动耐量的改善主要是通过减慢心率而延长舒张期,增加被动心室充盈,改善心室舒张功能。通过减弱心肌收缩力而减少心肌耗氧,并降低运动过程中的流出道压差。β受体阻滞剂长期使用的耐受性较好,导致停药的主要症状包括乏力及偶有的直立性低血压。

(2) 钙通道阻滞剂　主要是非二氢吡啶类钙通道阻滞剂,其主要作用为降低心肌耗氧量,抑制心肌收缩,减慢心率,扩张冠状动脉、解除冠状动脉痉挛,增加冠状动脉血流量,从而增加心肌供氧,扩张周围血管降低心脏后负荷。通常是在β受体阻滞剂无效而无钙通道阻滞剂禁忌证时试用。

维拉帕米的用量应根据个体反应而定,一般从小量开始逐渐增加至有效剂量。国外用量可达 240～720mg/d,国内用量应适当减少,用药中尤其是较大剂量时应注意观察血压、心率及心功能的变化,但应注意出现严重的副作用有时与剂量并非呈正相关。此外,部分病人,尤其是在静息状态下即有明显梗阻者,应用钙拮抗剂后可使血流动力学情况恶化,这可能是由于药物的血管扩张作用导致血压下降,引起心室流出道压力阶差和左心室舒张末压增加而使血流动力状态恶化所致。故 LVOT 压力阶差大的梗阻病人、静脉压明显升高者、病态窦房结综合征及有房室传导阻滞者(事先置入心脏起搏器者除外)、低血压及左心室舒张末压较高者均列为禁忌证。

除维拉帕米外,地尔硫卓也已被应用于本病的治疗,其通过增加左心室舒张早期充盈速度改善舒张功能。在与维拉帕米的双盲对照研究中发现二者均能改善肥厚型心肌病病人的症状及左心室舒张功能,但维拉帕米在改善运动耐量方面似乎更为有效。

(3)丙吡胺 此药除抗心律失常作用外有较强的负性肌力作用,可抑制心肌收缩力,减慢射血速率,消除或减少二尖瓣叶及瓣下结构的收缩期前移,减少左心室流出道压力阶差,减少二尖瓣反流,从而改善血流动力学状态,但对舒张功能影响小,被广泛用于治疗肥厚型心肌病伴显著左心室流出道梗阻的患者,疗效较好。但在有的患者中不能长期维持治疗效果。该药的抗胆碱能作用所产生的不良反应,如口干、尿潴留、青光眼等亦使其应用受到限制,尤其是老年人。

(4)胺碘酮 由于以上药物对控制严重心律失常及减少室上性心律失常发作的效果均较差,而胺碘酮对此均有疗效,因而被用于肥厚型心肌病的治疗。此药也可改善梗阻型或非梗阻型病人的临床症状及运动耐量,可能是因其减慢心率或负性肌力作用改善舒张功能所致。长期使用该药可引起甲状腺功能亢进和肺组织纤维化,并有致心律失常作用,故该药仅在肥厚型心肌病患者使用β受体阻滞剂或钙离子拮抗剂失效或不能耐受,以及频发室上性和室性心律失常时才可以应用。用量为 200～600mg/d。

3. 非药物治疗

(1)外科治疗 对在静息状态下有明显的左心室流出道压差(LVOTG)(≥50mmHg)并伴严重心力衰竭症状、药物治疗无效的患者应予手术治疗,目的是使左心室流出道增宽,消除二尖瓣收缩期前移(SAM)及室间隔与二尖瓣的接触,进而消除左心室流出道梗阻和二尖瓣反流,达到治疗目的。

(2)经皮经腔间隔心肌消融术(PTSMA) PTSMA 术是近年来正在发展中的新技术,主要通过在冠状动脉左前降支的第 1 间隔支内缓慢匀速地注入 96%～99% 的无水酒精 0.5～3.0ml,使其产生化学性闭塞,导致前间隔基底段心肌梗死,遂使该处心肌变薄,以达到减少或消除左心室流出道压力阶差、左心室肥厚及减轻症状的目的。PTSMA 的主要适应证为伴有室间隔厚度≥18mm,主动脉瓣下梗阻,静息时左心室流出道压力阶差≥50mmHg,或静息时仅 30～50mmHg,应激时≥70mmHg 的严重症状性肥厚型梗阻性心肌病患者且药物治疗无效或不能耐受者,或对外科手术有高度危险的患者。仅轻度症状的肥厚型梗阻性心肌病,以及合并严重二尖瓣病变、冠状动脉 3 支病变或左束支传导阻滞者均为非适应证,年幼、高龄者亦须慎重考虑。

(3)置入型心律转复除颤器(ICD)的应用 猝死可发生于任何年龄,但多见于青年,猝死前常常没有症状。根据观察资料,对于确定高危的 HCM 患者,ICD 是目前最恰当的治疗方法。第一个以 ICD 作为 HCM 心脏猝死一级和二级预防的试验表明,ICD 可改善患者预后。

【预后】

病程发展缓慢,预后不定。可以稳定多年不变,但一旦出现症状则可以逐步恶化。猝死与心力衰竭为主要的死亡原因。猝死多见于儿童及年轻人,其出现与体力活动有关,与有无症状或有否梗阻有关。心室壁肥厚程度高,有猝死家族史,有持续性室性心动过速者为猝死的危险因子。猝死的可能机制包括快速室性心律失常、窦房结病变与心传导障碍、心肌缺血、舒张功能障碍和低血压,以前二者最重要。心房颤动的发生可以促进心力衰竭。少数患者有感染性心内膜炎或栓塞等并发症。

(褚 熙)

第九节 主动脉夹层

主动脉夹层(aortic dissection,AD)是指主动脉内的血液经内膜撕裂口流入囊样变性的中层,形成夹层血肿,随血流压力的驱动,逐渐在主动脉中层内扩展,是主动脉中层的解离过程。临床特点为急性起病,突发剧烈疼痛、休克和血肿压迫相应的主动脉分支血管时出现的脏器缺血症状。本病起病凶险,死亡率极高。但如能及时诊断,尽早积极治疗,特别是近十年来采用主动脉内支架植入术,挽救了大量患者的生命,使本病预后大为改观。

【病因】

主动脉夹层是指在内因和(或)外力作用下造成主动脉内膜破裂,血液通过内膜的破口渗入主动脉壁的中层,并沿其纵轴延伸剥离形成夹层血肿,主动脉呈瘤样扩张。根据发病的急缓,主动脉夹层可分为急性夹层——发病在 2 周内和慢性夹层——无急性病史或发病超过 2 周以上。

正常成人的主动脉壁耐受压力颇强,使壁内裂开约需 500mmHg 以上的压力,因此,造成夹层裂开的先决条件是动脉壁尤其中层的先天或后天性缺陷。一般而言,除外伤之外,主动脉夹层的主要病理基础是血管中层肌肉的退行性变或是弹性纤维的缺少。高血压、动脉粥样硬化、马凡氏(Marfan)综合征和埃-当(Ehlers-Danlos)综合征、大动脉炎、动脉中层囊性坏死、主动脉缩窄、外伤及梅毒、妊娠等都能使主动脉壁发生结构或功能缺陷,成为主动脉夹层的病因。其中在临床病例中,西方国家以高血压为主,而国内既往认为青壮年病例多为先天性主动脉中层发育不良如马凡氏综合征等,但近年来以高血压、动脉粥样硬化为病因的发病比例逐渐增高。

【病理】

目前认为本病的基础病理变化是遗传或代谢性异常导致主动脉中层囊样退行性变,部分患者为伴有结缔组织异常的遗传性先天性心血管病,但大多数患者基本病因并不清楚。在马凡氏综合征患者并发本病者约为 40%。先天性二叶主动脉瓣患者并发本病占 5%。研究资料认为囊性中层退行性变是结缔组织的遗传性缺损,原纤维基因突变,使弹性硬蛋白在主动脉壁沉积进而使主动脉僵硬扩张,致中层弹力纤维断裂、平滑肌局灶性丧失和中层空泡变性并充满黏液样物质。

【分型】

最常用的分型或分类系统为 De Bakey 分型,根据夹层的起源及受累的部位分为三型

Ⅰ型:夹层起源于升主动脉,扩展超过主动脉弓到降主动脉,甚至腹主动脉,此型最多见。

Ⅱ型:夹层起源并局限于升主动脉。

Ⅲ型:病变起源于降主动脉左锁骨下动脉开口远端,并向远端扩展,可直至腹主动脉。病变涉及升主动脉的约占夹层的 2/3,即 De Bakey Ⅰ、Ⅱ型又称 STanford A 型,而 De Bakey Ⅲ型的病变不涉及升主动脉的约占 1/3,又称 Stanford B 型。以升主动脉涉及与否的 Stanford 分型有利于治疗方法的选择。

【临床表现】

由于夹层累及部位、范围和程度的不同,加之不同基础疾病的影响,该症的临床表现多种多样。

一、疼痛

突发剧烈的疼痛为发病时最常见的症状,约发生于 70%~90% 的患者。疼痛的强度比其部位更具有特征性,从一开始发作即十分剧烈,难以忍受,呈撕裂或刀割样性质,并伴有烦躁不安、焦虑、恐惧和濒死感,且为持续性,镇痛药物难以缓解;本症的疼痛还有一个重要特点,即当夹层分离沿主动脉伸展时,疼痛具有沿着夹层分离的走向逐步向其他部位转移的趋势,这样的转移性疼痛可在 70% 的病例中见到。

疼痛部位对判断主动脉夹层的部位或许是有帮助的,因为局部症状能大体上反映受累的病变血管,如疼痛在前胸部,则 90% 以上累及升主动脉;若疼痛在肩胛之间,则 90% 以上累及降主动脉;颈、喉、颌、面部的疼痛强烈提示病变累及升主动脉;而背部、腹部或下肢的疼痛则强烈提示夹层累及降主动脉;如病变累及腹主动脉及其大的分支,病人可出现腹痛尤其上腹痛,甚至类似急腹症表现,常同时伴有恶心、呕吐等,若血液渗入腹膜腔,还可表现腹膜刺激症状。

二、休克

主动脉夹层急性期约有 1/3 的病人出现面色苍白、大汗淋漓、四肢皮肤湿冷、脉搏快弱等休克现象,但血压常不低甚至部分病例反而有所增高,此可能与肾缺血、主动脉腔不完全阻塞、剧痛反应、或主动脉减压神经受损等有关。

三、其他系统症状

除疼痛与休克表现外,主动脉夹层可能还表现:夹层分离累及主动脉大的分支时所引起相应脏器的供血不足表现,夹层血肿压迫周围组织所出现相应的压迫症状,以及夹层血肿向外膜破裂穿孔所具有的相应征象。

【辅助检查】

一、实验室检查

多数患者血、尿常规正常。部分患者发病急性期可出现白细胞升高,中性粒细胞增加,如血液从主动脉漏出,常有轻度贫血。部分病例尿常规检查尿蛋白阳性,也可出现管型及红细胞。

由于假腔内的血液溶血,血清乳酸脱氢酶(LDH)浓度可升高。从左胸膜腔抽出血液为夹层破入胸膜腔的重要线索。

平滑肌肌凝蛋白重链单克隆抗体的免疫分析是一个诊断 AD 的新方法,在发病 12h 内,其诊断敏感性和特异性分别为 90% 和 97%。更为重要的是,此方法能准确地鉴别心肌梗死和 AD。

二、影像学检查

1. 心电图 主动脉夹层的心电图结果是非特异性的,1/3 的心电图变化与左心室肥大一致,但由于以下两点理由,获取心电图在诊断上是重要的:①主动脉夹层分离病人出现非特异性胸痛,心电图无缺血性 ST-T 变化,会成为除外心肌缺血的理由,并提示其他胸痛综合征;②近端主动脉夹层,当夹层分离内膜片累及冠状动脉时,心电图可显示急性心肌梗死。

2. X 线胸片 胸部 X 线平片后前位和侧位显示胸部动脉增宽,约占病例的 80%~90%。局限性的膨出往往出现于病变起始部位。部分患者在胸主动脉夹层走行区域可见钙化斑点或片状钙化阴影,并在透视下显示扩张性搏动。胸片检查正常并不能排除主动脉夹层。

3. 超声心动图 经胸超声心动图(TTE)能显示分离的内膜、真腔、假腔以及附壁血栓,如为假性动脉瘤,则可以显示假性动脉瘤的破口、瘤腔以及附壁血栓。对累及升主动脉的夹层血肿其敏感性高达 78%~100%,但对累及降主动脉的夹层,敏感性只有 36%~55%。该检查操作快捷,整个过程都能在床旁完成,是目前临床上开展较多的无创性检查,尤其对于诊断孕期主动脉夹层可能是最为有效、安全的检查方法。

4. 计算机 X 线断层扫描(CT) CT 检查能显示血管夹层的部位、大小及范围。近年应用超高速 CT 和螺旋 CT 用于诊断胸主动脉夹层,进行二维、三维重建可以显示夹层血肿与周围组织的毗邻,清晰识别头臂干血管情况,特别是对于降主动脉夹层逆行撕裂累及左侧锁骨下动脉的患者。其对降主动脉夹层的诊断敏感性为 83%~94%,特异性为 87%~100%,而对于升主动脉夹层的敏感性小于 80%。

5. 磁共振(MRI) 传统 MRI 采用心电门控自旋回波加权像,多平面多相位成像,受患者呼吸活动的影响,图像质量较差。近年来快速屏气条件下 MRI 技术,克服了以上缺点,有利于主动脉疾病的动态显示,特别是主动脉内膜撕裂口及其假腔的观察。

6. 主动脉造影主动脉造影 可以显主动脉夹层分离的真假腔、内膜破口,以及主动脉分支受累范围和主动脉瓣关闭不全,诊断准确率在 95% 以上。

【诊断与鉴别诊断】

凡发作一开始就表现为剧烈撕裂样疼痛,或虽有休克表现,但血压下降与之不平行,甚至血压有所升高,或周围动脉搏动减弱甚至消失或两侧不对称,病变部位有血管性杂音,或突然出现主动脉瓣关闭不全的体征、急腹症或神经症状等同时伴有血管阻塞现象,均提示本症的可能,结合辅助检查可明确诊断。

本症需和急性心肌梗死、急性肺栓塞、其他原因所致的主动脉瓣关闭不全等病症相鉴别。

【治疗】

AD 的治疗目的是阻止夹层血肿的扩展。因为 AD 的致命危险不是来自于内膜撕裂本身,而是随后 AD 发展过程中的并发症如血管损伤、主动脉破裂等。因此,对于急性主动脉夹层,一经诊断,应立即进行监护治疗,应尽量少搬动病人,良好的休息对减少夹层扩展至关重要。在严密监测下采取有效干预措施如降压或纠正休克,使生命指征包括血压、心率及心律等稳定,并监测中心静脉压及尿量,根据需要可测量肺毛细血管楔压和心排出量。病情一旦稳定,要不失时机作进一步检查,明确病变的类型与范围,为随后的治疗提供必要的信息。一旦出现威胁生命的合并症如主动脉破裂的先兆或剥离(心包、胸腔积液)、侵及冠状动脉的先兆(缺血症状及心电图改变)、急性主动脉瓣关闭不全、心脏压塞或损害了生命器官的血循环等,应立即考虑手术治疗。

一、内科药物治疗

药物治疗起先只用于病情严重无法耐受手术的病人。由于夹层撕裂后最初数小时死亡率最高,而动脉高压和增快的左室收缩速率是夹层发生、发展及溃破的最主要因素,因此,目前几乎所有病人在明确诊断之前都应先接受药物治疗,主要包括镇痛和降压,以降低动脉压和减慢左室收缩速率(dp/dt),控制内膜剥离。血压下降和疼痛缓解是主动脉夹层分离停止发展和治疗有效的重要指征。对一些病人、特别是远端夹层分离的病人,药物治疗是长期治疗的首选方法。前已述及,急性主动脉夹层分离是忌用抗凝和溶栓治疗的。溶栓治疗可促使主动脉夹层病人的主动脉破裂出血;抗凝治疗不利于夹层假腔内血栓形成,而后者对阻止血肿扩大、防治主动脉破裂均具有重要意义。

1. 镇痛 疼痛本身可以加重高血压和心动过速,一般对剧痛者可静脉使用较大剂量的吗啡或哌替啶,但应注意两药的降低血压和抑制呼吸等副作用。

2. 控制血压及左室收缩速率 通常联合应用硝普钠和β-阻滞剂。硝普钠对紧急降低动脉血压十分有效,但单纯使用可使心率增快,并可能增加 dp/dt,而同时使用β-阻滞剂则可对抗硝普钠的这种不良作用。

3. 纠正休克 若患者处于休克状态,血压明显降低,提示可能存在心脏压塞或主动脉破裂,需快速扩容。必须仔细排除假性低血压(是由于测量了夹层累及的肢体动脉的血压引起的)的可能性。若迫切需要用升压药时,最好选用去甲肾上腺素和去氧肾上腺素(苯肾上腺素,新福林),而不用多巴胺,因多巴胺可增加 dp/dt。对于 AD 患者,多巴胺仅用于改善肾功能,且宜用小剂量。

4. 心脏压塞的处理 急性近端主动脉夹层常可伴有心脏压塞,这是此类病人死亡的最常见原因之一。当主动脉夹层病人出现心脏压塞而病情相对稳定时,心包穿刺的危险性可能超过得益(可能的原因是,心包穿刺后主动脉内压上升,导致假腔和心包腔关闭的通道重新打开,引起再次出血和致命的心脏压塞)。应尽快送手术室直接修补主动脉并进行术中心包血引流。然而当病人表现电-机械分离或显著低血压时,行心包穿刺以抢救生命是合理的,但谨慎的做法是只抽出少量液体使血压上升至能保证组织器官血液供给的最低水平即可。

二、外科治疗

手术目的是预防主动脉破裂、心脏压塞和减轻主动脉反流。手术指征:①急性近端 AD;②急性远端 AD 并发下列情况时需手术治疗:重要脏器进行性损害;动脉破裂或接近破裂(如囊状动脉瘤形成);主动脉瓣反流(罕见);逆行发展至升主动脉;马凡氏综合征患者发生的 AD。

对于 I、II 型主动脉夹层分离,特别是合并主动脉关闭不全者,手术原则是切除内膜撕裂的部分主动脉,修复两端的剥离内膜,用人工血管移植接通主动脉管道,合并主动脉瓣关闭不全时，使用人工瓣膜置换。

对于Ⅲ型主动脉夹层的治疗，可采用降主动脉人工血管移植术，有相应器官受累时，应考虑血运重建，如肋间动脉、肾动脉或肠系膜上动脉重建术。对于破口局限者，可采用破口修复降主动脉成形术。

（赵　鹏）

第四章 消化系统急症

第一节 急性胃炎

胃炎(gastritis)是指各种病因所致胃黏膜炎性病变,是最常见的消化道疾病之一。1990年提出的悉尼胃炎分类法,将胃炎确定为三种基本诊断:急性胃炎、慢性胃炎、特殊类型的胃炎,加上病因学、形态学、部位及内镜诊断。诊断胃炎主要依靠胃镜和组织学检查。

急性胃炎(acute gastritis)是由各种病因引起的胃黏膜急性炎症,临床上常急性起病,有明显上腹部症状,恶心、呕吐、腹痛、嗳气等;内镜检查可见胃黏膜充血、水肿、出血、糜烂(可伴有浅表溃疡)等一过性病变;病理组织学特征为胃黏膜固有层见到以中性粒细胞为主的炎症细胞浸润。它可以不仅局限于胃,同时伴随食管炎症者称食管胃炎,伴随肠道炎症者称胃肠炎。根据其病因不同,临床上一般可分为以下几种类型:①急性糜烂出血性胃炎:又称急性胃黏膜病变(AGML),其特点是胃黏膜急性多发性糜烂和出血,或伴有浅表性溃疡,诱因有严重感染、颅脑损伤、严重烧伤、休克等。②急性腐蚀性胃炎:系由于吞服强酸、强碱或其他腐蚀剂所造成的胃黏膜损伤,主要的病理变化为黏膜充血、水肿和粘液增多,严重者可发生糜烂、溃疡、坏死、甚至穿孔。③急性化脓性胃炎,又称急性蜂窝组织胃炎,是严重血源性细菌感染引起胃壁全层化脓性病变,以全身脓毒血症和急性腹膜炎为其主要临床表现。自从抗菌药物广泛应用以来,本病已极罕见。④急性单纯性胃炎:又称急性非特异性胃炎、急性浅表性胃炎,是由各种化学因素(如药物、酒精、浓茶、咖啡和香料等)、物理因素(如进食过冷过热、粗糙食物等)、微生物感染或细菌毒素等外源性刺激因子以及精神神经功能障碍、应激、变态反应等内源性刺激因子,引起的胃黏膜急性炎症。

【病因与发病机制】

急性胃炎的病因颇多,大致可分为内源性和外源性两类。有害物质通过血液或通过神经体液调节障碍引起胃黏膜急性炎症者,称内源性病因;通过口腔进入胃内引起胃黏膜急性炎症者,称外源性病因。

常见的内源性病因有病毒和细菌感染性疾病,如白喉、猩红热、肺炎、伤寒、肝炎、流感等。其他严重的全身性疾病,如尿毒症、肝硬化、败血症、慢性肺心病呼吸衰竭,以及精神神经功能障碍,应激状态或各种因素所致的机体变态反应均属内源性病因范畴。外源性病因有化学性(药物)、物理性(温度的和机械的)因素、微生物感染或细菌毒素。化学刺激可来自烟草(烟草中含有尼古丁等物质)、烈酒、浓茶、咖啡、香料和调味品,内服药物如水杨酸盐类和吲哚美辛等解热镇痛药、磺胺、肾上腺皮质激素、呋喃唑酮(痢特灵)、呋喃妥因、某些抗生素、抗肿瘤药物、洋地黄、氯化钾、氨茶碱、铁剂等均可刺激胃黏膜;物理刺激如过烫、过冷、过于粗糙的食物;进食被细菌或其毒素污染的食物,可引起急性胃肠炎,致病细菌以幽门螺杆菌、沙门菌属及副溶血弧菌(嗜盐菌)为常见,毒素以金黄色葡萄球菌毒素为常见,而以肉毒杆菌毒素所引起的病情最为严重。病毒感染常为流感、肠道病毒等。

急性胃炎的发病机制主要由于致病因子损伤了胃黏膜防御机制。后者包括黏膜屏障、黏液 HCO_3^- 屏障、上皮快速修复功能、黏膜血流、前列腺素以及某些调节肽(表皮生长因子、生长抑素等)。各成分相互联系,可防御各种外来、内在的损害因子的损伤。而胃炎的发生首先是由于各种过强的损害因子直接或间接削弱胃黏膜防御机制的某一种或几种成分,胃腔中的 H^+ 反弥散到胃壁,引起血管充血、出血、黏膜水肿等炎症反应,并使胃黏膜受到胃酸、胃蛋白酶的消化而出现糜烂、出血。NSAIDs 抑制环氧合酶(CoX-1)活性,抑制前列腺素合成,进而胃黏膜修复功能降低。应激性损伤表现有皮质-腺垂体,肾上腺皮质轴活动亢进。急性胃炎在病因祛除后,可望在短时间内恢复正常,如病因长期持续存在,可能转为慢性胃炎。

【临床表现】

急性胃炎的临床表现常因病因不同而异:由于酗酒、刺激性食物和药物引起者,多有上腹部不适、疼痛、纳差、恶心、呕吐等,一般不很严重。食物中毒所致的急性胃肠炎的症状轻重不一,一般在食后数小时至24h内发病,大多有中上腹部不适、疼痛,甚至剧烈腹绞痛、纳差、恶心、呕吐等,伴有急性水样腹泻,严重者可有发热、失水、酸中毒、休克等中毒症状。体检可有中上腹部及脐周轻压痛,肠鸣音亢进。一般病程短暂,1~2d后即好转自愈。由解热镇痛药如阿司匹林、吲哚美辛、肾上腺皮质激素和应激状态等引起的急性胃炎常以上消化道出血为主要表现。病人多有呕血与黑便,出血也呈间歇发作,大量出血者可发生休克。半数以上病人有上腹部不适、疼痛、纳差、头昏、软弱等症状。病因去除后,短期内可以痊愈。

【辅助检查】

实验室检查外周血象部分患者白细胞数增多,内镜检查见胃黏膜充血、水肿、片状渗出,并有点状、片状出血。X线钡剂检查则显示胃黏膜水肿、局部激惹。

【诊断和鉴别诊断】

有进食化学药品、某些药物、酒类、饮食不当、暴饮暴食或进食有细菌污染之食物等病史。以上腹痛为主要症状的急性胃炎应与消化性溃疡、急性胰腺炎、急性胆囊炎和急性阑尾炎等急腹症相鉴别。急性心肌梗死患者可因神经反射表现为上腹痛和呕吐,酷似急性胃炎,故对可疑者应及时作心电图检查。

【治疗】

一、一般治疗

去除病因,卧床休息,停止一切对胃有刺激性的饮食或药物,进清淡流质饮食,必要时禁食1~2餐。

二、对症治疗

上腹痛较剧烈者肌注阿托品(0.5mg)或山莨菪碱(10mg);或口服颠茄片(8mg,3次/

天)。伴有呕吐者,可口服甲氧氯普胺(灭吐灵)(10mg,3次/天)或多潘立酮(吗丁啉)(10mg,3次/天)。伴有腹泻者,可口服思密达、复方地芬诺酯或洛哌丁胺等止泻药。并发上消化道出血时应予静脉输液,必要时输血,并应用H_2受体阻滞剂(如雷尼替丁、法莫替丁)或质子泵抑制剂(如奥美拉唑)等药物。

三、抗生素的应用

由细菌感染引起者,可口服吡哌酸(0.5g,3次/天),或诺氟沙星(0.2g,3次/天),或小檗碱等药物,伴腹泻的严重病例可加用庆大霉素妥布霉素8万U肌注,2次/天;或20万~24万U/d加入液体中静滴。

四、维持水电解质平衡

因呕吐、腹泻导致失水及电解质失衡,可静脉补液,用生理盐水或平衡盐液与5%葡萄糖液按2:1或3:1的比例配合静滴。排尿后适当补钾。酸中毒者可滴注5%碳酸氢钠。

(李 敏)

第二节 急性胰腺炎

急性胰腺炎(acute pancreatitis,AP)为胰酶消化自身胰腺及其周围组织引起的化学性炎症,是急诊临床较常见的胰腺疾病,也是消化系统常见的急腹症之一。临床以急性上腹痛、恶心、呕吐、发热和血胰酶增高等为特点。根据临床表现与累及的脏器分为轻症急性胰腺炎(MAP)与重症急性胰腺炎(SAP),其中重症急性胰腺炎约占急性胰腺炎病例的10%~20%,病情危重,并发症多,预后不良,死亡率高达40%。

【病因与发病机制】

尽管导致急性胰腺炎的病因及确切发病机制迄今尚未完全阐明,但诸多因素可造成胰管梗阻或胰液逆流或各因素刺激十二指肠,产生大量促胰液素促使胰腺分泌增加,胰管内压力增高,致胰液外溢或血液循环障碍或胰腺防御机制受到破坏,致激活后的胰消化酶损害胰腺及其周围组织引起急性胰腺炎,部分病倒也可合并细菌或真菌感染。

临床可见较多的因素能引起急性胰腺炎,不仅是胰腺本身的管道或动脉血流发生障碍时可导致胰腺炎,而且胰腺邻近器官或脏器以及某些全身性疾病也能影响到胰腺,某些饮料、食物、药品亦能诱发胰腺炎,其较常见的发病因素有以下几种:

1. 胆道疾病 由于主胰管和胆总管合为同一通道均开口于胆道口,壶腹部进入十二指肠处有Oddi括约肌控制胆汁和胰液排入十二指肠。如果因胆道感染而致胆道口水肿或痉挛,因胆道蛔虫症、胆石症或肿瘤造成壶腹部梗阻,以及少见的Oddi括约肌功能不全时可造成胆汁或碱性肠液逆流入胰管,在碱性条件下肠激酶和胆汁使胰液中的胰酶原活化成为具有消化功能之胰酶,当胰的消化液由胰管壁、腺泡壁逸出时即可对胰腺本身及其邻近组织发生消化作用,造成不同程度的急性胰腺炎。此外,胆道系统的感染及其毒素也可通过胆道淋巴管及淋巴液传播至胰腺引起胰腺炎。临床所见,胆道疾病中以胆囊炎、胆石症发生胆源性胰腺炎为多见。

2. 胰管阻塞 不论胰管结石、蛔虫、肿瘤,还是胰腺邻近器官的炎症波及胰管,均能造成胰管阻塞,尤其是在饱餐或饮酒后胰腺分泌增强,必然增加胰管及其分支的压力,若胰小管或腺泡被胀破,则胰酶外溢,引起胰腺炎症。

3. 胰动脉供血障碍 当胆石症并胆绞痛发作,腹部手术或受到外伤时可通过神经-血管反射引起胰动脉痉挛,当供胰动脉发生栓塞或有血栓形成或动脉硬化、结节性动脉炎累及胰血管时,均可导致胰腺动脉供血障碍,以致胰腺缺血、坏死,由此产生胰腺的炎性反应。

4. 酒精刺激 急、慢性酒精中毒时可引起胃和十二指肠炎,壶腹水肿或 Oddi 括约肌痉挛,均可造成胰管梗阻。乙醇也能刺激胃分泌胃酸,胃酸和乙醇均能使促胰液素和缩胆囊素增加。促胰液素刺激胰腺分泌胰液增多,胰管内压力增加,胀破胰管或腺泡。而缩胆囊素则刺激胰酶的分泌,增加了胰液中蛋白质的含量。胰腺的高分泌状态是发生胰腺炎的重要因素。长期饮酒还可导致低蛋白血症,更增加了胰腺炎的发生率。

5. 胰腺损伤 胰腺受到外伤,腹部手术的直接损伤,Oddi 括约肌切开或形成术,内镜下逆行胰胆管造影(ERCP)等均容易发生急性胰腺炎,特别是 Billroth Ⅱ 术后胃肠吻合部上方的小肠盲端处细菌易繁殖,可引起胆道及胰管的炎症而发生急性胰腺炎。

6. 继发于感染 许多感染性疾病如败血症、伤寒、流行性腮腺炎等,病原体可通过血流、淋巴流引起胰腺炎症。

7. 药物因素 长期应用皮质激素者胃酸分泌旺盛,增强胰腺分泌,也可因水、盐、糖、脂肪、蛋白质代谢紊乱,尤其是高脂血症易诱发胰腺炎,还有磺胺、水杨酸偶氮磺胺吡啶发生过敏反应时有的影响到胰腺。个别病例在应用利尿剂(呋塞米、氢氯噻嗪、依他尼酸)、抗结核药、抗生素(四环素族)、抗肿瘤药、免疫抑制剂(依米兰)、降糖药、维生素 D、雌激素类避孕药、血管造影剂等也可能影响胰腺,机制尚不明。

8. 变态反应及免疫性疾病 例如荨麻疹、支气管哮喘、系统性红斑狼疮等疾病有时并发胰腺炎。

9. 其他因素 高脂血症、低蛋白血症、糖尿病、肝硬化、尿毒症、甲状腺功能亢进、甲状旁腺功能亢进等疾病也易合并急性胰腺炎,需要临床医师警惕和探讨其机制。

10. 特发性胰腺炎 系临床诊断中尚未查出明确病因的胰腺炎,约占急性胰腺炎的 10% 左右。

在我国最常见的病因是胆道系统疾病、酗酒、饮食因素,高脂血症、乳头肌功能紊乱等。其中急性胰腺炎合并胆囊炎或胆石症者占急性胰腺炎病例的 60% 左右。而过食油腻、饱餐和饮酒又是诱发急性胰腺炎的常见因素。因为其刺激胃壁细胞分泌胃酸、胃泌素增加,促使胰液分泌增加。饱餐、饮酒、过食油腻等也可使胃肠功能失调,甚至引起呕吐,导致十二指肠液反流,部分胆汁反流至胰管则能激活胰消化酶。十二指肠黏膜水肿,又能影响胰液的排出。此外,在采用内镜行胰胆管造影术时,术后需常规检查血淀粉酶,因本项诊疗技术也是诱发急性胰腺炎的因素。

【病理】

急性胰腺炎的病理变化一般分为两型。

一、急性水肿型

大体上见胰腺肿大、水肿、分叶模糊,质脆,病变累及部分或整个胰腺,胰腺周围有少量脂肪坏死。组织学检查见间质水肿、充血和炎症细胞浸润,可见散在的点状脂肪坏死,无明显胰实质坏死和出血。

二、急性坏死型

大体上表现为红褐色或灰褐色,并有新鲜出血区,分叶结构消失。有较大范围的脂肪坏死灶,散落在胰腺及胰腺周围组织如大网膜,称为钙皂斑。病程较长者可并发脓肿、假性囊肿或瘘管形成。显微镜下胰腺组织的坏死主要为凝固性坏死,细胞结构消失。坏死灶周围有炎性细胞浸润包绕。常见静脉炎、淋巴管炎、血栓形成及出血坏死。

由于胰液外溢和血管损害,部分病例可有化学性腹水、胸水和心包积液,并易继发细菌感染。发生急性呼吸窘迫综合征时可出现肺水肿、肺出血和肺透明膜形成,也可见肾小球病变、肾小管坏死、脂肪栓塞和弥散性血管内凝血等病理变化。

【临床表现】

急性胰腺炎常在饱食、脂餐或饮酒后发生。部分患者无诱因可查。其临床表现和病情轻重取决于病因、病理类型和诊治是否及时。

一、症状

1. 腹痛　为本病的主要表现和首发症状,突然起病,程度轻重不一,可为钝痛、刀割样痛、钻痛或绞痛,呈持续性,可有阵发性加剧,不能为一般胃肠解痉药缓解,进食可加剧。疼痛部位多在中上腹,可向腰背部呈带状放射,取弯腰抱膝位可减轻疼痛。水肿型腹痛3～5天即缓解。坏死型病情发展较快,腹部剧痛延续较长,由于渗液扩散,可引起全腹痛。极少数年老体弱患者可无腹痛或轻微腹痛。

2. 恶心、呕吐及腹胀　多在起病后出现,有时颇频繁,吐出食物和胆汁,呕吐后腹痛并不减轻。同时有腹胀,甚至出现麻痹性肠梗阻。

3. 发热　多数患者有中度以上发热,持续3～5天。持续发热一周以上不退或逐日升高、白细胞升高者应怀疑有继发感染,如胰腺脓肿或胆道感染等。

4. 低血压或休克　重症胰腺炎常发生。患者烦躁不安、皮肤苍白、湿冷等;有极少数休克可突然发生,甚至发生猝死。主要原因为有效血容量不足,缓激肽类物质致周围血管扩张,并发消化道出血。

5. 水、电解质、酸碱平衡及代谢紊乱　多有轻重不等的脱水,低血钾,呕吐频繁可有代谢性碱中毒。重症者尚有明显脱水与代谢性酸中毒,低钙血症($<2mmol/L$),部分伴血糖增高,偶可发生糖尿病酮症酸中毒或高渗性昏迷。

二、体征

1. 轻症急性胰腺炎患者腹部体征较轻,往往与主诉腹痛程度不十分相符,可有腹胀和肠鸣音减少,无肌紧张和反跳痛。

2. 重症急性胰腺炎患者上腹或全腹压痛明显,并有腹肌紧张,反跳痛。肠鸣音减弱或消失,可出现移动性浊音,并发脓肿时可扪及有明显压痛的腹块。伴麻痹性肠梗阻且有明显腹胀,腹水多呈血性,其中淀粉酶明显升高。少数患者因胰酶、坏死组织及出血沿腹膜间隙与肌层渗入腹壁下,致两侧胁腹部皮肤呈暗灰蓝色,称 Grey-Turner 征;可致脐周围皮肤青紫,称 Cullen 征。在胆总管或壶腹部结石、胰头炎性水肿压迫胆总管时,可出现黄疸。后期出现黄疸应考虑并发胰腺脓肿或假囊肿压迫胆总管或由于肝细胞损害所致。患者因低血钙引起手足搐搦者,为预后不佳表现,系大量脂肪组织坏死分解出的脂肪酸与钙结合成脂肪酸钙,大量消耗钙所致,也与胰腺炎时刺激甲状腺分泌降钙素有关。

【并发症】

一、局部并发症

①胰腺脓肿:重症胰腺炎起病 2～3 周后,因胰腺及胰周坏死继发感染而形成脓肿。此时高热、腹痛、出现上腹肿块和中毒症状;②假性囊肿:常在病后 3～4 周形成,系由胰液和液化的坏死组织在胰腺内或其周围包裹所致。多位于胰体尾部,大小几毫米至几十厘米,可压迫邻近组织引起相应症状。囊壁无上皮,仅见坏死肉芽和纤维组织,囊肿穿破可致胰源性腹水。

二、全身并发症

重症胰腺炎常并发不同程度的多器官功能衰竭(MOF):①急性呼吸衰竭:即急性呼吸窘迫综合征,突然发作、进行性呼吸窘迫、发绀等,常规氧疗不能缓解;②急性肾衰竭:表现为少尿、蛋白尿和进行性血尿素氮、肌酐增高等;③心力衰竭与心律失常:心包积液、心律失常和心力衰竭;④消化道出血:上消化道出血多由于应激性溃疡或黏膜糜烂所致,下消化道出血可由胰腺坏死穿透横结肠所致;⑤胰性脑病:表现为精神异常(幻想、幻觉、躁狂状态)和定向力障碍等;⑥败血症及真菌感染:早期以革兰阴性杆菌为主,后期常为混合菌,且败血症常与胰腺脓肿同时存在;严重病例机体的抵抗力极低,加上大量使用抗生素,极易产生真菌感染;⑦高血糖:多为暂时性;⑧慢性胰腺炎:少数演变为慢性胰腺炎。

【实验室和其他检查】

一、白细胞计数

多有白细胞增多及中性粒细胞核左移。

二、血、尿淀粉酶测定

血清(胰)淀粉酶在起病后 6～12 小时开始升高,48 小时开始下降,持续 3～5 天。血清淀粉酶超过正常值 3 倍可确诊为本病。淀粉酶的高低不一定反映病情轻重,出血坏死型胰腺炎淀粉酶值可正常或低于正常。其他急腹症如消化性溃疡穿孔、胆石症、胆囊炎、肠梗阻等都可有血清淀粉酶升高,但一般不超过正常值 2 倍。

尿淀粉酶升高较晚,在发病后 12～14 小时开始升高,下降缓慢,持续 1～2 周,但尿淀粉酶值受患者尿量的影响。胰源性腹水和胸水中的淀粉酶值亦明显增高。

三、血清脂肪酶测定

血清脂肪酶常在起病后 24～72 小时开始上升,持续 7～10 天,对病后就诊较晚的急性胰腺炎患者有诊断价值,且特异性也较高。

四、C-反应蛋白(CRP)

CRP 是组织损伤和炎症的非特异性标志物。有助于评估与监测急性胰腺炎的严重性,在胰腺坏死时 CRP 明显升高。

五、生化检查

暂时性血糖升高常见,可能与胰岛素释放减少和胰高血糖素释放增加有关。持久的空腹血糖高于10mmol/L反映胰腺坏死,提示预后不良。高胆红素血症可见于少数患者,多于发病后4~7天恢复正常。血清AST、LDH可增加。暂时性低钙血症(<2mmol/L)常见于重症急性胰腺炎,低血钙程度与临床严重程度平行,若血钙低于1.5mmol/L以下提示预后不良。急性胰腺炎时可出现高甘油三酯血症,这种情况可能是病因或是后果,后者在急性期过后可恢复正常。

六、影像学检查

1. 腹部平片　可排除其他急腹症,如内脏穿孔等。"哨兵袢"和"结肠切割征"为胰腺炎的间接指征。弥漫性模糊影、腰大肌边缘不清,提示存在腹水。可发现肠麻痹或麻痹性肠梗阻征。

2. 腹部B超　应作为常规初筛检查。急性胰腺炎B超可见胰腺肿大,胰内及胰周围回声异常;亦可了解胆囊和胆道情况;后期对脓肿及假性囊肿有诊断意义。但因患者腹胀常影响其观察。

3. CT显像　CT根据胰腺组织的影像改变进行分级,对急性胰腺炎的诊断和鉴别诊断、评估其严重程度,特别是对鉴别轻和重症胰腺炎,以及附近器官是否累及具有重要价值。轻症可见胰腺非特异性增大和增厚,胰周围边缘不规则;重症可见胰周围区消失;网膜囊和网膜脂肪变性,密度增加;胸腹膜腔积液。增强CT是诊断胰腺坏死的最佳方法,疑有坏死合并感染者可行CT引导下穿刺。

【诊断和鉴别诊断】

根据典型的临床表现和实验室检查,常可作出诊断。轻症的患者有剧烈而持续的上腹部疼痛,恶心、呕吐、轻度发热、上腹部压痛,但无腹肌紧张,同时有血清淀粉酶和(或)尿淀粉酶显著升高,排除其他急腹症者,即可以诊断。重症除具备轻症急性胰腺炎的诊断标准,且具有局部并发症(胰腺坏死、假性囊肿、脓肿)和(或)器官衰竭。由于重症胰腺炎病程发展险恶且复杂,国内外提出多种评分系统用于病情严重性及预后的预测,其中关键是在发病48或72小时内密切监测病情和实验室检查的变化,综合评判。

区别轻症与重症胰腺炎十分重要,因两者的临床预后截然不同。有以下表现应当按重症胰腺炎处置:①临床症状:烦躁不安、四肢厥冷、皮肤呈斑点状等休克症状;②体征:腹肌强直、腹膜刺激征,Grey-Turner征或Cullen征;③实验室检查:血钙显著下降2mmol/L以下,血糖>11.2mmol/L(无糖尿病史),血尿淀粉酶突然下降;④腹腔诊断性穿刺有高淀粉酶活性的腹水。

急性胰腺炎应与下列疾病鉴别:

一、消化性溃疡急性穿孔

有较典型的溃疡病史,腹痛突然加剧,腹肌紧张,肝浊音界消失,X线透视见膈下有游离气体等可资鉴别。

二、胆石症和急性胆囊炎

常有胆绞痛史,疼痛位于右上腹,常放射到右肩部,Murphy征阳性,血及尿淀粉酶轻度升高。B超及X线胆道造影可明确诊断。

三、急性肠梗阻

腹痛为阵发性,腹胀,呕吐,肠鸣音亢进,有气过水声,无排气,可见肠型。腹部 X 线可见液气平面。

四、心肌梗死

有冠心病史,突然发病,有时疼痛限于上腹部。心电图显示心肌梗死图像,血清心肌酶升高。血、尿淀粉酶正常。

【治疗】

急性胰腺炎的治疗方法取决于其类型,大多数病人在严格监护、观察下,采用中西医结合的综合治疗措施可获好转或治愈,部分病人迅速进展为胰腺出血、坏死者或系胆源性急性胰腺炎或因其他手术后继发胰腺炎,可能需行外科手术进一步治疗。

一、非手术治疗

(一)生命体征监护与密切观察,病情变化

注意监测生命体征,尤其疑似或确诊的重症急性胰腺炎者应在重症监护病房监测和治疗,观察病人的体温、血压、脉搏、呼吸、意识状态、尿量、血氧,必要时作动脉血气分析,经中心静脉压管或 Swan-Ganz 导管测量中心静脉压,每 6h1 次。记录每日出入量,检测血常规、尿常规、血糖、肝肾功能、淀粉酶、脂肪酶、血钾、钠、氯、钙等。

(二)维持有效循环血容量

保护重要器官与支持治疗,补充血容量是早期治疗的重要措施之一,每日输入含有相应的电解质能量的液体和胶体液,重症者补液量需参考每日出入量和监测中心静脉压及心功能状态下予以补充和调整。早期予以吸氧、提高患者的血氧浓度,防止和治疗急性呼吸窘迫综合征,短期应用肾上腺皮质类固醇可能有益于预防 ARDS,一旦发生 ARDS 应积极应用人工机械通气,保证氧供,改善机体状态,稳定其他重要脏器的功能,防止和纠正多器官功能衰竭。

(三)减少胰腺分泌与抑制胰酶活性

1. 减少胰腺分泌由于进餐后胃及十二指肠分泌大量胃液及十二指肠液,胃液含盐酸、促胃液素(胃泌素),十二指肠液含促胰液素(胰泌素)、促缩胆囊素,上述成分可促进胰腺外分泌增加,加之胰管若不十分通畅的情况下,更容易胀破胰管,不利于控制炎症,故禁食可减少胰腺外分泌。如果病人呕吐频繁,腹痛与腹胀明显,或有麻痹性肠梗阻者行胃肠减压,可使胰腺功能至最低的休息状态,不仅胰腺外分泌减少,也可减轻胃及十二指肠的分泌,待胰腺炎完全控制,腹痛消失,发热消退,血白细胞计数及血清淀粉酶降至接近正常时,可考虑去除胃肠减压管,随后试行饮水,病情依旧平稳者可进清流食,如:米汤或冲服藕粉等以碳水化物为主,忌油腻。若病情仍处于稳定状态则可逐渐增加食量,乃至低脂、少渣、低蛋白的半流食,避免饱餐和油腻食品。若腹痛再现,血清淀粉酶又复升高,则需继续禁食,使胰及胃肠处于"休息"状态。

2. 抑制胰腺分泌

(1)抑制胃酸分泌:本类药物能抑制胃酸分泌,除有控制胰腺炎的作用外,对合并消化道出血者也有治疗作用。

常用药物与剂量:①洛塞克(Losec) 40mg 加入生理盐水 500ml 中静滴,每日 1 次。或片剂 20mg,每日 1 次口服。②雷尼替丁 150mg;,口服,每日 2 次。③法莫替丁 20mg,片剂为 20mg,口服,每日 2 次或每晚睡前服 40mg。

(2)生长抑素及类似物:常用的有:①奥曲肽:系人重症胰腺炎可予 0.1mg,皮下注射,每 6~8h 1 次。②十四肽生长抑素:首剂 250μg 加生理盐水或 5% 葡萄糖溶液 10ml 缓慢静脉注入,以后按每小时 250μg 的剂量持续静脉滴注,酌情用药 1~3d,重症者早期给药为宜。

(3)前列腺素:能抑制外源性刺激胰腺的分泌,改善胰腺微循环。

3. 胰酶活性抑制剂

(1)抑肽酶:为多种蛋白酶抑制剂,抗胰蛋白酶及抗微血管增渗酶,用本药前需作皮内过敏试验,阴性后方可用药,而且在急性胰腺炎早期应用较好,若在晚期用药则效果不佳。从牛胰提纯的抑肽酶注射液每支 5 万~10 万 U,第 1~2d,每日用量 8 万~12 万 U,维持量 2 万~4 万 U/d。疗程 1~2 周。

(2)5-氟尿嘧啶(5-Fu):能阻抑胰腺外分泌细胞的合成和抑制分泌胰淀粉酶、胰蛋白酶。剂量:250~500mg 加入 5% 葡萄糖溶液或生理盐水溶液 500ml 中静滴,每日 1 次。

(3)加贝酯(FOY,Gabcxate):是一种非肽类蛋白酶抑制剂,能抑制胰蛋白酶。

(4)乌司他丁:系从人尿中提取的糖蛋白,为一种蛋白酶抑制剂,可以抑制胰蛋白酶等各种胰酶,此外,它还有稳定溶酶体膜、抑制溶酶体酶的释放,抑制心肌抑制因子产生和炎性介质的释放。用法:10 万 U 加入补液 500ml 内静滴,1~2h 内滴完,1~3 次/d。

(四)缩胆囊素受体拮抗剂(CCK 受体拮抗剂)

因 CCK 及 CCK 类似物能诱发急性胰腺炎,故应用 CCK 受体拮抗剂,可治疗急性胰腺炎。

(五)对症治疗

1. 哌替啶(度冷丁)系麻醉镇痛剂,需确诊为急性胰腺炎,为控制剧烈腹痛症状时应用,也可与 654-2 或阿托品联合使用。度冷丁剂量为 50~100mg 肌内注射,也可配合应用地西泮(安定)10mg,肌注。

2. 喷他佐辛(镇痛新)系阿片受体部分激动剂,可有恶心、呕吐、出汗、眩晕等副反应。剂量为 30mg,肌注,需要时可重复 1 次。

3. 吲哚美辛(消炎痛)能改善微循环血流量,促进胰腺消肿,也能止痛、退热。剂量为 25mg,每日 3 次口服。

(六)应用抗生素控制感染性并发症

轻型无继发感染的急性胰腺炎一般不需用抗生素,但合并或继发感染的急性胰腺炎,尤其重症急性胰腺炎并发感染时需选用广谱、足置而有效的抗生素。喹诺酮类和泰能效果较好,首选泰能、环丙沙星、氧氟沙星等或选头孢噻肟或头孢唑肟等。可联合应用抗厌氧菌药物甲硝唑,采用静脉滴入途径疗效为佳。

(七)中医药治疗

采用中医药疗法治疗急性胰腺炎有一定疗效及临床经验。按其辨证可分为实热、湿热郁结、脾胃湿热、肝气淤滞型,清热通腑为治则,方剂以"大柴胡汤"或"大承气汤"随证加减,腑气不通者佐以生大黄或肠通灵类通泻药,用以泻热。也可采用生大黄 10g 加水 100~200ml 溶解后保留灌肠,2 次/天至肠功能恢复。

(八)控制高血糖症

约有 20% 急性胰腺炎病人暂时性血糖升高,需要监控并予以纠正,必要时酌情加用胰岛素治疗,尽量调控血糖接近正常值。

(九)肾上腺糖皮质激素

多不主张用。仅在中毒症状明显、休克难以纠正、ARDS时短时应用2~3d。

二、手术治疗

由于非手术综合治疗急性胰腺炎的疗效提高,近半个世纪来,在重症急性胰腺炎的非手术和手术治疗方案、手术时机选择方面历经变革。尽管非手术治疗可治愈大部分重症急性胰腺炎,但若存在胰腺大片坏死,并有感染或胰周脓肿及腹膜后脓肿形成,尤其胆源性急性胰腺炎,存在严重胆道梗阻不能解除者,仍是手术治疗的适应证。由于有并发症的重症急性胰腺炎患者病情危重,故要求手术迅速、有效,以清除坏死组织和充分引流为主。

(李 敏)

第三节 急性出血性坏死性肠炎

急性出血性坏死性肠炎(acute hemorrhagic necrotizing enteritis)是以小肠的广泛出血、坏死为特征的肠道急性蜂窝织炎,病变主要累及空肠和回肠,还可侵犯十二指肠和结肠等。临床上以腹痛、腹泻、便血、腹胀、呕吐和发热为主要表现,严重者因发生小肠坏死、穿孔而致腹膜炎和中毒性休克,病情凶险,如延误诊断或治疗不当病人可于数日至数周内死亡。任何年龄均可发病,但以学龄前儿童和青少年多见,男性多于女性。四季均可发病,但高发于夏秋季节。农村较城市发病率高。

【病因与发病机制】

近年来认为本病的发病与产生B毒素的Welchii杆菌(C型产气荚膜杆菌)感染有关。B毒素属于蛋白质外毒素,它能干扰肠黏膜表面绒毛的正常功能,从而影响肠道的清洗作用,致使病原体粘附于肠黏膜而致病;B毒素可致肠道组织坏死,产生坏疽性肠炎。营养不良和饮食不当是本病的诱因。正常情况下胰蛋白酶有破坏B毒素的作用;在蛋白酶活性缺乏或降低的情况下,如长期低蛋白膳食(使消化酶合成减少),当进食受C型产气荚膜杆菌污染或变质的食物时,不能分解破坏B毒素而致病;或进食大量的甘薯、大豆等含有耐热性胰蛋白酶抑制因子的食物(使胰蛋白酶酐活性和浓度降低),可使寄生于肠内的Welchii杆菌滋生并产生大量B毒素而致病。饮食习惯突然改变,从多吃蔬菜转变为多吃肉食,使肠内生态学环境发生改变,有利于Welchii杆菌的繁殖而致病。变态反应亦参与本病的发病。由于肠壁对细菌及细菌内、外毒素或病毒等过于敏感,引发肠出血、坏死、白细胞浸润、小血管纤维素样变性及坏死。本病病变以空肠和回肠最为多见且严重,有时可累及结肠、十二指肠及胃。病变常呈节段性分布,严重者融合成片。始于黏膜下层的病变,向黏膜层发展,黏膜肿胀增厚、粗糙,呈鲜红色或暗褐色,上有片状坏死和散在溃疡,黏膜下层水肿,此时病人以腹泻为主;黏膜广泛坏死脱落则大量便血;病变向浆肌层发展为主时,出现肠蠕动障碍,临床上可表现为肠梗阻;大片肠壁浆肌层或全层坏死时,肠内细菌与毒素外渗,肠壁也可穿孔,产生严重的腹膜炎和中毒性休克。

【临床表现】

1. 腹痛 多系首发症状。病初常表现为逐渐加剧的脐周或左中上腹阵发性绞痛,其后逐渐转为全腹持续性痛并有阵发性加剧。常伴有恶心呕吐,呕吐常为黄水,严重者呈咖啡样或血水样。腹痛在便血控制后 3~5d 仍可每天发作数次,可为最后消失的症状。

2. 腹泻与便血　腹痛发生后即可有腹泻,每日数次至十数次不等。粪便初为糊状而带粪质,其后渐为黄水样,继之即呈血水状或呈赤豆汤和果酱样,甚至可呈鲜血状或暗红色血块,粪质少而具难闻的腥臭味。无里急后重。出血量多少不定,轻者可仅粪便潜血阳性无便血;严重者 1 天出血量可达数百毫升。腹泻和便血时间短者仅 1~2d。长者可达 1 月余,且可呈间歇发作,或反复多次发作。严重病例后期因中毒症状严重,发生麻痹性肠梗阻时便次减少,甚至停止,但肛门指检多能发现血便为本病的特征之一。

3. 全身中毒症状　起病后不久即出现发热,一般在 38~39℃ 左右,少数可达 40℃ 以上,持续 4~7d 后渐退,偶有长达 2~3 周者。中毒症状严重者可出现抽搐、昏迷,也可出现四肢厥冷、皮肤暗紫花纹、血压下降、中毒性休克。腹泻、便血严重时,可出现贫血、脱水和酸中毒。

4. 腹部体征　胃肠道症状虽重,但腹部体征却相对较少。腹部饱满,有时可见肠型。触诊腹软或有轻度压痛,但也可有明显压痛、腹肌紧张和反跳痛,提示急性腹膜炎。移动性浊音可阳性,也可抽出血性腹水。肠鸣音早期亢进,有肠梗阻时可闻及气过水声或金属音。腹膜炎明显时,肠鸣音减弱或消失。

【辅助检查】

1. 血象　白细胞增多,一般为 $(12~20) \times 10^9/L$,以中性粒细胞增多为主。肠坏死或腹膜炎时可出现类白血病反应,核左移明显,部分出现中毒性颗粒。

2. 粪便检查　粪便呈血性,或潜血试验强阳性,镜检可见大量红细胞、白细胞及脱落的上皮细胞。粪便培养部分病例可有 Welchii 杆菌、大肠杆菌等生长。

3. 尿常规　可有蛋白尿、红细胞、白细胞及管型。

4. X 线检查　腹部透视或平片可见中腹或上腹部肠管充气、扩张,黏膜皱襞模糊、粗糙,肠壁水肿增厚,肠间隙增宽。立位片中有大小不等的液平面。肠穿孔者可有气腹。在急性期不宜作胃肠钡餐或钡灌肠检查,以免发生肠穿孔。

【诊断与鉴别诊断】

一、诊断

起病急,发病前多有不洁饮食或暴饮暴食史。受冷、劳累、肠道蛔虫感染及营养不良为诱因。诊断主要依据临床表现:突然腹痛、腹泻、便血和呕吐,特别是呈腥臭味的洗肉水样便而无明显里急后重者,或突然腹痛后出现休克症状,应考虑本病的可能。

二、临床分型

本病由于病变部位不同,损伤程度不一以及机体反应性的差异,临床表现亦不一致。依其最突出的表现,可将本病分为以下几种类型:

1. 急性胃肠炎型　当病变仅累及黏膜和黏膜下层时,临床表现以腹泻为主,伴有恶心、呕吐,便血不明显。腹部 X 线平片示小肠充气、扩张,肠曲间隙增宽。

2. 肠出血型　病变黏膜广泛坏死脱落时,则以便血为主,量多少不等,呈血水样或暗红色,有明显贫血或急性大出血体征。

3. 肠梗阻型　病变以浆肌层为主时,因肠管肌层严重受损而浸润肿胀,肠管变僵直,丧失蠕动能力,临床表现为肠梗阻,如腹痛、腹胀、频繁呕吐,肠鸣音亢进或减弱、消失。可有肠型,腹部 X 线检查见多个液平面。

4. 腹膜炎型随着浆肌层病变加重，肠内细菌毒素外渗或局部出现全层坏死，则发展成腹膜炎。表现为腹部压痛、反跳痛、腹肌紧张、肠鸣音消失。

5. 中毒休克型全身中毒症状为主，高热、谵妄、血压下降乃至休克。

三、鉴别诊断

由于本病的病情变化迅速且复杂，临床分型也较多，故需与之鉴别的疾病也较多。主要有：

1. 中毒性菌痢 起病更急，开始即出现高热、惊厥、神志模糊、面色苍白，重者血压下降、休克，数小时后出现脓血便。急性出血性坏死性肠炎常以腹痛、腹泻为主，1～3d内出现红豆汤样或果酱样血便，少量粘液，无里急后重。病程、粪便性质和病原学检查可资鉴别。

2. 绞窄性肠梗阻 腹痛、呕吐、便血、休克等症状与急性出血性坏死性肠炎相似。但绞窄性肠梗阻腹痛突出而剧烈，腹胀、呕吐更重，无排便排气，血便出现晚且量少。急性出血性坏死性肠炎早期出现肠梗阻是由于病变侵及肠壁浆肌层，引起节段性运动功能障碍，多为不全性肠梗阻；后期发坐的肠梗阻则由于肠管的僵硬、狭窄、粘连、坏死等原因引起，多为完全性梗阻，而且此前常先有腹泻、便血。

3. 急性克罗恩病 与本病鉴别较困难，但急性克罗恩病多转为慢性，经常复发，而急性出血性坏死性肠炎却极少复发。

4. 腹型过敏性紫癜 以腹痛、便血起病，与本病相似，但无腹泻和发热，中毒症状不重，待皮肤出现紫癜后诊断更明确。

此外，本病尚应与急性阑尾炎、肠套叠、阿米巴痢疾、细菌性食物中毒等鉴别。在临床急诊工作中，造成本病误诊的原因主要有二：一是对本病的临床特点认识不够，未能掌握其规律及其与各种疾病鉴别的要点；二是由于有时症状不典型，尤其有时相当一部分患者无腹泻或血便，对这类病例往往通过肛门指诊才获得确诊。

【治疗】

本病治疗以非手术疗法为主，加强全身支持疗法，纠正水、电解质失衡，解除中毒症状，积极防治中毒性休克和其他并发症。必要时才予以手术治疗。

一、非手术疗法

1. 休息和禁食 患者在发热、腹痛、腹胀、呕吐及便血期间应卧床休息与禁食，腹胀者应早作胃肠减压。禁食是一项重要治疗措施，轻者7～8d，重者14～21d，疑诊时即应禁食，确诊后更应禁食。待腹胀消失和腹痛减轻，腹部体征基本消失，无便血或大便隐血转阴，临床一般情况阴显好转，方可给予易消化、无刺激性流质饮食，逐渐过渡到半流质、软食乃至正常饮食。过早恢复正常饮食可使症状再发，过晚恢复正常饮食又可影响营养状态，延迟康复。

2. 支持疗法 在禁食期间应予静脉输入高营养液，如10%～25%葡萄糖液、复方氨基酸液、水解蛋白，以及维生素B、C及钙剂。儿童补液量约每日80～100ml/kg，成人每日2000～3000ml。贫血或便血严重者输鲜血、血浆或代血浆。治疗期间少量多次输血，对改善全身症状、缩短病程十分有利。本病因呕吐、腹泻和禁食，常有低血钾和酸中毒，若每日尿量不少于1000ml而又有低血钾者，每日补充氯化钾量不少于3～5g；少数严重低钾（血清钾<2.0mmol/L）患者，每日补氯化钾可达8～12g。有酸中毒时，可给适量5%碳酸氢钠液。对重症病人及严重贫血、营养不良者，可施以全胃肠外营养（TPN）。

3. 防治中毒性休克 迅速补充有效循环血容量是治疗休克的关键。除补充晶体溶液外,应适当输血浆、新鲜全血或人体血清白蛋白等胶体液。酌情应用血管活性药物以保持正常的血压,如多巴胺、间羟胺、山莨菪碱(654-2)等。

4. 肾上腺皮质激素的应用 皮质激素可减轻中毒症状,抑制变态反应,改善和提高机体应激能力,但有加重出血和促发肠穿孔的危险。在高热、中毒休克时可以使用,原则是短期、大量、静脉给药。儿童每日用氢化可的松4~8mg/kg,或地塞米松1~2.5mg;成人每日用氢化可的松200~300ml;,或地塞米松5~20mS;。一般用3~5d即停药。

5. 抗生素的应用 由于本病与细菌感染有关,选用适当的抗生素控制肠道内细菌感染,有利于减轻肠道损害。常用的抗生素有氨苄西林、氯霉素、庆大霉素、第三代头孢菌素和喹诺酮类药物等,抗厌氧菌感染宜用甲硝唑或替硝唑。一般选两种联合应用。给药途径以静脉滴入为宜,疗程至少1周以上。

6. 抗毒血清 采用Welchii杆菌抗毒血清42000~85000U静脉滴注,有较好疗效。

7. 对症处理 高热时物理降温,或加用解热药;吸氧;腹痛较剧者可用阿托品、罗痛定肌注,必要时用哌替啶肌注;顽固性腹痛亦可使用冬眠疗法或用0.25%普鲁卡因作一侧或双侧肾囊封闭。严重腹胀和频繁呕吐者,应行胃肠减压。便血者可用凝血酶、立止血、云南白药等,严重出血者应输血。

8. 其他治疗 ①驱虫治疗:疑为或诊断为肠蛔虫感染者在出血停止、全身情况改善后应施以驱虫治疗,可用左旋咪唑150mg口服,每日2次,连用2d。②吸附肠道的细菌毒素和保护肠黏膜,可选用液状石蜡(20ml/d)或蒙脱石(思密达,6~9g/d)口服或胃管内注入。③调节肠道菌群,可选用双歧杆菌活菌活菌口服。

二、手术疗法

临床上遇到下列情况应考虑手术治疗:①诊断不明,不能排除其他急需手术治疗的急腹症者;②有明显腹膜炎表现,疑有肠坏死、肠穿孔者;③腹腔诊断性穿刺证明有脓性或血性液体者;④腹胀严重,胃肠减压无效,有肠穿孔危险者;⑤肠出血严重,经反复输血及其他保守疗法无效而有休克趋势者。

(李 敏)

第四节 上消化道出血

上消化道出血(upper gastrointestinal hemorrhage)常表现为急性大量出血,是临床常见急症,虽然近年诊断及治疗水平已有很大提高,但在高龄、有严重伴随病患者中病死率仍相当高,临床应予高度重视。

【病因】

上消化道疾病及全身性疾病均可引起上消化道出血。临床上最常见的病因是消化性溃疡、食管胃底静脉曲张破裂、急性糜烂出血性胃炎和胃癌。食管贲门黏膜撕裂综合征引起的出血亦不少见。血管异常诊断有时比较困难,值得注意。现将上消化道出血的病因归纳列述如下:

一、上消化道疾病

1. 食管疾病 食管炎（反流性食管炎、食管憩室炎），食管癌，食管损伤（物理损伤：食管贲门黏膜撕裂综合征又称 Mallory-Weiss 综合征、器械检查、异物或放射性损伤；化学损伤：强酸、强碱或其他化学剂引起的损伤）。

2. 胃十二指肠疾病 消化性溃疡，胃泌素瘤（Zollinger-Ellison 综合征），急性糜烂出血性胃炎，胃癌，胃血管异常（血管瘤、动静脉畸形、胃黏膜下恒径动脉破裂又称 Dieularoy 病变等），其他肿瘤（平滑肌瘤、平滑肌肉瘤、息肉、淋巴瘤、神经纤维瘤、壶腹周围癌），胃黏膜脱垂，急性胃扩张，胃扭转，膈裂孔疝，十二指肠憩室炎，急性糜烂性十二指肠炎，胃手术后病变（吻合口溃疡、吻合口或残胃黏膜糜烂、残胃癌）、其他病变（如重度钩虫病、胃血吸虫病、胃或十二指肠克罗恩病、胃或十二指肠结核、嗜酸性粒细胞性胃肠炎、胃或十二指肠异位胰腺组织等）。

二、门静脉高压引起的食管胃底静脉曲张破裂或门脉高压性胃病

三、上消化道邻近器官或组织的疾病

1. 胆道出血 胆管或胆囊结石，胆道蛔虫病，胆囊或胆管癌，术后胆总管引流管造成的胆道受压坏死，肝癌、肝脓肿或肝血管瘤破入胆道。
2. 胰腺疾病累及十二指肠 胰腺癌，急性胰腺炎并发脓肿溃破。
3. 主动脉瘤破入食管、胃或十二指肠。
4. 纵隔肿瘤或脓肿破入食管。

四、全身性疾病

1. 血管性疾病　过敏性紫癜，遗传性出血性毛细血管扩张（Rendu-Osler-Weber 病），弹性假黄瘤，动脉粥样硬化等。
2. 血液病　血友病，血小板减少性紫癜，白血病，弥散性血管内凝血及其他凝血机制障碍。
3. 尿毒症。
4. 结缔组织病　结节性多动脉炎，系统性红斑性狼疮或其他血管炎。
5. 急性感染 流行性出血热，钩端螺旋体病等。
6. 应激相关胃黏膜损伤 各种严重疾病引起的应激状态下产生的急性糜烂出血性胃炎乃至溃疡形成统称为应激相关胃黏膜损伤，可发生出血，发生大出血以溃疡形成时多见。

【临床表现】

上消化道出血的临床表现主要取决于出血量及出血速度。

一、呕血与黑粪

是上消化道出血的特征性表现。上消化道大量出血之后，均有黑粪。出血部位在幽门以上者常伴有呕血。若出血量较少、速度慢亦可无呕血。反之，幽门以下出血如出血量大、速度快，可因血反流入胃腔引起恶心、呕吐而表现为呕血。呕血多棕褐色呈咖啡渣样，如出血量大，未经胃酸充分混合即呕出，则为鲜红或有血块。黑粪呈柏油样，黏稠而发亮，当出血量大，血液在肠内推进快，粪便可呈暗红甚至鲜红色。

二、失血性周围循环衰竭

急性大量失血由于循环血容量迅速减少而导致周围循环衰竭。一般表现为头昏、心慌、乏力,突然起立发生晕厥、肢体冷感、心率加快、血压偏低等。严重者呈休克状态。

三、贫血和血象变化

急性大量出血后均有失血性贫血,但在出血的早期,血红蛋白浓度、红细胞计数与血细胞比容可无明显变化。在出血后,组织液渗入血管内,使血液稀释,一般须经 3～4 小时以上才出现贫血,出血后 24～72 小时血液稀释到最大限度。贫血程度除取决于失血量外,还和出血前有无贫血基础、出血后液体平衡状况等因素有关。急性出血患者为正细胞正色素性贫血,在出血后骨髓有明显代偿性增生,可暂时出现大细胞性贫血,慢性失血则呈小细胞低色素性贫血。出血 24 小时内网织红细胞即见增高,出血停止后逐渐降至正常。

上消化道大量出血 2～5 小时,白细胞计数轻至中度升高,血止后 2～3 天才恢复正常。但在肝硬化患者,如同时有脾功能亢进,则白细胞计数可不增高。

四、发热

上消化道大量出血后,多数患者在 24 小时内出现低热,持续 3～5 天后降至正常。引起发热的原因尚不清楚,可能与周围循环衰竭,导致体温调节中枢的功能障碍等因素有关。

五、氮质血症

在上消化道大量出血后,由于大量血液蛋白质的消化产物在肠道被吸收,血中尿素氮浓度可暂时增高,称为肠源性氮质血症。一般于一次出血后数小时血尿素氮开始上升,约 24～48 小时可达高峰,大多不超出 14.3mmol/L(40mg/dl),3～4 日后降至正常。

【诊断】

一、上消化道出血诊断的确立

根据呕血、黑粪和失血性周围循环衰竭的临床表现,呕吐物或黑粪隐血试验呈强阳性,血红蛋白浓度、红细胞计数及血细胞比容下降的实验室证据,可作出上消化道出血的诊断,但必须注意以下情况:

1. 排除消化道以外的出血因素
(1)排除来自呼吸道的出血:咯血与呕血的鉴别诊断可参阅《诊断学》有关章节。
(2)排除口、鼻、咽喉部出血:注意病史询问和局部检查。
(3)排除进食引起的黑粪:如动物血、炭粉、铁剂或铋剂等药物。注意询问病史可鉴别。

2. 判断上消化道还是下消化道出血　呕血提示上消化道出血,黑粪大多来自上消化道出血,而血便大多来自下消化道出血。但是,上消化道短时间内大量出血亦可表现为暗红色甚至鲜红色血便,此时如不伴呕血,常难与下消化道出血鉴别,应在病情稳定后即作急诊胃镜检查。胃管抽吸胃液检查作为鉴别上、下消化道出血的手段已不常用,因为胃液无血亦不能除外上消化道出血,这一方法一般适用于病情严重不宜行急诊胃镜检查者。高位小肠乃至右半结肠出血,如血在肠腔停留时间久亦可表现为黑粪,这种情况应先经胃镜检查排除上消化道出血后,再行下消化道出血的有关检查。

二、出血严重程度的估计和周围循环状态的判断

据研究,成人每日消化道出血>5~10ml 粪便隐血试验出现阳性,每日出血量 50~100ml 可出现黑粪。胃内储积血量在 250~300ml 可引起呕血。一次出血量不超过 400ml 时,因轻度血容量减少可由组织液及脾脏贮血所补充,一般不引起全身症状。出血量超过 400~500ml,可出现全身症状,如头昏、心慌、乏力等。短时间内出血量超过 1000ml,可出现周围循环衰竭表现。

急性大出血严重程度的估计最有价值的指标是血容量减少所导致周围循环衰竭的表现,而周围循环衰竭又是急性大出血导致死亡的直接原因。因此,对急性消化道大出血患者,应将对周围循环状态的有关检查放在首位,并据此作出相应的紧急处理。血压和心率是关键指标,需进行动态观察,综合其他相关指标加以判断。如果患者由平卧位改为坐位时出现血压下降(下降幅度大于 15~20mmHg)、心率加快(上升幅度大于 10 次/分),已提示血容量明显不足,是紧急输血的指征。如收缩压低于 90mmHg、心率大于 120 次/分,伴有面色苍白、四肢湿冷、烦躁不安或神志不清则已进入休克状态,属严重大量出血,需积极抢救。

三、出血是否停止的判断

上消化道大出血经过恰当治疗,可于短时间内停止出血。由于肠道内积血需经数日(一般约 3 日)才能排尽,故不能以黑粪作为继续出血的指标。临床上出现下列情况应考虑继续出血或再出血:①反复呕血,或黑粪次数增多,粪质稀薄,伴有肠鸣音亢进;②周围循环衰竭的表现经充分补液输血而未见明显改善,或虽暂时好转而又恶化;③血红蛋白浓度、红细胞计数与血细胞比容继续下降,网织红细胞计数持续增高;④补液与尿量足够的情况下,血尿素氮持续或再次增高。

四、出血的病因

过去病史、症状与体征可为出血的病因诊断提供重要线索,但确诊出血的原因与部位需靠器械检查。

1. 临床与实验室检查提供的线索 慢性、周期性、节律性上腹痛多提示出血来自消化性溃疡,特别是在出血前疼痛加剧,出血后减轻或缓解,更有助于消化性溃疡的诊断。有服用非甾体抗炎药等损伤胃黏膜的药物或应激状态者,可能为急性糜烂出血性胃炎。过去有病毒性肝炎、血吸虫病或酗酒病史,并有肝病与门静脉高压的临床表现者,可能是食管胃底静脉曲张破裂出血。还应指出,上消化道出血的患者即使确诊为肝硬化,不一定都是食管胃底静脉曲张破裂的出血,约有 1/3 患者出血实系来自消化性溃疡、急性糜烂出血性胃炎或其他原因,故应作进一步检查,以确定病因诊断。此外,对中年以上的患者近期出现上腹痛,伴有厌食、消瘦者,应警惕胃癌的可能性。

肝功能试验结果异常、血常规白细胞及血小板减少等有助于肝硬化诊断。

2. 胃镜检查 是目前诊断上消化道出血病因的首选检查方法。胃镜检查在直视下顺序观察食管、胃、十二指肠球部直至降段,从而判断出血病变的部位、病因及出血情况。多主张在出血后 24~48 小时内进行检查,称急诊胃镜检查。一般认为这可大大提高出血病因诊断的准确性,因为有些病变如急性糜烂出血性胃炎可在短短几天内愈合而不留痕迹;有些病变如血管异常在活动性出血或近期出血期间才易于发现;对同时存在 2 个或多个病变者可确定其出血所在。急诊胃镜检查还可根据病变的特征判断是否继续出血或估

计再出血的危险性,并同时进行内镜止血治疗。在急诊胃镜检查前需先纠正休克、补充血容量、改善贫血。如有大量活动性出血,可先插胃管抽吸胃内积血,并用生理盐水灌洗,以免积血影响观察。

3. X线钡餐检查　X线钡餐检查目前已多为胃镜检查所代替,故主要适用于有胃镜检查禁忌证或不愿进行胃镜检查者,但对经胃镜检查出血原因未明,疑病变在十二指肠降段以下小肠段,则有特殊诊断价值。检查一般在出血停止数天后进行。

4. 其他检查　选择性腹腔动脉造影、放射性核素扫描、胶囊内镜及小肠镜检查等主要适用于不明原因消化道出血。由于胃镜检查已能彻底搜寻十二指肠降段以上消化道病变,故上述检查很少应用于上消化道出血的诊断。但在某些特殊情况,如患者处于上消化道持续严重大量出血紧急状态,以至胃镜检查无法安全进行或因积血影响视野而无法判断出血灶,而患者又有手术禁忌,此时行选择性肠系膜动脉造影可能发现出血部位,并同时进行介入治疗。

【治疗】

上消化道大量出血病情急、变化快,严重者可危及生命,应采取积极措施进行抢救。抗休克、迅速补充血容量治疗应放在一切医疗措施的首位。

一、一般急救措施

患者应卧位休息,保持呼吸道通畅,避免呕血时血液吸入引起窒息,必要时吸氧。活动性出血期间禁食。

严密监测患者生命体征,如心率、血压、呼吸、尿量及神志变化;观察呕血与黑粪情况;定期复查血红蛋白浓度、红细胞计数、血细胞比容与血尿素氮;必要时行中心静脉压测定;对老年患者根据情况进行心电监护。

二、积极补充血容量

立即查血型和配血,尽快建立有效的静脉输液通道,尽快补充血容量。在配血过程中,可先输平衡液或葡萄糖盐水。改善急性失血性周围循环衰竭的关键是要输血,一般输浓缩红细胞,严重活动性大出血考虑输全血。下列情况为紧急输血指征:①改变体位出现晕厥、血压下降和心率加快;②失血性休克;③血红蛋白低于70g/L或血细胞比容低于25%。输血量视患者周围循环动力学及贫血改善而定,尿量是有价值的参考指标。应注意避免因输液、输血过快、过多而引起肺水肿,原有心脏病或老年患者必要时可根据中心静脉压调节输入量。

三、止血措施

1. 食管、胃底静脉曲张破裂大出血　本病往往出血量大、再出血率高、死亡率高,在止血措施上有其特殊性。

(1)药物止血:①血管加压素:通过对内脏血管的收缩作用,减少门脉血流量,降低门脉压。血管加压素的推荐疗法是0.2U/min静脉持续滴注,视治疗反应,可逐渐增加剂量至0.4U/min。应同时使用硝酸甘油,以减少血管加压素引起的不良反应,同时硝酸甘油还有协同降低门静脉压的作用。用法为硝酸甘油静脉滴注,根据患者血压来调整剂量。也可舌下含服硝酸甘油0.6mg,每30分钟1次。有冠状动脉粥样硬化性心脏病、高血压者忌用。②三甘氨酰赖氨酸加压素:为加压素拟似物,与加压素比较,该药止血效果好、不良反应少、使用方便(2mg/次、

4~6小时1次、静脉推注)。③生长抑素及其拟似物:可明显减少门脉及其侧支循环血流量,止血效果肯定,因不伴全身血流动力学改变,故短期使用几乎没有严重不良反应。该类药物已成为近年治疗食管胃底静脉曲张出血的最常用药物。14肽天然生长抑素,用法为首剂250μg静脉缓注,继以250μg/h持续静脉滴注。本品半衰期极短,应注意滴注过程中不能中断,若中断超过5分钟,应重新注射首剂。奥曲肽是8肽的生长抑素拟似物,该药半衰期较长,常用量为首剂100μg静脉缓注,继以25~50μg/h持续静脉滴注。

(2)气囊压迫止血:经鼻腔或口插入三腔二囊管,注气入胃囊(囊内压50~70mmHg),向外加压牵引,用以压迫胃底,若未能止血,再注气入食管囊(囊内压为35~45mmHg),压迫食管曲张静脉。用气囊压迫过久会导致黏膜糜烂,故持续压迫时间最长不应超过24小时,放气解除压迫一段时间后,必要时可重复充盈气囊恢复牵引。气囊压迫止血效果肯定,但缺点是患者痛苦大、并发症多(如吸入性肺炎、窒息、食管炎、食管黏膜坏死、心律失常等),由于不能长期压迫,停用后早期再出血率高。鉴于近年药物治疗和内镜治疗的进步,目前已不推荐气囊压迫作为首选止血措施,其应用宜限于药物不能控制出血时作为暂时止血用,以赢得时间去准备其他更有效的治疗措施。

(3)内镜治疗:内镜直视下注射硬化剂或组织粘合剂至曲张的静脉,或用皮圈套扎曲张静脉,不但能达到止血目的,而且可有效防止早期再出血,是目前治疗食管胃底静脉曲张破裂出血的重要手段。一般经药物治疗大出血基本控制,患者基本情况稳定,在进行急诊内镜检查同时进行治疗。并发症主要有局部溃疡、出血、穿孔、瘢痕狭窄等,注意操作及术后处理可使这些并发症大为减少。

(4)外科手术或经颈静脉肝内门体静脉分流术:急诊外科手术并发症多、死亡率高,因此应尽量避免。但在大量出血上述方法治疗无效时唯有进行外科手术。有条件的单位亦可用经颈静脉肝内门体静脉分流术治疗,该法尤适用于准备做肝移植的患者。

2. 非曲张静脉上消化道大出血　除食管胃底静脉曲张破裂出血之外的其他病因引起的上消化道大出血,习惯上又称为非曲张静脉上消化道大出血,其中以消化性溃疡所致出血最为常见。止血措施主要有:

(1)抑制胃酸分泌的药物:血小板聚集及血浆凝血功能所诱导的止血作用需在pH>6.0时才能有效发挥,而且新形成的凝血块在pH<5.0的胃液中会迅速被消化。因此,抑制胃酸分泌,提高胃内pH值具有止血作用。临床上,对消化性溃疡和急性胃黏膜损害所引起的出血,常规予H_2受体拮抗剂或质子泵抑制剂,后者在提高及维持胃内pH值的作用优于前者。急性出血期应静脉途径给药。

(2)内镜治疗:消化性溃疡出血约80%不经特殊处理可自行止血,其余部分患者则会持续出血或再出血。内镜如见有活动性出血或暴露血管的溃疡应进行内镜止血。证明有效的方法包括热探头、高频电灼、激光、微波、注射疗法或上止血夹等,可视各单位的设备及病情选用。其他原因引起的出血,也可视情况选择上述方法进行内镜止血。

(3)手术治疗:内科积极治疗仍大量出血不止危及患者生命,须不失时机行手术治疗。

(4)介入治疗:患者严重消化道大出血在少数特殊情况下,既无法进行内镜治疗,又不能耐受手术,可考虑在选择性肠系膜动脉造影找到出血灶的同时进行血管栓塞治疗。

(王海滨)

第五节 肝性脑病

肝性脑病(hepatic encephhalopathy,HE)是由严重肝病引起的以代谢紊乱为基础的,以意识障碍、行为失常和昏迷为主要表现的中枢神经系统功能失调综合征。既往曾称肝昏迷(hepatic coma),目前认为肝昏迷是HE程度相当严重的第四期,并不代表HE的全部。主要原因是因肝细胞功能衰竭(肝细胞弥漫病变)和来自胃肠道未被肝细胞代谢去毒的物质经体循环(肝内外分流)至脑部而引起。

【病因】

一、病因

各种严重的急性和慢性肝病(病毒性肝炎肝硬化最多见)均可伴发肝性脑病。急性肝病时肝性脑病的病因是由于大量的肝细胞坏死,常为病毒性肝炎、药物或毒素引起的肝炎;也可由于大量肝细胞变性,如妊娠期脂肪肝、Reye综合征等。慢性肝病,如肝硬化和重症慢性活动性肝炎的肝性脑病是由于有功能的肝细胞总数减少和肝血流改变;慢性肝性脑病的发病与广泛的门-体静脉分流有关。肝脏被恶性肿瘤细胞广泛浸润时,也可导致肝性脑病。

二、诱因

许多因素可促发或加剧肝性脑病此种情况在慢性肝病时尤为明显。常见诱因有:①上消化道出血:尤其是食管静脉及胃底冠状静脉曲张破裂出血,是慢性肝性脑病最常见的诱因;急性胃黏膜病变出血则是急、慢性HE共有的常见诱因。②利尿剂使用不当或大量放腹水。③高蛋白饮食。④应用镇静安眠药(巴比妥类、氯丙嗪等)以及麻醉剂等。⑤给予含氨药物(氯化铵)、含硫药物(蛋氨酸、甲硫氨基酸、胱氨酸等)、输注库血、富含芳香族氨基酸的复合氨基酸注射液以及水解蛋白等。⑥感染:如自发性细菌性腹膜炎、败血症、肺炎以及泌尿系感染等。⑦电解质紊乱与酸碱平衡失调:常见者为低钠、低钾、低氯、碱中毒。⑧功能性肾衰竭。⑨其它:手术创伤、便秘或腹泻。无诱因的自发性肝性脑病往往是肝硬化的终末期表现,患者肝脏大多缩小,肝功能严重损伤,黄疸深,腹水多,预后恶劣。

【病理生理】

一般认为产生HE的病理生理基础是肝细胞功能衰竭和门腔静脉之间有自然形成或手术造成的侧支分流。主要来自肠道的许多可影响神经活性的毒性产物,未被肝脏解毒和清除,经侧支进入体循环,透过血脑屏障而至脑部,引起大脑功能紊乱。虽然氨中毒学说在HE的发病机制中一直占有支配地位,但目前尚没有一种学说能完备的解释HE发病机制的全貌。由于肝脏是机体代谢的中枢,它所引起的代谢紊乱涉及多种环节和途径,因此HE的发病机制也是多因素综合作用的结果。

一、氨中毒学说

该学说在肝性脑病的发病机制中仍占最主要的地位。肝性脑病患者血氨水平增高,血脑屏障对氨的通透表面积增大及大脑氨的代谢增高。严重肝脏疾病时,血氨增加的原因是由于氨的生成与吸收增加及(或)清除不足所致。

1. 氨的生成与吸收增加　①外源性产氨增加:指氨的来源为肠道含氮物质的分解代谢

与吸收增加。肠道蛋白质的分解产物氨基酸,部分经肠道细菌的氨基酸氧化酶分解产生氨;另外,血液中的尿素约有25%经胃肠黏膜血管弥散到肠腔内,经细菌尿素酶的作用而形成氨,后者再经门静脉重新吸收,是为尿素的肠肝循环。肝功能衰竭时,肠道菌丛紊乱且繁殖旺盛,分泌的氨基酸氧化酶及尿素酶增加;同时由于胃肠蠕动和分泌减少,消化和吸收功能低下,使肠内未经消化的蛋白质等成分增多,特别是在高蛋白饮食或上消化道出血后更是如此,以致结肠、小肠内产氨均相应增加;此外慢性肝病晚期,常伴有肾功能下降,血液中的尿素等非蛋白氮含量高于正常,因而弥散到肠腔内的尿素也大大增加,也使产氨增加。②内源性产氨增加:即体内蛋白质的分解代谢产氨增加。肝功能衰竭时,蛋白质分解代谢占优势,加之焦虑、烦躁等情况,肌肉及脑活动均增加,产氨量相应增加。

2. 氨的清除不足　氨在体内主要经肝脏内鸟氨酸循环合成尿素而被清除;其次在外周组织(如脑、肌肉)先后与α-酮戊二酸、谷氨酸结合生成谷氨酰胺,再经肾脏作用重新释放出氨,由尿排出。肝功能衰竭时,主要是肝脏消除氨的作用减退,其次为肌肉代谢氨减少,另外肾脏排出的氨亦减少。此外,门体分流存在时,肠道的氨未经肝脏解毒而直接进入体循环,亦可使血氨增高。

3. 血氨增加引起脑病的机制　氨对脑的毒性作用包括:①直接抑制神经细胞膜的电位活动:氨能干扰神经细胞膜上的 Na^+-K^+-ATP 酶的活性,即破坏血脑屏障的完整性,又损害膜的复极化作用,从而引起 HE。②干扰脑的能量代谢:血氨增高使大量 α-酮戊二酸转变为谷氨酸,而后者又能转变为谷氨酰胺,故致三羧酸循环中 α-酮戊二酸耗竭,循环速度下降,高能磷酸盐和氧耗减低;同时在此过程中消耗大量的 ATP 和还原型辅酶Ⅰ(NADH),后者减少致呼吸链中的递氢过程受到阻碍,使 ATP 的生成亦减少;此外,氨还可通过促进磷酸果糖激酶的活性增加,使脑组织内糖酵解过程增强,并直接抑制丙酮酸脱羧酶与有氧代谢,从而增加乳酸的生成,减少 ATP 的产生。上述生化反应使脑组织中的 ATP 生成减少,脑组织生理活动受到影响并出现脑病。③对神经递质的影响:有学者认为,氨可使脑内的正常生化反应发生改变,致脑内一些神经递质如乙酰胆碱、γ-氨基丁酸(GABA)、5-羟色胺、谷氨酸等浓度发生变化,干扰神经递质间的平衡,因而导致中枢神经系统的功能紊乱。

二、假性神经递质学说

神经冲动的传导是通过递质来完成的。正常时兴奋与抑制两类递质保持生理平衡。兴奋性神经递质有儿茶酚胺中的多巴胺和去甲肾上腺素、乙酰胆碱、谷氨酸和门冬氨酸等;抑制性神经递质β-羟酪胺、苯乙醇胺等只在脑内形成。

食物中的芳香族氨基酸如苯丙氨酸及酪氨酸,经肠菌脱羧酶的作用生成苯乙胺及酪胺,该两种胺类正常在肝内被分解清除。严重肝病时,该两种物质在肝内清除发生障碍,经门-体侧支循环进入体循环,并透过血脑屏障进入脑组织,经其中羟化酶的作用,分别生成苯乙醇胺和β-羟酪胺。这两种胺的化学结构与正常神经递质去甲肾上腺素极为相似,但不具有正常递质传递神经冲动的作用或作用很弱,因此称其为假性神经递质。当假递质被脑细胞摄取并在神经突触堆积至一定程度时,则排挤或取代正常的真递质,使神经传导发生障碍,特别是影响脑干网状结构上行激活系统和大脑边缘系统的神经传递,从而造成精神障碍和昏迷。

三、氨基酸失衡学说

肝功能衰竭时支链氨基酸浓度减少,血中胰岛素浓度增加及芳香族氨基酸浓度增加,后者进入脑组织后,以致5-羟色胺、苯乙醇胺等形成增多,导致肝性脑病。

血浆氨基酸测定发现,某些晚期慢性肝病与 HE 患者,血浆芳香族氨基酸(AAA)包括酪氨酸、苯丙氨酸、游离色氨酸增高,支链氨基酸(BCAA)包括亮氨酸、异亮氨酸、缬氨酸减少,致血浆氨基酸比值异常。

血浆氨基酸比值的变化是由于严重肝病所继发的高胰岛素血症所致。在严重肝病时,肝脏对许多激素包括胰岛素的灭活作用减弱,使血中胰岛素的水平升高。正常时支链氨基酸不被肝脏代谢,主要被肌肉摄取利用,胰岛素有增加肌肉组织摄取和分解利用支链氨基酸的作用,所以当血中的胰岛素水平增高时,促使 BCAA 大量进入肌肉组织,故血中 BCAA 浓度减少。AAA 如苯丙氨酸、酪氨酸是肝脏的高摄取物,由肝脏代谢清除,肝功能严重受损时,血浆中芳香族氨基酸浓度升高。AAA 和 BCAA 彼此竞争血脑屏障的同一载体而转运至脑组织内(竞争性抑制)。正常时,血中 BCAA 的浓度高,竞争力强,从而抑制 AAA 进入脑内的速度;肝功能衰竭时,由于血浆 BCAA 减少,高浓度的 AAA 不受抑制地迅速通过血脑屏障进入脑组织,故脑组织细胞内的 AAA 含量明显增加。在脑神经细胞内酪氨酸浓度升高的情况下,酪氨酸脱羧酶的活性大为升高,而酪氨酸羟化酶的活性降低,因此酪氨酸代谢就不像正常时先羟化为二羟苯丙氨酸(简称多巴),而是先脱羧形成酪胺,再经 β-羟化酶的作用形成假性神经递质——β-羟酪胺,并因此导致多巴合成不足,进而使重要的中枢兴奋性神经递质多巴胺、去甲肾上腺素正常含量下降。此外,过量的苯丙氨酸形成苯乙胺、苯乙醇胺。游离的色氨酸进入脑内后,先经羟化酶羟化,生成 5-羟色氨酸,再经脱羧酶脱羧,生成 5-羟色胺,它是一种中枢抑制性神经递质,脑内含量过多可致精神活动和睡眠节律异常,与假性神经递质的总作用是在突触水平,取代正常兴奋性神经递质。

四、GABA/BZ 复合受体学说

γ-氨基丁酸(GABA)广泛存在于大脑内,是大脑主要的抑制性神经递质,在脑内有很高的浓度。脑内的 GABA 在突触前神经元内由谷氨酸经脱羟酶催化下脱羟生成,并贮存在突触前神经元的囊泡内,此时无生物活性。只有被释放到突触间隙,并结合到突触后神经元膜面特异性的 GABA 受体上,引起氯离子(Cl^-)转运通道开放,使 Cl^- 经神经元细胞膜裂隙进入细胞浆,原先静止的细胞膜电位即处于高极化状态,从而导致 GABA 神经递质起明显的突触后抑制作用。突触后神经元膜面的 GABA 受体不仅能与 GABA 结合,在受体表面的不同部位也能与巴比妥类(BARB)和苯二氮䓬类(BZ)物质结合,故称为 GABA/BZ 复合受体或超级受体复合物。该复合受体包括三种配体,即 GABA、BZ 及 BARB 配体,彼此有协同性非竞争性结合位点,已证明 GABA 可引起 BZ 及 BARB 的催眠作用,反之亦然,故巴比妥类药能增加 GABA 的效应。肝性脑病时,GABA 能性活性增强。

五、硫醇与短链脂肪酸

硫醇类蛋氨酸在结肠内受细菌作用形成硫醇、甲基硫醇和二甲硫化物等,由于肝脏解毒功能减退,进入体循环和脑内,在肝性脑病时血浆浓度增高。硫醇类化合物可抑制神经细胞膜的 Na^+-K^+-ATP 酶,干扰线粒体的电子传递,以及抑制脑内氨的解毒。

肝性脑病患者血浆内短链脂肪酸增多。它可抑制氧化磷酸化,使脑干网状结构激活系统的 ATP 和磷酸肌酸贮存减少,改变神经细胞膜的离子流通,从而抑制神经冲动的传递,诱发肝性脑病。

【病理】

急性肝功能衰竭所致的 HE 患者的脑部常无明显的解剖异常,主要是继发性脑水肿。

慢性肝性脑病患者可能出现 Alzheimer Ⅱ 型星形细胞,病程较长者则大脑皮质变薄,神经元及神经纤维消失,皮质深部有片状坏死,甚至累及小脑和基底部,但这些变化与临床神经-精神表现的关系尚不清楚。

【临床表现】

肝性脑病发生在严重肝病和(或)广泛门体分流的基础上,临床上主要表现为高级神经中枢的功能紊乱(如性格改变、智力下降、行为失常、意识障碍等)以及运动和反射异常(如扑翼样震颤、肌阵挛、反射亢进和病理反射等)。根据意识障碍程度、神经系统体征和脑电图改变,可将肝性脑病的临床过程分为四期。分期有助于早期诊断、预后估计及疗效判断。

一期(前驱期) 焦虑、欣快激动、淡漠、睡眠倒错、健忘等轻度精神异常,可有扑翼样震颤。此期临床表现不明显,易被忽略。

二期(昏迷前期) 嗜睡、行为异常(如衣冠不整或随地大小便)、言语不清、书写障碍及定向力障碍。有腱反射亢进、肌张力增高、踝阵挛及 Babinski 征阳性等神经体征,有扑翼样震颤。

三期(昏睡期) 昏睡,但可唤醒,各种神经体征持续或加重,有扑翼样震颤,肌张力高,腱反射亢进,锥体束征常阳性。

四期(昏迷期) 昏迷,不能唤醒。由于患者不能合作,扑翼样震颤无法引出。浅昏迷时,腱反射和肌张力仍亢进;深昏迷时,各种反射消失,肌张力降低。

肝性脑病的临床表现和临床过程因原有肝病的不同、肝功能损害严重程度不同及诱因不同而异。急性肝功能衰竭所致的肝性脑病往往诱因不明显,肝性脑病发生后很快进入昏迷至死亡。失代偿期肝硬化病程中由明显诱因诱发的肝性脑病,临床表现的各个阶段比较分明,如能去除诱因及恰当治疗可能恢复。肝硬化终末期肝性脑病,起病缓慢,反复发作,逐渐转入昏迷至死亡。

【辅助检查】

1. 实验室检查 因各类型肝病而异,急性 HE 患者常以血清胆红素、凝血酶原时间异常为主;慢性 HE 多伴有低白蛋白血症、高 γ-球蛋白血症;各型严重肝病的 HE 大多有一种或数种电解质异常;血清尿素氮、肌酐在伴有肝肾综合征时升高。

2. 血氨测定 约 75% HE 的血氨浓度有不同程度的增加,以慢性 HE 患者多见。动脉血氨浓度增高比静脉血氨更有意义。

3. 血浆氨基酸测定 芳香氨基酸尤其色氨酸常呈明显增加,支链氨基酸浓度降低,二者比值常倒置。在慢性肝性脑病更明显。

4. 脑脊液检查 常规检查和压力均正常,谷氨酰胺、谷氨酸、色氨酸和氨浓度可增高。

5. 脑电图检查 早在生化异常或精神异常出现前,脑电图即已有异常,其变化对诊断与预后均有一定意义。正常脑电图波幅较低、频率较快,随着病情的变化,波幅逐渐增高而频率减慢,在昏迷前期为普遍性每秒 4~7 次的 θ 波,昏迷期则为对称、高波幅的每秒 1.5~3 次的 δ 波。

【诊断与鉴别诊断】

本病的诊断以临床诊断为主,主要依据为:①严重肝病和(或)广泛门-体侧支循环分流;②精神错乱,昏睡或昏迷;③HE 的诱因;④明显肝功能损害或血氨增高。扑翼样震颤和典型的脑电图改变有重要参考价值。因此,典型 HE 的诊断一般并无困难,但应与下列疾病鉴别:①出现精神症状时应与精神病鉴别:肝病患者常先表现精神症状,极易误诊为精神病,尤多见于急性重型肝炎时。因此,凡有精神症状等应注意检查有无肝病体征(如黄疸、腹水),以免漏误诊。②有扑翼样震颤时,应除外尿毒症、呼吸衰竭、严重心力衰竭和低钾性昏迷。这四种情况下均可引出扑翼样震颤。③已陷入昏迷的 HE，应与引起昏迷的其它常见疾病，如脑卒中、颅内感染、尿毒症、糖尿病昏迷、低血糖昏迷及镇静剂中毒等鉴别。④有锥体束征或截瘫时，还应与脑或脊髓肿瘤、脊髓炎鉴别。

【治疗】

去除 HE 发作的诱因、保护肝脏功能免受进一步损伤、治疗氨中毒及调节神经递质是治疗 HE 的主要措施。

一、及早识别及去除 HE 发作的诱因

1. 慎用镇静药及损伤肝功能的药物　镇静、催眠、镇痛药及麻醉剂可诱发肝性脑病，在肝硬化特别是有严重肝功能减退时应尽量避免使用。当患者发生肝性脑病出现烦躁、抽搐时禁用鸦片类、巴比妥类、苯二氮䓬类镇静剂，可试用异丙嗪、氯苯那敏（扑尔敏）等抗组胺药。

2. 纠正电解质和酸碱平衡紊乱　低钾性碱中毒是肝硬化患者在进食量减少、利尿过度及大量排放腹水后的内环境紊乱，是诱发或加重肝性脑病的常见原因之一。因此，应重视患者的营养支持，利尿药的剂量不宜过大，大量排放腹水时应静脉输入足量的白蛋白以维持有效血容量和防止电解质紊乱。HE 患者应经常检测血清电解质、血气分析等，及时纠正低血钾或碱中毒等。缺钾者补充氯化钾；碱中毒者可用精氨酸溶液静脉滴注。每日入液总量以不超过 2500ml 为宜。肝硬化腹水患者的入液量应加控制（一般约为尿量加 1000ml），以免血液稀释、血钠过低而加重昏迷。

3. 止血和清除肠道积血　上消化道出血是肝性脑病的重要诱因之一。止血措施参见上消化道出血章节。清除肠道积血可采取以下措施：乳果糖、乳梨醇或 25% 硫酸镁口服或鼻饲导泻，生理盐水或弱酸液（如稀醋酸溶液）清洁灌肠。

4. 预防和控制感染　失代偿期肝硬化患者容易合并感染，特别是对肝硬化大量腹水或合并曲张静脉出血者应高度警惕，必要时予抗生素预防性治疗。一旦发现感染应积极控制感染，选用对肝损害小的广谱抗生素静脉给药。

5. 其他　注意防治便秘。门体分流对蛋白不耐受者应避免大量蛋白质饮食。警惕低血糖并及时纠正。

二、减少肠内氮源性毒物的生成与吸收

1. 限制蛋白质饮食　起病数日内禁食蛋白质（Ⅰ~Ⅱ期肝性脑病可限制在 20g/d 以内），神志清楚后从蛋白质 20g/d 开始逐渐增加至 1g/(kg·d)。植物蛋白较好，因其含支链氨基酸较多，且所含非吸收性纤维被肠菌酵解产酸有利氨的排出。限制蛋白质饮食的同时应尽量保证热能供应和各种维生素补充。

2. 清洁肠道　特别适用于上消化道出血或便秘患者，方法如前述。

3. 乳果糖或乳梨醇　乳果糖是一种合成的双糖，口服后在小肠不会被分解，到达结肠后可被乳酸杆菌、粪肠球菌等细菌分解为乳酸、乙酸而降低肠道的 pH 值。肠道酸化后对产尿酸酶的细菌生长不利，但有利于不产尿酸酶的乳酸杆菌的生长，使肠道细菌所产的氨减少；此外，酸性的肠道环境可减少氨的吸收，并促进血液中的氨渗入肠道排出。乳果糖的疗效确切，可用于各期肝性脑病及轻微肝性脑病的治疗。其剂量为每日 30~60g，分 3 次口服，调整至患者每天排出 2~3 次软便。亦可用乳果糖稀释至 33.3% 保留灌肠。乳梨醇（lactitol）是另一种合成的双糖，经结肠的细菌分解为乙酸、丙酸而酸化肠道。乳梨醇的疗效与乳果糖相似，其剂量为每日 30~40g，分 3 次口服。

4. 口服抗生素　可抑制肠道产尿素酶的细菌,减少氨的生成。常用的抗生素有新霉素、甲硝唑、利福昔明(rifaximin)等。新霉素的剂量为 2~8g/d,分 4 次口服。口服新霉素很少吸收,但长期使用有可能致耳毒性和肾毒性,不宜超过 1 个月。每日口服 0.8g 甲硝唑的疗效与新霉素相似,但其胃肠道不良反应较大。利福昔明口服不吸收,效果与新霉素相同,每日剂量为 1.2g。

5. 益生菌制剂　口服某些不产尿素酶的有益菌可抑制有害菌的生长,对减少氨的生成可能有一定作用。

三、促进体内氨的代谢

1. L-鸟氨酸-L-门冬氨酸(OA)　是一种鸟氨酸和门冬氨酸的混合制剂,能促进体内的尿素循环(鸟氨酸循环)而降低血氨。每日静脉注射 20g 的 OA 可降低血氨,改善症状。

2. 鸟氨酸-α-旷酮戊二酸　其降氨机制与 OA 相同,但其疗效不如 OA。

3. 其他　谷氨酸钠或钾、精氨酸等药物理论上具降血氨作用,以往曾在临床上广泛应用,但至今尚无证据肯定其疗效,且这类药物对水电解质、酸碱平衡有较大影响,故近年临床已很少使用。

四、调节神经递质

1. GABA/BZ 复合受体拮抗剂　氟马西尼,可以拮抗内源性苯二氮卓所致的神经抑制。对部分Ⅲ~Ⅳ期患者具有促醒作用。静脉注射氟马西尼起效快,往往在数分钟之内,但维持时间很短,通常在 4 小时之内。其用量为 0.5~1mg 静脉注射;或 1mg/h 持续静脉滴注。

2. 减少或拮抗假神经递质　支链氨基酸(BCAA)制剂是一种以亮氨酸、异亮氨酸、缬氨酸等 BCAA 为主的复合氨基酸。其机制为竞争性抑制芳香族氨基酸进入大脑,减少假神经递质的形成,其疗效尚有争议,但对于不能耐受蛋白质的营养不良者,补充 BCAA 有助于改善其氮平衡。

五、人工肝

用分子吸附剂再循环系统(MARS)可清除肝性脑病患者血液中部分有毒物质、降低血胆红素浓度及改善凝血酶原时间,对肝性脑病有暂时的、一定程度的疗效,有可能赢取时间为肝移植作准备,尤适用于急性肝功能衰竭患者。生物人工肝的研究近年有一定进展,期望可在体外代替肝的部分生物功能。

六、肝移植

肝移植是治疗各种终末期肝病的一种有效手段,严重和顽固性的肝性脑病有肝移植的指征。

七、重症监护

重度肝性脑病特别是暴发性肝功能衰竭患者,常并发脑水肿和多器官功能衰竭,此时应置患者于重症监护病房,予严密监护并积极防治各种并发症。维护有效循环血容量、保证能量供应及避免缺氧。注意纠正严重的低血钠。保持呼吸道通畅,对深昏迷者,应作气管切开排痰给氧。用冰帽降低颅内温度,以减少能量消耗,保护脑细胞功能。也可静脉滴注高渗葡萄糖、甘露醇等脱水药以防治脑水肿。

(王海滨)

第五章 泌尿系统急症

第一节 急性肾小球肾炎

急性肾小球肾炎(acute glomerulonephritis),简称急性肾炎,是常见的肾小球疾病。临床主要表现为急性起病、病程短、血尿、蛋白尿、少尿、水肿、高血压和短暂肾功能损害等。急性肾炎的发病,大多数由链球菌感染后引起的变态反应所致,故在临床上多称为链球菌感染后肾小球肾炎。

【病因与发病机制】

一、病因

链球菌感染是最常见的病因,但并非所有链球菌感染都能引起肾炎,只有致肾炎菌株甲族乙型溶血性链球菌(β~溶血性链球菌)才能引起本病。呼吸道感染(1.4、12.29、49 型等),皮肤感染(49、55、57、60 型)。非链球菌的其他细菌(如葡萄球菌、肺炎双球菌、伤寒杆菌等)、病毒(各型肝炎病毒、麻疹等)、寄生虫(如疟原虫、血吸虫等)和梅毒螺旋体等也可患本病。

二、发病机制

根据流行病学、临床表现、免疫病理及动物实验的研究已知本病的发病机制是与链球菌感染有关的免疫反应。通常在链球菌感染后 1~3 周,其发病时间与体内免疫反应过程所需时间一致。致病的肾炎菌株的某些成分作为抗原,它在体内产生抗体,以抗原抗体复合物的形式经血液循环沉积在肾小球;这些特异性抗原亦可直接沉积在肾小球基底膜上皮侧,再与机体内产生的相应抗体相结合(原位型);少数可为抗基底膜抗体型。以上三种免疫反应均可引起一系列炎症反应导致急性肾炎的产生。此外,在导致肾组织的损伤中,局部炎症介质及补体的激活起了重要作用,它具有白细胞趋化作用,通过肥大细胞释放血管活性物质改变毛细血管通透性及具有细胞毒直接作用,均可在局部炎症中起重要作用。

【病理】

肾脏体积可较正常增大、病变主要累及肾小球。病变类型为毛细血管内增生性肾小球肾炎。光镜下通常为弥漫性肾小球病变,以内皮细胞及系膜细胞增生为主要表现,急性期可伴有中性粒细胞和单核细胞浸润。病变严重时,增生和浸润的细胞可压迫毛细血管袢使管腔狭窄或闭塞。肾小管病变多不明显,但肾间质可有水肿及灶状炎性细胞浸润。免疫病理检查可见 IgG 及 C_3 呈粗颗粒状沿毛细血管壁和(或)系膜区沉积。电镜检查可见肾小球上皮细胞下有驼峰状大块电子致密物沉积。

【临床表现】

急性肾炎临床表现轻重悬殊,轻者全无临床症状而检查时发现无症状镜下血尿;重者可呈急进性过程,其典型临床表现如下述。

一、潜伏期

急性肾炎与原发链球菌感染之间有 1~3 周的潜伏期,皮肤感染后潜伏期较长,平均 18~21d,不马上发病的主要原因是急性肾炎并不是链球菌感染直接感染肾脏而是变态反应的结果,而抗体的产生需要大约 1~3 周的时间,这段时间就形成了链球菌感染与急性肾炎之间的潜伏期。

二、血尿

约一半病人出现肉眼血尿,它常是起病的首发症状,病人尿的颜色从黄色转为混浊的棕色,呈洗肉水样或酱油样。肉眼血尿一般在发病后 2 周转为显微镜下血尿,镜下血尿持续时间较长,约 3~6 个月,甚至 1~2 年。

三、水肿

约 80% 的病人出现水肿,也常常是发病第一症状,轻者为晨起眼睑浮肿,严重时波及全身,多为不可凹性浮肿,指压无凹痕,但若病人蛋白尿严重,也可出现低蛋白浮肿,即为可凹性浮肿。

四、高血压

见于 80% 左右的病人,血压多轻、中度升高(130~150/90~110mmHg)。急性肾炎引起高血压主要是容量依赖性高血压,也就是少尿引起水、钠在体内潴留,血容量过多引起的高血压。因此高血压多数随水肿消退降至正常。

五、少尿

急性肾炎时,由于肾小球滤过率减少导致少尿。大部分病人起病时每日尿量少于 400ml。少尿可以引起一系列症状,如水肿、高血压、氮质血症。病人只要能及时地治疗及充分休息,2 周后尿量可逐渐增多,氮质血症及高血压也可因利尿而逐渐恢复正常。

六、其他

儿童患者常有疲乏、厌食、恶心、呕吐、头痛、腰部钝痛等全身非特异性症状,若感染未控制,患者可表现发热。成人全身症状相对较少。

【辅助检查】

一、尿液检查

血尿是急性肾炎的重要表现,几乎每例都有,利用显微镜检查证明本病尿检中80%以上的红细胞是变形的多形性红细胞。尿沉渣中如见到红细胞管型具有诊断意义,此外也可见到透明或颗粒管型。

尿蛋白定性多在 + ~ + + 。24h尿蛋白定量通常在1~2g。少数病人尿蛋白大量,甚至出现肾病综合征。若病情好转,则尿蛋白减少,通常在3~6个月内消退。如尿蛋白持续在1年以上或尿蛋白阴转一段时间又持续出现阳性,提示可能演变成慢性肾炎。

二、血常规检查

常见轻度贫血,贫血与血容量增大、血液稀释有关,待利尿消肿后即可恢复。白细胞计数大多正常,但感染灶未愈时,白细胞总数及中性粒细胞常增高。

三、肾功能检查

约半数病人可有暂时性肾小球滤过率减退,一般只表现血尿素氮升高及内生肌酐清除率降低,而血肌酐一般正常。急性肾炎恢复期肾功能逐渐恢复正常。

四、补体测定

急性肾炎时绝大多数病人血中总补体及C_3都明显降低,在6~8周恢复正常。如血清补体持续降低,可作为病情仍在进展的指标。

五、抗链球菌溶血素"O"

急性肾炎的50%~80%抗"O"增高,通常在感染后2~3周开始增高,3~5周滴度最高,以后逐渐降低。抗"O"滴度升高只表明近期有链球菌感染,提示急性肾炎的病因可能与链球菌感染有关,但滴度高低与肾炎的严重程度及预后无关。

【诊断与鉴别诊断】

急性肾炎的诊断并不困难,典型的病例,尤其是少年儿童患者上呼吸道感染或皮肤化脓性炎症后7~20d出现少尿、浮肿、高血压及茶色尿,尿液检查尿蛋白阳性,有红细胞和管型,血清补体下降,即可诊断为急性肾炎。如血清抗"O"滴度在1:400以上,咽拭子培养或皮肤脓液培养找到β~溶血型链球菌,有助于判断链球菌感染后肾炎。症状不典型时需多次查尿常规,根据尿的典型改变及补体下降也可作出诊断,但如果病情的发展不像急性肾炎那样经过休息治疗逐渐好转,血清补体C_3持续下降超过8周,则应考虑有其他类型肾小球肾炎的可能性,必须作肾穿刺明确诊断。

本病尚应与下列疾病鉴别:

一、发热性蛋白尿

在某些急性感染发热期间(如扁桃体炎,丹毒、肺炎、骨髓炎等),部分病人往往出现蛋白尿及管型尿,有时镜下血尿,易与不典型急性肾炎相混淆,此可能与肾血流量增加、肾小球通透性增加及肾小管上皮细胞肿胀有关。急性感染期蛋白尿时出现尿的改变发生于感染、高热的极期,不伴高血压及水肿等肾脏疾病的临床表现,热退后尿异常迅速消失。

二、全身系统性疾病引起急性肾炎综合征

见于系统性红斑狼疮,过敏性紫癜,结节性多动脉炎或其他弥漫性血管炎等。其中部分病人肾脏受损方面的临床表现与急性肾炎相似,但具有其他系统病变的临床表现及特殊检查所见。

三、急进性肾炎

少数病例临床起病和典型急性肾炎相似,但病情急剧恶化,出现进行性肾功能衰竭。凡病程1个月以上,肾功能不好转,反而恶化者,应考虑本病,需及时肾穿刺活检以利早期诊断和治疗。

四、慢性肾炎急性发作

既往病史不明确的慢性肾炎患者,若有急性发作时,易与急性肾炎相混淆。除认真询问既往史外,潜伏期短于3~5d,较显著的贫血,血浆蛋白浓度降低,肾功能持续性减退,长期高血压引起心脏和眼底改变,X线平片及B超检查发现双肾已缩小,均有利于慢性肾炎的诊断。

【治疗】

本病治疗以休息及对症治疗为主。急性肾衰竭病例应予透析,待其自然恢复。本病为自限性疾病,不宜应用糖皮质激素及细胞毒药物。

一、一般治疗

急性期应卧床休息,待肉眼血尿消失、水肿消退及血压恢复正常后逐步增加活动量。急性期应予低盐(每日3g以下)饮食。肾功能正常者不需限制蛋白质入量,但氮质血症时应限制蛋白质摄入,并以优质动物蛋白为主。明显少尿者应限制液体入量。

二、治疗感染灶

以往主张病初注射青霉素10~14天(过敏者可用大环内酯类抗生素),但其必要性现有争议。反复发作的慢性扁桃体炎,待病情稳定后(尿蛋白少于1+,尿沉渣红细胞少于10个/HP)可考虑做扁桃体摘除,术前、术后两周需注射青霉素。

三、对症治疗

包括利尿消肿、降血压,预防心脑合并症的发生。休息、低盐和利尿后高血压控制仍不满意时,可加用降压药物。

四、透析治疗

少数发生急性肾衰竭而有透析指征时,应及时给予透析治疗以帮助患者渡过急性期。由于本病具有自愈倾向,肾功能多可逐渐恢复,一般不需要长期维持透析。

五、中医药治疗

急性肾小球肾炎属中医"风水",多由于感受风寒、风热及湿邪所致。病变发展期有外感表证及水肿、尿少、血尿等症状,此期中医治疗往往采用祛风利水、清热解毒、凉血止血等治

疗法则,常用方剂有越婢加术汤,麻黄连翘赤小豆汤等。

【预后】

急性肾炎是一个自限性疾病,一般预后良好,只要及时去除病因,辅以适当的治疗,在儿童约85%~90%,在成人约60%~75%可完全恢复。老年人患急性肾炎的机会不多,但其预后在急性肾炎患者中最差。多数病例尿常规改变在3~6个月内恢复,少数患者急性期后临床表现消失,肾功能良好,但尿液中红细胞和少量蛋白可迁延1~2年才逐渐消失。少数病例病程迁延或转为慢性肾炎,个别病例急性期可发生严重合并症而死亡。近年来由于防治工作的改进,死亡率已降至1%~2%,甚或无死亡。

(褚 熙)

第二节 急进性肾小球肾炎

急进性肾小球肾炎又称急性快速进展性肾小球肾炎(rapidly progressive glomerulonephritis,RPGN),简称急进性肾炎,是指一组病情发展急骤,由蛋白尿、血尿迅速发展为少尿或无尿的进行性肾功能损害,预后恶劣的肾小球肾炎的总称。多数病人在数周或数月内发生尿毒症,其病理改变以肾小球包曼氏囊广泛的新月体形成为特征,故又称为新月体肾炎或毛细血管外增殖性肾小球肾炎。

【病因和发病机制】

由多种原因所致的一组疾病,包括:①原发性急进性肾小球肾炎;②继发于全身性疾病(如系统性红斑狼疮肾炎)的急进性肾小球肾炎;③在原发性肾小球病(如系膜毛细血管性肾小球肾炎)的基础上形成广泛新月体,即病理类型转化而来的新月体性肾小球肾炎。本文着重讨论原发性急进性肾小球肾炎(以下简称急进性肾炎)。

RPGN根据免疫病理可分为三型,其病因及发病机制各不相同:①I型又称抗肾小球基底膜型肾小球肾炎,由于抗肾小球基底膜抗体与肾小球基底膜(GBM)抗原相结合激活补体而致病。②II型又称免疫复合物型,因肾小球内循环免疫复合物的沉积或原位免疫复合物形成,激活补体而致病。③III型为少免疫复合物型,肾小球内无或仅微量免疫球蛋白沉积。现已证实50%~80%该型患者为原发性小血管炎肾损害,肾脏可为首发、甚至唯一受累器官或与其他系统损害并存。原发性小血管炎患者血清抗中性粒细胞胞浆抗体(ANCA)常呈阳性。

RPGN患者约半数以上有上呼吸道感染的前驱病史,其中少数为典型的链球菌感染,其它多为病毒感染,但感染与RPGN发病的关系尚未明确。接触某些有机化学溶剂、碳氢化合物如汽油,与RPGN I型发病有较密切的关系。某些药物如丙硫氧嘧啶(PTU)、肼苯达嗪等可引起RPGN III型。RPGN的诱发因素包括吸烟、吸毒、接触碳氢化合物等。此外,遗传的易感性在RPGN发病中作用也已引起重视。

【病理】

肾脏体积常较正常增大。病理类型为新月体性肾小球肾炎。光镜下通常以广泛(50%以上)的肾小球囊腔内有大新月体形成(占肾小球囊腔50%以上)为主要特征,病变早期为细胞新月体,后期为纤维新月体。另外,II型常伴有肾小球内皮细胞和系膜细胞增生,III型常可见肾小球节段性纤维素样坏死。免疫病理学检查是分型的主要依据，I 型 IgG 及 C_3 呈光滑线条状沿肾小球毛细血管壁分布；II 型 IgG 及 C_3 呈颗粒状沉积于系膜区及毛细血管壁；III 型肾小球内无或仅有微量免疫沉积物。电镜下可见 II 型电子致密物在系膜区和内皮下沉积，I 型和 III 型无电子致密物。

【临床表现】

本病以男性发病率较高，男女比例为 2:1。除 I 型好发于青、中年外，II 型及 III 型均以中、老年病人为主。部分病例有前驱呼吸道感染，起病较急，但多数隐袭起病。病情进展迅速。临床上除具有血尿（全部病例有血尿）、蛋白尿、浮肿及高血压等急性肾炎综合征表现外，部分病人（尤其是 II 型）可因大量蛋白尿导致肾病综合征。病人常呈重度顽固性贫血，少数患者可发生上消化道出血。肾功能迅速进行性减退，常在数周至数月内发展成尿毒症。随着肾功能恶化，尿量减少，可发展至少尿或无尿。恶心、呕吐是常见的消化道症状。水、钠潴留严重者可发生肺水肿、心包炎、酸中毒、高血钾及其他电解质紊乱，甚至心律失常、脑水肿等严重并发症。

【辅助检查】

一、尿液检查

尿蛋白通常阳性，但含量不一，从微量到肾病综合征范围的大量尿蛋白，多为非选择性蛋白尿，变形的多形性红细胞、红细胞管型和白细胞是尿沉渣中常见的有形成分。

二、肾功能测定

发病数日或数周后即可发现肾小球滤过率呈进行性下降，内生肌酐清除率下降，血肌酐及尿素氮明显增加，尿比重低且固定。

三、血清抗体检查

I 型急进性肾炎早期常可发现循环抗 GBM 抗体存在。应用较敏感的放免技术，早期患者阳性率可达 95%。

四、循环免疫复合物测定

一般循环免疫复合物阳性无特殊诊断意义，只提示免疫复合物病存在的可能，但如发现免疫复合物抗体，则有助于诊断 II 型急进性肾炎。

五、补体测定

由于补体活化途径等发病机制的差异，血清 C_3 及 CH_{50} 的减低可见于 II 型原发性急进性肾炎、系统性红斑狼疮、膜增殖性肾炎、急性感染后肾炎、冷球蛋白血症伴广泛新月体形成。

六、抗中性粒细胞胞浆抗体（ANCA）的测定

ANCA 是一种以酒精固定的中性粒细胞为底物的免疫病理（如间接荧光）或免疫酶（或放免）测定方法。此类抗体存在于系统性血管炎的患者血清中。III 型急进性肾炎 ANCA 阳性率 >80%，故认为此型实际上是一种缺乏肾外表现的血管炎。近年来根据荧光染色图像，ANCA 又分 P 和 C 两型：P 型（核周型）常见于 III 型急进性肾炎；C 型多见于韦格纳肉芽肿。

七、肾脏影像学检查

应用B超及腹部X线平片检查半数以上早期急进性肾炎患者肾影明显增大,且无一例有肾脏缩小表现。此项检查有助于区别慢性肾功能不全。

八、肾活检

本病确诊需靠肾活检,肾活检光镜检查示>50%肾小球有新月体病变诊断可成立。

【诊断与鉴别诊断】

凡临床上表现为急性肾炎综合征而以严重的血尿、突出的少尿、无尿及进行性肾功能损害,既往无肾脏疾病时应高度怀疑此病。B超或X线平片显示二侧肾脏均匀增大则更支持本病。肾活检光镜检查示>50%肾小球有新月体病变诊断可成立。原发性急进性肾炎需与以下疾病鉴别:

一、链球菌感染后肾炎

起病和临床表现与急进性肾炎相似,但前者见于儿童及少年,病初有链球菌感染史,血清抗"O"滴度增高,疾病早期补体C_3多下降,少尿持续时间短,肾功能不全多较轻且短暂,病理变化多以肾小球系膜细胞及内皮细胞弥漫性增殖为主,为自限趋势的疾病,预后大多良好。

二、Goodpasture综合征

本病多见于青年人,临床特点是咯血、呼吸困难、血尿及蛋白尿,有时可出现水肿及高血压,迅速出现肾功能衰竭,部分病人在发病前有汽油接触史。多数病人在6个月内死于大咯血所致的窒息或尿毒症。胸部X线摄片可见散在性斑片状或粟粒状阴影。肺及肾组织活检免疫荧光检查均可证实基底膜上有线条状沉积物。

三、溶血性尿毒症综合征

多见于婴幼儿,主要临床表现为急性进行性肾功能衰竭、溶血性贫血和血小板减少症三个特点,伴有尿少、无尿、血尿和(或)血红蛋白尿,急性肾功能不全,严重贫血,网织细胞升高,可见到红细胞碎片及芒刺细胞,白细胞总数及中性粒细胞增多,血小板减少及出血倾向。

四、继发于全身性疾病的急进性肾炎

如系统性红斑狼疮、过敏性紫癜、结节性多动脉炎、韦格纳肉芽肿、进行性系统性硬化症等均可引起继发性急进性肾炎,出现少尿、无尿及肾功能衰竭,如以肾脏起病者,全身症状可不明显或被掩盖,易被误诊。鉴别主要在于提高对原发病的认识,注意全身症状,及早进行有关化验检查以明确诊断。

五、慢性肾炎急性发作

慢性肾炎由于某些诱因导致肾功能迅速恶化,由于既往病史不明确,直至感染、劳累、水电解质平衡紊乱等诱因导致肾功能迅速恶化,有时很难与急进性肾炎区别。应用X线平片及B超检查发现双肾已缩小,有利于慢性肾炎的诊断。指甲肌酐数值有助于了解3个月前血肌酐水平。此类患者在诱因纠正后肾功能有部分恢复。

【治疗】

包括针对急性免疫介导性炎症病变的强化治疗以及针对肾脏病变后果（如钠水潴留、高血压、尿毒症及感染等）的对症治疗两方面。尤其强调在早期作出病因诊断和免疫病理分型的基础上尽快进行强化治疗。

一、强化疗法

1. **强化血浆置换疗法** 应用血浆置换机分离患者的血浆和血细胞，弃去血浆以等量正常人的血浆（或血浆白蛋白）和患者血细胞重新输入体内。通常每日或隔日 1 次，每次置换血浆 2~4L，直到血清抗体（如抗 GBM 抗体、ANCA）或免疫复合物转阴、病情好转，一般需置换约 6~10 次左右。该疗法需配合糖皮质激素[口服泼尼松 1mg/(kg·d)，2~3 个月后渐减]及细胞毒药物[环磷酰胺 2~3mg/(kg·d)口服，累积量一般不超过 8g]，以防止在机体大量丢失免疫球蛋白后有害抗体大量合成而造成"反跳"。该疗法适用于各型急进性肾炎，但主要适用于 I 型；对于 Goodpasture 综合征和原发性小血管炎所致急进性肾炎（Ⅲ型）伴有威胁生命的肺出血作用较为肯定、迅速，应首选。

2. **甲泼尼龙冲击伴环磷酰胺治疗** 为强化治疗之一。甲泼尼龙 0.5~1.0g 溶于 5% 葡萄糖中静脉点滴，每日或隔日 1 次，3 次为一疗程。必要时间隔 3~5 天可进行下一疗程，一般不超过 3 个疗程。甲泼尼龙冲击疗法也需辅以泼尼松及环磷酰胺常规口服治疗，方法同前。近年有人用环磷酰胺冲击疗法（0.8~1g 溶于 5% 葡萄糖静脉点滴，每月 1 次），替代常规口服，可减少环磷酰胺的毒副作用，其确切优缺点和疗效尚待进一步总结。该疗法主要适用Ⅱ、Ⅲ型，I 型疗效较差。用甲泼尼龙冲击治疗时，应注意继发感染和钠、水潴留等不良反应。

二、替代治疗

凡急性肾衰竭已达透析指征者，应及时透析。对强化治疗无效的晚期病例或肾功能已无法逆转者，则有赖于长期维持透析。肾移植应在病情静止半年（I 型、Ⅲ型患者血中抗 GBM 抗体、ANCA 需转阴）后进行。对钠水潴留、高血压及感染等需积极采取相应的治疗措施。

【预后】

本病预后严重，如无有效的治疗，大多数病人在半年内发展至严重肾功能衰竭而死亡。自从有了有效的治疗方法，本病预后已大为改观，有救的病例可获尿量迅速增加，肾功能逐渐改善，病理组织学活动性病变常可消退，病情明显缓解，不需透析而存活。影响预后的因素有：①疾病的类型：I 型最差，Ⅱ型次之，Ⅲ型预后较 I、Ⅱ型好。②临床表现：有前驱感染者疗效较好。病程短，在出现少尿、无尿以前或在肌酐清除率降至 10 ml/min 以前开始治疗疗效较好。③病理指征：组织学已显示出慢性病者（如纤维性新月体、肾小球硬化、间质纤维化及肾小球萎缩）疗效差，但疗效与新月体多少及新月体大小无肯定关系。

(褚 熙)

第三节 急性泌尿系统感染

泌尿系统感染又称尿路感染（urinary tract infection, UTI），是指致病微生物在尿中繁殖并侵犯泌尿系统的任何部位,包括肾脏、肾盂、输尿管、膀胱、尿道及前列腺。病原体主要为细菌,也可为真菌、病毒、支原体和寄生虫。UTI 是最常见的感染性疾病,发病率为 1%~2%,特别是女性,约 1/3 的女性在 65 岁前至少有过一次泌尿系统感染。急性 UTI 是感染和败血症导致死亡的主要原因之一,因此是急诊医学中的一个重要课题。

泌尿系统感染按部位可分为上尿路感染和下尿路感染。上尿路感染主要指肾盂肾炎(pyelonephritis)、肾脓肿及肾周脓肿;下尿路感染主要指膀胱炎、尿道炎及前列腺炎。急性肾盂肾炎(acute pyelonephritis,APN)是指致病菌侵犯肾盂及肾实质,引起急性间质性肾炎及肾小管细胞坏死。当存在尿路结构或功能异常时,反复的尿路感染常可导致肾脏萎缩及肾小盏变形,发展为慢性肾盂肾炎(chronic pyelonephritis,CPN)。肾脓肿及肾周脓肿是严重的急性泌尿系统感染,常发生于:①尿路梗阻;②免疫缺陷;③糖尿病;④败血症,尤其是金黄色葡萄球菌败血症。膀胱炎(cystitis)指感染局限于膀胱的浅表黏膜。

泌尿系统感染还可分为复杂性感染(complicated UTI)和非复杂性感染(uncomplicated UTI),这对于泌尿系统感染的诊断和治疗十分重要,因为两者的治疗和预后有明显的不同。复杂性感染是在下列情况下出现的尿路感染:①存在尿路结构异常(如梗阻、多囊肾、结石及保留尿管等);②存在尿路功能异常(如脊髓损伤、糖尿病或多发性硬化引起的神经性膀胱);③肾实质性损害;④系统性疾病导致病人免疫力低下(如糖尿病、艾滋病等)。而非复杂性感染则无上述情况。

泌尿系统感染还可分为初发感染和反复感染。后者还可分为复发和重新感染。复发指治疗结束后,尿中无病原体生长,但由于尿路中存在未被清除的感染灶,常于停药后 1~3 周以内再次出现与上次感染相同的致病菌引起的 UTI。重新感染约占反复感染的 80%,指经过治疗清除了尿路中的感染灶,但是寄生于肠道或阴道中的病原菌重新侵犯泌尿系统引起的感染,常发生于治疗结束 1 个月以后,致病菌可以与前次感染不同,也可以相同。

菌尿指尿中有细菌生长。真性菌尿指清洁中段尿培养菌落计数 $\geq 10^5$,表明为尿路感染而不是采集标本时造成的污染。急性尿道综合征指有尿频、尿急、尿痛但无真性菌尿。急性尿道综合征中有 70% 为尿路感染,常伴有脓尿,一般为沙眼衣原体(多见于生育期女性)、真菌、结核菌等感染,也可能是尿路周围邻近组织的感染;其余 30% 无明确的致病微生物,常不伴有脓尿,可能与局部刺激有关。

急性 UTI 可以是复杂性感染,也可以是非复杂性感染;可以为初发感染,也可以是反复感染。某些慢性 UTI 在其病程的某一阶段也可以急性发作。

【病因与发病机制】

一、致病菌

革兰阴性杆菌为尿路感染最常见致病菌,其中以大肠埃希菌最为常见,约占全部尿路感染的 80%~90%,其次为变形杆菌、克雷伯杆菌。约 5%~10% 的尿路感染由革兰阳性细菌引起,主要是粪链球菌和凝固酶阴性的葡萄球菌(柠檬色和白色葡萄球菌)。大肠埃希菌最常见于无症状性细菌尿、非复杂性尿路感染,或首次发生的尿路感染。医院内感染、复杂性或复发性尿感、尿路器械检查后发生的尿感,则多为粪链球菌、变形杆菌、克雷伯杆菌和铜绿假单胞菌所致。其中变形杆菌常见于伴有尿路结石者,铜绿假单胞菌多见于尿路器械检查后,金黄色葡萄球菌则常见于血源性尿感。腺病毒可以在儿童和一些年轻人中引起急性出血性膀胱炎,甚至引起流行。此外,结核分枝杆菌、衣原体、真菌等也可导致尿路感染。

二、发病机制

1. 感染途径

(1) 上行感染:病原菌经由尿道上行至膀胱,甚至输尿管、肾盂引起的感染称为上行感染,约占尿路感染的 95%。正常情况下前尿道和尿道口周围定居着少量细菌,如链球菌、乳酸菌、葡萄球菌和类白喉杆菌等,但不致病。某些因素如性生活、尿路梗阻、医源性操作、生殖器感染等可导致上行感染的发生。

(2) 血行感染:指病原菌通过血运到达肾脏和尿路其他部位引起的感染。此种感染途径少见,不足 3%。多发生于患有慢性疾病或接受免疫抑制剂治疗的患者。常见的病原菌有金黄色葡萄球菌、沙门菌属、假单胞菌属和白色念珠菌属等。

(3) 直接感染:泌尿系统周围器官、组织发生感染时,病原菌偶可直接侵入到泌尿系统导致感染。

(4) 淋巴道感染:盆腔和下腹部的器官感染时,病原菌可从淋巴道感染泌尿系统,但罕见。

2. 机体防御功能 正常情况下,进入膀胱的细菌很快被清除,是否发生尿路感染除与细菌的数量、毒力有关外,还取决于机体的防御功能。机体的防御机制包括:①排尿的冲刷作用;②尿道和膀胱黏膜的抗菌能力;③尿液中高浓度尿素、高渗透压和低 pH 值等;④前列腺分泌物中含有的抗菌成分;⑤感染出现后,白细胞很快进入膀胱上皮组织和尿液中,起清除细菌的作用;⑥输尿管膀胱连接处的活瓣,具有防止尿液、细菌进入输尿管的功能。

3. 易感因素

(1) 尿路梗阻:任何妨碍尿液自由流出的因素,如:结石、前列腺增生、狭窄、肿瘤等均可导致尿液积聚,细菌不易被冲洗清除,而在局部大量繁殖引起感染。尿路梗阻合并感染可使肾组织结构快速破坏,因此及时解除梗阻非常重要。

(2) 膀胱输尿管反流:输尿管壁内段及膀胱开口处的黏膜形成阻止尿液从膀胱输尿管口反流至输尿管的屏障,当其功能或结构异常时可使尿液从膀胱逆流到输尿管,甚至肾盂,导致细菌在局部定植,发生感染。

(3) 机体免疫力低下如长期使用免疫抑制剂、糖尿病、长期卧床、严重的慢性病和艾滋病等。

(4) 神经源性膀胱:支配膀胱的神经功能障碍,如脊髓损伤、糖尿病、多发性硬化等疾病,因长时间的尿液潴留和/或应用导尿管引流尿液导致感染。

(5) 妊娠:约 2%~8% 妊娠妇女可发生尿路感染,与孕期输尿管蠕动功能减弱、暂时性膀胱输尿管活瓣关闭不全及妊娠后期子宫增大致尿液引流不畅有关。

(6) 性别和性活动:女性尿道较短(约4cm)而宽,距离肛门较近,开口于阴唇下方是女性容易发生尿路感染的重要因素。性生活时可将尿道口周围的细菌挤压入膀胱引起尿路感染。前列腺增生导致的尿路梗阻是中老年男性尿路感染的一个重要原因。包茎、包皮过长是男性尿路感染的诱发因素。

(7) 医源性因素:导尿或留置导尿管、膀胱镜和输尿管镜检查、逆行性尿路造影等可致尿路黏膜损伤、将细菌带入尿路,易引发尿路感染。据文献报道,即使严格消毒,单次导尿后,尿感的发生率约为 1%~2%,留置导尿管 1 天感染率约 50%,超过 3 天者,感染发生率可达 90% 以上。

(8) 泌尿系统结构异常:如肾发育不良、肾盂及输尿管畸形、移植肾、多囊肾等,也是尿路感染的易感因素。

(9)遗传因素:越来越多的证据表明宿主的基因影响尿路感染的易感性。反复发作尿感的妇女,其尿感的家族史显著多于对照组。由于遗传而致尿路黏膜局部防御尿感的能力降低,例如尿路上皮细胞 P 菌毛受体的数目增多,可使尿路感染发生的危险性增加。

4. 细菌的致病力 细菌进入膀胱后,能否引起尿感,与其致病力有很大关系。以大肠埃希菌为例,并不是它的所有菌株均能引起症状性尿感,能引起者仅为其中的少数菌株,如 O、K 和 H 血清型菌株,它们具有特殊的致病力。大肠埃希菌通过菌毛将细菌菌体附着于特殊的上皮细胞受体,然后导致黏膜上皮细胞分泌 IL-6、IL-8,并诱导上皮细胞凋亡和脱落。致病性大肠埃希菌还可产生溶血素、铁载体等对人体杀菌作用具有抵抗能力的物质。

【流行病学】

女性尿路感染发病率明显高于男性,比例约 8:1。未婚女性发病约 1%~3%,已婚女性发病率增高,约 5%,与性生活、月经、妊娠、应用杀精子避孕药物等因素有关。60 岁以上女性尿感发生率高达 10%~12%,多为无症状性细菌尿。除非存在易感因素,成年男性极少发生尿路感染。50 岁以后男性因前列腺肥大的发生率增高,尿感发生率也相应增高,约为 7%。

【病理】

急性膀胱炎的病理变化主要表现为膀胱黏膜血管扩张、充血、上皮细胞肿胀、黏膜下组织充血、水肿及炎症细胞浸润,重者可有点状或片状出血,甚至黏膜溃疡。急性肾盂肾炎可单侧或双侧肾脏受累,表现为局限或广泛的肾盂肾盏黏膜充血、水肿,表面有脓性分泌物,黏膜下可有细小脓肿,于一个或几个肾乳头可见大小不一、尖端指向肾乳头、基底伸向肾皮质的楔形炎症病灶。病灶内可见不同程度的肾小管上皮细胞肿胀、坏死、脱落,肾小管腔中有脓性分泌物。肾间质水肿,内有白细胞浸润和小脓肿形成。炎症剧烈时可有广泛性出血,较大的炎症病灶愈合后局部形成瘢痕。肾小球一般无形态学改变。合并有尿路梗阻者,炎症范围常广泛。

【临床表现】

一、膀胱炎

占尿路感染的 60% 以上。主要表现为尿频、尿急、尿痛、排尿不适、下腹部疼痛等,部分患者迅速出现排尿困难。尿液常混浊,并有异味,约 30% 可出现血尿。一般无全身感染症状,少数患者出现腰痛、发热,但体温常不超过 38.0℃。如患者有突出的系统表现,体温 > 38.0℃,应考虑上尿路感染。致病菌多为大肠埃希菌,约占 75% 以上。

二、肾盂肾炎

可发生于各年龄段,育龄女性最多见。临床表现与感染程度有关,通常起病较急。

1. 全身症状:发热、寒战、头痛、全身酸痛、恶心、呕吐等,体温多在 38.0℃ 以上,多为弛张热,也可呈稽留热或间歇热。部分患者出现革兰阴性杆菌败血症。

2. 泌尿系症状:尿频、尿急、尿痛、排尿困难、下腹部疼痛、腰痛等。腰痛程度不一,多为钝痛或酸痛。部分患者下尿路症状不典型或缺如。

3. 体格检查:除发热、心动过速和全身肌肉压痛外,还可发现一侧或两侧肋脊角或输尿管点压痛和(或)肾区叩击痛。

【并发症】

尿路感染如能及时治疗,并发症很少;但伴有糖尿病和(或)存在复杂因素的肾盂肾炎未及时治疗或治疗不当可出现下列并发症。

一、肾乳头坏死

指肾乳头及其邻近肾髓质缺血性坏死,常发生于伴有糖尿病或尿路梗阻的肾盂肾炎,为其严重并发症。主要表现为寒战、高热、剧烈腰痛或腹痛和血尿等,可同时伴发革兰阴性杆菌败血症和(或)急性肾衰竭。当有坏死组织脱落从尿中排出,阻塞输尿管时可发生肾绞痛。静脉肾盂造影(IVP)可见肾乳头区有特征性"环形征"。宜积极治疗原发病,加强抗菌药物应用等。

二、肾周围脓肿

为严重肾盂肾炎直接扩展而致,多有糖尿病、尿路结石等易感因素。致病菌常为革兰阴性杆菌,尤其是大肠埃希菌。除原有症状加剧外,常出现明显的单侧腰痛,且在向健侧弯腰时疼痛加剧。超声波、X 线腹部平片、CT 等检查有助于诊断。治疗主要是加强抗感染治疗和(或)局部切开引流。

【辅助检查】

一、尿液检查

尿液常浑浊,可有异味。

1. 常规检查 可有白细胞尿、血尿、蛋白尿。尿沉渣镜检白细胞 >5 个/HP 称为白细胞尿,对尿路感染诊断意义较大;部分尿感患者有镜下血尿,尿沉渣镜检红细胞数多为 3~10 个/HP,呈均一性红细胞尿,极少数急性膀胱炎患者可出现肉眼血尿;蛋白尿多为阴性~微量。部分肾盂肾炎患者尿中可见白细胞管型。

2. 白细胞排泄率 准确留取 3 小时尿液,立即进行尿白细胞计数,所得白细胞数按每小时折算,正常人白细胞计数 $<2 \times 10^5/h$,白细胞计数 $>3 \times 10^5/h$ 为阳性,介于 $(2~3) \times 10^5/h$ 为可疑。

3. 细菌学检查

(1)涂片细菌检查:清洁中段尿沉渣涂片,革兰染色用油镜或不染色用高倍镜检查,计算 10 个视野细菌数,取其平均值,若每个视野下可见 1 个或更多细菌,提示尿路感染。本法设备简单、操作方便,检出率达 80%~90%,可初步确定是杆菌或球菌、是革兰阴性还是革兰阳性细菌,对及时选择有效抗生素有重要参考价值。

(2)细菌培养:可采用清洁中段尿、导尿及膀胱穿刺尿做细菌培养,其中膀胱穿刺尿培养结果最可靠。中段尿细菌定量培养 ≥105/ml,称为真性菌尿,可确诊尿路感染;尿细菌定量培养 104~105/ml,为可疑阳性,需复查;如 <104/ml,可能为污染。耻骨上膀胱穿刺尿细菌定性培养有细菌生长,即为真性菌尿。

尿细菌定量培养可出现假阳性或假阴性结果。假阳性主要见于:①中段尿收集不规范,标本被污染;②尿标本在室温下存放超过 1 小时才进行接种;③检验技术错误等。假阴性主要原因为:①近 7 天内使用过抗生素;②尿液在膀胱内停留时间不足 6 小时;③收集中段尿时,消毒药混入尿标本内;④饮水过多,尿液被稀释;⑤感染灶排菌呈间歇性等。

4. 亚硝酸盐还原试验 其原理为大肠埃希菌等革兰阴性细菌可使尿内硝酸盐还原为亚硝酸盐,此法诊断尿路感染的敏感性 70% 以上,特异性 90% 以上。一般无假阳性,但球菌感染可出现假阴性。该方法可作为尿感的过筛试验。

5. 其他辅助检查 急性肾盂肾炎可有肾小管上皮细胞受累，出现尿 N-乙酰-β-D-氨基葡萄糖苷酶(NAG)升高。

二、血液检查

1. 血常规 急性肾盂肾炎时血白细胞常升高，中性粒细胞增多，核左移。血沉可增快。
2. 肾功能 慢性肾盂肾炎肾功能受损时可出现肾小球滤过率下降，血肌酐升高等。

三、影像学检查

影像学检查如 B 超、X 线腹平片、静脉肾盂造影(IVP)、排尿期膀胱输尿管反流造影、逆行性肾盂造影等，目的是为了解尿路情况，及时发现有无尿路结石、梗阻、反流、畸形等导致尿路感染反复发作的因素。尿路感染急性期不宜做静脉肾盂造影，可做 B 超检查。对于反复发作的尿路感染或急性尿路感染治疗 7~10 天无效的女性应行 IVP。男性患者无论首发还是复发，在排除前列腺炎和前列腺肥大之后均应行尿路 X 线检查以排除尿路解剖和功能上的异常。

【诊断】

一、尿路感染的诊断

典型的急性尿路感染有尿路刺激征、感染中毒症状、腰部不适等，结合尿液改变和尿液细菌学检查，诊断不难。凡是有真性细菌尿者，均可诊断为尿路感染。当女性有明显尿频、尿急、尿痛，尿白细胞增多，尿细菌定量培养 $\geq 10^2/ml$，并为常见致病菌时，可拟诊为尿路感染。

二、尿路感染的定位诊断

真性菌尿的存在表明有尿路感染，但不能判定是上尿路或下尿路感染，需进行定位诊断。

1. 根据临床表现定位 上尿路感染常有发热、寒战、甚至出现毒血症症状，伴明显腰痛，输尿管点和(或)肋脊点压痛、肾区叩击痛等。而下尿路感染，常以膀胱刺激征为突出表现，一般少有发热、腰痛等。
2. 根据实验室检查定位 出现下列情况提示上尿路感染：
(1) 膀胱冲洗后尿培养阳性；
(2) 尿沉渣镜检有白细胞管型，并排除间质性肾炎、狼疮性肾炎等疾病；
(3) 尿 NAG 升高、尿 $β_2$-MG 升高；
(4) 尿渗透压降低。

【鉴别诊断】

不典型尿路感染要与下列疾病鉴别：

一、尿道综合征

常见于妇女，患者有尿频、尿急、尿痛及排尿不适等尿路刺激症状，但多次检查均无真性细菌尿。部分可能由于逼尿肌与膀胱括约肌功能不协调、妇科或肛周疾病、神经焦虑等引起，也可能是衣原体等非细菌感染造成。

二、肾结核

本病膀胱刺激症状更为明显,一般抗生素治疗无效,尿沉渣可找到抗酸杆菌,尿培养结核分枝杆菌阳性,而普通细菌培养为阴性。静脉肾盂造影可发现肾实质虫蚀样缺损等表现。部分患者伴有肾外结核,抗结核治疗有效,可资鉴别。但要注意肾结核常可能与尿路感染并存,尿路感染经抗生素治疗后,仍残留有尿路感染症状或尿沉渣异常者,应高度注意肾结核的可能性。

【治疗】

一、一般治疗

注意休息,多饮水,勤排尿。发热者给予易消化、高热量、富含维生素饮食。膀胱刺激征和血尿明显者,可口服碳酸氢钠片 1g,每日 3 次,以碱化尿液、缓解症状、抑制细菌生长、避免形成血凝块,对应用磺胺类抗生素者还可以增强药物的抗菌活性并避免尿路结晶形成。尿路感染反复发作者应积极寻找病因,及时祛除诱发因素。

二、抗感染治疗

用药原则:①选用致病菌敏感的抗生素。无病原学结果前,一般首选对革兰阴性杆菌有效的抗生素,尤其是首发尿感。治疗 3 天症状无改善,应按药敏结果调整用药。②抗生素在尿和肾内的浓度要高。③选用肾毒性小,副作用少的抗生素。④单一药物治疗失败、严重感染、混合感染、耐药菌株出现时应联合用药。⑤对不同类型的尿路感染给予不同治疗时间。

1. 急性膀胱炎

(1) 单剂量疗法:常用磺胺甲基异噁唑 2.0g、甲氧苄啶 0.4g、碳酸氢钠 1.0g,1 次顿服(简称 STS 单剂);氧氟沙星 0.4g,一次顿服;阿莫西林,3.0g,一次顿服。

(2) 短疗程疗法:目前更推荐此法,与单剂量疗法相比,短疗程疗法更有效;耐药性并无增高;可减少复发,增加治愈率。可选用磺胺类、喹诺酮类、半合成青霉素或头孢类等抗生素,任选一种药物,连用 3 天,约 90% 的患者可治愈。

停服抗生素 7 天后,需进行尿细菌定量培养。如结果阴性表示急性细菌性膀胱炎已治愈;如仍有真性细菌尿,应继续给予 2 周抗生素治疗。

对于妊娠妇女、老年患者、糖尿病患者、机体免疫力低下及男性患者不宜使用单剂量及短程疗法,应采用较长疗程。

2. 肾盂肾炎 首次发生的急性肾盂肾炎的致病菌 80% 为大肠埃希菌,在留取尿细菌检查标本后应立即开始治疗,首选对革兰阴性杆菌有效的药物。72 小时显效者无需换药;否则应按药敏结果更改抗生素。

(1) 病情较轻者:可在门诊口服药物治疗,疗程 10~14 天。常用药物有喹诺酮类(如氧氟沙星 0.2g,每日 2 次;环丙沙星 0.25g,每日 2 次)、半合成青霉素类(如阿莫西林 0.5g,每日 3 次)、头孢菌素类(如头孢呋辛 0.25g,每日 2 次)等。治疗 14 天后,通常 90% 可治愈。如尿菌仍阳性,应参考药敏试验选用有效抗生素继续治疗 4~6 周。

(2) 严重感染全身中毒症状明显者:需住院治疗,应静脉给药。常用药物,如氨苄西林 1.0~2.0g,Q4h;头孢噻肟钠 2.0g,Q8h;头孢曲松钠 1.0~2.0g,Q12h;左氧氟沙星 0.2g,Q12h。必要时联合用药。氨基糖苷类抗生素肾毒性大,应慎用。经过上述治疗若好转,可于热退后继续用药 3 天再改为口服抗生素,完成 2 周疗程。治疗 72 小时无好转,应按药敏结果更换抗生素,疗程不少于2周。经此治疗,仍有持续发热者,应注意肾盂肾炎并发症,如肾盂积脓、肾周脓肿、感染中毒症等。

3. 再发性尿路感染 再发性尿路感染包括重新感染和复发:

(1)重新感染:治疗后症状消失,尿菌阴性,但在停药6周后再次出现真性细菌尿,菌株与上次不同,称为重新感染。多数病例有尿路感染症状,治疗方法与首次发作相同。对半年内发生2次以上者,可用长程低剂量抑菌治疗,即每晚临睡前排尿后服用小剂量抗生素1次,如复方磺胺甲噁唑1～2片或呋喃妥因50mg～100mg或氧氟沙星200mg,每7～10天更换药物一次,连用半年。

(2)复发:治疗后症状消失,尿菌阴转后在6周内再出现菌尿,菌种与上次相同(菌种相同且为同一血清型),称为复发。复发且为肾盂肾炎者,特别是复杂性肾盂肾炎,在祛除诱发因素(如结石、梗阻、尿路异常等)的基础上,应按药敏选择强有力的杀菌性抗生素,疗程不少于6周。反复发作者,给予长程低剂量抑菌疗法。

4. 无症状性菌尿 是否治疗目前有争议,一般认为有下述情况者应予治疗:①妊娠期无症状性菌尿;②学龄前儿童;③曾出现有症状感染者;④肾移植、尿路梗阻及其他尿路有复杂情况者。根据药敏结果选择有效抗生素,主张短疗程用药,如治疗后复发,可选长程低剂量抑菌疗法。

5. 妊娠期尿路感染 宜选用毒性小的抗菌药物,如阿莫西林、呋喃妥因或头孢菌素类等。孕妇的急性膀胱炎治疗时间一般为3～7天。孕妇急性肾盂肾炎应静脉滴注抗生素治疗,可用半合成广谱青霉素或第三代头孢菌素,疗程为两周。反复发生尿感者,可用呋喃妥因行长程低剂量抑菌治疗。

6. 复杂性尿路感染

与非复杂性尿路感染不同,引起复杂性尿路感染的致病菌谱广,耐药菌多,并且由于尿路结构的异常致使抗生素治疗的效力降低。除了抗生素治疗外,关键在于外科手术解除梗阻,或去除异物。

由于复杂性感染的致病菌谱广和耐药菌感染的机会多,因此治疗前一定要作尿培养。在培养结果出来之前使用广谱抗生素,如氨苄西林+庆大霉素,β-内酰胺类/β-内酰胺酶抑制剂,亚胺培南等,待培养结果出来后可以根据药敏调整抗生素,急性期过后改为口服抗生素治疗2周,如果同时行手术治疗疗程则延长至4～6周。对于反复发作的感染可考虑长期口服小剂量抗生素预防性治疗。

复杂性感染的治疗主要针对有症状的感染,而对于无症状性菌尿一般不主张治疗,只有在这类病人准备行尿路检查时,可术前给予口服抗生素直至术后1周,以预防发生严重的尿路感染。

7. 留置尿管引起的尿路感染

长期留置尿管会不可避免地出现菌尿,其中2%～4%可以发生严重的败血症。治疗上比较困难,由于细菌及蛋白质可在尿管壁上形成一层膜,使抗生素治疗的效果较差,易复发并导致耐药菌的出现。因此对于长期保留尿管病人的无症状性菌尿一般不需要治疗,而对于短期保留尿管的病人可口服抗生素预防性治疗。当出现泌尿系统感染症状时应立即更换尿管并按复杂性尿路感染治疗。

三、疗效评定

1. 治愈症状消失,尿菌阴性,疗程结束后2周、6周复查尿菌仍阴性。

2. 治疗失败治疗后尿菌仍阳性,或治疗后尿菌阴性,但 2 周或 6 周复查尿菌转为阳性,且为同一种菌株。

【预防】

1. 坚持多饮水、勤排尿,是最有效的预防方法;
2. 注意会阴部清洁;
3. 尽量避免尿路器械的使用,必需应用时,严格无菌操作;
4. 如必须留置导尿管,前 3 天给予抗生素可延迟尿感的发生;
5. 与性生活有关的尿感,应于性交后立即排尿,并口服一次常用量抗生素;
6. 膀胱-输尿管反流者,要"二次排尿",即每次排尿后数分钟,再排尿一次。

(褚 熙)

第四节 急性肾功能衰竭

急性肾功能衰竭(acute renal failure,ARF)是一组由多种原因造成肾功能在短时间内(数小时或数周)迅速减退,导致水潴留、氮质血症、电解质及酸碱平衡紊乱等急性尿毒症综合征(acute uremic syndrome)。ARF 可发生在原来无肾功能不全的患者,也可发生在原已稳定的慢性肾脏病(chronic kidney disease,CKD)者突然有急性恶化。临床常见少尿(尿量<400 ml/d),偶见无尿(尿量<50ml/d),亦可见非少尿(尿量>400ml/d,甚至可超过 1000ml/d)者。依据尿量多少分别称之为少尿型和非少尿型 ARF。少数 ARF 患者可无症状,仅在常规生化检查中才发现血尿素氮(BUN)和血清肌酐(Scr)升高,非少尿型病例早期易漏诊。现代观点认为,与日俱增的进行性 Scr 和 BUN 升高[通常每日 Scr 可增加 44.2~176.8mmol/L(0.5~2mg/dl),BUN 升高 3.6~10.7mmol/L(10~30mg/d)]是诊断 ARF 的可靠依据,而尿量多寡不能列为 ARF 的必备诊断条件。

ARF 可分为肾前性、肾性和肾后性三类。肾前性 ARF 又称肾前性氮质血症,主要由各种原因引起的有效循环血容量不足导致肾血流量急剧降低而致肾功能损害,肾脏本身无器质性病变。若及时地纠正有效血容量的不足使肾血流灌注改善,则可使肾功能得以改善;但若休克严重或持续时间较长,则可以导致肾脏的器质性损害——急性肾小管坏死(ATN)。故肾前性 ARF 的处理应着眼于迅速改善循环衰竭而不是肾脏。肾后性 ARF 是指各种原因引起的急性尿路梗阻所致的肾功能损害,若及时解除梗阻,则肾功能便有可能很快恢复。肾性 ARF 是肾实质病变所致的肾功能损害,如急进性肾小球肾炎、急性肾小球肾炎、肾血管性疾病、重症肾盂肾炎、严重的急性间质性肾炎、慢性肾脏疾病的急性发作和 ATN 等,其中以 ATN 最常见(约占全部 ARF 的 75%~80%),也最具特征性,是本章讨论的重点。

【病因与发病机制】

一、病因

ATN 是由各种原因引起的肾小管上皮细胞坏死,而不伴有肾小球器质性损害。其特征是肾小球滤过率(GRF)降低和肾小管结构与功能损害。其病因颇多,可概括为两大类:肾血流灌注不足(肾缺血)和肾毒性物质(肾中毒)。二者常共同致病。分述如下:

(一)肾血流灌注不足(肾缺血)

肾血流灌注不足是引起 ATN 的最常见原因。各种肾前性因素持续发展均可导致 ATN。如严重创伤(战伤、意外创伤、挤压伤和严重骨折等)、烧伤、外科大手术后、产科并发症、各种严重的感染(如严重的急性消化道感染、休克型肺炎、重症急性胰腺炎、败血症和严重的钩端螺旋体病、流行性出血热等)、各种原因所致的严重细胞外液不足、血循环功能不全、血管内溶血、肌红蛋白尿等,均可造成肾血流量减少,尤其是肾皮质的血流量减少,导致 CRF 明显下降。

(二)肾毒性物质(肾中毒)

肾脏具有排泄代谢废物、高血流量和浓缩尿液的特性,因而常与大量和高浓度的血内物质接触。因此,肾小管细胞成了各种药物、有机溶剂、重金属及其它外源性与内源性毒物的靶器官。肾毒性物质引起的 ATN 通常为可预防和可逆转的。因此,面对每位 ARF 患者,一开始就应寻找有无肾毒性物质接触史。可分为外源性毒物和内源性毒物两大类:

1. 外源性肾毒性物质包括以下物质:

(1)肾毒性药物:如氨基糖苷类、四环素族和两性霉素 B 等。氨基糖苷类抗生素是药物所致 ATN 的主要病因,常见的有卡那霉素、庆大霉素、阿米卡星(丁胺卡那霉素)、妥布霉素、新霉素和链霉素。目前各种 X 线造影剂引起的 ATN 已普遍引起人们的注意,如主动脉造影、静脉肾盂造影、胆管造影和口服胆囊造影等均可发生。此外,含氟的麻醉药(如甲氧氟烷)、西咪替丁、化疗药物(如大剂量的甲氨蝶呤等)和非类固醇类抗炎药物均可致 ATN。

(2)有机溶剂:如四氯化碳、甲醇、甲苯、氯仿等。

(3)重金属类:可引起 ATN 的主要有汞、铋、砷、金、银、锑和铜等,常因误服而引起。

(4)其他:某些生物毒素如蛇毒、蜂毒、青鱼胆、斑蝥、毒蜘蛛、毒蕈等中毒。

上述外源性毒物经肾小球滤过,首先到达近曲小管,经浓缩,浓度明显增加,它们或成为原浆毒(如四氯化碳)直接引起肾小管上皮细胞(TEC)损伤,或进入细胞内与细胞成分(主要是酶系统)结合而损伤细胞(如氨基糖苷类抗生素及汞等)。

2. 内源性肾毒性物质包括肌红蛋白、血红蛋白、尿酸和钙等。

(1)肌红蛋白尿:各种原因引起的横纹肌溶解,如严重创伤、烧伤等所致的肌肉损伤,均可致 ATN。此外,剧烈运动、肌肉的血灌注不足(如动脉血供不足、药物过量和酗酒所致的昏迷)、肌炎、低钾低磷血症、蛇咬伤等亦可引起所谓"非创伤性横纹肌溶解症"而致 ATN。

(2)血管内溶血:如血型不合输血,自身免疫性溶血性贫血危象,药物如伯氨奎宁、奎宁及磺胺药,感染如黑尿热,毒素如蛇毒、蜂毒,物理化学因素如烧伤等诱发的急性溶血,产生大量的血红蛋白及红细胞破坏产物,后者使肾血管收缩,血红蛋白在肾小管腔中形成管型,阻塞管腔,引起 ATN。

(3)急性尿酸性肾病:常见于新近治疗的淋巴细胞增殖性疾病,细胞毒药物导致大量细胞溶解,血尿酸水平突然显著升高,尿酸在集合管内沉积导致内源性阻塞性肾病。

(4)其他:由恶性肿瘤或原发性甲状旁腺功能亢进等所致的高钙血症患者亦可引起 ATN;高草酸血症和磺胺药亦可在肾内结晶引起 ARF;肿瘤的产物如多发性骨髓瘤、肿瘤溶解综合征等亦可导致 ATN。

二、发病机制

ATN 的发病机制仍未完全阐明,涉及肾血流动力学改变、肾毒素或肾缺血-再灌注所致肾小管上皮细胞损伤及上皮细胞脱落、管型形成和肾小管腔阻塞等。

(一)小管因素

低氧/缺血、肾毒性物质可引起近端肾小管损伤,包括亚致死性可逆性功能紊乱、小管上皮细胞凋亡或坏死,并导致小管对钠重吸收减少,管-球反馈增强,小管管型形成导致小管梗阻,管内压增加,GFR 下降。小管严重受损可导致肾小球滤过液的反漏,通过受损的上皮或小管基底膜漏出,致肾间质水肿和肾实质进一步损伤。

(二)血管因素

肾缺血既可通过血管作用使入球小动脉细胞内 Ca^{2+} 离子增加,从而对血管收缩刺激和肾自主神经刺激敏感性增加,导致肾自主调节功能损害、血管舒缩功能紊乱和内皮损伤,也可产生炎症反应。血管内皮损伤和炎症反应均可引起血管收缩因子(如内皮素、肾内肾素-血管紧张素系统、血栓素 A_2 等)产生过多,而血管舒张因子,主要为一氧化氮(NO)、前列腺素(PGI_2、PGE_2)合成减少。这些变化可进一步引起血流动力学异常,包括肾血浆流量下降,肾内血流重新分布表现为肾皮质血流量减少,肾髓质充血等,这些均可引起 GFR 下降。

(三)炎症因子的参与

缺血性 ARF 也被称之为一种炎症性疾病,肾缺血可通过炎症反应直接使血管内皮细胞受损,也可通过小管细胞产生炎症介质(IL-6、IL-18、TNFα、TGFβ、MCP-1. RANTES)等使内皮细胞受损,并通过 ICAM-1 增加和 P 选择素增加,使白细胞黏附及移行增加,炎症反应导致肾组织的进一步损伤,GFR 下降。

【病理】

由于病因及病变的严重程度不同,病理改变可有显著差异。人类 ATN,组织学检查显示肾小球正常,小管腔内存在一些管型,中度间质水肿。严重、持续的缺血性 ARF 光镜检查见肾小管上皮细胞片状和灶状坏死,从基底膜上脱落,肾小管管腔管型堵塞。管型由未受损或变性的上皮细胞、细胞碎片、Tamm-Horsfall 粘蛋白和色素组成。肾缺血严重者,肾小管基底膜常遭破坏。如基底膜完整性存在,则肾小管上皮细胞可迅速再生,否则上皮细胞不能再生。

肾毒性 ARF 形态学变化最明显的部位在近端肾小管的曲部和直部。肾小管上皮细胞坏死不如缺血性 ARF 明显。

【临床表现】

一、起始期

即为肾前性氮质血症,临床表现以原发病的表现为主,也可开始出现容量过多、电解质和酸碱平衡紊乱及尿毒症的症状和体征。

二、持续期

在少尿型 ARF. 此期又称少尿期。当尿量 <400ml/d 或 17m/h,为少尿,<100ml/d 者为无尿,但完全无尿者罕见。持续无尿者预后较差,并应除外肾外梗阻、双翻肾皮质坏死、肾血管闭塞和严重急性增生性肾小球肾炎。少尿与多尿交替提示尿路梗阻。由于致病原因和病情轻重不一,少尿持续时间不一致,一般持续 1~3 周(短者 2d,个别长者可达 3 个月以上),少尿期越长并发症越多,预后越差。肾毒性物质所致者较短,挤压伤或严重创伤所致者较长。若少尿持续 6 周以上应重新考虑 ATN 的诊断,有可能存在肾皮质坏死、原有肾疾患或肾乳头坏死等。对少尿期延长者应注意体液潴留、充血性心力衰竭、高钾血症、高血压以及各种并发症的发生。

1. 尿的变化 ①尿色深而混浊,尿蛋白 + ~ + + +,可有数量不等的红细胞、白细胞、上皮细胞和颗粒管型,偶可见到粗大的上皮细胞管型,称肾衰管型。严重挤压伤或大量肌肉损伤者可有肌红蛋白尿及肌红蛋白管型。②尿比重低且较固定,多在1.015以下。③尿钠增高。ATN时尿钠>30mmol/L(多数为40~60mmol/L或更高)。③尿中尿素氮和肌酐浓度降低。⑤尿渗透压降低,常<350mmol/L。⑥肾衰指数(RFI)=尿钠÷(尿肌酐÷血肌酐)>2。

2. 水平衡失调 ①水肿：主要是排尿减少而摄入水量过多所致,产生稀释性低钠血症和高血容量,重者致水中毒,可因心力衰竭、肺水肿、脑水肿等而死亡。②高血压和心力衰竭是少尿期较常见的并发症,血压可达140~200/90~110mmHg。病程中组织分解代谢增加,内生水代谢生成增多亦为引起水平衡失调的原因之一。

3. 电解质紊乱常见的有：

(1)高钾血症：是ARF最严重的并发症,是起病第1周最常见的死亡原因。因感染、创伤、溶血、肌肉损伤、高分解代谢状态、酸中毒及热量供应不足均使钾从细胞内逸出;富含钾的食物、药物等,也会增加钾的入量,而GRF极度降低,钾的排泄障碍。故少尿数日后,即可出现高钾血症。一般血钾每日升高约0.3~0.5mmol/L,但高分解代谢者,其血钾升高更为快速和严重。当血钾>6mmol/L时,可阻止神经肌肉的去极化过程而导致冲动传导障碍。临床主要表现为：①心脏症状：心率缓慢,心律失常(包括传导阻滞),严重者可导致心脏骤停;②肌肉神经症状：四肢乏力,感觉异常,肌腱反射消失,弛缓性瘫痪等。

(2)高镁血症：因镁的排泄障碍所致,其表现与高钾血症相似。

(3)低钠血症：可分为两型：①稀释性低钠血症：体内钠总量正常,是体内水过多或钠分布异常(如代谢性酸中毒,钠从细胞外移入细胞内)所致。其特点为体重增加,皮肤不皱缩,血压正常,血液稀释,重者可发生惊厥和昏迷。②缺钠性低钠血症：体内总钠量减少,常因呕吐、腹泻等丢失钠。其特点是恶心、呕吐、厌食、体重减轻、血压下降、脱水貌、痛性肌痉挛与血液浓缩等。

(4)低氯血症：降低的原因为随尿排出,进入水肿液,呕吐时随胃酸丧失,长期限盐亦是原因之一。

(5)高磷血症与低钙血症：由于肾排磷功能受损,常有高磷血症,尤其是广泛组织创伤、横纹肌溶解等高分解代谢病人,血磷可高达1.9~2.6mmol/L(6~8mg/dl)。由于高磷血症,肾生成$1-25-(OH)_2D_3$及骨骼对PTH的钙动员作用减弱,因而,低钙血症也较常见。

4. 代谢性酸中毒 主要原因是酸性代谢产物排不出去及肾小管产氨、排泄H^+功能丧失。一般少尿期第3~4d便可出现代谢性酸中毒。病人发生疲倦,嗜睡,深而快的呼吸,食欲不振,恶心、呕吐、腹痛,甚至昏迷。

5. 进行性氮质血症 少尿期血肌酐和血尿素氮持续升高,病人少尿3~5d便可出现尿毒症。而在高分解代谢的病人,如严重感染、败血症和严重创伤或烧伤时,其血肌酐和尿素氮的升高更快,病情更为严重。导致机体高分解代谢的原因包括：病人血中高浓度儿茶酚胺、高血糖素、甲状旁腺素及胰岛素;促进组织蛋白质分解的活性循环肽类物质等。热量供给不足、肌肉坏死、血肿、出血、感染性高热、应用肾上腺皮质激素等也是促进蛋白质高分解的因素。高分解型ATN常出现严重的代谢性酸中毒,血HCO_3^-迅速下降(每日>2mmol/L)。血钾迅速升高。因此,高分解型ATN的主要死因是高钾血症和严重的代谢性酸中毒,合并严重感染的病人常伴有MOF。在横纹肌溶解所致的ARF病人,其血肌酐每日升高的速度更快,且与血尿素氮的升高不呈比例,因为横纹肌溶解所释放的大量肌酸经非酶水解成为肌酐。尿毒症可引起各个器官系统的症状,但最常见或较早出现的是食欲减退、恶心、呕吐、嗜睡或烦躁不安、抽搐、昏迷等,并可有皮肤瘙痒、呼吸带尿臭味、贫血与出血倾向等。

6. 并发感染感染 是 ARF 最常见的并发症,约 30%~70% 的患者有明显的感染出现。其原因可能与机体抵抗力降低,细胞免疫功能受损及单核·吞噬细胞系统功能低下,正常解剖屏障的破坏和不恰当地使用抗生素有关。常见部位是呼吸道、泌尿道或伤口的感染,常导致败血症而死亡。自早期开展预防性透析以来,病人死于急性肺水肿和高钾血症者已明显减少,而感染已成为 ARF 的主要死亡原因,30%~70% 的 ATN 死亡病人源于感染。

(三) 恢复期

肾小管细胞再生、修复,肾小管完整性恢复,CFR 逐渐恢复正常或接近正常范围。一旦临床上出现尿量增加,少尿或无尿病人尿量 >500ml/d,即进入临床上的恢复期。部分病人有"多尿期",尤其是少尿型患者,在尿量达到 500ml/d 后,尿量增加的速度更快,经 5~7d 左右达到多尿高峰,甚至每日尿量可达 3000~5000ml。通常持续 1~3 周,继而再恢复正常。多尿的原因:①持续期积蓄的尿素等引起渗透性利尿;②肾小管重吸收功能不全;③持续期积蓄的水肿液;④不适当的补液。恢复期的显著特点是随尿量增加(非少尿型者可无明显尿量改变),病人血肌酐及尿素排出增加,内生肌酐清除率逐渐恢复至正常水平。与 GFR 相比,肾小管上皮细胞功能的恢复相对延迟。CFR 功能多在 3~6 个月内恢复正常,部分病人肾小管功能不全可持续 1 年以上。极少数病人遗留不同程度的肾功能损害,呈慢性肾衰的临床过程。

随着尿量的增加,患者的水肿消退,血压、BUN、肌酐及血钾逐渐趋于正常,尿毒症及酸中毒症状随之消除。多尿 4~5d 后,由于大量水分、钾、钠的丢失,患者可发生脱水、低钾血症、低钠血症。患者出现四肢麻木、恶心、肌无力,甚至瘫痪;腹胀、肠鸣音及肌腱反射减弱;心电图出现典型的低钾血症表现。应注意加强监测。

【诊断】

ARF 是常见的内科急症,需按正确的诊断思路迅速作出诊断,以利治疗。首先要确定是不是 ARF,其次是需鉴别是哪种 ARF(肾前性、肾后性或肾性?),最后要明确导致 ARF 的具体病因是什么。

一、是不是急性肾功能衰竭

临床上部分病人病史不清,无法判断既往有无肾脏病,就诊时已有肾衰竭,此时是 ARF 或慢性肾功能衰竭(CRF)需依下述方法来鉴别:

1. 临床资料 ①有无夜尿多病史:夜尿多是指夜间尿量超过全日尿量 1/2,提示远端肾小管浓缩功能障碍,有此病史者多为 CRF;②是否早期出现少尿:CRF 病例到终末期(肌酐清除率 <10ml/min)才呈现少尿,因此,若肾功能衰竭早期即出现少尿多提示为 ARF;③是否出现贫血:CRF 几乎均有贫血,肾小球性及肾血管性 ARF 也多出现贫血,而肾小管性 ARF 则多无贫血或仅轻度贫血。

2. 影像学检查包括 B 超、X 线平片、CT、MRI 或血管造影等,而以 B 超为首选。ARF 时肾脏常明显充血、水肿,故双肾体积常增大;而 CRF 时肾小球硬化、小管萎缩及间质纤维化,故双肾体积常缩小。因此,双肾体积增大者多为 ARF(肾淀粉样变性或糖尿病肾病所致 CRF 早期,有时双肾体积亦大,应予鉴别),而双肾体积缩小者均为 CRF。

3. 实验室检查 用于鉴别 ARF 与 CRF 的实验室检查主要是指甲(头发)肌酐检查,仅在肾脏影像学检查对鉴别 ARF 与 CRF 无帮助时(即肾脏大小正常时)才应用。指甲(头发)肌酐正常而血清 SCr 明显增高者,提示 ARF;指甲(头发)肌酐及 SCr 均增高者,提示 CRF。

上述检查仍不能准确鉴别 ARF 与 CRF 时,可考虑进行肾活检病理检查。

二、是哪种急性肾功能衰竭

ARF 确诊后,则应鉴别是哪种 ARF,肾前性、肾后性或肾性,因该三种 ARF 的治疗与预后均不相同。

1. **肾前性 ARF** 常继发于各种严重疾病引起的周围循环衰竭(休克),引起肾血流灌注不足,导致 GRF 减少,因而发生氮质血症。肾脏本身无器质性病变,故本病实质上是处于一种应激状态的反应,即肾尽最大的能力以保存体内钠,而维持循环血容量。但如肾血流灌注不足的情况很严重或时间较长(>2h),则可能发展至 ATN,即从功能性 ARF 发展成器质性 ARF。确定其是否已发展至 ATN 十分重要,因与病人的生命攸关,且在治疗上截然不同。前者要迅速补充血容量而需大量补液,以改善肾的血流灌注,避免其进一步恶化发生 ATN;后者大量补液会导致病人死于急性心力衰竭。二者的鉴别见表 5-1。偶有个别休克病人收集不到尿标本,鉴别诊断会有困难,此时可作中心静脉压(CVP)测定,以协助诊断与治疗。对难以鉴别的病例,可小心地试予补液和利尿试验。①补液试验:1h 内静滴 5% 葡萄糖液 500~1000ml,观察 2h,若尿量增加至 40ml/h 则提示为肾前性 ARF;若无明显增加则提示为 ATN。②呋塞米(速尿)试验:补液试验后尿量无明显增加者,可静注呋塞米 200mg,观察 2h,同补液试验标准判断结果。若病人血容量不足已纠正,血压恢复正常,而尿量仍少,氮质血症无改善,则支持 ATN 的诊断。

表 5-1 肾前性 ARF 与 ATN 的鉴别

	肾前性 ARF	急性肾小管坏死(ATN)
尿比重	>1.020	<1.015
尿蛋白	±～+	+～+++
尿沉渣	常无异常	有颗粒管型,上皮细胞管型,红、白细胞
尿渗透压	≥500mmol/L	≤350mmol/L
尿钠	<20mmol/L	>40mmol/L
血尿素氮/血肌酐	>20	<10
尿尿素氮/血尿素氮	>20	<10
尿肌酐/血肌酐	>40	<20
肾衰指数	<1	>1
滤过钠排泄分数	<1	>1
中心静脉压(CVP)	降低(<5cmH$_2$O)	正常或增高
补液试验和利尿反应	尿量增加	尿量不增

2. **肾后性 ARF** 是由尿路梗阻引起的肾衰竭。尿路梗阻后梗阻上方压力增高,导致肾小囊压增高,滤过压减少,从而 GFR 显著下降,体内代谢产物潴留。及时发现和解除梗阻可使肾功能迅速得到改善,长期梗阻则可造成不可逆性肾损害。肾后性 ARF 的临床特点:①有导致尿路梗阻的因素存在。尿路梗阻多由尿路器质性疾病引起(如尿路内、外肿瘤,尿路

结石,血块或坏死肾组织梗阻,前列腺肥大等),也可由尿路功能性疾病导致(如神经源性膀胱)。②临床上常突然出现无尿,部分病人早期可先无尿与多尿交替,然后完全无尿,SCr 及 BUN 迅速上升。③影像学检查常见双侧肾盂积水、双输尿管上段扩张等。若为下尿路梗阻,还可见膀胱尿潴留。尿路梗阻多数是膀胱出口梗阻,膀胱出口梗阻可用单次膀胱导尿排除之,而不需肾影像学检查;若导尿通畅,则需作肾影像学检查以明确诊断。膀胱以上的梗阻引起的 ARF 常为双侧性,偶亦可为单侧性梗阻,对侧肾原已有严重疾病,基本上没有肾功能,一般可用 B 超显像排除之。若尿路梗阻发生非常迅速(如双肾出血血块梗阻输尿管,或双肾结石碎石后碎块堵塞输尿管等),因肾小囊内压迅速增高,滤过压迅速减小,患者立即无尿,此时见不到肾盂积水及输尿管上段扩张。梗阻偶亦可发生于肾实质内,常由于某些难以溶解的物质沉积于肾小管腔内而引起肾内梗阻,如尿酸结晶(多见于肿瘤化疗后)、草酸盐结晶(某些麻醉药物引起)、钙盐结晶(甲状旁腺功能亢进、恶性肿瘤)等。

3. 肾性 ARF 在肾前性及肾后性 ARF 均被排除后,肾性 ARF 即成立。此时需进一步鉴别是哪种肾性 ARF。肾性 ARF 按主要病变部位可分为:肾小管性 ARF(如 ATN)、肾间质性 ARF(如急性间质性肾炎)、肾小球性 ARF(如急进性肾炎或重症急性肾炎)、肾血管性 ARF(包括肾脏小血管炎,如显微镜下多血管炎及韦格纳肉芽肿,以及肾脏微血管病如溶血性尿毒症综合征等)、急性肾皮质坏死和急性肾乳头坏死引起的 ARF,以前 4 种多见(最后 2 种少见)。在临床表现上,肾小管性及肾间质性 ARF 有很多相似处,而肾小球性与肾血管性 ARF 也十分相似,可将其分为两组作鉴别。两组 ARF 的鉴别要点:①基础肾脏病病因:ATN 及急性间质性肾炎(AIN)常有明确病因,ATN 常在肾缺血(如腹水、失血、休克等)或肾中毒(药物、生物毒素、重金属等中毒)后发生,AIN 也常由药物过敏或感染引起,寻获这些病因,再结合临床表现,能帮助诊断;而肾小球性或肾血管性 ARF 多难以找到明确病因。②肾衰竭发生速度:ATN 及 AIN 在致病因素作用后,常迅速(数小时至数日)发生肾衰竭;而肾小球性和肾血管性 ARF 肾衰竭发生相对较慢,常需数周时间。③肾小管功能损害:AIN 常出现明显肾小管功能损害,其中肾性糖尿对提示诊断很有意义,而其他各种肾性 ARF 常无肾性糖尿出现。多尿蛋白排泄量:除了非类固醇抗炎药导致的 AIN 外(该类药物在导致 ATN 的同时,也能诱发肾小球微小病变病,故可出现大量蛋白尿,常 >3.5g/d),其他 AIN 及 ATN 病人尿蛋白排泄量均不多,仅轻至中度蛋白尿,罕见出现大量蛋白尿;而肾小球性和肾血管性 ARF 病人,尿蛋白量常较多,其中不少患者可呈现大量蛋白尿及肾病综合征。④急性肾炎综合征表现:ATN 和 AIN 病人并不呈现急性肾炎综合征,而肾小球性和肾血管性 ARF 患者几乎均有典型急性肾炎综合征表现。⑤确切的鉴别诊断需依赖肾穿刺病理检查。

三、导致 ARF 的病因或基础疾病是什么

在明确 ARF 的性质(肾前性、肾后性或肾性)后,还应力求明确其致病病因或基础疾病,这有利于制定治疗措施及判断疾病预后。如肾前性和肾后性 ARF,若能明确病因并尽早去除,ARF 常可自行恢复。常见的肾性 ARF 基础疾病的特点如下:

1. 肾小球疾病无论是原发性肾小球疾病(如急性肾小球肾炎、急进性肾炎、慢性肾炎急性发作),还是继发性肾小球疾病(如狼疮性肾炎、全身性坏死性血管炎、过敏性紫癜等),均可发生 ARF。这些患者常在少尿的同时具有全身浮肿、高血压,尿蛋白常在 + + ~ + + +以上,尿检红细胞甚多,或出现红细胞管型,无严重创伤、低血压休克或中毒病史。

2. 急性间质性肾炎 其引起的 ARF. 常与 ATN 不易鉴别,易误诊。可由药物过敏(如青霉素类、磺胺类、止痛药类等)、感染(如败血症、流行性出血热等)、白血病浸润肾间质及

特发性等原因引起,但最常见的是药物过敏。病人可有发热、皮疹、全身淋巴结肿大、血嗜酸性粒细胞增多、血 IgE 增高等全身过敏表现。尿蛋白+~++,尿沉渣可仅有少量白细胞,瑞特染色可见嗜酸性粒细胞。本病的尿指标与 ATN 相似,不能靠此鉴别。由于激素治疗有效,若怀疑本病,可考虑肾活检以明确诊断。

3. 急性肾血管病变　双侧急性肾静脉血栓形成和双侧肾动脉血栓形成或栓塞均可引起 ARF 综合征。急性肾静脉血栓形成常发生于成人肾病综合征、肾细胞癌、肾区外伤或严重失水的肾病患儿,每同时有下腔静脉血栓形成,故常伴有下腔静脉阻塞综合征、严重腰痛和血尿。静脉肾盂造影、CT 扫描和 MRI 有助于诊断,肾静脉造影可确诊。肾动脉栓塞可由细菌性心内膜炎等心瓣膜疾病引起,主动脉手术或造影亦可引起动脉粥样硬化斑块脱落栓塞肾动脉,肾区钝伤后也可发生。病人可完全无尿,有腰痛和腰部压痛,每同时有肺、脑等脏器栓塞,常有发热和白细胞增高,可有蛋白尿和血尿,肾动脉造影可确诊。

若确实排除了上述各种可能性,表现为 ARF 的病人才能诊断为 ATN。对诊断为 ATN,但又有怀疑的病人应考虑作肾活检以明确诊断。弄清楚引起 ARF 的基础疾病对于患者的治疗措施选择至关重要,如确是 ATN,就宜尽早透析以防止尿毒症的并发症(如感染、消化道出血等),等待肾功能自然恢复;若为药物过敏所致的急性间质性肾炎,则应永远避免使用此类致敏药物;如为狼疮性肾炎,则宜应用大剂量激素和细胞毒性药物治疗等。

【治疗】

ARF 的治疗包括非透析治疗和透析治疗:

一、纠正可逆的病因

早期干预治疗 ARF 首先要纠正可逆的病因。对于各种严重外伤、心力衰竭、急性失血等都应进行相关治疗,包括输血,等渗盐水扩容,处理血容量不足、休克和感染等。停用影响肾灌注或肾毒性的药物。

二、维持体液平衡

每日补液量应为显性失液量加上非显性失液量减去内生水量。由于非显性失液量和内生水量估计常有困难,因此每日大致的进液量,可按前一日尿量加 500ml 计算。发热患者只要体重不增加可增加进液量。

在容量控制治疗中应用袢利尿药可能会增加尿量,从而有助于清除体内过多的液体。但在一项大剂量呋塞米的随机、双盲、安慰剂对照的多中心试验中证实它对已发生的、需透析的 ARF 患者生存率和肾功能恢复无效。因此当使用后尿量并不增加时,应停止使用以防止不良反应发生。

三、饮食和营养

补充营养以维持机体的营养状况和正常代谢,这有助于损伤细胞的修复和再生,提高存活率。ARF 患者每日所需能量应为每公斤体重 147kJ(35kcal),主要由碳水化合物和脂肪供应;蛋白质的摄入量应限制为 0.8g/(kg·d),对于有高分解代谢或营养不良以及接受透析的患者蛋白质摄入量可放宽。尽可能地减少钠、钾、氯的摄入量。不能口服的患者需静脉营养补充必需氨基酸及葡萄糖。

四、高钾血症

血钾超过 6.5mmol/L,心电图表现为 QRS 波增宽等明显的变化时,应予以紧急处理,包括:①钙剂(10%葡萄糖酸钙 10~20ml)稀释后静脉缓慢(5 分钟)注射;②11.2%乳酸钠或 5%碳酸氢钠 100~200ml 静滴,以纠正酸中毒并同时促进钾离子向细胞内流动;③50%葡萄糖溶液 50~100ml 加普通胰岛素 6~12U 缓慢地静脉注射,可促进糖原合成,使钾离子向细胞内移动;④口服离子交换(降钾)树脂(15~30g,每日 3 次)。以上措施无效、或为高分解代谢型 ATN 的高钾血症患者,透析是最有效的治疗。

五、代谢性酸中毒

应及时治疗,如 HCO_3^- 低于 15mmol/L,可选用 5%碳酸氢钠 100~250ml 静滴。对于严重酸中毒患者,应立即开始透析。

六、感染

是常见并发症,也是死亡主要原因之一。应尽早使用抗生素。根据细菌培养和药物敏感试验选用对肾无毒性或毒性低的药物,并按肌酐清除率调整用药剂量。

七、对脓毒血症合并急性肾衰竭患者的一些干预性治疗

包括针对存在的血管内皮细胞损伤,肾小球内微血栓的抗凝;维持平均动脉血压≥65mmHg;维持血细胞比容≥30%;严格控制血糖;在脓毒血症难治性休克患者适度应用糖皮质激素及尽可能缩短机械通气时间,均为降低脓毒血症 ARF 死亡率的治疗措施。

八、透析疗法

明显的尿毒症综合征,包括心包炎和严重脑病、高钾血症、严重代谢性酸中毒、容量负荷过重对利尿药治疗无效者都是透析治疗指征。对非高分解型、尿量不少的患者,可试行内科综合治疗。但在少数回顾性研究中提示早期进行透析者存活率似较高,故重症患者倾向于早期进行透析,其优点是:①对容量负荷过重者可清除体内过多的水分;②清除尿毒症毒素;③纠正高钾血症和代谢性酸中毒以稳定机体的内环境;④有助于液体、热量、蛋白质及其他营养物质的摄入;⑤有利于肾损伤细胞的修复和再生。

ARF 的透析治疗可选择腹膜透析(PD)、间歇性血液透析(IHD)或连续性肾脏替代治疗(CRRT)。腹膜透析无需抗凝和很少发生心血管并发症,适合于血流动力学不稳定的患者,但其透析效率较低,且有发生腹膜炎的危险,在重症 ARF 已少采用。血液透析的优点是代谢废物的清除率高、治疗时间短,但易有心血管功能不稳定和症状性低血压,且需要应用抗凝药,对有出血倾向的患者增加治疗的风险。CRRT 包括连续性动静脉血液滤过(CAVH)和连续性静静脉血液滤过(CVVH)等一系列方法,适用于多器官功能衰竭患者,具有血流动力学稳定,每日可清除水 10~14L 或更多,保证了静脉内高营养。但要注意监护,注意肝素用量。有关 ARF 的肾脏替代治疗方法,至今尚无足够资料提示 IHD 更好还是 CRRT 更好,但在血流动力学不稳定的患者使用 CRRT 较为安全。

九、多尿的治疗

多尿开始时,由于肾小球滤过率尚未恢复,肾小管的浓缩功能仍较差,治疗仍应维持水、

电解质和酸碱平衡,控制氮质血症和防止各种并发症。已施行透析的患者,仍应继续透析。多尿期1周左右后可见血肌酐和尿素氮水平逐渐降至正常范围,饮食中蛋白质摄入量可逐渐增加,并逐渐减少透析频率直至停止透析。

十、恢复期的治疗

一般无需特殊处理,定期随访肾功能,避免使用对肾有损害的药物。

【预后】

近年调查显示无论是需透析的或不需透析的 ARF 死亡率有下降趋势。ATN 的结局与合并症的严重程度密切相关,例如无并发症的 ATN 死亡率为 7%~23%,而手术后或危重病合并多器官功能衰竭的 ATN 死亡率高达 50%~80%,死亡率随衰竭器官数的增加而增加。ARF 如能存活出院,长期存活率好。

(褚 熙)

第六章 血液系统急症

第一节 弥散性血管内凝血

弥散性血管内凝血(disseminated intravascular coagulation,DIC)是在许多疾病基础上,凝血及纤溶系统被激活,导致全身微血栓形成,凝血因子大量消耗并继发纤溶亢进,引起全身出血及微循环衰竭的临床综合征。

1950年Seegers首先描述了以广泛微血管血栓形成和凝血因子进行性下降为特征的出血性疾病。1955年,Ratnoff等详细报道了此类疾病在妊娠期的表现,如胎盘早剥、羊水栓塞、宫内死胎、先兆子痫等。之后,有关该类疾病的报道愈来愈多。人们相继称之为消耗性凝血病(consumptive coagulopathy)、去纤维蛋白综合征(defibrinatjon syn-drome)、去纤维蛋白原综合征(defibrinogenation syndrome)等。到20世纪60年代中期,人们逐渐认识到该病的主要异常不是凝血成分的异常变化。

【病因】

引起DIC的病因很多,主要有以下几类:

1. 感染 细菌性败血症往往并发DIC。最早报道引起DIC的细菌是脑膜炎双球菌。之后,其它革兰阴性菌也发现诱发DIC,其原因主要是革兰阴性菌的内毒素可以直接激活XII凝血因子,可以诱导血小板释放,可以损伤血管内皮细胞,可以促使粒细胞释放促凝血物质。革兰阳性菌有与阴性菌内毒素相似的菌衣粘多糖,故也可通过上述机制引发DIC。许多病毒(如人类免疫缺陷病毒、水痘病毒、肝炎病毒、巨细胞病毒等)感染可因诱导机体的抗原抗体反应而激活XII凝血因子、损伤内皮细胞、暴露内皮下胶原组织和基底膜,进而产生DIC。

2. 烧伤和外伤 严重的烧伤可通过几个途径继发DIC:烧伤部位微血管溶血,释放ADP和磷脂,坏死组织释放组织因子和(或)酶类,烧伤继发感染、酸碱平衡紊乱甚至休克。外伤(特别是严重挤压伤、头部外伤或手术)可使大量组织因子和磷脂进入血循环,激活血浆凝血系统进而导致DIC;脑组织外伤释放脑磷脂引起的DIC常常是致命的。

3. 妇产科疾病 这是常见引起DIC的一类疾病,如羊水栓塞、胎盘剥离、胎儿滞留综合征、子痫等。羊水栓塞所致的DIC常常是致命的,因在DIC的同时可伴有呼吸衰竭和休克。胎盘剥离时,胎盘酶或组织因子会入血激活血浆凝血系统,进而诱发DIC。死胎滞留宫腔超过5周继发DIC的几率可达50%,而且往往诱发急性DIC。子痫诱发的DIC多数是慢性型的,个别(10%~15%)可进展为急性型。

4. 肝病　任何原因(病毒感染、药物或化学物中毒等)引起的急性肝功能衰竭,都可并发难以与其它肝源性凝血因子异常相鉴别的DIC。肝内或肝外胆汁淤积、特别是超过5d时,可能并发DIC。

5. 肿瘤DIC　常见于肿瘤性疾病。绝大多数实体瘤转移者有DIC的实验室表现,部分病人还可有明显的临床症状。

6. 血液病　白血病(特别是急性早幼粒细胞白血病、急性粒单核细胞白血病和急性单核细胞白血病)极易并发DIC。

7. 酸碱平衡紊乱酸中毒　可损伤血管内皮细胞,激活Ⅻ或Ⅺ凝血因子,并同时刺激血小板释放促凝物质,进而导致DIC。

8. 血管内溶血　无论何种原因引起的血管内溶血,均可进一步诱发DIC。因为在血管内破坏的红细胞会释放出二磷酸腺苷(ADP)和膜磷脂蛋白。这两种物质皆能激活凝血系统,进而产生高凝和高纤溶状态。即使轻度血管内溶血也不排除此可能。

【病理】

微血栓形成是DIC的基本和特异性病理变化。其发生部位广泛,多见于肺、肾、脑、肝、心、肾上腺、胃肠道及皮肤、黏膜等部位。主要为纤维蛋白血栓及纤维蛋白–血小板血栓。

【病理生理】

一、凝血功能异常

①高凝期:为DIC的早期改变。②消耗性低凝期:出血倾向,PT显著延长,血小板及多种凝血因子水平低下。此期持续时间较长,常构成DIC的主要临床特点及实验检测异常。③继发性纤溶亢进期:多出现在DIC后期,但亦可在凝血激活的同时,甚至成为某些DIC的主要病理过程。

二、微循环障碍

毛细血管微血栓形成、血容量减少、血管舒缩功能失调、心功能受损等因素造成微循环障碍

【临床表现】

DIC的临床表现因病因不同在起病急缓、表现程度及类别上可能有所差别,但基本的临床表现有如下几类。

1. 出血　这是临床上最常见的表现,包括:大面积皮下瘀斑、紫癜,不易止住的鼻出血、龈血,伤口、手术部位、针刺部位渗血,深部组织血肿,消化道、泌尿道、生殖道、呼吸道、颅内出血。有人做过统计,DIC病人通常平均有3个不同部位的出血,

而且这3个部位可有不同的组合形式。一般来讲,急性DIC除了有浅表出血外,多有深部组织出血,且出血程度重;慢性DIC主要表现为浅表部位出血,出血程度相对轻。

2. 血栓　栓塞表现一般易被忽视。通常,栓塞发生后往往引起器官功能损伤,如心、肺、肾、肝及中枢神经系统等。心脏栓塞可出现典型的心肌梗死表现。肺部栓塞可出现咳嗽、胸痛,甚至呼吸、循环衰竭。肾脏血管栓塞多出现蛋白尿、少尿,严重时可有氮质血症等。肝血管栓塞可致肝大、腹水、下肢淤血、肝功能异常。中枢神经系统栓塞可出现定位体征,也可引起精神、神志改变,甚至昏迷。

3. 休克或微循环衰竭

发生率约为 30%～80%。为一过性或持续性血压下降,早期即出现肾、肺、大脑等器官功能不全,表现为肢体湿冷、少尿、呼吸困难、发绀及神志改变等。休克程度与出血量常不成比例。顽固性休克是 DIC 病情严重、预后不良的征兆。

4. 微血管病性溶血

约见于 25% 的患者。可表现为进行性贫血,贫血程度与出血量不成比例,偶见皮肤、巩膜黄染。

5. 原发病临床表现

【诊断与鉴别诊断】

一、诊断标准

1. 临床表现

(1)存在易引起 DIC 的基础疾病。

(2)有下列两项以上临床表现:①多发性出血倾向;②不易用原发病解释的微循环衰竭或休克;③多发性微血管栓塞的症状、体征,如皮肤、皮下、黏膜栓塞性坏死及早期出现的肺、肾、脑等脏器功能衰竭;④抗凝治疗有效。

2. 实验检查指标

(1)同时有下列三项以上异常①血小板 $<100×10^9/L$ 或进行性下降,肝病、白血病患者血小板 $<50×10^9/L$。②血浆纤维蛋白原含量 $<1.5g/L$ 或进行性下降,或 $>4g/L$,白血病及其他恶性肿瘤 $<1.8g/L$,肝病 $<1.0g/L$。③3P 试验阳性或血浆 FDP $>20mg/L$,肝病 FDP $>60mg/L$,或 D-二聚体水平升高或阳性。④PT 缩短或延长 3 秒以上,肝病延长 5 秒以上,或 APTT 缩短或延长 10 秒以上。

(2)疑难或特殊病例有下列一项以上异常①纤溶酶原含量及活性降低;②AT 含量、活性降低;③血浆因子Ⅷ:C 活性 $<50\%$;④血浆凝血酶-抗凝血酶复合物(TAT)或凝血酶原碎片 $1+2(F_{1+2})$ 水平升高;⑤血浆纤溶酶-纤溶酶抑制物复合物(PIC)浓度升高;⑥血(尿)纤维蛋白肽 A(FPA)水平增高。

二、鉴别诊断

鉴别诊断上需注意:①重症肝病;②原发性纤溶亢进,临床上极少见,主要见于肝移植后的无肝期与重症肝病时,此时血小板计数基本正常、3P 试验多为阴性、DIC 时血片易见到破碎红细胞,而本病则无此表现。

【治疗】

DIC 的治疗,原则上应该个体化,即根据具体病人的年龄、性别、原发病、并发症、出血和血栓的部位、严重度、DIC 的类型等制定不同的治疗方案,特别是在药物种类、剂量及用法上应因人而异。但按总的来说,目前可将治疗方法归纳力如下几类:

1. 治疗或去除原发病 这是 DIC 的对因治疗,无疑是很重要的。如某些妇科病的吸宫疗法、感染性疾病合理抗生素的应用、肿瘤的化疗和(或)放疗甚至支持治疗、某些溶血性疾病的皮质激素治疗、肝病的保肝利胆、肝功能衰竭的抢救、体内酸碱失衡的调整、白血病的诱导缓解、恶组的治疗、烧伤、外伤坏死组织的及时清除,动静脉插管和心脏瓣膜生物材料的合理选择等。

2. 抗凝抗栓 除了某些妇科疾病及肝衰引起的 DIC 或严重 DIC 合并脑出血者,多数

DIC需要抗凝,即阻断血管内血栓形成的治疗。常用的抗凝治疗包括小剂量肝素、双嘧达莫(潘生丁)、阿司匹林类药、抗凝血酶、水蛭素等。近10年来,小剂量肝素被认为是治疗DIC疗效较好的方法,当病人接受了针对原发病的治疗后仍持续出血或有明显的栓塞症状,应按每4~6h、每公斤体重80~100U的剂量皮下注射肝素。

3. 补充止血和凝血成分 当针对原发病的治疗和抗凝治疗都实施后病人仍持续出血,则应考虑补充止血和凝血物质,即血小板和凝血因子。补充的成分应根据患者体内的缺乏情况决定。对未控制的DIC,一般认为以补充血小板、洗涤红细胞以及不含纤维蛋白原的血浆蛋白较为安全。当然,若已用了足量的抗栓药物而病人的凝血因子(包括纤维蛋白原)仍很低,此时应补充血浆凝血因子(包括纤维蛋白原)。

4. 抗纤溶 当考虑纤溶已成为出血的主要原因时,可予抗纤溶治疗。常用的抗纤溶药有氨基己酸、氨甲环酸、氨甲苯酸(对羧基苄胺)等。急性早幼粒细胞白血病引起的DIC多伴有严重的纤溶,故在应用肝素抗凝的同时,有人并用氨基己酸获得较好的止血效果。

5. 重组人激活蛋白C 研究显示应用重组人激活蛋白C制剂可以使严重败血症的死亡率由31%下降为25%,因此该药被迅速批准成为治疗伴有DIC败血症的药物。激活蛋白C除了具有抗凝作用外,还具有抗炎作用和抗凋亡活性。这也是其它内源性抗凝血药(抗凝血酶和组织因子抑制途径抑制剂)治疗严重败血症疗效不如激活蛋白C的原因。重组人激活蛋白C用法为连续96h滴注。严重血小板减少患者应慎用,它能增加患者颅内出血的发生率。需要对血小板数量进行监测和输注血小板。

(赵 鹏)

第二节 过敏性紫癜

过敏性紫癜(anaphylactoid purpura)是指一组非血小板减少性紫癜。它明显表现出过敏特征如皮疹和水肿;组织学特点为真皮血管无菌性血管炎。如果皮肤紫癜伴有关节疼痛和胃肠道症状,也称之为许兰(Schonlen) – 亨诺(Henoch)综合征。

【病因与发病机制】

病因尚未完全清楚,据认为与以下因素有关:①由免疫介导的机体对某些物质的过敏反应;如某些食物、药物、昆虫叮咬、接触某些化学物质,接种天花疫苗等。然而,当病人再次接触类似的高度可疑的致敏原,并不能诱发第2次过敏性紫癜发作。②细菌感染:一部分病例在过敏性紫癜发生以前,往往有上呼吸道感染病史,提示β-溶血性链球菌感染可能与过敏性紫癜发病有关。③有人认为过敏性紫癜系机体对血管壁成分的一种自体免疫反应,但这一看法未被证实。④在许兰–亨诺综合征,IgG或IgA免疫复合物参与了发病机制。上述致病因素使机体发生变态反应,引起毛细血管壁炎性改变,血管壁通透性增加,血液及淋巴液渗出到组织中,引起皮下组织、黏膜及内脏器官渗出性出血及水肿。

组织学检查显示急性皮肤损害——即无菌性血管炎,以真皮层血管为显著。血管周围有多形核白细胞及嗜酸性粒细胞浸润;亦可发生血管内纤维素样坏死及血小板血栓形成;可有肠道黏膜水肿,黏膜下出血甚至黏膜溃疡;肾脏病变类似于典型的亚急性肾小球肾炎,但病变比较局限。

【临床表现】

一、前驱症状

起病前1~3周，50%~90%的病例可有上呼吸道感染病史，儿童患者更为常见。成人病例上呼吸道感染史通常不低于30%。

二、临床特点

1. 皮肤表现　一般表现出紫癜。有的患者可有荨麻疹、血管神经性水肿、多形性红斑及溃疡，甚至皮肤坏死等表现。皮疹多见于四肢，以下肢膝、踝关节周围皮肤及臀、背部皮肤较多，而较少累及面部及躯干部皮肤。紫癜常大小不一，对称分布，分批出现。皮损可单发，也可成簇甚至融合；皮损初始为荨麻疹，开始消退时，逐渐变成粉红色，继而红色，最后呈棕红色的斑丘疹样疱疹；也可表现出瘀点样损害。皮损一般于数日内消退，历经2~3周后可出现一批新的皮疹。

2. 关节表现　可有膝、腕、肘、踝等大关节的疼痛，可有关节周围的肿胀和压痛，可发生关节渗出液，受累关节缺乏典型的局部充斑或温度增高表现，关节病变并不引起畸形后遗症，紫癜合并有关节病变表现者通常称为"关节型过敏性紫癜"。

3. 胃肠道表现　腹绞痛是最常见的胃肠道症状，常常合并有明显的黑便或大便隐血试验阳性。腹痛部位以脐周或下腹部为主，可伴有恶心、呕吐、便血及腹泻等症状。可有腹部的局限或弥散性压痛，但无肌紧张及反跳痛。腹部症状严重者可伴发肠套叠、肠段坏死或肠穿孔。紫癜合并胃肠道症状并较突出者称为"腹型过敏性紫癜"。

4. 肾脏表现　肾脏受累者占过敏性紫癜的25%~50%，通常出现在疾病的第2~3周。可表现有肉眼血尿或镜下血尿及程度不等的蛋白尿。严重者可发展为高血压，短暂性肾功能衰竭，如氮质血症和少尿。伴随的高血压容易被控制，肾功能损害可在数周内恢复，但可反复发作。

5. 神经系统表现　过敏性紫癜最常见的神经系统症状是头痛和精神状态改变。可发生一过性轻瘫、惊厥，甚或脑神经瘫痪等，通常系由于神经系统血管炎病变所致。

【实验室检查】

1. 血常规检查　一般而言，病人红细胞计数及血红蛋白浓度正常，胃肠道出血严重者可有贫血表现，白细胞计数正常或轻度增高，嗜酸性粒细胞通常增高。血小板计数正常，但在疾病急性期，血小板计数可有一过性轻度增高。血沉通常增快；1/3的病例有抗"O"滴度增高。

2. 尿检查　可有血尿或蛋白尿；当存在肾功能不全时，血尿素氮和肌酐浓度可增高。

3. 出、凝血机制检查　30%~50%病例毛细血管脆性试验阳性；出血时间，凝血时间及血块退缩时间均正常；血小板粘附，聚集功能正常；血浆凝血因子活性正常。

【诊断与鉴别诊断】

根据紫癜的分布特点及可能伴随的关节或胃肠道、肾脏受累的症状，结合实验室检查，过敏性紫癜诊断不难作出。鉴别诊断方面需与药疹及血小板减少性紫癜进行鉴别；药疹具有用药史，停药后皮疹消退为其特点；血小板减少性紫癜应该有血小板计数减少，出血时间延长等实验室特点；腹型过敏性紫癜需与某些类型的急腹症鉴别；肾性紫癜需与急性肾小球肾炎、狼疮性肾炎作出鉴别。

【治疗】

一、消除致病因素

防治感染,清除局部病灶(如扁桃体炎等),驱除肠道寄生虫,避免可能致敏的食物及药物等。

二、一般治疗

1. 抗组胺药盐酸异丙嗪、氯苯那敏(扑尔敏)、阿司咪唑(息斯敏)、去氯羟嗪(克敏嗪)、西米地丁及静脉注射钙剂等。
2. 改善血管通透性药物维生素C、曲克芦丁、卡巴克络等。维生素C以大剂量(5~10g/d)静脉注射疗效较好,持续用药5~7日。

三、糖皮质激素

糖皮质激素有抑制抗原抗体反应、减轻炎症渗出、改善血管通透性等作用。一般用泼尼松30mg/d,顿服或分次口服。重症者可用氢化可的松100~200mg/d,或地塞米松5~15mg/d,静脉滴注,症状减轻后改口服。糖皮质激素疗程一般不超过30天,肾型者可酌情延长。

四、对症治疗

腹痛较重者可予阿托品或山莨菪碱(654-2)口服或皮下注射;关节痛可酌情用止痛药;呕吐严重者可用止吐药;伴发呕血、血便者,可用奥美拉唑等治疗。

五、其他

如上述治疗效果不佳或近期内反复发作者,可酌情使用:①免疫抑制剂:如硫唑嘌呤、环孢素、环磷酰胺等;②抗凝疗法:适用于肾型患者,初以肝素钠100~200U/(kg·d)静脉滴注或低分子肝素皮下注射,4周后改用华法林4~15mg/d,2周后改用维持量2~5mg/d,2~3个月;③中医中药:以凉血、解毒、活血化瘀为主,适用于慢性反复发作或肾型患者。

(赵 鹏)

第三节 特发性血小板减少性紫癜

特发性血小板减少性紫癜(idiopathic thrombocytopenic purpura. ITP),是一种原因未完全明了,主要是针对血小板膜糖蛋白(GP)产生自身抗体的原发性自身免疫性血小板减少性紫癜。绝大多数患者的血清中可测出抗血小板抗体,使血小板破坏增多,血小板寿命缩短,导致血小板数减少及出血症状。ITP的发病率为16.7/10万人口,是常见的出血性疾病之一。临床上分急性与慢性两型。

【病因与发病机制】

ITP的病因未明。急性型多发生于病毒感染恢复期,可能是:①病毒抗原与相关抗体形成免疫复合物附着于血小板表面,促进血小板破坏。②病毒组分结合于血小板表面后,使其抗原性发生改变,导致自身抗体形成,使血小板受损,故可能为感染后的自身免疫反应。慢性型可能使自身抗体形成,损伤血小板,使其寿命缩短。60%~85%患者的血清中可测出抗血小板抗体;这类抗体多属IgG,并证明抗体为针对血小板膜糖蛋白的特异性抗体。血小板膜糖蛋白抗原75%位于GPⅡb/Ⅲa和Ib/Ⅸ复合物上。因此只有检测血小板膜糖蛋白的特异性抗体才具有诊断的特异性,故以前的血小板相关抗体(PAIg)检测因假阳性多而只能作为过筛检查。脾脏是破坏血小板的主要器官,抗体吸附在血小板上,然后血小板在脾脏内被破坏。由于血小板破坏增多,血小板寿命缩短,骨髓中巨核细胞数常代偿性增多,同时凋亡也增多。近年来研究发现,在ITP尤其是慢性ITP的发病中,细胞免疫异常也起了非常重要的作用。主要表现在该病患者T细胞亚群、功能及凋亡的异常,这也是ITP靶向治疗的新方向。

【临床表现】

一、前驱感染

急性型者在发病前1个月内常有病毒感染史,如上感、麻疹、风疹及腮腺炎等。

二、出血症状

常表现为皮肤紫癜、黏膜出血及内脏出血,如鼻出血、齿龈出血、口腔黏膜出血、消化道出血、泌尿道出血、月经过多或阴道流血、咯血及颅内出血等。出血的轻重、急缓及失血量不一,重者可危及生命,失血量多者可引起失血后贫血。

【辅助检查】

1. 血小板计数　多次及定期的血小板检查,可发现血小板减少的程度及变化情况。当血小板数低于 $50 \times 10^9/L$ 时,易表现出血症状;低于 $30 \times 10^9/L$ 时出血常较重;低于 $10 \times 10^9/L$ 时,自发性出血严重,甚至可大量内脏出血及脑出血而危及生命。血小板除数量减少外,可有血小板功能障碍。

2. 骨髓检查　ITP患者骨髓巨核细胞数正常或增多,有成熟障碍现象(可见产板型巨核细胞减少)。骨髓检查有助于排除其他引起血小板减少的血液病如再障、白血病等。

3. 血小板自身抗体的检测　①血小板表面相关免疫球蛋白(PAIg)检查:用ELISA或放免方法检查,可见70%~90%患者的PAIgG增高,30%~84%患者的PAIgM增高②血小板膜糖蛋白抗原的特异性自身抗体检测:常使用免疫磁珠放免法、ELISA法和单克隆抗体固定特异血小板抗原法。

4. 血小板寿命测定　用 ^{51}Cr 或 ^{111}In 检查血小板寿命,ITP患者明显缩短。

【诊断与鉴别诊断】

ITP诊断标准为:①多次化验检查血小板计数减少;②脾脏不增大或仅轻度增大;③骨髓检查巨核细胞数增多或正常;④以下5点中应具备任何一点:泼尼松治疗有效,切脾治疗有效,PAIgG增多,PAC_3 增多,血小板寿命测定缩短;⑤排除继发性血小板减少症。

在诊断ITP时,因为血小板计数检查时有时可出现较大误差,故应多次化验。除应具有血小板减少、脾不增大、骨髓巨核细胞数正常或增多伴成熟障碍等依据外,还应排除其他能引起血小板减少的疾病,如SLE、类风湿性关节炎、甲亢、TTP、脾亢、MDS、再障及药物反应等。因为艾滋病毒携带者及艾滋病患者都可能出现血小板减少,故有条件的医院应作抗HIV抗体的全套检查。

【治疗】

一、一般治疗

出血严重者应注意休息。血小板低于 $20 \times 10^9/L$ 者,应严格卧床,避免外伤。应用止血药的及局部止血。

二、糖皮质激素

一般情况下为首选治疗,近期有效率约为 80%。

1. 作用机制 ①减少自身抗体生成及减轻抗原抗体反应;②抑制单核—巨噬细胞系统对血小板的破坏;③改善毛细血管通透性;④刺激骨髓造血及血小板向外周血的释放。

2. 剂量与用法 常用泼尼松 $1mg/(kg \cdot d)$,分次或顿服,病情严重者用等效量地塞米松或甲泼尼龙静脉滴注,好转后改口服。待血小板升至正常或接近正常后,逐步减量(每周减 5mg),最后以 $5 \sim 10mg/d$ 维持治疗,持续 $3 \sim 6$ 个月。国外学者多认为,ITP 患者如无明显出血倾向,血小板计数 $>30 \times 10^9/L$ 者,可不予治疗。

三、脾切除

1. 适应证 ①正规糖皮质激素治疗无效,病程迁延 $3 \sim 6$ 个月;②糖皮质激素维持量需大于 $30mg/d$;③有糖皮质激素使用禁忌证;④^{51}Cr 扫描脾区放射指数增高。

2. 禁忌证 ①年龄小于 2 岁;②妊娠期;③因其他疾病不能耐受手术。脾切除治疗的有效率约为 70% ~ 90%,无效者对糖皮质激素的需要量亦可减少。

四、免疫抑制剂治疗

不宜作为首选。

1. 适应证 ①糖皮质激素或脾切除疗效不佳者;②有使用糖皮质激素或脾切除禁忌证;③与糖皮质激素合用以提高疗效及减少糖皮质激素的用量。

2. 主要药物

(1) 长春新碱:为最常用者。除具免疫抑制作用外,还可能有促进血小板生成及释放的作用。每次 1mg,每周一次,静脉注射,$4 \sim 6$ 周为一疗程。

(2) 环磷酰胺:$50 \sim 100mg/d$,口服,$3 \sim 6$ 周为一疗程,出现疗效后渐减量,维持 $4 \sim 6$ 周,或 $400 \sim 600mg/d$ 静脉注射,每 $3 \sim 4$ 周一次。

(3) 硫唑嘌呤:$100 \sim 200mg/d$,口服,$3 \sim 6$ 周为一疗程,随后以 $25 \sim 50mg/d$ 维持 $8 \sim 12$ 周。可致粒细胞缺乏,宜注意。

(4) 环孢素:主要用于难治性 ITP 的治疗。$250 \sim 500mg/d$,口服,维持量 $50 \sim 100mg/d$,可持续半年以上。

(5) 霉酚酸酯(MMF):难治性 ITP 可试用,$0.5 \sim 1.0/d$,口服,要注意粒细胞减少的副作用。

(6) 利妥昔单克隆抗体(rituximab):$375mg/m^2$ 静注,可有效清除体内 B 淋巴细胞,减少自身抗体生成,有人认为可替代脾切除。

五、其他

1. 达那唑 为合成的雄性激素,$300 \sim 600mg/d$,口服,与糖皮质激素有协同作用。作用机制与免疫调节及抗雌激素有关。

2. 氨肽素 1g/d,分次口服。有报道其有效率可达40%。

六、急症的处理

适用于:①血小板低于 $20 \times 10^9/L$ 者;②出血严重、广泛者;③疑有或已发生颅内出血者;④近期将实施手术或分娩者。

1. 血小板输注成人按 10~20 单位/次给予,根据病情可重复使用(从200ml循环血中单采所得的血小板为1单位血小板)。有条件的地方尽量使用单采血小板。

2. 静脉注射免疫球蛋白0.4g/kg,静脉滴注,4~5日为一疗程。1个月后可重复。作用机制与单核巨噬细胞Fc受体封闭、抗体中和及免疫调节等有关。

3. 大剂量甲泼尼龙1g/d,静脉注射,3~5次为一疗程,可通过抑制单核-巨噬细胞系统而发挥治疗作用。

4. 血浆置换3~5日内,连续3次以上,每次置换3000ml血浆,也有一定的疗效。

(李 敏)

第四节 血栓性血小板减少性紫癜

血栓性血小板减少性紫癜(thrombotic thrombocytopenic purpura,TTP)是由于微循环血管内弥散性血栓形成,导致微循环阻塞而产生的一种综合征,主要症状包括溶血性贫血、血小板减少、神经症状、发热和肾功能损害。TTP可分为遗传性和获得性两类。

TTP女性多见,男女比例约为1:2,发病年龄多在30~40岁之间。本病不是常见病,但也不少见,并且发病率在逐渐上升。

【病因与发病机制】

TTP患者在大多数器官中形成微血管性血栓,这种血栓主要由血小板聚集而成,含有极少量或不含有纤维蛋白。没有血管周围炎症或明显内皮细胞损伤。血小板血栓包含大量von Willebrand因子抗原,不含纤维蛋白原及纤维蛋白。DIC时形成的血小板血栓包含纤维蛋白,没有von Willebrand因子。应用流式细胞仪研究发现,TTP发作时von Willebrand因子抗原与全血中单个血小板粘附程度较缓解期高。发作时凝血功能正常。

von Willebrand因子单体通过二硫键形成不同分子量的多聚体。von Willebrand因子在巨核细胞和内皮细胞内组装,贮存于血小板α颗粒和内皮细胞Weibel-Palade小体中。血浆中大多数多聚体来源于内皮细胞。TTP患者内皮细胞和血小板产生von Willebrand因子较正常人产生的大。这些异常增大多聚体较正常最大的多聚体能更有效结合von Willebrand因子受体-血小板糖蛋白Ib/IX/V上Ibα成分。这可能是因为异常增大的von Willebrand因子多聚体上的因子单体上糖蛋白Ibα结合位点较正常状态下较小多聚体上的单体更容易暴露。最初只有少部分异常增大von Willebrand因子多聚体与糖蛋白Ibα结合,随后ADP激活血小板糖蛋白Ⅱb/Ⅲa复合物,诱导血小板聚集。

血浆中的von Willebrand因子切割金属蛋白酶正常情况下能阻止异常增大von Willebrand因子进入血液循环。该酶可以通过切割von Willebrand因子单体亚单位842-843(酪氨酸和蛋氨酸)之间的肽键降解多聚体。这种金属蛋白酶被称作 ADAMTS13,是一种锌和钙依赖性蛋白酶。ADAMTS13 有精氨酸 - 甘氨酸 - 天冬氨酸顺序(RGD),其基因位于 9q34。主要由肝脏产生。

异常增大 von Willebrand 因子多聚体可能在内皮细胞表面直接被 ADAMTS13 裂解。ADAMTS13 中 thrombospondin-1 样基序能结合内皮细胞表面 thrombospondin 受体结合酶。部分未折叠出现的异常增大多聚体增加了液体鞘流压力,从而增加 ADAMTS13 切割活性。

在大多数家族性或获得性 TTP 患者中,血浆 ADAMTS13 活性小于正常值的 5%。家族性或获得性 TTP 患者血浆中 ADAMTS13 活性缺乏的严重程度与内皮细胞表面 ADAMTS13 缺乏的程度呈正相关。因此,异常增大的 von Willebrand 因子多聚体自内皮细胞分泌后并没有被切割,而是以长链的形式继续锚定在内皮细胞上。流经的血小板通过其表面的糖蛋白 Ibα 受体与长链相连(血小板并不与切割后的小分子 von Willebrand 因子结合)。通过激活异常增大多聚体链上结合血小板表面糖蛋白 Ⅱb/Ⅲa 复合物,使更多血小板聚集,形成阻塞性血小板血栓。在部分 TTP 患者中,其它能强烈刺激内皮细胞分泌异常增大多聚体的因素也可导致疾病的发作。

家族性 TTP 患者血浆中通常存在异常增大 von Willebrand 因子多聚体。由于位于 9q34 上编码 ADAMTS13 等位基因都产生突变,导致纯合子或双杂合子,患者血浆中的 ADAMTS13 活性通常为零或在不能检测出的水平。大多数严重家族性 ADAMTS13 活性缺乏患者在婴幼儿时期就会出现 TTP 发作。而在另一部分患者中,可能多年不发作,可在第一次妊娠时发作,也有少部分终生不发作。偶尔家族性血浆 ADAMTS13 严重缺乏患者出现 TTP 发作的年龄较大,或终生不发作,其原因可能是内皮细胞表面 ADAMTS13 生理活性较在体外检测的活性高。

获得性 TTP 患者急性发作时和复发时血浆中的 ADAMTS13 水平很低,通常检测不出。在疾病恢复后,活性可恢复正常。40%~80% 患者血浆中出现抑制酶活性的 IgG 抗体,提示存在短暂或间断的免疫调节缺陷。在部分应用 ticlopidine 或 clopidogrel 导致的 TTP 患者血浆中也发现了抑制金属蛋白酶的抗体。目前还不清楚未检测出针对 ADAMTS13 自身抗体的获得性特发 TTP 是否存在短暂、严重金属蛋白酶产生或生存缺陷。

健康成人血浆 ADAMTS13 活性约为正常值 50%~178% 之间。在肝病、晚期肿瘤、慢性代谢病、慢性炎症、妊娠和新生儿中其活性可低于正常,但只是轻度减低。而家族性和获得性 TTP 发作时,酶活性非常低。

部分获得性 TTP 虽然血浆中存在异常增大 von Willebrand 因子多聚体,但体外检测血浆金属蛋白酶水平不低或没有严重减低。这些患者体内 ADAMTS13 功能低下可能有其它机制。如,存在自身抗体阻止 ADAMTS13 与内皮细胞结合,但不影响金属蛋白酶活性位点。它可能与自身抗体针对糖蛋白Ⅳ(CD36)有关,CD36 是一种细胞表面 thrombospondin 受体,部分 TTP 患者急性发病时血浆中出现 CD36。这些抗体是否通过其 thrombospondin-1 样结构与内皮细胞表面的 CD36 thrombospondin 受体结合,而干扰 ADAMTS13 的结合还不清楚。

【临床表现】

血栓性微血管病以血小板减少(骨髓巨核细胞增多)、红细胞破碎和血清乳酸脱氢酶极度升高为特征。这些异常的严重程度反映了血小板在微血管中聚集的范围。红细胞破碎(红细胞碎片或盔状细胞)可能是血流通过由于血小板聚集导致部分阻塞的微血管时所致。这直接导致了 TTP。血清乳酸脱氢酶的升高主要来源于缺血或坏死组织细胞,而不是溶解的红细胞。

TTP 患者中,急性发病时,通过异常增大的 von Willebrand 因子多聚体介导广泛血小板聚集,导致血小板通常低于 $20\times10^9/L$。大脑和胃肠道缺血常见,肾功能不全也可见。TTP 具有五联征:血小板减少、微血管病性溶血性贫血、神经精神异常、肾功能衰竭和发热。然而,实际工作中,有血小板减少、红细胞碎片和乳酸脱氢酶升高三联征即可诊断 TTP。如果症状以严重肾功能衰竭为主,则应诊断为溶血性尿毒症综合征(HUS)。TTP 和 HUS 的临床表现具有重叠性,有时不容易区分。如 TTP 患者出现肾功能异常与 HUS 患者出现肾外表现时,其鉴别较困难。但大多数情况下,两者可以鉴别。

家族性 TTP 很少见。其一般在幼年发病,通常每 3 周发作 1 次(称为慢性复发性 TTP)。在部分患者中,家族倾向在很长时间并不明显。获得性特发 TTP 发生于成人或青少年,通常为单次急性发作。11% ~ 36% 患者此后不定期发作。TTP 可以发生于少部分应用 Ticlopidine(一种血小板腺苷酸二磷酸受体抑制剂)治疗的动脉栓塞患者,通常在治疗开始后数周内出现,甚至在少部分应用其结构类似物 Clopidogrel 的患者中也可出现。本病偶可发生于妊娠(尤其是妊娠后期)或围产期。

在应用丝裂霉素、环孢素、他克莫司、奎尼丁、骨髓或器官移植,全身照射或联合化疗的部分患者可能出现肾脏或广泛血栓,导致血栓性微血管病。

【诊断】

根据典型的五联征临床表现,诊断并不困难。目前认为血小板减少、红细胞碎片和乳酸脱氢酶升高三联征即可诊断 TTP。

HUS 通常单次发作,症状以严重肾功能衰竭为主。多为产生毒素的革兰阴性细菌感染导致的胃肠炎后,控制蛋白因子 H 成分产生缺陷会导致类似 HUS 症状疾病的反复发作。

【治疗】

儿童家族性 TTP 产生功能缺陷 ADAMTS13。输注去除血小板的新鲜冷冻血浆或去除冷沉淀血浆或者经有机溶剂和洗涤剂处理后的血浆,可以使发作缓解,并起到预防作用。不需要进行血浆置换。新鲜冷冻血浆、冷沉淀上清液和经溶剂和洗涤剂处理过的血浆包含有活性金属蛋白酶。每 3 周输注 1 次金属蛋白酶即可起到良好的预防作用。输注的金属蛋白酶在血浆中的半衰期为 2d,结合到内皮细胞表面后,半衰期可能延长。对于其活性维持 3 周的机制还不清楚。

ADAMTS13 的测序已经完成,并且现已经能从正常血浆中进行部分纯化。这些进展使纯化的金属蛋白酶产品用于治疗 TTrP。因为 5% 的正常血浆水平就能阻止和缩短 TTP 发作,基因治疗可能使反复发作的儿童 TTP 患者长期缓解。

成人或大龄儿童获得性急性 TTP 需要每天进行直浆置换。血浆置换是去除患者血浆中的异常增大 von Willebrand 因子多聚体或针对 ADAMTS13 的抗体,输注新鲜冷冻血浆或冷沉淀上清液补充金属蛋白酶。血浆置换使急性 TTP 的生存率达到 90% 以上,并且避免了器官永久性损害。

部分获得性急性特发性 TTP 存在高滴度针对 ADAMTS13 的自身抗体,单独血浆置换疗效不佳。可应用糖皮质激素或脾切除治疗,抑制自身抗体的产生;或应用长春新碱使血小板微管解聚,改变表面受体的暴露。美罗华是针对 B 淋巴细胞上 CD_{20} 的单克隆抗体,目前也在进行临床试验。除非有威胁生命的出血或颅内出血,应该避免血小板输注,因为其可以加重微血管血栓。阿司匹林容易导致严重血小板减少患者出血。

(李 敏)

第五节 白细胞减少和粒细胞缺乏症

外周血白细胞绝对值低于 $4.0 \times 10^9/L$ 者称为白细胞减少(leukopenia)。中性粒细胞是白细胞的主要成分，所以中性粒细胞减少(neutropenia)常导致白细胞减少。外周血中性粒细胞绝对计数在成人低于 $2.0 \times 10^9/L$，在儿童≥10岁低于 $1.8 \times 10^9/L$ 或 <10岁低于 $1.5 \times 10^9/L$ 时，称为中性粒细胞减少；如果中性粒细胞严重减少，低于 $0.5 \times 10^9/L$ 者，称为粒细胞缺乏症(agranulocytosis)。

【病因与发病机制】

中性粒细胞减少的病因很多，其发病机制也很复杂，大致可将其病因及发病机制归纳为：中性粒细胞生成缺陷、血液或组织中中性粒细胞破坏或消耗过多、中性粒细胞分布异常三类。

一、中性粒细胞生成缺陷

可分为生成减少和成熟障碍。

1. 生成减少

(1) 细胞毒类药物及辐射：这类药物大部分为抗癌药。包括烷化剂、抗代谢药、蒽环类抗生素、长春属类生物碱、拓扑异构酶抑制剂等。它们是引起中性粒细胞减少最常见的原因。其主要机制是直接损伤造血干/祖细胞及分裂期的早期细胞，或抑制这些细胞的分裂和增生。其作用呈剂量依赖性。由于红细胞系和巨核细胞系的早期细胞分裂和增生同时受到抑制，因此常导致全血细胞减少。由于血液中的中性粒细胞比其他细胞的半存期短，更新快，因此骨髓抑制时，粒细胞减少最先出现，一般在用药后1~2周出现，而红细胞寿命最长，贫血最后发生。

(2) 偶尔引起粒细胞减少的药物：此类药物包括止痛剂、镇静剂、抗生素、抗甲状腺药、抗惊厥或抗癫痫药、抗心律失常药、抗高血压药、抗组胺药、抗疟药等。它们只在某些敏感患者引起粒细胞减少或缺乏。其发病机制尚未清楚，大致分为两种。一种是某些患者曾接触过该药物，当再次接触后数小时内突然发生粒细胞减少或缺乏(如氨基比林、保泰松、磺胺、硫氧嘧啶、奎尼丁、左旋咪唑等)，发病机制可能与免疫介导有关，与剂量无关。另一种是接触药物数周后，缓慢发生粒细胞减少(如吩噻嗪、甲巯咪唑、磺胺、硫氧嘧啶、氯霉素等)，与剂量及用药时间有关，其发病机制可能为药物干扰增生期细胞的蛋白合成和DNA复制，常影响造血干细胞及各系祖细胞，导致全血细胞减少。

(3) 免疫介导：各种自身免疫性疾病和偶尔引起粒细胞减少药物，由于产生的自身抗体或(和)T细胞介导，可能损伤中性粒细胞分化的各阶段，使其生成减少；也可能使中性粒细胞在血液或脾脏内破坏。

(4) 感染：有些细菌、病毒、立克次体及原虫感染可引起粒细胞减少，多数是一过性的，其发病机制可能与中性粒细胞分布异常及破坏增多有关；有些如肝炎、艾滋病及细小病毒感染可引起中性粒细胞生成障碍；另有报道血行播散性结核通过T细胞介导使中性粒细胞生成受抑制。因此，其发病机制常是综合性的。

(5) 骨髓浸润：骨髓造血组织被白血病、骨髓瘤及转移癌细胞浸润，或大量成纤维细胞增生，影响正常造血干细胞增生。其结果不仅使中性粒细胞减少，也常伴贫血及血小板减少。

(6) 某些先天性遗传性粒细胞减少症:多数发病机制还不清楚,其中周期性中性粒细胞减少症被认为是一种常染色体显性遗传病,其机制是由于位于 19p13.3 上的中性粒细胞弹性蛋白酶基因(ELA_2)突变所致。

2. 成熟障碍

维生素 B_{12} 或叶酸缺乏、急性粒细胞白血病、骨髓增生异常综合征以及某些先天性遗传性中性粒细胞减少等,骨髓分裂池细胞正常或增多,但由于粒细胞分化成熟障碍而在骨髓内死亡,导致贮存池成熟的中性粒细胞减少,因此也称无效增生。

二、中性粒细胞在血液或组织中破坏或消耗过多

1. **免疫性因素** 中性粒细胞被抗体或抗原抗体复合物包裹在血液或脾等组织中被破坏,见于各种自身免疫性疾病(如系统性红斑狼疮、类风湿关节炎、Felty 综合征)、某些非细胞毒类药物、某些感染(如慢性肝炎)及同种免疫性新生儿中性粒细胞减少。

2. **非免疫性因素** 在严重细菌感染或败血症时,中性粒细胞在血液或炎症部位消耗增多;各种原因引起的脾大所致的脾功能亢进,中性粒细胞在脾内破坏增多。

三、中性粒细胞分布异常

中性粒细胞转移至边缘池导致循环池的粒细胞相对减少,但中性粒细胞总数并不减少,故多称为假性粒细胞减少,见于先天性或体质性假性粒细胞减少症。此外,获得性者如严重细菌感染、营养不良、疟疾等,常同时伴有中性粒细胞生成减少或破坏增多,故粒细胞总数也可减少。粒细胞滞留于循环池其他部位,如血液透析开始后 2~15min 滞留于肺血管内,导致外周血粒细胞暂时性减少;脾功能亢进时,滞留于脾内并常伴有破坏增多。

【临床表现】

本病的临床表现,随其白细胞或中性粒细胞减少的原因、程度和时间长短而异。根据中性粒细胞减少的程度可分为轻度 $\geq 1.0 \times 10^9/L$、中度 $(0.5 \sim 1.0) \times 10^9/L$ 和重度 $< 0.5 \times 10^9/L$。重度减少者即为粒细胞缺乏症。一般轻度减少的患者临床上不出现特殊症状,多表现为原发病症状。中度和重度减少者易发生感染和出现疲乏、无力、头晕、食欲减退等非特异性症状。常见的感染部位是呼吸道、消化道及泌尿生殖道,可出现高热、黏膜的坏死性溃疡及严重的败血症、脓毒血症。粒细胞严重缺乏时,感染部位不能形成有效的炎症反应,常无脓液,X 线检查无炎症浸润阴影或不明显;脓肿穿刺可无或有少量脓液。

【辅助检查】

1. **血常规** 观察粒细胞减少的程度及是否伴有其他各系细胞减少和异常细胞。如为轻度减少,须重复检查,避免技术误差。对怀疑周期性中性粒细胞减少症者,应每周检查血常规 2~3 次,连续 6 周。

2. **骨髓象** 对全血细胞减少者应同时进行骨髓涂片和活检,观察骨髓增生的程度、粒红比、分裂池和贮存池细胞百分率,有助于了解粒细胞减少的发病机制,为病因诊断提供线索。如果患者无贫血,红细胞系增生正常,当粒红比、分裂池和贮存池细胞百分率均减少时,表明粒细胞生成减少,可结合病史及其他检查去寻找病因。如果分裂池细胞百分率增高,粒红比及贮存池细胞百分率减低,表明是粒细胞成熟障碍或其生存期缩短。白血病、转移瘤等可见异常细胞浸润。中毒、药物和严重感染等所致的中性粒细胞缺乏症,可见粒细胞核固缩,胞浆内中毒性颗粒、空泡增多。再生障碍性贫血者骨髓增生受抑,三系减少。

3. **肾上腺素试验** 肾上腺素可通过收缩小血管加快血流速度,使边缘池的中性粒细胞

脱落进入循环池。此试验用以了解粒细胞是否分布异常。

4. 氢化可的松试验　此试验是一种测定骨髓粒细胞贮备功能的方法,以鉴别中性粒细胞正常生理变动、慢性良性家族性粒细胞减少及药物等引起的粒细胞生成减少。

5. 中性粒细胞特异性抗体测定　包括白细胞聚集反应、免疫荧光粒细胞抗体测定法等,以了解中性粒细胞的免疫状态。

【治疗】

一、病因治疗

对可疑的药物或其他致病因素,应立即停止接触。继发性减少者应积极治疗原发病,急性白血病、自身免疫性疾病、感染等经过治疗病情缓解或控制后,粒细胞可以恢复正常。脾功能亢进者可考虑脾切除。

二、防治感染

轻度减少者不需特别的预防措施。中度减少者感染率增加,应减少出入公共场所,并注意保持皮肤和口腔卫生,去除慢性感染病灶。粒细胞缺乏者应急诊收入院治疗,采取无菌隔离措施,防止交叉感染。感染者应行血、尿、痰及感染病灶分泌物的细菌培养和药敏试验及影像学检查,以明确感染类型和部位。在致病菌尚未明确之前,可经验性应用覆盖革兰阴性菌和革兰阳性菌的广谱抗生素治疗,待病原和药敏结果出来后再调整用药。若3~5天无效,可加用抗真菌治疗。病毒感染可加用抗病毒药物。静脉用免疫球蛋白有助于重症感染的治疗。

三、重组人粒细胞集落刺激因子(rhG-CSF)和重组人粒细胞-巨噬细胞集落刺激因子(rhGM-CSF)

治疗粒缺患者疗效明确,可缩短粒缺的病理,促进中性粒细胞增生和释放,并增强其吞噬杀菌及趋化功能。常用剂量为2~10ug/(kg·d),常见的副作用有发热、肌肉骨骼酸痛、皮疹等。

碳酸锂有刺激骨髓生成粒细胞的作用,常用量0.6~0.9g/d,副作用为轻度胃灼热感、恶心乏力等,肾脏疾患者慎用。

四、免疫抑制剂

自身免疫性粒细胞减少和免疫介导机制所致的粒细胞缺乏可用糖皮质激素等免疫抑制剂治疗。其他原因引起的粒细胞减少,则不宜采用。

【预后】

与粒细胞减少的病因及程度、持续时间、进展情况、能否及时去除以及控制感染,恢复中性粒细胞数量的治疗措施有关。轻、中度者,若不进展则预后较好。粒细胞缺乏症者病死率较高。

(李　敏)

第七章 内分泌系统急症

第一节 垂体危象

脑下垂体是人体内分泌系统二级中枢,包括腺垂体(垂体前叶)和神经垂体(垂体后叶)两大部分。腺垂体分泌:促肾上腺皮质素(ACTH)、降脂素(IPH)、促黑激素(MSH);促甲状腺素(TSH);促性腺素(GnH):包括促间质(卵泡)素(FSH)和促黄体素(LH);以及与生育有关的催乳素(PRL);生长激素(GH)等。神经垂体贮存和释放神经内分泌激素:抗利尿激素(ADH)、缩宫素(OXT)。这些激素与机体应激、能量代谢、生长、发育、生殖等多种生命现象有关。

垂体危象(pituitary crisis)是垂体功能减退症未经系统、正规激素补充治疗,或遇感染、外伤、手术等应激状态,或处理不当诱发的多种代谢紊乱和器官功能失调,出现低钠、低血糖综合征,乃至精神失常,意识模糊,神志不清,谵妄,甚至昏迷,危及生命的内科急症、重症。

【病因与发病机制】

引起垂体危象的病因依次为:垂体腺瘤、Sheehan 征、颅咽管肿瘤、松果体肿瘤、放疗后或手术后,此外,颅脑炎症性肉芽肿(结核性髓鞘炎、结节病、梅毒),非炎症性肉芽肿(Hand-Schuler-Christian 病),自身免疫性垂体炎,家族性、特发性垂体疾病等也是垂体功能减退症的原因。

1. 垂体瘤　垂体瘤患病率约占颅内肿瘤的 10%~15%,以良性瘤多见,一般分功能性肿瘤和无功能肿瘤两类,前者可引起巨人症和肢端肥大症、闭经·溢乳综合征、垂体皮质醇增多症、Nelson 综合征、垂体性甲亢,以及引起上述症状的混合瘤综合征;无功能肿瘤即垂体嫌色细胞瘤。由于瘤体的生长增大、浸润、压迫或出血坏死,或经手术、放射治疗,常可诱发垂体多种激素功能低下,引起继发性垂体功能减退症。

2. 产科弥散性血管内凝血(DIC)和产科大出血产科 DIC　是足月分娩、中期引产或中止妊娠时出现的一类严重并发症;羊水栓塞、前置胎盘、胎盘低置、产后子宫收缩无力、胎盘滞留或残留均可引起产科大出血。它们均可引起因妊娠生理变化而增大的垂体产生垂体门脉系统缺血、梗死、出血,引起垂体坏死、功能减退,可产生急性垂体卒中或出现典型的 Sheehan 综合征。

3. **肿瘤** 颅咽管肿瘤、松果体肿瘤以及鞍旁脑膜瘤、脑细胞瘤由于压迫或浸润破坏丘脑下部、垂体柄及垂体，引起血供障碍及细胞变性坏死，可致广泛性垂体功能减退。

4. **炎症** 特异性炎症如脑炎、脑膜炎、败血症、脓毒血症、梅毒等影响到丘脑下部、垂体柄、垂体，非特异性炎症如免疫功能障碍引起的自身免疫性垂体炎，均可使垂体功能减退。

5. **颅脑外伤** 直接损伤丘脑下部、垂体或其神经支配和血循环可产生广泛垂体功能低下，如颅脑外伤，下丘脑、垂体及其近旁手术或治疗性垂体切除，放疗损伤等。

6. **其他** 涉及丘脑下部和垂体的脑血管意外（栓塞、出血坏死），如血液病、脑动脉畸形或硬化等；特发性或家族性垂体功能低下或垂体发育不全；多种病因诱发的空泡蝶鞍综合征等均可引起垂体功能减退。

上述多种病因均可引起丘脑下部和（或）垂体功能减退，若为中度或重度垂体功能减退症，未经系统和正规激素补充治疗，或中止治疗，再遇感染、外伤、手术等应激状态或处理不当，常可诱发多种代谢紊乱和器官功能失调，出现精神失常、意识模糊、神志不清、谵妄甚至昏迷诱发垂体危象。

【临床表现】

1. **ACTH 低下** ACTH 是腺垂体分泌的 39 个氨基酸多肽激素，分子量 4500，受丘脑下部促肾上腺皮质素释放激素（CRH）调控。靶腺是肾上腺皮质，促进肾上腺皮质激素分泌，对脂肪代谢、糖代谢、水盐代谢均有一定作用。ACTH 低下主要症状为低血糖、低血压、食欲不振、易疲劳、应激能力低下，皮肤苍白。实验室检查：血 ACTH 和皮质醇，尿 17-OHCS、17-KS 低下至缺如，CRH 负荷试验阳性为丘脑性，阴性为垂体性。

2. **TSH 低下** TSH 是腺垂体分泌的糖蛋白激素受丘脑下部促甲状腺素释放激素（TRH）调控。靶腺是甲状腺，促进甲状腺激素（T_4 及 T_3）分泌。TSH 低落主要症状为耐寒力低下，粘液水肿，皮肤干燥和脱毛、精神呆滞、迟钝。实验室检查：血 TSH 低值至缺如，但总 T_4、总 T_3、FT_4、FT_3、摄碘率等表现同原发性甲状腺功能减退症，严重时均低下。TRH 负荷试验无反应为垂体性，阳性为丘脑性。

3. **GnH 低下** ①腺垂体 GnH 包括两种糖蛋白激素：卵泡刺激素（FSH）和黄体生成素（LH）。两者均受丘脑下部促性腺释放激素（LH-RH 或 GnRH）调控。FSH 刺激卵泡成熟、雌激素分泌，或精子形成；LH 促进排卵、孕激素分泌或雄激素分泌。GnH 低落主要症状：在成年女性为闭经，不育，性欲低下，阴毛、腋毛脱落，性器官萎缩，乳房萎缩；在男性为类宦官症，或性欲低下，阳痿，不育。未成年人表现为第二性征发育迟缓或缺如。实验室检查：LH 和 FSH 低值至缺如，睾酮（T）、雌二醇（E_2）、黄体酮（P）低下。LH-RH 负荷试验反应降低（垂体性）或无反应（丘脑性）。促性腺激素负荷试验阳性，氯米芬负荷试验阴性。②临床上 PRL 与 GnH 关系较密切，常用作闭经分类，分成 PRL 闭经和 PRL 如常型（不增高型）闭经两大类。PRL 是腺垂体分泌的蛋白质激素，受丘脑下部催乳素释放抑制因子（PIF）及释放因子（PRF）和 TRH 调控。靶腺是乳腺，促进乳腺生长发育，乳汁形成。缺乏症状主要是产后乳汁分泌低下。实验室检查：PRL 低落，TRH 负荷试验 PRL 增高为垂体性，无反应为丘脑性。

4. **GH 低下** GH 是腺垂体分泌的蛋白质激素，受丘脑下部生长素释放激素（GRH）和生长素抑制释放激素调控，无靶腺，直接作用于全身某些组织细胞，与生长介素（SM）协同，促进生长、动员游离脂肪酸，促进蛋白质合成，其缺乏主要症状为低血糖，儿童表现为生长迟缓。实验室检查：血中 GH 低值，胰岛素或精氨酸负荷试验反应低下或无反应。

5. **ADH 低下** ADH 是神经垂体释放的神经多肽激素，主要由丘脑下部视上核分泌，室旁核也有合成，沿神经下行纤维束通路至后叶贮存，待时释入血液。ADH 主要作用于肾脏远曲肾小管和集合管,调节水代谢,并有收缩周围及内脏小动脉作用。ADH 低下主要引起尿崩症症状:烦渴、多饮、多尿及低比重尿。以往讨论垂体功能减退症时常限于腺垂体功能减退症,不包括 ADH 在内,但鞍区病变越近丘脑下部愈易发生尿崩症,愈近垂体尿崩症表现越不典型,因腺垂体拮抗激素功能下降,烦渴、多尿等症状反而不明显。实验室检查:ADH 检测值低下,血尿渗透压低下。

【诊断与鉴别诊断】

一、广泛性垂体功能减退症

1. 确诊①明显存在上述临床表现 1~4 项主要症状;②有上述症状,1~5 项实验室检查见到程度不同的各种垂体激素分泌能力低下。

2. 可疑在成人见到程度不同的上述临床表现 1~5 项主要症状。

二、部分性垂体功能减退症

1. 确诊上述临床表现 1~5 项实验室检查中见到 2 种以上垂体激素分泌能力低下。

2. 可疑见到上述临床表现 1~5 项中 2 项以上主要症状。

三、垂体单项激素缺乏症

1. 确诊见到上述临床表现 1~5 项中任何一项主要症状和实验室检查见到该项垂体激素分泌能力低下。

2. 可疑见到上述临床表现 1~5 项任何一项主要症状。

四、鉴别诊断

诊断垂体危象应注意与内分泌科有关急、重症如糖尿病低血糖昏迷、粘液水肿昏迷、肾上腺皮质功能减退危象、尿崩症失水或水中毒等鉴别。垂体危象是多种垂体激素功能低下,但低下程度不平衡,垂体危象可分成:低血糖型、失钠型、水中毒型、低温性昏迷等多种亚型,救治处理上有其特殊性,病史、病因、临床表现有利于鉴别。

【治疗】

一、垂体功能减退症的治疗

应采取原因疾病治疗和多种不足激素联合,仿生理补充处理,但后者通常多行靶腺激素补充治疗,给药品种、途径和剂量根据个体和病情而定。

1. 肾上腺皮质激素 临床上有多种制剂,可根据药源、药价、病情、病人反应等选用,常晨服总剂量 2/3,下午 2~4 时服总剂量 1/3,剂量较小时也可晨服一次。如氢化可的松 30mg/d(晨 20mg,昼 10mg),维持量决定由患者自觉症状和应激状态调整。

2. 甲状腺激素 原则从小剂量开始,每经 1~2 周渐增,再决定维持量,一般为干甲状腺片 40mg/d,或 L-甲状腺素(L-T_4)100 μg/d,由血中 T_4、T_3 水平调整投药剂量。检测 T_4、T_3 水平随诊,应以隔夜空腹基础值为准,以避免服药后吸收峰值干扰。

3. 促性腺激素 一般使用性激素治疗以维持第二性征,男性常应用长效睾酮制剂,每半个月或 1 个月注射给药 1 次,如十一酸睾酮 250mg 每月肌注 1 次。女性则应用雌-孕激素行性周期治疗,以维持月经周期;为改善精神、心理状况,有时加用少量雄激素或蛋白同化类激素,如甲睾酮 5-~10mg/d。促性腺素治疗如 HCG 疗法和 HMG-HCG(FSH-LH)联合疗法也可选用。

4. 生长激素　多用于儿童,成人不使用。如DNA重组的生长激素0.1~0.15U/kg,皮下注射,每日1次,或0.5U/(kg·周),分2~3次注射,维持治疗1年以上。

5. 催乳素　不需补充处理。

6. 抗利尿激素　根据病情选用,如长效尿崩停(鞣酸加压素油性针剂)0.2~0.5 ml,每5~7d深部肌注1次。

垂体激素减退症经适当、不中断的补充多种不足激素,可维持正常生活,无副作用,但过量的甾类和甲状腺激素补充可引起医源性疾病和肝损伤。

二、垂体危象的救治

垂体危象是在广泛性和部分性垂体功能减退症基础上发生的一种内分泌科急症、重症,应给予及时诊治,否则可危及生命。

本症昏迷多由低血糖和(或)低钠血症引起。处理原则:在一般急救护理、监护基础上,首先要纠正低血糖、水和电解质紊乱,同时控制应激诱因、处理并发症和行长期相关激素补充治疗。因机体多种激素功能低下,应激和能量等多种代谢能力障碍,胰岛素敏感性增强,尿崩症表现常不典型,救治处理上有其特殊性。

1. 低血糖型昏迷　大多空腹发生,表现头晕、饥饿、多汗、心慌、乏力、烦躁、精神失常,时有癫痫样发作和昏迷,在补糖时,必须同时补充速效、水溶性皮质激素,如氢化可的松100mg加25%~50%葡萄糖液50~100ml,缓慢静脉推注,继以5%~10%葡萄糖持续静脉滴注,注意补钾和水盐平衡,1d氢化可的松用量可达200~300mg,必要时可达400~800mg/d。症状改善后应及时减量,改成肌注和过渡到口服维持。

2. 失钠型昏迷　多为长期营养匮乏,进食、饮水过少,遇较严重呕吐、腹泻、手术等诱发,因血容量降低,循环衰竭而产生休克甚至昏迷。表现食欲不振、烦躁、失水、尿少、尿闭,以至谵妄、昏迷。为改善脱水、低钠血症,低血糖症状,应同时补充糖、钠盐、糖皮质激素和甲状腺激素,视心肾状况和病情,4~5h内可补充5%葡萄糖液和生理盐水2~3L,皮质激素补充同低血糖型,也可参照肾上腺皮质功能减退危象救治。甲状腺激素以小剂量逐步增量补充为宜,以免心肌损伤。

3. 低温型昏迷　老年人多见,多发生在冬季,表现为淡泊、反应差、怕冷、肢体凉、嗜睡、甚至昏迷,可有粘液性水肿等体征。低体温主要由甲状腺功能低下引起,应注意保温,在适当补糖、补盐同时须联合补充糖皮质激素和甲状腺激素,甲状腺激素用量不宜过大,以防发生心肌梗死。

4. 水中毒型昏迷　由于缺乏皮质醇、甲状腺素,对水负荷的利尿反应障碍,若饮水过多或过量补液时可诱发水中毒、血渗透压低下、脑水肿以至昏迷。表现为恶心、呕吐、虚脱、精神错乱、抽搐、昏迷。应同时补充钠盐、糖皮质激素和甲状腺激素。处理可同失钠型,但应严格控制输液量和加用利尿药和脱水剂,如纠正肾上腺皮质激素和甲状腺激素后出现多尿,必要时应补充ADH。

5. 高热型昏迷　少见,垂体功能减退症遇应激状态产生垂体危象时,因应激能力低下常发热不明显,当垂体功能减退症病情较轻,或经多种激素联合补充,或病因疾病和诱发疾病本身,如严重感染、丘脑下部或垂体手术应激、急性垂体卒中等,可产生此型表现,发生高热、昏厥以至昏迷。救治可仿照低血糖型和失钠型昏迷,但应加强病因疾病和诱发疾病等处理。

6. 混合型昏迷 上述几型的症状可同时或先后出现。由于缺乏多种激素，患者对麻醉剂、镇静剂、胰岛素等极为敏感，常规剂量也可使患者深睡不醒，甚至昏迷。处理可参照以上各型酌情处理。

垂体危象急救时一般只补充肾上腺皮质激素和甲状腺激素，多数病人经一周左右救治，病情可以逐步稳定。平稳后再视性别、年龄行性激素补充治疗。垂体危象的预后受原因疾病、应激疾病和患者状况左右，在救治垂体危象时，应同时注意原因疾病和应激疾病的医治与处理，必要时可给予静脉输注营养液，以及少量输血，以改善一般状况和增强体质。

(王海滨)

第二节 甲状腺危象

甲状腺危象(thyrotoxic crisis)也称甲状腺功能亢进危象(甲亢危象)，是甲状腺毒症的病情在短时期内极度增重、影响并致使多个脏器功能衰竭、危及患者生命的严重的内分泌系统合并症。目前，本病虽不常见，但死亡率仍很高，是甲亢严重的合并症。

甲状腺功能亢进症(hypezthyroidism，甲亢)在临床较常见，而甲亢危象的发生率不高，罕见，不到甲亢的1%，一般约占住院甲亢病人数的1%~2%。

【病因与发病机制】

一、发病诱因

有许多原因可引发甲亢危象：

1. 内科方面的诱因是甲亢危象常见的诱发原因。诱因可以是单一的，也可以是由几种原因合并引起。常见的诱因有：

(1)感染：常见。4/5的内科方面引发的危象是由感染引起，主要有上呼吸道感染、咽炎、扁桃体炎、气管炎、支气管肺炎，其次是胃肠道和泌尿系感染，脓毒病及其他感染如皮肤感染等，均少见。

(2)应激：精神极度紧张、工作过度劳累、高温、饥饿、药物反应(如药物过敏、白细胞明显减少、洋地黄中毒等)、心绞痛、心力衰竭、糖尿病酸中毒、低血糖、高钙血症、肺栓塞、脑梗死及其他脑血管意外、妊娠、分娩及妊娠毒血症等，均可能导致甲状腺突然释放大量甲状腺激素，引起甲亢危象。

(3)不适当停用碘剂药物：甲亢在用碘剂时，突然停用碘剂，原有的甲亢表现可迅速加重，因为碘化物可以抑制甲状腺激素结合蛋白质的水解，使甲状腺激素释放减少。此外，细胞内碘化物增加超过临界浓度时，可使甲状腺激素的合成受抑制，由于突然停用碘剂，甲状腺的滤泡上皮细胞内碘的浓度减低，抑制效应消失，甲状腺内原来贮存的碘又能合成甲状腺激素，释入血中，使病情迅速增重。不规则地使用或停用硫脲类抗甲状腺药，也会引发甲亢危象，但这种情况并不多见。

(4)少见原因：由于放射性碘治疗甲亢引起的放射性甲状腺炎、甲状腺活体组织检查，以及过多或过重或反复触摸甲状腺，使甲状腺引起损伤，均可使大量的甲状腺激素在短时间内释放进入血中，引起病情突然增重。也有称给碘剂(碘造影剂或口服碘)也可引发甲亢危象。此甲亢合并症也会发生于以前存在甲状腺毒症治疗不充分或始终未进行治疗的患者。

2. 外科方面的诱因 甲亢病人在手术后 4～16h 内发生危象者,要考虑危象与手术有关;而危象在 16h 以后出现者,尚需寻找感染病灶或其他原因。由手术引起甲亢危象的原因有:

(1)甲亢病情未被控制而行手术:甲亢病人术前未用抗甲状腺药作准备;或因用药时间短或剂量不足,准备不充分;或虽用抗甲状腺药,但已经停药过久,手术时甲状腺功能仍处于亢进状态;或是用碘剂作术前准备时,用药时间较长,作用逸脱,甲状腺又能合成及释放甲状腺激素。

(2)术中释放甲状腺激素:手术本身的应激、手术时挤压甲状腺,使大量甲状腺激素释放进入血中。另外,采用乙醚麻醉时也可使组织内的甲状腺激素进入末梢血中。

(3)剖宫产或甲状腺以外的其他手术。

一般来说,内科方面的原因诱发的甲亢危象,其病情较外科方面的原因引起的甲亢危象更为常见,程度也严重。

二、发病机制

激素进入靶细胞的细胞核,是甲状腺激素作用的机制。细胞核内存在与遗传物质有关的特异的甲状腺激素受体,甲状腺激素与特异的核受体相互作用,影响组织特异的在细胞代谢中随之变化的基因表达。过多的甲状腺激素—核受体,在分子水平上的相互作用、大量的甲状腺激素短期内突然进入血中、进入细胞增多,以及和受体的作用等等,可能是引起甲亢危象的发生机制。甲状腺危象与某些使甲状腺毒症恶化的因素、细胞因子的释放及免疫的紊乱的形成均有关系。

有关甲亢危象确切的发病机制和病理生理尚未完全阐明,可能与下列因素有关:

1. **大量甲状腺激素释放至循环血中** 部分甲亢患者,服用大量甲状腺激素可产生危象;甲状腺手术、不适当的停用碘剂,以及放射性碘治疗后,患者血中的甲状腺激素升高,引发甲亢危象,这些均支持甲亢危象的发生是由于大量甲状腺激素骤然释放入血所致。

2. **血中游离甲状腺激素增加** 感染、甲状腺以外其他部位的手术等应激,可使血中甲状腺激素结合蛋白质浓度减少,与其结合的甲状腺激素解离,血中游离甲状腺激素增多。这可以解释部分甲亢危象病人的发病。

3. **机体对甲状腺激素反应的改变** 由于某些因素的影响,使甲亢患者身体各系统的脏器及周围组织对过多的甲状腺激素适应能力减低,由于此种失代偿而引起危象。临床上见到在甲亢危象时,有多系统的功能衰竭、血中甲状腺激素水平可不升高,以及在一些患者死后尸检所见无特殊病理改变,均支持对甲状腺激素反应的改变这种看法。

4. **肾上腺素能的活力增加** 在动物实验或给甲亢患者作交感神经阻断,或服用抗交感神经或 β-肾上腺素能阻断剂,均可使甲亢的症状和体征得到改善,说明甲亢的许多表现是由于患者血中甲状腺激素增多,而使儿茶酚胺的作用增强所致。甲亢危象时产热过多是由于脂肪分解加速,甲状腺激素可直接或通过增加儿茶酚胺使脂肪分解。甲亢危象患者采用 β-肾上腺素能阻断剂时,血中增高的游离脂肪酸水平可迅速下降,甲亢危象的临床征象同时好转。

5. **甲状腺素在肝中清除降低** 在手术前、后和其他的非甲状腺疾病的存在、进食量减少,热量不足,均引起 T_4 清除减少,有报道感染时常伴发 50% 以上的 T_4 清除减少。这些情况都能使血中的甲状腺素含量增加。

以上列举的原因,可解释部分患者甲亢危象的发生,但不能概括全部甲亢危象发生机制,故可认为,甲亢危象的发生并非单一原因所致,而是由多方面综合因素引起的。

【病理】

甲状腺呈不同程度的弥漫性肿大。甲状腺滤泡上皮细胞增生,呈高柱状或立方状,滤泡腔内的胶质减少或消失,滤泡间可见不同程度的与淋巴组织生发中心相关的淋巴细胞浸润。这些淋巴细胞的构成特点是以 T 细胞为主,伴少数的 B 细胞和浆细胞。Graves 眼病的眶后组织中有脂肪细胞浸润,纤维组织增生,大量黏多糖和糖胺聚糖(glycosaminoglycan,GAG)沉积,透明质酸增多,淋巴细胞和浆细胞浸润,同时眼肌纤维增粗,纹理模糊,肌纤维透明变性、断裂和破坏。胫前黏液性水肿者局部可见黏蛋白样透明质酸沉积,肥大细胞、巨噬细胞和成纤维细胞浸润。

【临床表现】

临床上,毒性弥漫性甲状腺肿(Graves 病)、毒性多结节性甲状腺肿和毒性结节性甲状腺肿患者中均可能发生危象,本病多见于中老年女性,发病时,很多病人可能找出有明显的发病诱因。患者可有眼球突出,多数病人的甲状腺肿大明显。不少老年病人仅有心脏方面的异常,尤其以心律紊乱或胃肠道症状为突出表现。

典型甲亢危象的临床表现有:高热、大汗淋漓、心动过速、频繁呕吐及腹泻、谵妄甚至昏迷,最后多因休克、呼吸及循环衰竭以及电解质和酸碱失衡而死亡。

1. 体温升高　本症发生时均有体温急骤升高,高热常在 39℃ 以上,常见大汗淋漓,皮肤潮红,严重者,继而可有汗闭,皮肤苍白和脱水。高热是甲亢危象的特征性表现,是与重症甲亢的重要鉴别点。

2. 中枢神经系统　精神变态、焦虑很常见,还有肢体震颤、极度烦躁不安、谵妄、嗜睡,最后陷入昏迷状态。

3. 循环系统　窦性或异源性心动过速,常达 160 次/分以上,心率增快与体温升高程度不成比例。可出现心律失常、心绞痛,也可以发生肺水肿或充血性心力衰竭。随病情恶化,最终血压下降,陷入休克。一般来说,甲亢伴有甲亢性心脏病的患者,容易发生甲亢危象,当发生危象以后,会促使心脏功能进一步恶化。

4. 消化系统　食欲极差,进食减少,恶心,呕吐频繁,腹痛,腹泻明显。腹痛及恶心、呕吐可发生在病的早期。病后体重锐减。肝脏可肿大,肝功能不正常,随病情的进展,肝细胞功能衰竭,常出现黄疸。黄疸的出现则预示病情严重及预后不良。

5. 电解质紊乱　由于进食差,呕吐、腹泻以及大量出汗,最终出现电解质紊乱,约半数病人有低钾血症,1/5 的患者血钠减低。一些病人出现酸碱失衡。

临床上,有很少一部分病人的临床症状和体征很不典型,突出的特点是表情淡漠,木僵,嗜睡,反射降低,低热,明显乏力,心率慢,脉压小,恶病质,甲状腺常仅轻度肿大,最后陷入昏迷,甚而死亡。这种类型临床上称为"淡漠型"甲亢危象,可见于老年及体质极度衰弱者,这种情况非常少见。

【辅助检查】

甲亢危象患者的血中甲状腺激素测量结果可以不一致,有的作者认为,在危象时,患者血中甲状腺激素水平比无危象的甲亢时高,也有的作者见到甲亢危象时甲状腺激素含量和原来相比并无明显升高。所以,测定血中甲状腺激素对甲亢危象的诊断帮助不大。只有当检测血甲状腺激素水平显著高于正常时,对诊断和判断预后有一定意义。

【诊断与鉴别诊断】

对任何一个甲亢患者,尤其是未经正规治疗,或治疗中断,以及有上述的内科及外科方面的诱因存在时,原有的甲亢病情有突然明显增重,均应考虑有甲亢危象的可能。患者个人的甲亢病史,甲状腺疾病家族史和一些特殊体征,如突眼,甲状腺肿大或其上伴血管杂音,以及胫骨前粘液性水肿、皮肤有白癜风及杵状指等资料和表现对诊断甲亢危象均有帮助。临床上怀疑有甲亢危象时,可先取血备查甲状腺激素或急行测定甲状腺的2h摄^{131}碘率。

甲亢危象大体分为两个阶段,即体温低于39℃和脉率在159次/分以下,多汗,烦躁,嗜睡,食欲减退,恶心,以及大便次数增多等定为甲亢危象前期;而当患者体温超过39℃,脉率多于160次/分,大汗淋漓或躁动,谵妄,昏睡和昏迷,呕吐及腹泻显著增多等,定为甲亢危象。在病情处于危象前期时,如未被认识、得到及时处理,会发展为危象。甲亢病人当因各种原因使甲亢的病情加重时,只要具备上述半数以上危象前期诊断条件,即应按危象处理。

【治疗】

不论甲亢危象前期或甲亢危象经诊断以后,应尽早开始治疗。治疗的目的是纠正严重的甲状腺毒症和附加的诱发疾病,其中占很重要地位的是保护患者的脏器、防止功能衰竭、改善一般状态和维持生命指征的支持疗法。如有条件,对怀疑有甲亢危象的病人,开始治疗时,应当在加强医疗病房(ICU)进行持续监护。

一、保护机体脏器、防止功能衰竭

改善危重病况,积极维护生命指征是救治的首要目标。对发热轻者,用退热剂,可选用对乙酰氨基酚(扑热息痛),冰袋,室内用电风扇及适当的空调也需要。而大剂量的阿司匹林可进一步增高病人的代谢率。有高热者,须积极物理降温,如电风扇,冰袋,空调,必要时可用人工冬眠(哌替啶100mg,氯丙嗪及异丙嗪各50mg,混后静脉持续泵入)。此时由于代谢明显增高,持续给氧是必要的。因高热,呕吐及大量出汗,极易发生脱水及高钠血症,需补充水及注意纠正电解质紊乱。补充葡萄糖可提供必需的热量和糖原。还应补充大量维生素。有心力衰竭或有肺充血存在,应积极处理,应用洋地黄及利尿剂。对有心房纤颤、房室传导阻滞、心率增快的病人,应当使用洋地黄及其衍生物或钙离子通道阻断剂。甲亢危象时肾上腺皮质激素的需要量增加,对有高热或休克患者应同时加用肾上腺皮质激素,肾上腺皮质激素还可抑制血中T_4转换为T_3外,甲亢病人糖皮质激素代谢加速,肾上腺存在潜在的储备功能不足,在应激情况下,激发代偿分泌更多的皮质激素,于是导致皮质功能衰竭。皮质激素的用量是相当于氢化可的松200~300 mg/d。控制引发危象的诱因也很重要,如有感染应选用适当的抗菌治疗,有引发危象的其它疾病,应进行相应处理。

二、降低循环中甲状腺激素水平

1. 抑制甲状腺激素的制造和分泌　危象的治疗从根源上是抑制甲状腺激素的合成和释放。硫脲类抗甲状腺药可以抑制甲状腺激素的合成,口服或经胃管鼻饲较大剂量硫脲类药物(相当于丙硫氧嘧啶PTU600~1000mg,也有用PTU300mg,每4h1次)或必要时直肠给药,在1h内可阻止甲状腺内碘化物有机结合。此后每日给用维持剂量(相当于PTU300~600mg/d,分次给药)。用PTU1d以后,血中的T_3水平可降低50%。在用硫脲类抗甲状腺药1~2h后,再开始给碘剂,一般每日口服复方碘溶液30滴(也有用5滴每6h1次),或静脉滴注碘化钠1~2g(或0.25g/6h),或复方碘溶液3~4ml加入1000~2000ml 5%葡萄糖溶液中静滴。

2. 迅速降低循环中甲状腺激素水平　硫脲类抗甲状腺药和碘化物只能减少甲状腺激

素的合成和释放,不能迅素降低已经释放到血中的 T_4 和 T_3 的水平,可迅速清除血中过多的甲状腺激素的方法有:换血法、血浆除去法和腹膜透析法,这些方法均较复杂,且采用血制品时,有引起肝炎等的可能,须谨慎对待。对这些方法,一般应用经验很少,疗效及其用后的并发症尚难准确说清楚。

三、降低周围组织对甲状腺激素的反应

对已经释入血中的甲状腺激素,应设法减低末梢组织对其反应。抗交感神经药物可减轻周围组织对儿茶酚胺的反应。常用的有:

1. β-肾上腺素能阻断剂 对抗肾上腺素能的药物对循环中甲状腺激素能间接发挥作用。在无心功能不全时,β-肾上腺素能阻断剂用来改善临床表现。严重甲状腺毒症病人能发展为高排出量的充血性心力衰竭,β-肾上腺素能阻断剂的对抗可进一步减少心脏排出。

常用的是普奈洛尔(心得安),甲亢病人用本品后,虽然对甲状腺功能无改善,但用药后病人的兴奋、多汗、发热、心率增快等均有好转。目前认为本品有抑制甲状腺激素对交感神经的作用,也可较快地使血中 T_4 转变为 T_3 降低。用药剂量需根据具体情况决定,危象时一般每 6h 口服 40~80mg,或静脉缓慢注入 2mg,能持续作用几小时,可重复使用。

2. 利血平 消耗组织内的儿茶酚胺,大量时有阻断作用,减轻甲亢在周围组织的表现。首次可肌注 2.5~5mg,以后每 4~6h 注射 2.5mg,约 4h 以后危象表现减轻。利血平可抑制中枢神经系统及有降血压作用,用时应予考虑。

甲亢危象的死亡率为 20% 以上(20%~50%)。治疗后成功者多在治疗后 1~2d 内好转,1 周内恢复。开始治疗后的最初 3d 是抢救的关键时刻。危象消失以后,碘剂及皮质激素可逐渐减药、停用,做甲亢病的长期治疗安排。

(王海滨)

第三节 肾上腺危象

肾上腺危象(adrenal crisis)亦称急性肾上腺皮质功能减退,是指肾上腺皮质功能急性衰竭所致的危重症候群。病因多由于肾上腺皮质严重破坏致肾上腺皮质激素绝对不足,或慢性肾上腺皮质功能减低,病人在某种应激情况下肾上腺皮质激素相对不足所致。主要临床表现为高热、胃肠功能紊乱、循环虚脱、神志淡漠、萎靡或躁动不安、谵妄甚至昏迷,诊治稍失时机将耽误病人生命。

【病因与发病机制】

原发肾上腺皮质急性破坏是导致肾上腺危象的常见原因。临床引起肾上腺急性破坏的病因有:①严重感染败血症合并全身和双侧肾上腺出血,如流行性脑脊髓膜炎合并的 Waterhause-Friderichsen 综合征、流行性出血热合并肾上腺出血等;②全身性出血性疾病合并肾上腺出血,如血小板减少性紫癜、DIC、白血病等;③癌瘤的肾上腺转移破坏;④外伤引起肾上腺出血或双侧肾上腺静脉血栓形成,以及抗凝药物治疗引起的肾上腺出血等。而原发和继发性慢性肾上腺皮质功能不全病人,在下列情况下可发生肾上腺危象:①Addison 病人和肾上腺次全切除术后病人,在感染、劳累、外伤、手术、分娩、呕吐、腹泻和饥饿等应激情况下可致肾上腺危象;②长期激素替代治疗病人突然减停激素;③垂体功能减低病人如 Sheehan 征在

未补充激素情况下给予甲状腺素或胰岛素时也可能诱发肾上腺危象。

肾上腺皮质激素是维持人的生命活动所必需的。正常人在严重应激情况下皮质醇分泌增加10倍于基础水平,但慢性肾上腺皮质功能减低、肾上腺皮质破坏的病人则不仅没有相应的增加,反而是肾上腺皮质激素严重不足。当盐类皮质激素不足时,肾小管回吸收Na^+不足,失水、失Na^+,K^+、H^+潴留;而糖皮质激素不足除糖原异生减弱致低血糖外,也有与盐皮质激素对水盐相同的作用,由于失Na^+、失水引起血容量减少,血压下降以至虚脱和休克,引起肾上腺危象。

【临床表现】

肾上腺危象的发病可呈急性型,即可因皮质激素缺乏或严重应激而骤然发病;也可以呈亚急性型,主要是由于部分皮质激素分泌不足或轻型应激所造成,临床上发病相对缓慢,但疾病晚期也可以表现为严重的急性型。发生危象时,既具有共同的临床表现,也可因原发病不同而表现出各自的特点。

1. 原发病的不同与起病特点　病因所致的肾上腺危象本身的表现是相同的,他们之间的鉴别有赖于发生危象前各自的临床特征;危象的诱因和起病特点也有参考价值。①手术所致的肾上腺危象多于术后即发生,因失盐、失水有一个过程,常于48h后症状明显。②难产分娩的新生儿若有肾上腺出血也常在出生后数小时至1d内发生危象。弥散性血管内凝血所致者,常有严重的感染、休克、出血倾向、缺氧发绀及多器官栓塞等表现,凝血机制检查有异常发现。④流脑所致者,有烦躁、头痛呕吐、神志改变、颅内压增高、高热、皮肤黏膜紫斑、白细胞升高、脑脊液异常等。⑤慢性肾上腺皮质功能减退症常有明显色素沉着、消瘦、低血压、反复昏厥发作等病史。⑥长期应用肾上腺皮质激素者有向心性肥胖、多血质、高血压、肌肉消瘦、皮肤薄等库欣综合征表现。

2. 肾上腺危象的共同表现典型的肾上腺危象的表现有:

(1) 循环系统:心率快,可达160次/分以上,心律失常,脉搏细弱,全身皮肤湿冷、四肢末梢发绀,血压下降,虚脱,休克。

(2) 消化系统:食欲不振甚至厌食、恶心、呕吐、腹痛、腹泻、腹胀。部分病例的消化道症状特别明显,出现严重腹痛、腹肌紧张、反跳痛,酷似外科急腹症。

(3) 神经系统:极度孱弱,萎靡不振、烦躁不安、谵妄,逐渐出现淡漠、嗜睡、神志模糊,严重者乃至昏迷。有低血糖者常有出汗、震颤、视力模糊、复视,严重者精神失常、抽搐。

(4) 泌尿系统:因循环衰竭、血压下降,导致肾功能减退,血中尿素氮增高,出现少尿、无尿等。

(5) 全身症状:极度乏力,严重脱水(细胞外液容量丧失约1/5)。绝大多数有高热,亦可有体温低于正常者。原有皮肤、黏膜色素沉着加深,尤以摩擦处、掌纹、乳晕、疤痕等处为明显。

【实验室检查】

本症的实验室检查特点是三低(低血糖、低血钠、低皮质醇)、两高(高血钾、高尿素氮)和外周血嗜酸性粒细胞增高(通常达$0.3 \times 10^9/L$)。

【诊断和鉴别诊断】

肾上腺危象的诊断不难,关键在于能否想到本症的可能性和是否对本症有足够的认识。在临床急诊工作中,若患者有导致肾上腺危象的上述原因与诱因,又出现下列情况之一时应考虑到危象的可能:①不能解释的频繁呕吐、腹泻或腹痛;②发热、白细胞增高但用抗生素治疗无效;③顽固性休克;④顽固性低血钠(血钠/血钾<30);⑤反复低血糖发作;⑥不能解释

的神经精神症状;⑦精神萎靡、明显乏力、虚脱或衰弱与病情不成比例,且出现迅速加深的皮肤色素沉着。简言之,凡有慢性肾上腺皮质功能减退、皮质醇合成不足的病人,一旦遇有感染、外伤或手术等应激情况时,出现明显的消化道症状、神志改变和循环衰竭即可诊断为危象。

由于大多数肾上腺危象病人表现有恶心、呕吐、脱水、低血压、休克和意识障碍、昏迷,必须与其他病因的昏迷鉴别,如糖尿病酮症酸中毒昏迷、高渗性昏迷、急性中毒及急性脑卒中等,此类病人血糖高或正常,嗜酸性粒细胞数不增加,而本症表现为血糖低,嗜酸性粒细胞增加等可资鉴别。由于本病患者常有显著的消化道症状,因此也必须和常见的急腹症鉴别,如胃肠穿孔、急性胆囊炎、重型急性胰腺炎、肠梗阻等,若病人同时有血钾高、嗜酸性粒细胞增加和血、尿皮质醇减低,则提示有肾上腺危象的可能。仔细询问病史在鉴别诊断中是关键。

【治疗】

1. 补充皮质激素 即刻静注磷酸氢化可的松或琥珀酰氢化可的松 100mg,继以氢化可的松 200~400mg 溶入 500~2000ml 液体中静滴,头 24h 内氢化可的松用量可达 300~600mg。若静滴地塞米松或甲泼尼龙,应同时肌注去氧皮质酮 2mg。危象控制后可逐渐减少,第 2d 用第 1d 的 2/3 量,第 3d 用第 1d 的 1/2 量。因氢化可的松在血浆中半减期为 90min,故应持续静滴。为了避免静滴液中断后激素不能及时补充,可在静滴的同时,肌注醋酸可的松 100mg,以后每 12h1 次,病情好转后,应迅速减量,约每日减量 50%。当病情稳定能进食时,糖皮质激素改为口服,每 6h 口服氢化可的松 200mg 或醋酸可的松 25 mg,约半个月减至维持量。

2. 纠正水和电解质紊乱 根据尿量、尿比重、血压、血细胞比容、心肺功能状况补充血容量,一般头 24h 补液量在 2500~3000ml 以上,以 5% 葡萄糖盐水为主,有显著低血糖时另加 10%~50% 葡萄糖液。若治疗前有高钾血症,当脱水和休克纠正,尿量增多,补充糖皮质激素和葡萄糖后,一般都能降至正常,在输入第 3L 液体时,可酌情补钾 20~400mmol。本病可有酸中毒,但一般不需补碱,当 $CO_2CP < 9.9mmol/L$ 时,可补充适量碳酸氢钠。

3. 抗休克 如血压在 80mmHg 以下伴休克症状者,经补液及激素治疗仍不能纠正循环衰竭时,应及早给予血管活性药物。

4. 去除诱因与病因治疗 包括原发病与抗感染治疗等。

5. 对症治疗 包括给氧、使用各种镇静、止惊剂,但禁用吗啡、巴比妥类药物。

(赵 鹏)

第四节 嗜铬细胞瘤危象

嗜铬细胞瘤(pheochomocytoma)起源于肾上腺髓质、交感神经节、副交感神经节或其他嗜铬细胞中,由于阵发性分泌大量去甲肾上腺素(noradrenaline,NE)和肾上腺素(epinephrine,E),引起阵发性高血压和代谢紊乱。早期诊断可治愈,如长期误诊可发生双目失明、心力衰竭、肾功能衰竭等,并可引起危象发生。嗜铬细胞瘤危象发作则是肿瘤在某种诱因刺激下,呈暴发性地大量释放儿茶酚胺入血所致。

【病因与发病机制】

嗜铬细胞瘤位于肾上腺者约占80%~90%，大多为一侧性，少数为双侧性或一侧肾上腺瘤与另一侧肾上腺外瘤并存，多发性者较多见于儿童和家族性患者。肾上腺外嗜铬细胞瘤称为副神经节瘤，主要位于腹部，多在腹主动脉旁（约占10%~15%），其他少见部位为肾门、肾上极、肝门区、肝及下腔静脉之间、近胰头部位、髂窝或近髂窝血管处如卵巢内、膀胱内、直肠后等。腹外者甚少见，可位于胸内（主要在后纵隔或脊柱旁，也可在心脏内）、颈部、颅内。肾上腺外肿瘤可为多中心的，局部复发的比例较高。

肾上腺髓质的嗜铬细胞瘤可产生去甲肾上腺素和肾上腺素，以前者为主，极少数只分泌肾上腺素，家族性者可以肾上腺素为主，尤其在早期、肿瘤较小时；肾上腺外的嗜铬细胞瘤，除主动脉旁嗜铬体（Zuckerkandl organ）所致者外，只产生去甲肾上腺素，不能合成肾上腺素，因为将去甲肾上腺素转变为肾上腺素的苯乙醇胺 N-甲基转移酶需要高浓度的皮质醇才能激活，只有肾上腺髓质及主动脉旁嗜铬体才具备此条件。

嗜铬细胞瘤可产生多种肽类激素，其中一部分可能引起嗜铬细胞瘤中一些不典型的症状，如面部潮红（舒血管肠肽，P物质），便秘（鸦片肽，生长抑素），腹泻（血管活性肠肽、血清素、胃动素），面色苍白、血管收缩（神经肽Y）及低血压或休克（舒血管肠肽、肾上腺髓质素）等。此肿瘤还可释放嗜铬粒蛋白至血中，在血中测得此物高浓度，可协助诊断。

【临床表现】

本病变化多端，根据作者多年来临床抢救情况，嗜铬细胞瘤危象主要表现为以下急症：

1. 高血压危象　诱因可为突然体位改变、情绪激动、按压肿瘤、腹压增加、吸烟、饮酒、使用某些药物（如组胺、自主神经阻滞剂胍乙啶、利血平、甲基多巴、单独使用β受体阻滞剂）等，出现血压骤升，可达300/150~210mmHg或以上，同时伴有头痛、面色苍白、大汗淋漓、恶心呕吐、心动过速、心律失常、心前区紧缩感、视物模糊、四肢发凉等交感神经亢进症状。严重者，可因此出现高血压脑病和（或）脑血管病症候群，如脑出血、蛛网膜下腔出血等，此时可出现剧烈头痛、躁动、抽搐、呕吐、颈强直、意识丧失，甚至死亡。

2. 高血压与低血压休克交替危象　目前观点认为，高、低血压交替发作可能由于肿瘤组织分泌大量儿茶酚胺致血压骤升，同时导致小静脉及毛细血管前小动脉强烈收缩，使组织缺血缺氧，血管通透性增加，血浆外渗，血容量减少；加上强烈收缩的小动脉对儿茶酚胺敏感性下降，使血压降低。血压下降又反射性地引起儿茶酚胺释放增加，导致血压再度升高，如此反复，临床上即表现为高血压和低血压交替出现。血压在短时间内有大幅度而频繁的波动，忽而极度升高，忽而低至难以测出，同时心动过速和心动过缓交替出现，并伴有大汗淋漓、面色苍白、四肢厥冷等循环衰竭表现。这种严重的血流动力学改变易引起脑血管意外、急性心衰、心肌梗死、休克等严重并发症，如不及时处理可造成死亡。

3. 发作性低血压或休克——肾上腺髓质功能衰竭　可由于肿瘤内发生出血、坏死，使儿茶酚胺分泌骤然减少或停止；肿瘤主要分泌E，兴奋β肾上腺素能受体，血管扩张；大量儿茶酚胺使血管强烈收缩，血容量锐减（可减少20%~30%），突然失去儿茶酚胺作用后，血管床突然扩张，有效循环血容量不足；合并严重心衰或严重心律失常，导致心排血量骤减；应用α受体阻滞剂如酚妥拉明后血管床突然扩张，血容量相对不足。临床上较为少见，以低血压或休克为突出表现，易发生直立性低血压危象。病情凶险，死亡率高。

4. 儿茶酚胺性心肌病　主要与长期高浓度儿茶酚胺直接损害心肌有关，心肌发生退行性变、坏死、炎症细胞灶、弥漫性心肌水肿及心肌纤维变性等。

5. 心绞痛及心肌梗死　由于大量儿茶酚胺突然释放，使心脏突然受到刺激而使冠状动脉负荷增大，或因为发作性的低血压期冠状动脉供血不足，致心肌缺血缺氧发生心绞痛及心肌梗死。这类病人多年龄较轻,发作时心电图表现酷似心肌梗死,而发作终止后心电图又可恢复正常,故可能不是真正的心肌梗死。

6. 胃肠道急症　因儿茶酚胺可松弛胃肠平滑肌,使胃肠小动脉痉挛、缺血,造成胃肠功能抑制,而导致肠出血、坏死、穿孔;儿茶酚胺还可抑制胆囊收缩。患者表现为剧烈腹痛、呕吐、呕血、血便,严重者出现休克。

7. 低血糖发作危象　临床少见。主要见于恶性嗜铬细胞瘤者,尤其是已有转移者。临床表现为大汗、苍白、烦躁等肾上腺素能亢进症状,易仅认为是嗜铬细胞瘤发作,而忽视低血糖的严重危害,故对此类病人应常规监测血糖。

8. 高热危象　由于 NE 可使外周血管收缩,散热减少;而 E 可使产热增加;加上瘤体出血、坏死,以及合并感染等.患者可出现高热伴有心悸、多汗、面色苍白、手足发凉等。

9. 妊娠期危象　妊娠前可无任何症状,妊娠时由于子宫壁有嗜铬细胞瘤或子宫长大时压迫邻近嗜铬细胞瘤而出现头痛、多汗、恶心、呕吐、焦虑、烦躁、高血压等症状,常与妊毒症、子宫破裂、神经症、甲亢混淆,而造成母婴很高的死亡率。无论何时发现肿瘤,均应首选手术切除瘤体。

【辅助检查】

一、实验室检查

可靠的诊断指标包括血和(或)尿中各种儿茶酚胺类物质及其代谢产物的含量测定。大多数嗜铬细胞瘤患者在高血压发作或不发作时其血中 E、NE,尿中 E、NE、3 - 甲氧肾上腺素(MN)、3 - 甲氧去甲肾上腺素(NMN)、3 - 甲氧基 - 4 羟基苦杏仁酸(VMA)的水平均明显升高,少数阵发性高血压者,在不发作时以上指标可正常,故应收集高血压发作时的尿并需多次留尿测定。同时注意,在进行以上各项测定时,应停吃香蕉、有荧光反应的物质(如四环素、氯丙嗪、水杨酸及核黄素等)、降压药、β 受体阻滞剂及外源性儿茶酚胺类药物等 1 周以上,以免影响结果。具体检查如下:

1. 24h 尿 VMA　方法简便,诊断价值高。正常值 5.1~45.4μmol/24h。

2. 24h 尿儿茶酚胺　患者升高。①多巴胺:正常值 424~2612nmol/24h;②NE:正常值 0~590nmol/24h;③E:正常值 0~82nmol/24h;④儿茶酚胺总量:高效液相色谱法正常值 <650nmol/24h;荧光分析法正常值 <1665 nmol/l。

3. 血浆游离儿茶酚胺测定　应在患者空腹、卧位、安静状态下抽血。患者升高。
①多巴胺:正常值 < 888pmol/24h;②NE:正常值 615~3240pmol/24h;③E:正常值 <480nmol/24h。

4. 尿 MN 及血 NMN 测定　MN 和 NMN 分别为 E 和 NE 在儿茶酚胺-O-甲基转移酶作用下,在形成 VMA 之前的儿茶酚胺中间代谢产物。正常值分别是:0.5~8.1μmol/24h 及(6.6±0.55)nmol/24h。

二、药理实验

包括激发和阻滞试验:

1. 激发试验　适用于阵发性高血压发作少、时间短且血压低于 170/100mmHg 者。常用于激发试验药物有高血糖素、组胺、酪胺等。高血糖素刺激试验:试验前停用降压药及镇定药,并先作冷加压试验,了解血压波动情况。试验时给患者注射高血糖素 1mg;.分别于注射前、后测血压及血儿茶酚胺,若为此病,则注射后 1~3min 内,血浆儿茶酚胺增加 3 倍以上;

血压上升较冷加压试验中最高血压高出 20/10mmHg。

2. 阻滞试验 适用于持续性高血压且血压高于 160/90mmHg 者。行该类试验前应停用 β 受体阻滞剂,且开放静脉,以备急救。常用药物有酚妥拉明、可乐定。

(1) 酚妥拉明阻滞试验:患者卧床休息,于输液管中历时 1min 注入酚妥拉明,先用 1mg,无反应再用 5mg,每 30s 测血压 1 次,直至血压恢复至原水平为止。结果:正常人注入后 2min 内血压下降 <35/25mmHg;嗜铬细胞瘤者血压下降 >35/25 mmHg,且持续 > 3min 者为阳性。

(2) 可乐定试验 口服可乐定 0.3mg 后 2~3h. 原发性高血压患者血浆的儿茶酚胺降至 500pg/ml 以下,或较用药前降低 50% 以上;而绝大多数嗜铬细胞瘤患者血浆的儿茶酚胺仍 >500pg/ml。

三、影像学检查

1. B 超 作为最简便、无创的检查手段应该为首选,并且在高血压患者中应该作为常规检查。

2. CT 检查 可以清晰地显示肾上腺解剖及其与周围组织的关系。临床上对于 CT 和 MRI 检查的选择,只有对碘造影剂过敏的患者才考虑作 MRI 检查定位,因为两者的分辨率相差无几,而嗜铬细胞瘤瘤体一般都比较大,所以两者在检出率上并无优劣。

3. ^{131}I-MIBG 是诊断嗜铬细胞瘤特异性比较强的项目,但存在一定假阴性。

【诊断与鉴别诊断】

1. 症状典型者诊断并不困难。但症状不典型者,易造成误诊。有以下情况应考虑嗜铬细胞瘤:①急进性、恶性高血压,尤其发生在儿童或青年人中。②血压波动大,在持续性高血压基础上伴有阵发性加重,或出现直立性低血压者。③高血压病人有明显的头痛、心悸、出汗三联症者。④高血压病人伴有不明原因的休克、阵发性心律失常、剧烈腹痛者。⑤高血压病人伴有畏寒、低热、基础代谢率增高、躁狂、激动者。⑥高血压病人有持续性体重下降、消瘦者(仅少数嗜铬细胞瘤患者肥胖)。⑦高血压伴有糖耐量下降,白细胞升高者。⑧用降压药效果不明显,对胍乙啶、利血平、甲基多巴等药物呈异常反应者(因其可促进儿茶酚胺释放)。

2. 通过肾素、醛固酮的测定,可将此病与其他内分泌高血压鉴别:

(1) 正常肾素活性、正常醛固酮分泌:如嗜铬细胞瘤、库兴综合征、正常肾素性原发性高血压、肾疾病等。

(2) 高肾素、继发高醛固酮分泌:如肾素瘤恶性高血压、肾动脉狭窄等。

(3) 低肾素、高醛固酮分泌:如原发性醛固酮增多症、肾上腺癌、异位 ACTH 分泌瘤、11-β 羟化酶缺乏症等。

3. 通过病史,血、尿中各种儿茶酚胺类物质及其代谢产物的含量测定与原发性高血压、甲亢危象、妊毒症等鉴别。

【治疗】

一、嗜铬细胞瘤危象

立即给氧,静脉注射酚妥拉明 1~5mg(加入 5% 葡萄糖液 20ml 中),缓慢静推,同时密切监测血压、心率、心律,行心电监护,待病情平稳后,继以酚妥拉明 10~50mg,溶于 5% 葡萄糖盐水中缓慢静滴,以维持正常血压。同时准备肾上腺素以备血压过低时用。及时处理高血压脑病、上消化道出血及防治感染等。

二、手术

手术切除肿瘤是唯一有效的措施。充分的术前准备和精细的手术操作及阻断瘤体血供前后的血压控制是手术顺利完成的三个重要环节。经腹腔镜切除肾上腺嗜铬细胞瘤是一项很有前途的治疗手段。

三、恶性嗜铬细胞瘤治疗

手术未能完全切除或有转移患者可长期服用酚苄明或哌唑嗪,加普奈洛尔。也可用酪氨酸羟化酶抑制剂 α-甲基对位酪氨酸,该药可抑制儿茶酚胺释放;每日 600~1200mg,分次口服,可使血压下降,症状改善。

(赵　鹏)

第八章 代谢性急症

第一节 糖尿病酮症酸中毒

糖尿病酮症酸中毒(diabetic ketoacidosis,简称 DKA)是由于体内胰岛素缺乏,胰岛素拮抗激素增加,引起糖和脂肪代谢紊乱,以高血糖、高酮血症和代谢性酸中毒为主要改变的临床综合征。是糖尿病的急性并发症,也是内科常见危象之一。当糖尿病代谢紊乱发展至严重阶段,脂肪分解加速,血清酮体积聚超过正常水平(2 mmol/L)时称为酮血症,尿酮排出增多称为酮尿,此时临床表现统称酮症。酮体中酸基增多,大量消耗体内储备碱,而发生代谢性酸中毒,称为 DKA;如病情严重发生昏迷时则称为糖尿病昏迷。

【病因】

本症起于糖尿病。以 1 型糖尿病患者多见,2 型糖尿病在一定诱因下也可发生。在有的糖尿病患者,可以 DKA 为首发表现。DKA 的临床发病大多有诱发因素,这些诱因多与加重机体对胰岛素的需要有关。常见的诱因有:①感染:是 DKA 最常见的诱因。常见有急性上呼吸道感染、肺炎、化脓性皮肤感染,胃肠道感染,如急性胃肠炎、急性胰腺炎、胆囊炎、胆管炎、腹膜炎等,以及泌尿道感染。②注射胰岛素的糖尿病患者,突然减量或中止治疗;或在发生急性伴发疾病的状态下,没有及时增加胰岛素剂量。③外伤、手术、麻醉、急性心肌梗死、心力衰竭、精神紧张或严重刺激引起应激状态等。饮食失调或胃肠疾患,尤其是伴严重呕吐、腹泻、厌食、高热等导致严重失水和进食不足时,若此时胰岛素用量不足或中断、减量时更易发生。⑤妊娠和分娩。⑥胰岛素抗药性:由于受体和信号传递异常引起的胰岛素不敏感或产生胰岛素抗体,均可导致胰岛素的疗效降低。⑦伴有拮抗胰岛素的激素分泌过多,如肢端肥大症、皮质醇增多症或大量应用糖皮质激素、高血糖素、拟交感神经活性药物等。⑧糖尿病未控制或病情加重等。

【病理生理】

一、酸中毒

β-羟丁酸、乙酰乙酸以及蛋白质分解产生的有机酸增加,循环衰竭、肾脏排出酸性代谢产物减少导致酸中毒。酸中毒可使胰岛素敏感性降低;组织分解增加,K^+ 从细胞内逸出;抑制组织氧利用和能量代谢。严重酸中毒使微循环功能恶化,降低心肌收缩力,导致低体温和低血压。当血 pH 降至 7.2 以下时,刺激呼吸中枢引起呼吸加深加快;低至 7.1~7.0 时,可抑制呼吸中枢和中枢神经功能、诱发心律失常。

二、严重失水

严重高血糖、高血酮和各种酸性代谢产物引起渗透压性利尿,大量酮体从肺排出又带走大量水分,厌食、恶心、呕吐使水分入量减少,从而引起细胞外失水;血浆渗透压增加,水从细胞内向细胞外转移引起细胞内失水。

三、电解质平衡紊乱

渗透性利尿同时使钠、钾、氯、磷酸根等大量丢失,厌食、恶心、呕吐使电解质摄入减少,引起电解质代谢紊乱。胰岛素作用不足,物质分解增加、合成减少,钾离子从细胞内逸出导致细胞内失钾。由于血液浓缩、肾功能减退时 K^+ 滞留以及 K^+ 从细胞内转移到细胞外,因此血钾浓度可正常甚或增高,掩盖体内严重缺钾。随着治疗过程中补充血容量(稀释作用),尿量增加、K^+ 排出增加,以及纠正酸中毒及应用胰岛素使 K^+ 转入细胞内,可发生严重低血钾,诱发心律失常,甚至心脏骤停。

四、携带氧系统失常

红细胞向组织供氧的能力与血红蛋白和氧的亲和力有关,可由血氧离解曲线来反映。DKA 时红细胞糖化血红蛋白(GHb)增加以及 2,3 二磷酸甘油酸(2,3-DPG)减少,使血红蛋白与氧亲和力增高,血氧离解曲线左移。酸中毒时,血氧离解曲线右移,释放氧增加(Bohr 效应),起代偿作用。若纠正酸中毒过快,失去这一代偿作用,而血 GHb 仍高,2,3-DPG 仍低,可使组织缺氧加重,引起脏器功能紊乱,尤以脑缺氧加重、导致脑水肿最为重要。

五、周围循环衰竭和肾功能障碍

严重失水,血容量减少和微循环障碍未能及时纠正,可导致低血容量性休克。肾灌注量减少引起少尿或无尿,严重者发生急性肾衰竭。

六、中枢神经功能障碍

严重酸中毒、失水、缺氧、体循环及微循环障碍可导致脑细胞失水或水肿、中枢神经功能障碍。此外,治疗不当如纠正酸中毒时给予碳酸氢钠不当导致反常性脑脊液酸中毒加重,血糖下降过快或输液过多过快、渗透压不平衡可引起继发性脑水肿并加重中枢神经功能障碍。

【临床表现】

患者在出现明显 DKA 前,原有糖尿病症状加重如口渴、多饮、多尿、疲倦加重,并迅速出现食欲不振、恶心、呕吐、极度口渴、尿量剧增;常伴有头痛、嗜睡、烦躁、呼吸深快,呼气中含有烂苹果味。后期呈严重失水、尿量减少、皮肤干燥、弹性差、眼球下陷、脉细速、血压下降、四肢厥冷、反射迟钝或消失,终至昏迷。

由于 DKA 时心肌收缩力减弱、心搏量减少,加以周围血管扩张、严重脱水,血压下降,周围循环衰竭。年长而有冠心病者可并发心绞痛、心肌梗死、心律不齐或心力衰竭等。

少数病例表现为腹痛(呈弥漫性腹痛),有的相当剧烈,可伴腹肌紧张、肠鸣音减弱或消失,极易误诊为急腹症。腹痛可能由于胸下部和上腹部辅助呼吸肌痉挛或因缺钾导致胃扩张和麻痹性肠梗阻所致;也可因肝脏迅速增大、DKA 毒性产物刺激腹腔神经丛以及合并胰腺炎等所致;老年糖尿病病人出现腹痛和腹部体征时还应考虑与动脉硬化团引起的缺血性肠病有关。

【实验室检查】

1. 血糖与尿糖　血糖波动在 11.2～112mmol/L(200～2000mg/dl),多数为 16.7～33.3mmol/L(300～600mg/dl),有时可达 55.5mmol/L(1000mg/dl)以上。如超过 33.3mmol/L,应考虑同时伴有高渗性高血糖状态或有肾功能障碍。尿糖强阳性,当肾糖阈升高时,尿糖减少甚至阴性。可有蛋白尿和管型。

2. 血酮　血酮体增高,定量一般 >4.8mmol/L(50mg/dl),有时可达 28.8mmol/L(300mg/dl),大于 4.8mmol/L 有诊断意义。

3. 尿酮　当肾功能正常时,尿酮呈强阳性,肾功能严重损伤时,肾小球滤过率减少可表现为糖尿和酮尿减少甚至消失,因此诊断必须依靠血液检查。

4. 酸碱与电解质失调　动脉血 pH 下降与血酮体增高呈平行关系,血 pH 值≤7.1 或 $CO_2CP<10mmol/L$ 时为重度酸中毒,血 pH7.2 或 $CO_2CP10～15mmol/L$ 为中度酸中毒,血 pH>7.2 或 $CO_2CP15～20mmol/L$ 为轻度酸中毒。血钠一般 <135mmol/L,少数正常,偶可升高达 145 mmol/L。血氯降低。血钾初期可正常或偏低,少尿而脱水和酸中毒严重期可升高至 5mmol/L 以上。血镁、血磷亦可降低。

5. 血象　血白细胞增多,无感染时可达 $(15～30)\times10^9/L$,尤以中性粒细胞增高较显著。血红蛋白、血细胞比容增高,反映脱水和血液浓缩情况。

【诊断与鉴别诊断】

有糖尿病病史或家族史,以及上述发病诱因。DKA 的诊断并不困难,其关键在于对原因不明的失水、酸中毒、神志淡漠、模糊、甚至昏迷的病人,应考虑到 DKA 的可能性。对临床凡疑诊为 DKA 的病人,应立即查尿糖和酮体,如尿糖和酮体阳性,同时血糖增高,血 pH 或降低者,无论有无糖尿病病史即可诊断。鉴别诊断包括:①其他类型糖尿病昏迷:低血糖昏迷、高血糖高渗状态、乳酸性酸中毒。②其他疾病所致昏迷:脑膜炎、尿毒症、脑血管意外等。部分患者以 DKA 作为糖尿病的首发表现,某些病例因其他疾病或诱发因素为主诉,有些患者 DKA 与尿毒症或脑卒中共存等使病情更为复杂,应注意辨别。

【防治】

治疗糖尿病,使病情得到良好控制,及时防治感染等并发症和其他诱因,是主要的预防措施。

对早期酮症患者,仅需给予足量短效胰岛素及口服补充液体,严密观察病情,定期查血糖、血酮,调整胰岛素剂量;对酮症酸中毒甚至昏迷患者应立即抢救,根据临床情况和末梢血糖、血酮、尿糖、尿酮测定作出初步诊断后即开始治疗,治疗前必须同时抽血送生化检验。

治疗原则:尽快补液以恢复血容量、纠正失水状态,降低血糖,纠正电解质及酸碱平衡失调,同时积极寻找和消除诱因,防治并发症,降低病死率。

一、补液

是治疗的关键环节。只有在有效组织灌注改善、恢复后,胰岛素的生物效应才能充分发挥。通常使用生理盐水。输液量和速度的掌握非常重要,DKA 失水量可达体重 10% 以上,一般根据患者体重和失水程度估计已失水量,开始时输液速度较快,在 1～2 小时内输入 0.9% 氯化钠 1000～2000ml,前 4 小时输入所计算失水量 1/3 的液体,以便尽快补充血容量,改善周围循环和肾功能。如治疗前已有低血压或休克,快速输液不能有效升高血压,应输入胶体溶液并采用其他抗休克措施。以后根据血压、心率、每小时尿量、末梢循环情况及有无发热、吐泻等决定输液量和速度,老年患者及有心肾疾病患者必要时监测中心静脉压,一般每4~6小时输液1000ml。24小时输液量应包括已失水量和部分继续失水量,一般为4000~6000ml,严重失水者可达6000~8000ml。开始治疗时不能给予葡萄糖液,当血糖下降至13.9mmol/L(250mg/dl)时改用5%葡萄糖液,并按每2~4g葡萄糖加入1U短效胰岛素。有建议配合使用胃管灌注温0.9%氯化钠或温开水,但不宜用于有呕吐、胃肠胀气或上消化道出血者。

二、胰岛素治疗

目前均采用小剂量(短效)胰岛素治疗方案,即每小时给予每公斤体重0.1U胰岛素,使血清胰岛素浓度恒定达到100~200μU/ml,这已有抑制脂肪分解和酮体生成的最大效应以及相当强的降低血糖效应,而促进钾离子运转的作用较弱。通常将短效胰岛素加入生理盐水中持续静脉滴注(应另建输液途径),亦可间歇静脉注射,剂量均为每小时每公斤体重0.1U。重症患者[指有休克和(或)严重酸中毒和(或)昏迷者]应酌情静脉注射首次负荷剂量10~20U胰岛素。血糖下降速度一般以每小时约降低3.9~6.1mmol/L(70~110mg/dl)为宜,每1~2小时复查血糖,若在补足液量的情况下2小时后血糖下降不理想或反而升高,提示患者对胰岛素敏感性较低,胰岛素剂量应加倍。当血糖降至13.9mmol/L时开始输入5%葡萄糖溶液,并按比例加入胰岛素,此时仍需每4~6小时复查血糖,调节输液中胰岛素的比例及每4~6小时皮下注射一次胰岛素约4~6U,使血糖水平稳定在较安全的范围内。病情稳定后过渡到胰岛素常规皮下注射。

三、纠正电解质及酸碱平衡失调

本症酸中毒主要由酮体中酸性代谢产物引起,经输液和胰岛素治疗后,酮体水平下降,酸中毒可自行纠正,一般不必补碱。严重酸中毒影响心血管、呼吸和神经系统功能,应给予相应治疗,但补碱不宜过多、过快,补碱指征为血$pH<7.1$,$HCO_3^-<5mmol/L$。应采用等渗碳酸氢钠(1.25%~1.4%)溶液。给予碳酸氢钠50mmol/L,即将5%碳酸氢钠84ml加注射用水至300ml配成1.4%等渗溶液,一般仅给1~2次。若不能通过输液和应用胰岛素纠正酸中毒,而补碱过多过快,可产生不利影响,包括脑脊液反常性酸中毒加重、组织缺氧加重、血钾下降和反跳性碱中毒等。

DKA患者有不同程度失钾,失钾总量达300~1000mmol。如上所述,治疗前的血钾水平不能真实反映体内缺钾程度,补钾应根据血钾和尿量:治疗前血钾低于正常,立即开始补钾,头2~4小时通过静脉输液每小时补钾约13~20mmol/L(相当于氯化钾1.0~1.5g);血钾正常、尿量>40ml/h,也立即开始补钾;血钾正常、尿量<30ml/h,暂缓补钾,待尿量增加后再开始补钾;血钾高于正常,暂缓补钾。头24小时内可补氯化钾达6~8g或以上,部分稀释后静脉输入、部分口服。治疗过程中定时监测血钾和尿量,调整补钾量和速度。病情恢复后仍应继续口服钾盐数天。

四、处理诱发病和防治并发症

在抢救过程中要注意治疗措施之间的协调及从一开始就重视防治重要并发症,特别是脑水肿和肾衰竭,维持重要脏器功能。

1. 休克　如休克严重且经快速输液后仍不能纠正,应详细检查并分析原因,例如确定有无合并感染或急性心肌梗死,给予相应措施。

2. 严重感染　是本症常见诱因,亦可继发于本症之后。因 DKA 可引起低体温和血白细胞数升高,故不能以有无发热或血象改变来判断,应积极处理。

3. 心力衰竭、心律失常　年老或合并冠状动脉病变(尤其是急性心肌梗死),补液过多可导致心力衰竭和肺水肿,应注意预防。可根据血压、心率、中心静脉压、尿量等调整输液量和速度,酌情应用利尿药和正性肌力药。血钾过低、过高均可引起严重心律失常,宜用心电图监护,及时治疗。

4. 肾衰竭　是本症主要死亡原因之一,与原来有无肾病变、失水和休克程度、有无延误治疗等密切相关。强调注意预防,治疗过程中密切观察尿量变化,及时处理。

5. 脑水肿　病死率甚高,应着重预防、早期发现和治疗。脑水肿常与脑缺氧、补碱不当、血糖下降过快等有关。如经治疗后,血糖有所下降,酸中毒改善,但昏迷反而加重,或虽然一度清醒,但烦躁、心率快、血压偏高、肌张力增高,应警惕脑水肿的可能。可给予地塞米松(同时观察血糖,必要时加大胰岛素剂量)、呋塞米。在血浆渗透压下降过程中出现的可给予白蛋白。慎用甘露醇。

6. 胃肠道表现　因酸中毒引起呕吐或伴有急性胃扩张者,可用 1.25% 碳酸氢钠溶液洗胃,清除残留食物,预防吸入性肺炎。

五、护理

良好的护理是抢救 DKA 的重要环节。应按时清洁口腔、皮肤,预防压疮和继发性感染。细致观察病情变化,准确记录神志状态、瞳孔大小和反应、生命体征、出入水量等。每 1~2 小时测血糖,4~6 小时复查血酮体、肌酐、电解质和酸碱平衡指标等。

(王海滨)

第二节　高渗性高血糖状态

高渗性高血糖状态(hyperosmolar hyperglycemic state,HHS)既往称为高渗性非酮症糖尿病昏迷(hyperosmolar nonketotic diabetic coma,HNDC)、高渗性昏迷(hyperos-molar coma),是糖尿病急性代谢紊乱的另一较少见的、严重的临床类型。本症多见于老年病人,好发年龄为 50~70 岁,但各年龄组均可发病,男女发病率大致相同。临床特点为无明显酮症与酸中毒,血糖显著升高,严重脱水甚至休克,血浆渗透压增高,以及进行性意识障碍等。病情危重,既往病死率高达 50%,近年来由于诊治水平提高,病死率已有明显下降,但仍达 15%~20%,故应予以足够的警惕、及时的诊断和有效的治疗。

【病因】

HHS 的基本病因与 DKA 相同,但值得注意的是约 2/3 HHS 病人发病前无糖尿病病史,或者不知有糖尿病,有糖尿病病史者也多为轻症 2 型糖尿病,偶也可发生于年轻的 1 型糖尿病患者。HHS 除了原有的糖尿病基础外,几乎都有明显的诱发因素,临床上常见的诱因包括:①应激:如感染(尤其是呼吸道与泌尿道感染)、外伤、手术、急性脑卒中、急性心肌梗死、急性胰腺炎、胃肠道出血、中暑或低温等;②摄水不足:可见于口渴中枢敏感性下降的老年患者,不能主动进水的幼儿或卧床病人、精神失常或昏迷病人,以及胃肠道疾病患者等;③失水过多:见于严重的呕吐、腹泻,以及大面积烧伤患者等;④药物:如各种糖皮质激素、利尿剂(特别是噻嗪类和呋塞米)、苯妥英钠、氯丙嗪、普奈洛尔、西咪替丁、免疫抑制剂等;⑤高糖的摄入:见于大量服用含糖饮料、静脉注射高浓度葡萄糖、完全性静脉高营养,以及含糖溶液的血液透析或腹膜透析等。上述诸因素均可使机体对胰岛素产生抵抗、升高血糖、加重脱水,最终诱发或加重 HHS 的发生与发展。

【病理生理】

HHS 的发病基础是病人已有不同程度的糖代谢障碍。胰岛素分泌绝对或相对不足,周围组织对胰岛素敏感性降低是本症高血糖和糖尿的主要原因;在各种诱因作用下患者体内抗胰岛素激素明显增高是次要原因。本症患者的血糖一般高于 33.3mmol/L(600mg/dl),甚至达 55.6mmol/L(1000mg/dl)以上,如此高的血糖导致血浆渗透压增高。机体对血浆渗透压增加有两种代偿反应:一是细胞内水分外移,二是渗透性利尿,严重的糖尿加重了渗透性利尿。但这两者代偿反应不仅作用有限,而且对机体会产生严重的不利影响。细胞内水分外移造成细胞内脱水,严重的细胞内脱水和脑组织渗透压增加致脑细胞结构改变,脑功能损害,甚至昏迷。渗透性利尿不仅使血容量急骤下降,循环功能不良,而且使肾血流灌注明显减少,使原已存在的因年老而致的肾功能减退更趋严重,细胞内脱水也会加重肾功能损害,最终可致肾功能衰竭;反之,肾功能减退使血糖、血钠随尿排出减少,更加重了高渗状态,形成恶性循环。由于 HHS 患者多有主动饮水以维持水平衡能力的下降和不同程度的肾功能损害,故其高血糖、脱水及血浆渗透压升高的程度多明显高于 DKA。至于 HHS 患者为何有严重的高血糖而无明显的酮症酸中毒,目前认为基本原因是本症病人多为 2 型糖尿病,虽然其胰岛功能有改变,但还能分泌一定量的胰岛素,而机体抑制脂肪分解所需的胰岛素远比糖代谢所需的胰岛素量小,因此,HHS 病人自身的胰岛素量虽不能满足在某些应激情况下如感染时对糖代谢的需要,但却足以抑制脂肪的分解,加上肝糖产生增加,因而表现出严重的高血糖,而血酮增加不明显。此外,近年来认为高血糖、脱水和高渗不仅抑制生长激素、儿茶酚胺和皮质醇等脂肪分解激素的分泌,而且抑制肝脏的生酮作用,也是不出现酮血症的原因。

【临床表现】

1. 前驱期 HHS 起病多隐蔽,在出现神经系统症状至进入昏迷前常有一段时间,即前驱期,时间一般为 1～2 周。表现为糖尿病症状如口渴、多尿和倦怠、乏力等症状的加重,反应迟钝,表情淡漠,引起这些症状的基本原因是由于渗透性利尿脱水。若能对本症提高警惕,在前驱期及时发现并诊断,则对病人的治疗和预后大有好处。但由于前驱期症状无特异性易被患者本人和医生所忽略,且常被其他合并症症状所掩盖和混淆,致使诊断困难和延误。

2. 典型期 如前驱期得不到及时诊治,则病情继续发展,主要表现为严重的脱水和神经系统两组症状和体征。脱水表现为皮肤干燥和弹性减退,眼球凹陷、唇舌干裂、脉搏快而弱,卧位时颈静脉充盈不好,立位时血压下降。严重者出现休克,但因脱水严重,体检时可无冷汗。有些病人虽有严重脱水,但因血浆的高渗促使细胞内液外出,并补充了血容量,可能掩盖了失水的严重程度,而使血压仍保持正常。神经系统方面则表现为不同程度的意识障碍,从意识模糊、嗜睡直至昏迷。HHS 患者的意识障碍与否,主要决定于血浆渗透压升高的程度与速度,与血糖的高低也有一定关系,而与酸中毒的程度关系不大。患者常可有各种神经系统体征,如癫痫样发作、偏瘫、偏盲、失语、视觉障碍、中枢性发热和阳性病理征等,这些提示病人可能有因脱水、血液浓缩和血管栓塞而引起的大脑皮质或皮质下的损害。出现神经系统症状常是促使病人前来就诊的原因,因此常被误诊为一般的脑卒中等颅内疾病而导致误诊误治,后果严重。和酮症酸中毒不一样,HHS没有典型的酸中毒大呼吸,如病人出现中枢性过度换气现象时,则应考虑是否合并有败血症和脑卒中。

【实验室检查】

1. 血常规 由于脱水血液浓缩,血红蛋白增高,白细胞计数多 $>10\times10^9/L$。

2. 尿检查 尿糖多强阳性,患者可因脱水及肾功能损害而致尿糖不太高,但尿糖阴性者罕见。尿酮体多阴性或弱阳性。

3. 血糖 常 $\geqslant 33.3\text{mmol/L}$,一般为 $33.3\sim 66.6\text{mmol/L}(600\sim 1200\text{mg/dl})$,有高达 $138.8\text{mmol/L}(2500\text{mg/dl})$ 或更高者。血酮体多正常。

4. 血尿素氮(BUN)和肌酐(Cr) 常显著升高,反映严重脱水和肾功能不全。BUN可达 $21\sim 36\text{mmol/L}(60\sim 100\text{mg/dl})$,Cr可达 $124\sim 663\mu\text{mol/L}(1.4\sim 7.5\text{mg/dl})$,BUN/Cr比值(按mg/dl计算)可达30:1(正常人多在10:1~20:1)。有效治疗后BUN及Cr多显著下降。BUN与Cr进行性升高的患者预后不佳。

5. 血浆渗透压 显著升高,多超过350mmol/L,有效渗透压超过320mmol/L。血浆渗透压可直接测定,也可根据血糖及电解质水平进行计算,公式为:血浆渗透压(mmoL/L)=2([Na^+]+[K^+])+血糖(mmol/L)+BUN(mmol/L),正常值为280~300mmol/L;若BNU不计算在内,则为有效渗透压,因BUN可自由进出细胞膜。

6. 电解质 血 Na^+ 可升高 $>145\text{mmol/L}$,也可正常或降低。血 K^+ 正常或降低,有时也可升高。血 Cl^- 况多写 Na^+ 一致。

7. 酸碱平衡 约半数患者有轻、中度代谢性酸中毒,pH值多高于7.3,HCO_3^- 常高于15 mmol/L。

【诊断】

患者多为老年人,部分患者已知有糖尿病,30%患者有心脏疾病,90%患者有肾脏病变。可有诱发疾病知肺炎、泌尿系感染、胰腺炎等的表现。HHS的病死率仍较高,能否及时诊断直接关系到病人的治疗和预后。从上述临床表现来看,本症的诊断并不困难,关键是临床医生要提高对本症的警惕和认识,特别是对中、老年病人有以下临床情况者,无论其有无糖尿病病史,均应考虑有HHS的可能,应立即作实验室检查。①进行性意识障碍和明显脱水表现者;②中枢神经系统症状和体征,如癫痫样抽搐和病理反射征阳性者;③合并感染、心肌梗死、手术等应激情况下出现多尿者;④大量摄糖,静脉输糖或应用激素、苯妥英钠、普奈洛尔等可致血糖增高的药物时出现多尿并有意识改变者;⑤昏迷休克患者,休克未曾纠正而尿量多者。

关于HHS的实验室诊断依据,国外有学者提出以下标准:①血糖 $\geqslant 33.3$ mmol/L(600mg/dl);有效渗透压 $\geqslant 320\text{mmol/L}$;③动脉血气分析示 $pH\geqslant 7.30$ 或血 HCO_3^- 浓度 $\geqslant 15\text{mmol/L}$。但值得注意的是HHS有并发DKA或乳酸性酸中毒的可能性。个别病例的高渗状态主要是由于高血钠,而不是高血糖造成的。因此尿酮体阳性,酸中毒明显或血糖 $< 33.3\text{mmol/L}$,并不能作为否定HHS诊断的依据。但HHS患者无一例外地存在有明显的高渗状态,如昏迷患者血浆有效渗透压 $< 320\text{mmol/L}$,则应考虑到糖尿病并发其他急性并发症的可能性。

【治疗】

HHS的基本病理生理改变是高血糖、高渗透压引起脱水、电解质丢失和血容量不足,以致病人休克和肾、脑组织脱水与功能损害,而危及病人的生命。因此,其治疗原则是立即补液,使用胰岛素、纠正电解质紊乱和防治并发症,与 DKA 基本相同。

一、补液

迅速补液以恢复血容量,纠正高渗和脱水是抢救成败的关键。有人认为,有的患者可单用补充液体及电解质的方法得到满意的疗效,而在未充分补液即大量使用胰岛素时,则可因血浆渗透压急剧下降,液体返回细胞内而导致休克的加重。本症病人脱水比 DKA 严重,失水量多在发病前体液的 1/4 或体重的 1/8 以上。补液时可根据病人的脱水程度,按其体重的 10%~15% 估算;也可以按血浆渗透压计算病人的失水量,计算公式为:病人的失水量(L) =(病人血浆渗透压 − 300S)÷300(为正常血血浆渗透压)×体重 kg × 0.6。考虑到在治疗过程中将有大量液体自肾脏、呼吸道及皮肤丢失,补液总量可略高于估计的失液总量。一般在最初 2h 可补液 1000~2000ml,头 4h 内输入补液总量的 1/3,头 12h 内补入总量的 1/2 加尿量,其余在以后 24h 内补足。经积极补液 4~6h 后仍少尿或无尿者,宜给呋塞米(速尿);若发现有显著的肾损害,则输液量要适当调整。在静脉输液的同时,应尽可能通过口服或胃管进行胃肠道补液,此法有效而且简单和安全,可减少静脉补液量,从而减轻大量静脉输液引起的副作用。在输液中,应注意观察患者的尿量、颈静脉充盈度并进行肺部听诊,有条件时应行中心静脉压监测,以指导补液。

目前一般主张,在治疗开始,化验结果尚未回报时,在血压低而且血 Na^+ ≤150mmol/L 时,以及在治疗过程中血浆渗透压降至 330mmol/L 以下时,均应使用等渗盐水(308mmol/L);在无明显的低血压而血 Na^+ > 150mmol/L 时,应使用低渗液,如 0.45% 氯化钠溶液(154mmol/L)或 2.5% 葡萄糖溶液(139mmol/L);如患者血压低,收缩压 < 80mmHg 时,可使用全血、血浆或生理盐水 500~1000ml 予以纠正,如同时又有高血钠(≥150mmol/L)时,则可同时使用全血(或血浆)及低渗溶液。在治疗过程中,当血糖下降至 16.7 mmol/L(300mg/dl),应使用 5% 葡萄糖液(278mmol/L)或 5% 葡萄糖盐水(586mmol/L),以防止血糖及血浆渗透压过快下降。停止补液的条件是:①血糖 < 13.9mmol/L(250mg/dl);②尿量 > 50ml/h;③血浆渗透压降至正常或基本正常;④病人能饮食。

二、胰岛素治疗

胰岛素的使用原则和方法与 DKA 大致相同,即在输液开始时同时给予小剂量胰岛素静脉滴注。HHS 患者一般对胰岛素比 DKA 敏感,在治疗中对胰岛素需要量相对较少。经输液和用胰岛素后血糖降至 ≤16.7 mmol/L(300mg/dl)、血浆渗透压下降至 < 330mmol/L 时,将液体改为 5% 葡萄糖液,同时按 2~4g 葡萄糖:1U 胰岛素的比例加入胰岛素静滴。若此时血钠仍低于正常则宜用 5% 葡萄糖盐水。在补充胰岛素时,应注意高血糖是维护患者血容量的重要因素,如血糖降低过快而液体又补充不足,将导致血容量和血压进一步下降,反而促使病情恶化。因此,应使血糖每小时以 2.75~3.9mmol/L(50~70mg/dl)的速度下降,尿糖保持在"+"~"++"为宜。

三、纠正电解质紊乱

与 DKA 治疗相同。

四、防治并发症

各种并发症特别是感染,常是病人晚期死亡的主要原因,必须一开始就给予大剂量有效的抗生素治疗。其他并发症的治疗如休克、肾功能不全、心力衰竭等,参见有关章节。

五、其他措施

包括去除诱因、支持疗法和对症处理等。

(李 敏)

第三节 乳酸性酸中毒

乳酸性酸中毒(lactic acidosis,LA)是指各种原因引起血中乳酸持久增高和血 pH 减低的异常生化改变所致的临床综合征。本症是糖尿病的急性并发症之一,可单独存在或与酮症酸中毒和高渗性高血糖状态并存,其病情严重,病死率高达 50% 以上,早期诊断与治疗非常重要。

【病因与发病机制】

乳酸是糖无氧酵解的终产物,在供氧正常时放出能量 ATP,但当供氧不足时,丙酮酸不能进一步代谢而堆积在细胞内,在乳酸脱氢酶系的作用下,丙酮酸由 NADH(还原型辅酶Ⅰ)获得 H^+ 而转变为乳酸,正常乳酸的产生与利用之间保持平衡,血乳酸浓度正常值为 0.4～1.4mmol/L,约为丙酮酸的 10 倍。当全身或局部缺血、缺氧在细胞水平氧利用减低,糖酵解增强,丙酮酸生成增多,直接转变为乳酸也越多。随着血乳酸生成,血 pH 改变取决于:①组织产生乳酸的速度;②细胞外液的缓冲能力;③肝、肾对 H^+ 清除的能力。因此血乳酸堆积有两种情况,一种只是血乳酸水平暂时增加而无血 pH 值降低的"高乳酸血症",即 Huckabee 分型Ⅰ型;另一为乳酸性酸中毒,血乳酸增高同时有 H^+ 堆积、血 pH 降低,即 Huckabee 分型Ⅱ型。Ⅱ型按不同的病因机制又分为两个亚型:A 型也叫"继发性乳酸性酸中毒",继发于各种缺氧或缺血性疾病,如各种休克时。其发病机制是组织获得的氧不能满足组织代谢的需要,导致无氧酵解增加,产生 A 型乳酸性酸中毒;B 型也称"自发性乳酸性酸中毒",因肝、肾疾病及白血病等全身性疾病以及某些药物(如苯乙双胍)引起乳酸代谢障碍所致。其发病机制与组织缺氧无关。B 型可进一步分为三种亚型:B_1 型与糖尿病、脓毒血症、肝肾功能衰竭等常见病有关;B_2 型与药物或毒素有关;B_3 型与肌肉剧烈活动、癫痫发作等其他因素有关。糖尿病乳酸性酸中毒常发生于 2 型糖尿病,其虽与上述各型都有联系,但更常见的是由口服双胍类降糖药(苯乙双胍即降糖灵,二甲双胍)引起的。苯乙双胍(DBI)引起乳酸性酸中毒的原因是:①DBI 增加糖无氧酵解使乳酸产生增加;②减少了肝和肌肉对乳酸的摄取;③减少了肾脏排酸功能。已证实二甲双胍升高血乳酸的能力较 DBI 小,因而已逐渐代替 DBI。过量饮酒、超量应用胰岛素等都有诱发乳酸性酸中毒的可能。另外,亦与糖尿病病人已合并有慢性心、肺疾病或肝、肾功能障碍有关。

【临床表现】

LA 多见于 50 岁以上 2 型糖尿病,使用双胍类降糖药的过程中或伴发于急性重症并发症时。起病较急,主要表现为代谢性酸中毒引起的大呼吸,严重时神志模糊、精神恍惚、谵妄以至昏迷,也可出现呕吐、腹泻等脱水症状,可有明显的腹痛,易误诊为急腹症。其临床过程又不能以肾功能衰竭或酮症酸中毒解释。

【实验室检查】

实验室检查是乳酸性酸中毒诊断的关键。除糖尿病的实验室检查外,还有:①血酸度明显增高:血 pH 值 <7.30,有的可降至 7.0 以下;血 HCO_3^- 明显降低,常 < 10mmol/L。②血乳酸:常 >5 mmol/L,有时可达 35mmol/L(> 25mmol/L 者大多不治);血丙酮酸相应增高,达

0.2~1.5mmol/L;血乳酸/丙酮酸≥30:1。当乳酸浓度>5mmol/L,HCO_3^-≤10mmol/L,乳酸/丙酮酸>30:1 而可除外其它酸中毒原因时,可确诊为本病。③血浆阴离子间隙(AG):AG 常>18mmol/L,可达25~45 mmol/L(正常值12~16mmol/L)。AG 增高常见于糖尿病酮症酸中毒或酒精性酮症酸中毒、尿毒症性酸中毒、乳酸性酸中毒及某些药物毒性所致如水杨酸盐等,临床上若排除前二者,又不存在药物毒性的可能,此时 AG 增高强烈支持乳酸性酸中毒。④血酮体一般不升高,或轻度升高。

【诊断与鉴别诊断】

糖尿病患者在服用双胍类降糖药过程中,呈现严重酸中毒,既无酮体增多(血酮、尿酮皆不增多),又无严重高血糖、血浆渗透压增高或高血钠等,即应疑及本症。凡有休克、缺氧、肝肾功能衰竭者,如酸中毒较重时,必须警惕 LA 的可能性。确诊依靠血乳酸测定,若无乳酸测定的设备条件,可根据 AG 增大,但先决条件是除外酮症酸中毒及高渗性高血糖状态。LA 主要诊断标准为:①血乳酸≥5mmol/L;②动脉血 pH≤7.35;③AG >18mmol/L;④HCO_3^-<10mmol/L;⑤CO_2CP 降低;⑥丙酮酸增高,乳酸/丙酮酸≥30:1;⑦血酮体一般不升高。本症主要应与酮症酸中毒及高渗性高血糖相鉴别。

【治疗】

1. 预防为主　LA 病死率高,治疗难度大,故必须提高警惕,认真预防。双胍类药物如 DBI 可诱发 LA,肝、肾、心功能不全时,可导致双胍类药物在体内蓄积,因此在应用双胍类药物前应查肝、肾、心功能,若存在功能不全则忌用双胍类药物。对于其他能诱发 LA 的药物,如水杨酸、异烟肼、山梨醇、乳糖等,也应尽量避免应用。休克、缺氧、肝肾功能衰竭状态下的危重病人,若伴有酸中毒,须警惕发生 LA 的可能性,并努力防治。

2. 一般措施　寻找和去除诱发 LA 的诱因,停用所有可诱发 LA 的药物与化学物质,有利于 B 型 LA 的治疗。畅通呼吸道,充分供氧,改善氧合功能,并加强监测。

3. 纠正休克　是治疗 A 型 LA 的重要措施。补液扩容可改善组织灌注,减少乳酸的产生,促进利尿排酸。输液宜用生理盐水,避免用含乳酸的液体。

4. 纠正酸中毒　高渗碳酸氢钠溶液可抑制 HbO_2 分离,加重组织缺氧,尤其有早期循环衰竭者;大剂量碳酸氢钠可引起血钠过高、血渗透压升高、容量负荷加重,血乳酸反而增高。故目前主张用小剂量等渗碳酸氢钠溶液持续静脉滴注的方式,使 HCO_3^- 上升 4~6mmol/L,维持在 14~16mmol/L,动脉血 pH 升至 7.2。糖尿病患者有 DKA 存在时仅需少量碳酸氢钠使 pH 恢复到 7.0~7.1 为宜。除补液补碱外,随时补充钾盐以防低钾或缺钾。

5. 降低血乳酸　①胰岛素治疗:胰岛素不足是导致糖尿病 LA 的诱因之一。胰岛素不足使丙酮酸脱氢酶活性降低,丙酮酸进入三羧酸循环减少。应用胰岛素治疗,减少糖无氧酵解,有利于血乳酸的清除。血糖不高的患者需同时静滴葡萄糖液。②亚甲蓝(美蓝):为氧化还原剂,其作用类似 NAD^+,可促使乳酸转化为丙酮酸,降低血乳酸的浓度。用法是 1~5mg/kg 静滴,2~6h 作用达高峰,可维持 14h。③二氯醋酸(DCA):是丙酮酸脱氢酶激活剂,能迅速增强乳酸的代谢,并可阻止肝细胞释放乳酸和丙酮酸,使血中浓度进一步降低。此外,DCA 能增强心肌收缩力和心排出量,从而改善心脏灌注,明显提高患者生存水平。④血液净化疗法:用不含乳酸钠的透析液进行血液或腹膜透析治疗,可加速乳酸排泄,并可清除 DBI 等引起 LA 的药物,尤其适用于不能耐受钠过多的老年患者与肾功能衰竭病人,对双胍类药物引起的 LA 是最为有效的治疗方法。

(李　敏)

第四节　低血糖症

低血糖症(hypoglycemia)是一组多种病因引起的以血浆葡萄糖(简称血糖)浓度过低,临床上以交感神经兴奋和脑细胞缺糖为主要特点的综合征。一般以血浆葡萄糖浓度低于2.8mmol/L(50mg/dl)作为低血糖症的标准。

【病因与发病机制】

引起低血糖的原因很多,按其发生与进食的关系可分为空腹低血糖和餐后低血糖;按其进展速度可分为急性、亚急性和慢性低血糖;按症状可分为症状性低血糖和无症状性低血糖;按病因可以分为器质性、功能性及外源性低血糖;这些分类方法之间有一定的内在联系和交叉。就低血糖危象而言,依空腹和餐后低血糖来分类有助于指导诊断。由于所有空腹低血糖皆可表现为餐后低血糖,两者同时存在时则为空腹低血糖。

一、空腹低血糖

(一)血糖利用过多

1. 存在高胰岛素血症常见于:①口服降糖药物,格列本脲(优降糖)、D_{860}、格列齐特(达美康)等都易发生。年老、肾功能不全、药量避大者更多见,甚至出现难治性低血糖。②胰岛B细胞增生或肿瘤、异位胰岛素分泌瘤、胰岛亲自身免疫综合征(IAS)及注射胰岛素等均可因内生或外源性胰岛素过多导致低血糖。③奎宁、戊双咪等药物可通过延缓胰岛素的降解,使在血中胰岛素浓度升高而引起低血糖。

2. 正常血胰岛素浓度　多见于:①胰外肿瘤:如胸腹腔肿瘤(纤维肉瘤、间皮瘤、粘液瘤)、胆管癌、肾上腺皮质癌、肾胚胎瘤、淋巴瘤、肝癌、胃肠癌及肺癌、卵巢癌等,这些癌肿可能分泌胰岛素样生长因子致使产生血糖。②对胰岛素过度敏感:见于Addison病、甲状腺功能低下、腺垂体功能减低等。③全身性肉毒碱缺乏、脂肪氧化酶缺乏、3-羟基-3甲基戊二酸-COA分解酶缺乏等均可因影响糖代谢而导致低血糖。

(二)血糖生成不足

1. 激素缺乏　垂体功能减低、肾上腺功能不全、高血糖素缺乏等,可因应激时升糖作用不足而导致严重的低血糖。

2. 先天性葡萄糖酶缺乏　肝糖原累积症(Ⅰ、Ⅳ、Ⅵ、Ⅸ型);半乳糖血症;遗传性果糖不耐受症;家族性半乳糖-果糖不耐受症;果糖1,6二磷酸缺乏症;儿童酮症低血糖等。

3. 肝脏疾病　如肝淤血、严重肝炎、肝硬化、急性重型肝炎时,肝脏对血糖调节的作用缺陷,易发生低血糖。

4. 药物　除了胰岛素和磺脲类药物外,酒精最常见。此外,奎宁、β受体阻断剂、吲哚美辛(消炎痛)和保泰松等也会导致血糖过低。

5. 严重的营养不良　如小肠吸收不良综合征、克罗恩病、慢性肠炎、尿毒症、饥饿性营养不良症等。

6. 新生儿因糖原储备不足或消耗过多、糖异生能力低下极易发生低血糖。

二、餐后低血糖

(一)血糖利用过多

1. 餐后营养性高胰岛素血症包括:①胃大部切除术后低血糖(滋养性低血糖):由于胃迅速排空致使葡萄糖吸收加速,胰岛素反应性分泌增加。而葡萄糖的下降较胰岛素的下降为快,导致葡萄糖-胰岛素的不平衡而发生低血糖。②早期糖尿病反应性低血糖:糖尿病早期的胰岛 B 细胞分泌呈第一时相反应迟钝、第二时相高峰延迟的特点,致使在进食 4~5h 出现低血糖。

2. 功能性低血糖 由于迷走神经兴奋性增高,导致餐后 3~4h 出现的低血糖反应。

3. 降糖药物 由于药物剂量偏大或用药后未进食所致。

4. 亮氨酸过敏 亮氨酸对胰岛素分泌有很强的刺激作用。对亮氨酸过敏是导致婴幼儿低血糖的重要原因。

(二)血糖生成不足

1. 慢性脏器功能不全及伴有自主神经病变的糖尿病患者,由于对低血糖反应的应激性下降造成血糖生成不足。

2. 先天性糖代谢酶缺乏如先天性果糖不耐受症、半乳糖血症。

【临床表现】

低血糖呈发作性,时间及频率随病因不同而异,临床表现可归纳为两方面:

一、自主(交感)神经过度兴奋表现

低血糖发作时交感神经和肾上腺髓质释放肾上腺素、去甲肾上腺素和一些肽类物质,表现为出汗、颤抖、心悸、紧张、焦虑、饥饿、流涎、软弱无力、面色苍白、心率加快、四肢冰凉、收缩压轻度升高等。

二、脑功能障碍的表现

低血糖时中枢神经的表现可轻可重。初期表现为精神不集中,思维和语言迟钝,头晕、嗜睡、视物不清、步态不稳,可有幻觉、躁动、易怒、行为怪异等精神症状。皮层下受抑制时可出现骚动不安,其而强直性惊厥、锥体束征阳性。波及延脑时进入昏迷状态,各种反射消失,如果低血糖持续得不到纠正,常不易逆转甚至死亡。

低血糖时临床表现的严重程度取决于:①低血糖的程度;②低血糖发生的速度及持续时间;③机体对低血糖的反应性;④年龄等。低血糖时机体的反应个体差别很大,低血糖症状在不同的个体可不完全相同,但在同一个体可基本相似。长期慢性低血糖者多有一定的适应能力,临床表现不太显著,以中枢神经功能障碍表现为主。糖尿病患者由于血糖快速下降,即使血糖高于 2.8mmol/L,也可出现明显的交感神经兴奋症状,称为"低血糖反应(reactive hypoglycemia)"。部分患者虽然低血糖但无明显症状,往往不被觉察,极易进展成严重低血糖症,陷于昏迷或惊厥称为未察觉的低血糖症(hypoglycemia unawareness)。对于病情重笃的患者,有肝、肾、心脏、脑等多器官功能损害者,应重视低血糖症的发生;患者可因年老衰弱,意识能力差,常无低血糖症状;慢性肾上腺皮质功能减退者、营养不良、感染、败血症等均易导致低血糖症,应格外引起注意。

【辅助检查】

1. 血糖测定 临床上一般用静脉血浆葡萄糖浓度表示血糖水平。多低于 2.8mmol/L,但长期高血糖的糖尿病患者血糖突然下降时,虽然血糖高于此水平仍会出现低血糖反应的症状。

2. 5h 口服葡萄糖耐量试验(OGTT′) 多用于餐后低血糖的诊断。

3. 血清胰岛素、C 肽、胰岛素原测定　胰岛素测定在低血糖症的诊断中非常重要,尤其对内源性胰岛素分泌过多引起低血糖的诊断。由于胰岛素升高尚见于胰岛素抵抗、妊娠后期等。

4. 禁食试验　正常人饥饿 72h 血糖下降不 <3.1mmol/L,胰岛素 <10μU/ml,而 90% 胰岛 B 细胞瘤病人饥饿 24h 即可引起低血糖发作,发作时血糖 <2.5mmol/L 而胰岛素水平不降,因而计算胰岛素释放指数增加。

5. 激发试验　是用药物加强和延长胰岛素分泌的刺激试验方法,有助于判断是否存在内源性胰岛素分泌过多。

6. 影像学检查

影像学检查是定位诊断的主要手段,包括胰腺 B 超、CT、磁共振、选择性腹腔动脉血管造影、经肝门静脉取样(THPVS)、选择性动脉钙刺激联合肝静脉取样、术前腹腔 B 超、内镜 B 超、术中 B 超等。世界范围报告显示各项定位检查的成功率为:CT33%,术前超声 40%,动脉造影 62%,经肝门静脉取样为 88%。结合检查费用和成功率,推荐首选超声检查,尤其是内镜 B 超或术中 B 超。因多数肿瘤太小(80% <2cm),故影像检查的阴性结果并不能排除诊断。

【诊断与鉴别诊断】

根据低血糖典型表现(Whipple 三联征)可确定:①低血糖症状;②发作时血糖低于 2.8mmol/L;③供糖后低血糖症状迅速缓解。少数空腹血糖降低不明显或处于非发作期的患者,应多次检测有无空腹或吸收后低血糖,必要时采用 48～72 小时禁食试验。

低血糖症的表现并非特异,表现以交感神经兴奋症状为主的易于识别,以脑缺糖为主要表现者,可误诊为精神病、神经疾患(癫痫、短暂脑缺血发作)或脑血管意外等,应予以鉴别。

【治疗】

临床上低血糖症常由药物所引起,故应加强合理用药并提倡少饮酒。反复严重低血糖发作且持续时间长者,可引起不可修复的脑损害,故应及早识别、及时防治。治疗包括两方面:一是解除神经缺糖症状,二是纠正导致低血糖症的各种潜在原因。

一、低血糖发作的处理

轻者口服糖水、含糖饮料,或进食糖果、饼干、面包、馒头等即可缓解。重者和疑似低血糖昏迷的患者,应及时测定毛细血管血糖,甚至无需血糖结果,及时给予 50% 葡萄糖液 60～100ml 静脉注射,继以 5%～10% 葡萄糖液静脉滴注,必要时可加用氢化可的松 100mg 和(或)胰高糖素 0.5～1mg 肌内或静脉注射。神志不清者,切忌喂食以避免呼吸道窒息。

二、病因治疗

确诊为低血糖症尤其空腹低血糖发作者,大多为器质性疾病所致,应积极寻找致病原因进行对因治疗;若因药物引起者应停药或调整用药;疑胰岛素瘤者,则应术前明确定位并进行肿瘤切除术,预后大多良好。

(王海滨)

第九章 风湿性急症

第一节 系统性红斑狼疮

系统性红斑狼疮(systemic lupus erythematosus,SLE)为一种病因不明的全身性、自身免疫性疾病。以血清内出现多种自身抗体为特征,临床表现多样,危重症涉及多个学科及专业,容易误、漏诊以至造成严重后果。本病诊断主要基于临床表现,治疗要依据患者不同的表现,做到高度个体化。

【病因与发病机制】

一、病因

至今尚未完全阐明,可能是遗传、环境、免疫及内分泌等多方面复杂因素共同作用的结果,其主要特征是机体出现多种免疫反应异常。

(一)遗传

该病有较强的家族聚集性,患者一级亲属的患病率明显高于其他人。单卵双生疾病发生的一致率大约25%–50%,而双卵双生发病一致率为5%左右。据称至少4段染色体基因与SLE的发病密切相关。

(二)环境

感染、药物、紫外线、毒物、饮食等因素与SLE的发病有一定关联。病毒感染曾被认为是引起SLE的重要因素。药物诱发的SLE样疾病已是众所周知,其中以肼屈嗪(肼苯达嗪)、普鲁卡因胺所致的药物性狼疮最多,其他如异烟肼、磺胺衍生物、β受体阻滞剂等也有报道。紫外线是唯一明确的能加重SLE的因素,尤其是B段红外线(UVB)。其他如使用染发剂、接触化学污染、食用苜蓿等因素是否为引起SLE的致病因素,还有待进一步证实。

(三)免疫

SLE患者最主要的免疫功能紊乱是产生自身抗体。目前已发现达100种以上,自身抗体与抗原结合后形成免疫复合物沉积于特定的部位,引起相应组织器官的损害。如抗核抗体可以见于95% SIE患者;抗ds-DNA和抗Sm抗体被认为是SLE的特异性抗体,而且,抗DNA抗体与狼疮性肾炎密切相关。

(四)内分泌因素

本病常见于育龄期女性,也常见于 Klinefelter 综合征的男性。SLE 患者的雌激素代谢异常,血浆睾酮水平在男女患者中都有降低的趋势,表明雌激素与雄激素相互协调在 SLE 的发病过程中发挥作用。

二、发病机制

SLE 多种病变与抗体介导的免疫反应有关。该病异常免疫反应的重要特征就是机体自发产生高亲和力、变异 IgG 自身抗体,它和广泛存在于细胞内外、细胞表面的自身抗原结合形成免疫复合物,引起组织损伤。一方面各种诱因引起免疫耐受机能丧失,自身抗原形成增加,超过了 T 细胞控制调节,抑制辅助性 T(Th_1)向抑制性 T(Th_2)的转化,不能抑制 B 细胞增殖,导致 B 细胞过度活跃产生大量致病性自身抗体;也有人认为可能是单核细胞或巨噬细胞产生某些细胞因子(如 TNFa、IL-6、IL-10 等),引起 Th_1 功能增强,或直接作用于 B 细胞,导致自身免疫。另一方面,免疫稳定机能紊乱使免疫系统调节缺陷,不能清除凋亡细胞和免疫复合物,导致致病性抗体及免疫复合物大量堆积,促进了 SLE 的发展。

【病理】

主要病理改变为炎症反应和血管异常,它可以出现在身体任何器官。中小血管因免疫复合物沉积或抗体直接侵袭而出现管壁的炎症和坏死,继发的血栓使管腔变窄,导致局部组织缺血和功能障碍。受损器官的特征性改变是:①苏木紫小体(细胞核受抗体作用变性为嗜酸性团块);②"洋葱皮样病变",即小动脉周围有显著向心性纤维增生,明显表现于脾中央动脉,以及心瓣膜的结缔组织反复发生纤维蛋白样变性,而形成赘生物。此外,心包、心肌、肺、神经系统等亦可出现上述基本病理变化。如作免疫荧光及电镜检查,几乎都可发现肾病变。

【临床表现】

临床症状多样,早期症状往往不典型。

一、全身症状

活动期患者大多数有全身症状。约 90% 的患者在病程中出现各种热型的发热,尤以低、中度热为常见,发热应除外感染因素,尤其是在免疫抑制剂治疗中出现的发热。此外尚可有疲倦、乏力、体重下降等。

二、皮肤与黏膜

80% 患者在病程中出现皮疹,包括颊部呈蝶形分布的红斑、盘状红斑、指掌部和甲周红斑、指端缺血、面部及躯干皮疹,其中以颊部蝶形红斑最具特征性。与 SLE 相关的特殊皮肤型红斑狼疮有:①亚急性皮肤型红斑狼疮(SCLE):皮疹广泛,位于暴露部位,病变表浅,呈对称性,有时尚可形成疱状或大疱状,愈合不留瘢痕;②深层脂膜炎型:此型较少见,累及真皮深层及皮下脂肪层,不累及表皮,表现为皮下结节,但有时可与上覆皮肤粘连而将皮肤拉成脐形。40% 患者在日晒后出现光过敏,有的甚至诱发 SLE 的急性发作。浅表皮肤血管炎可表现为网状青斑,30% 患者在急性期出现口腔溃疡伴轻微疼痛,40% 患者有脱发,30% 患者有雷诺现象。SLE 皮疹多无明显瘙痒,明显瘙痒者提示过敏,免疫抑制剂治疗后的瘙痒性皮疹应注意真菌感染。接受激素和免疫抑制剂治疗的 SLE 患者,若不明原因出现局部皮肤灼痛,有可能是带状疱疹的前兆。在免疫抑制和(或)抗生素治疗后的口腔糜烂,应注意口腔真菌感染。

三、浆膜炎

半数以上患者在急性发作期出现多发性浆膜炎，包括双侧中小量胸腔积液，中小量心包积液。

四、肌肉骨骼

关节痛是常见的症状之一，出现在指、腕、膝关节，伴红肿者少见。常出现对称性多关节疼痛、肿。10%的患者因关节周围肌腱受损而出现Jaccoud关节病，其特点为可复的非侵蚀性关节半脱位，可以维持正常关节功能，关节X线片多无关节骨破坏。可以出现肌痛和肌无力，5%~10%出现肌炎。有小部分患者在病程中出现股骨头坏死，目前尚不能肯定是由于本病所致，或为糖皮质激素的不良反应之一。

五、肾

几乎所有的SLE患者均累及肾脏，约50%患者表现为狼疮肾炎。临床上出现多种肾实质、肾间质及血管病变。水肿是最常见的症状，尿液检查可出现蛋白尿、管型尿、血尿或白细胞尿。大量蛋白尿时可表现为肾病综合征，患者也可出现急进型肾小球肾炎、急性肾衰竭、高钾血症等疾病状态。高血压、血肌酐增高往往提示预后不佳。

六、心血管

患者常出现心包炎，可为纤维蛋白性心包炎或渗出性心包炎，但心包填塞少见。约10%患者有心肌损害，可有气促、心前区不适、心律失常，严重者可发生心力衰竭导致死亡。SLE可出现疣状心内膜炎，病理表现为瓣膜赘生物，与感染性心内膜炎不同，其常见于二尖瓣后叶的心室侧，且并不引起心脏杂音性质的改变。通常疣状心内膜炎不引起临床症状，但可以脱落引起栓塞，或并发感染性心内膜炎。SLE可以有冠状动脉受累，表现为心绞痛和心电图ST-T改变，甚至出现急性心肌梗死。除冠状动脉炎可能参与了发病外，长期使用糖皮质激素加速了动脉粥样硬化，抗磷脂抗体导致动脉血栓形成。

七、肺

约35%的患者有胸腔积液，多为中小量、双侧性。除因浆膜炎所致外，部分是因低蛋白血症引起的漏出液。患者可发生狼疮肺炎，表现为发热、干咳、气促，肺X线可见片状浸润阴影，多见于双下肺，有时与肺部继发感染很难鉴别。SLE所引起的肺间质性病变主要是急性和亚急性期的磨玻璃样改变和慢性期的纤维化，表现为活动后气促、干咳、低氧血症，肺功有色检查常显示弥散功能下降。约2%患者合并弥漫性肺泡出血(DAH)，病情凶险，病死率高达50%以上。临床主要表现为咳嗽、咯血、低氧血症、呼吸困难，胸片显示弥漫肺浸润，血红蛋白下降及血细胞比容减低常是较特征性表现。对于临床症状不典型、鉴别诊断有困难的患者，在肺泡灌洗液或肺活检标本的肺泡腔中发现大量充满含铁血黄素的巨噬细胞，或者肺泡灌洗液呈血性，而无脓液或其他病原学证据，对于DAH的诊断具有重要意义。10%~20% SLE存在肺动脉高压，其发病机制包括肺血管炎、雷诺现象、肺血栓栓塞和广泛肺间质病变。

八、神经系统

又称神经精神狼疮(NP-SLE)。轻者仅有偏头痛、性格改变、记忆力减退或轻度认知障碍;重者可表现为脑血管意外、昏迷、癫痫持续状态等。存在上述表现,并除外感染、药物等继发因素的情况下,结合影像学、脑脊液、脑电图等检查可诊断 NP-SLE。少数患者出现脊髓损伤,表现为截瘫、大小便失禁等,虽经治疗后往往有后遗症,脊髓的磁共振检查可明确诊断。有 NP-SLE 表现的均为病情活动者。引起 NP-SLE 的病理基础为脑局部血管炎的微血栓,来自心瓣膜赘生物脱落的小栓子,或有针对神经细胞的自身抗体,或并存抗磷脂抗体综合征。中枢神经受累者腰椎穿刺检查一部分颅内压升高,脑脊液蛋白量增高,白细胞数增高,少数病例葡萄糖量减少。影像学检查对 NP-SLE 诊断有帮助。

九、消化系统表现

约 30% 患者有食欲减退、腹痛、呕吐、腹泻或腹水等,其中部分患者以上述症状为首发,若不警惕,易于误诊。约 40% 患者血清转氨酶升高,肝不一定肿大,一般不出现黄疸。少数可并发急腹症,如胰腺炎、肠坏死、肠梗阻,这些往往与 SLE 活动性相关。消化系统症状与肠壁和肠系膜的血管炎有关。有消化道症状者需首先除外继发的各种常见感染、药物不良反应等病因。

十、血液系统表现

活动性 SLE 中血红蛋白下降、白细胞和(或)血小板减少常见。其中 10% 属于 Coombs 试验阳性的溶血性贫血。血小板减少与血清中存在抗血小板抗体、抗磷脂抗体以及骨髓巨核细胞成熟障碍有关。约 20% 患者有无痛性轻或中度淋巴结肿大,以颈部和腋下为多见。淋巴结病理往往表现为淋巴组织反应性增生,少数为坏死性淋巴结炎。约 15% 患者有脾大。

十一、抗磷脂抗体综合征(APS)

可以出现在 SLE 的活动期,其临床表现为动脉和(或)静脉血栓形成,习惯性自发性流产,血小板减少,患者血清不止一次出现抗磷脂抗体。SLE 患者血清可以出现抗磷脂抗体不一定是 APS,APS 出现在 SLE 为继发性 APS。

十二、干燥综合征

有约 30% 的 SLE 有继发性干燥综合征并存,有唾液腺和泪腺功能不全。

十三、眼

约 15% 患者有眼底变化,如出血、视乳头水肿、视网膜渗出物等。其原因是视网膜血管炎。另外血管炎可累及视神经,两者均影响视力,重者可数日内致盲。早期治疗,多数可逆转。

【辅助检查】

一、一般检查

血、尿常规的异常代表血液系统和肾受损。血沉增快表示疾病控制尚不满意。

二、自身抗体

患者血清中可以查到多种自身抗体,它们的临床意义是 SLE 诊断的标记、疾病活动性的指标及可能出现的临床亚型。常见而且有用的自身抗体依次为抗核抗体谱、抗磷脂抗体和抗组织细胞抗体。

1. 抗核抗体谱　出现在 SLE 的有抗核抗体(ANA)、抗双链 DNA(dsDNA)抗体、抗 ENA(可提取核抗原)抗体。

(1) ANA:见于几乎所有的 SLE 患者,由于它特异性低,它的阳性不能作为 SLE 与其他结缔组织病的鉴别。

(2) 抗 dsDNA 抗体:诊断 SLE 的标记抗体之一,多出现在 SLE 的活动期,抗 dsDNA 抗体的含量与疾病活动性密切相关。

(3) 抗 ENA 抗体谱:是一组临床意义不相同的抗体:

①抗 Sm 抗体:诊断 SLE 的标记抗体之一。特异性 99%,但敏感性仅 25%,有助于早期和不典型患者的诊断或回顾性诊断,它与病情活动性不相关。②抗 RNP 抗体:阳性率 40%,对 SLE 诊断特异性不高,往往与 SLE 的雷诺现象和肌炎相关。③抗 SSA(Ro)抗体:往往出现在 SCLE、SLE 合并干燥综合征时有诊断意义。有抗 SSA(Ro)抗体的母亲所产婴儿易患新生儿红斑狼疮综合征。④抗 SSB(La)抗体:其临床意义与抗 SSA 抗体相同,但阳性率低于抗 SSA(Ro)抗体。

抗 rRNP 抗体:血清中出现本抗体代表 SLE 的活动,同时往往提示有 NP-SLE 或其他重要内脏的损害。

2. 抗磷脂抗体　包括抗心磷脂抗体、狼疮抗凝物、梅毒血清试验假阳性等对自身不同磷脂成分的自身抗体。结合其特异的临床表现可诊断是否合并有继发性 APS。

3. 抗组织细胞抗体　抗红细胞膜抗体,现以 Coombs 试验测得。抗血小板相关抗体导致血小板减少,抗神经元抗体多见于 NP-SLE。

4. 其他　有少数的患者血清出现 RF 和抗中性粒细胞胞浆抗体。

三、补体

目前常用的有总补体(CH_{50})、C_3 和 C_4 的检测。补体低下,尤其是 C_3 低下常提示有 SLE 活动。以低下除表示 SLE 活动性外,尚可能是 SLE 易感性(C4 缺乏)的表现。

四、狼疮带试验

用免疫荧光法检测皮肤的真皮和表皮交界处有否免疫球蛋白(Ig)沉积带。SLE 的阳性率约 50%,狼疮带试验阳性代表 SLE 活动性。必须采取腕上方的正常皮肤作检查,可提高本试验的特异性。

五、肾活检病理

对狼疮肾炎的诊断、治疗和预后估计均有价值,尤其对指导狼疮肾炎治疗有重要意义。如肾组织示慢性病变为主,而活动性病变少者,则对免疫抑制治疗反应差;反之,治疗反应较好。

六、X线及影像学检查

有助于早期发现器官损害。如头颅 MRI、CT 对患者脑部的梗死性或出血性病灶的发现和治疗提供帮助;高分辨 CT 有助于早期肺间质性病变的发现。超声心动图对心包积液、心肌、心瓣膜病变、肺动脉高压等有较高敏感性而有利于早期诊断。

【诊断和鉴别诊断】

目前诊断普遍采用美国风湿病学会1997年推荐的 SLE 分类标准(表9-1)。

表9-1 1997年美国风湿病学会推荐的 SLE 分类标准

颧部红斑	遍及颧部的扁平或高出皮面固定性红斑,常不累及鼻唇沟附近皮肤
盘状红斑	隆起的红斑上覆有角质性鳞屑和毛囊栓塞,旧病灶可有皮肤萎缩性疤痕
光过敏	日光照射引起皮肤过敏
口腔溃疡	口腔或鼻咽部无痛性溃疡
关节炎	非侵蚀性关节炎,累及2个或2个以上的周围关节,伴关节的肿、痛或积液
浆膜炎	①胸膜炎:胸痛、胸膜摩擦音或胸膜渗出;②心包炎:心电图异常,心包摩擦音或心包积液
肾脏病变	①蛋白尿 >0.5g/d 或 >+++ 或②细胞管型:可为红细胞、血红蛋白、颗粒管型或混合管型
神经系统异常	①抽搐:非药物或代谢紊乱所致,或②精神病:非药物或代谢紊乱所致
血液系统异常	①溶血性贫血伴网织红细胞增多或②白细胞减少 $<4.0\times10^9/L$ 或③淋巴细胞减少 $<1.5\times10^9/L$ 或④血小板减少 $<100\times10^9/L$
免疫学异常	①抗 dsDNA 抗体阳性或②抗 Sm 抗体阳性或③抗磷脂抗体阳性
抗核抗体	免疫荧光抗核抗体滴度异常,或相当于该法的其它试验滴度异常,排除了药物诱导的"狼疮综合征"

该分类标准的11项中,符合4项或4项以上者,在除外感染、肿瘤和其他结缔组织病后,可诊断 SLE。其敏感性和特异性分别为95%和85%。需强调指出的是,患者病情的初始或许不具备分类标准中的4条,随着病情的进展方出现其他项目的表现。11条分类标准中,免疫学异常和高滴度抗核抗体更具有诊断意义。一旦患者免疫学异常,即使临床诊断不够条件,也应密切随访,以便尽早作出诊断和及时治疗。

SLE 应与下述疾病鉴别:RA、各种皮炎、癫痫病、精神病、特发性血小板减少性紫癜和原发性肾小球肾炎等,也需和其他结缔组织病作鉴别。有些药物如肼屈嗪等,如长期服用,可引起类似 SLE 表现(药物性狼疮),但极少有神经系统表现和肾炎,抗 dsDNA 抗体、抗 Sm 抗体阴性,血清补体常正常,可资鉴别。

【病情的判断】

诊断明确后则要判定患者的病情以便采取相应的治疗。可以根据以下三方面来判定。

一、疾病的活动性或急性发作

有多种标准做这方面的评估。现用的标准自 SLEDAI、SLAM、SIS、BILAG 等。较为简明实用的为 SLEDAI,内容如下:抽搐(8分)、精神异常(8分)、脑器质性症状(8分)、感觉异常(8分)、脑神经受累(8分)、狼疮性头痛(8分)、脑血管意外(8分)、血管炎(8分)、关节炎(4分)、肌炎(4分)、管型尿(4分)、血尿(4分)、蛋白尿(4分)、脓尿(4分)、新出现皮疹(2分)、脱发(2分)、发热(1分)、血小板减少(1分)、白细胞减少(1分)。根据患者前10天内是否出现上述症状而定分,凡总分在10分或10分以上者考虑疾病活动。

二、病情的严重性

依据于受累器官的部位和程度。例如出现脑受累表明病变严重;出现肾病变者,其严重性又高于仅有发热、皮疹者,有肾功能不全者较仅有蛋白尿的狼疮肾炎为严重。狼疮危象是指急性的危及生命的重症 SLE,包括急进性狼疮性肾炎、严重的中枢神经系统损害、严重的溶血性贫血、血小板减少性紫癜、粒细胞缺乏症、严重心脏损害、严重狼疮性肺炎、严重狼疮性肝炎和严重的血管炎。

三、并发症

有肺部或其他部位感染、高血压、糖尿病等则往往使病情加重。

【治疗】

SLE 目前虽不能根治,但合理治疗后可以缓解,尤其是早期患者。治疗原则是活动且病情重者,予强有力的药物控制,病情缓解后,则接受维持性治疗。现将用于本病的药物叙述如下:

一、糖皮质激素(简称激素)

一般选用泼尼松或甲泼尼龙,只有鞘内注射时用地塞米松。对不甚严重病例,可先试用泼尼松每日 0.5~1mg/kg,晨起顿服,病情稳定后 2 周或疗程 8 周内,开始以每 1~2 周减 10% 的速度缓慢减量,减至小于每日 0.5mg/kg 后,减药速度按病情适当调慢;如果病情允许,维持治疗的激素剂量尽量小于泼尼松每日 10mg。长期使用激素会出现以下不良反应,如向心性肥胖、血糖升高、高血压、诱发感染、股骨头无菌性坏死和骨质疏松等,应予以密切监测。

激素冲击疗法:用于急性暴发性危重 SLE,如急进性肾衰竭、NP-SLE 的癫痫发作或明显精神症状、严重溶血性贫血等,即用甲泼尼龙 500~1000mg,溶于 5% 葡萄糖 250ml 中,缓慢静脉滴注每天 1 次,连用 3 天为 1 疗程,接着使用如上所述的大剂量泼尼松,如病情需要,1 周后可重复使用,这样能较快控制 SLE 暴发。

二、免疫抑制剂

活动程度较严重的 SLE,应同时给予大剂量激素和免疫抑制剂,后者常用的是环磷酰胺(CTX)或硫唑嘌呤。加用免疫抑制剂有利于更好地控制 SLE 活动,减少 SLE 暴发,以及减少激素的需要量。狼疮肾炎用激素联合 CTX 治疗,会显著减少肾衰竭的发生。

1. 环磷酰胺 CTX 冲击疗法,每次剂量 0.5~1.0g/m^2 体表面积,加入 0.9% 氯化钠溶液 250ml 内,静脉缓慢滴注,时间要超过 1 小时。除病情危重每 2 周冲击 1 次外,通常每 4 周冲击 1 次,冲击 8 次后,如病情明显好转(如尿蛋白转阴),则改为每 3 月冲击一次,至活动静止后至少 1 年,可停止冲击,冲击疗法比口服疗效好。CTX 口服剂量为每日 1~2mg/kg,分 2 次服。CTX 有胃肠道反应、脱发、肝损害等不良反应,尤其是血白细胞减少,应定期作检查,当

血白细胞 $<3\times10^9/L$ 时,暂停使用。

2. 硫唑嘌呤 适用于中等度严重病例,脏器功能恶化缓慢者。硫唑嘌呤不良反应主要是骨髓抑制、肝损害、胃肠道反应等,剂量每日 1~2mg/kg。

3. 环孢素 每日 5mg/kg,分 2 次口服,服用 3 个月。以后每月减少 1mg/kg,至 3mg/kg 作维持治疗。其主要不良反应为肾、肝损害,使用期间应予以监测。在需用 CTX 的病例,由于血白细胞减少而暂不能使用者,亦可用本药暂时替代。

4. 吗替麦考酚酯(mycophenolate mofetil,MMF) 其活性代谢物为霉酚酸酯。剂量为每日 1~2g/kg,分 2 次口服。它对白细胞、肝肾功能影响小。

5. 抗疟药 羟氯喹每次 0.1~0.2g,每日 2 次。氯喹每次 0.25g,每日 1 次,对皮疹、关节痛及轻型患者有效。它对血象、肝肾功影响很小,久服后可能对视力有一定影响,氯喹可造成心肌损害。

6. 雷公藤总苷 每次 20mg,每日 3 次。对本病有一定疗效。不良反应主要为对性腺的毒性,可发生停经、精子减少,尚有肝损害、胃肠道反应、白细胞减少等。

三、静脉注射大剂量免疫球蛋白(IVIG)

适用于某些病情严重或(和)并发全身性严重感染者,对重症血小板减少性紫癜有效,一般每日 0.4g/kg,静脉滴注,连续 3~5 天为一个疗程。

四、控制并发症及对症治疗

根据病情选择治疗方案:

1. 轻型 以皮损和(或)关节痛为主,则可选用羟氯喹(或氯喹),辅以非甾体类抗炎药。治疗无效应早服激素,每日量为泼尼松 0.5mg/kg。

2. 一般型 有发热、皮损、关节痛及浆膜炎,并有轻度蛋白尿,宜用泼尼松,每日量为 0.5~1mg/kg。

3. NP-SLE 甲泼尼龙冲击疗法和泼尼松每日 1mg/kg,同时 CTX 冲击治疗,也可选用鞘内注射地塞米松 10mg 及甲氨蝶呤 10mg,每周一次。有抽搐者同时给抗癫痫药、降颅压等支持对症治疗。

4. 溶血性贫血或(和)血小板减少 予甲泼尼龙冲击和泼尼松每日 1mg/kg,根据病情加用 IVIG。

5. 抗磷脂抗体综合征 予抗血小板药及华法林。

6. 缓解期 病情控制后,尚需接受长期维持治疗。应使用不良反应最少的药物和用量最小有效剂量,以达到抑制疾病复发的目的,例如可每日晨服泼尼松 5~10mg。

五、一般治疗

非药物性一般治疗殊为重要,必须:①进行心理治疗使患者对疾病树立乐观情绪;②急性活动期要卧床休息,病情稳定的慢性患者可适当工作,但注意勿过劳;③及早发现和治疗感染;④避免使用可能诱发狼疮的药物,如避孕药等;⑤避免强阳光暴晒和紫外线照射;⑥缓解期才可作防疫注射,但尽可能不用活疫苗。

六、血浆置换

通过清除血浆中循环免疫复合物、游离的抗体、免疫球蛋白及补体成分,使血浆中抗体滴度减低,并改善网状内皮系统的吞噬功能,对于危重患者或经多种治疗无效的患者有迅速缓解病情的功效。

七、人造血干细胞移植

是通过异体或自体的造血干细胞植入受体内而获得造血和免疫功能重建的医疗手段。其可能的作用机制如下:①患者在免疫清除治疗后的免疫功能重建过程中,可以对自身抗原重新产生耐受;②在免疫治疗过程中,对自身抗原反应的细胞克隆凋亡,达到新的免疫平衡,异常免疫反应减弱,自身抗体减少,有利于组织免疫损伤的修复。多项研究已经证实,人造血干细胞移植可以使传统免疫抑制剂治疗无效的患者病情得以缓解,但移植后复发是自体干细胞移植的突出问题,其远期疗效尚待长期随访后确定。

八、生物制剂

可以将目前治疗 SLE 的生物制剂分为以下几类:①改变细胞因子活化和调节;②抑制 T 细胞活化并诱导 T 细胞耐受、阻断 T-B 细胞相互作用;③作用于 B 细胞以减少 B 细胞产生抗 dsDNA 抗体;④抑制补体活化。目前用于临床和临床试验治疗 SLE 的药物主要有抗 CD20 单抗(利妥昔单抗,rituximab)和 CTLA-4。生物制剂的应用为 SLE 治疗尤其是难治性复发患者开辟了一条新途径。然而,目前报道或研究多为小样本量,其在 SLE 治疗中的定位还需大规模、长期随访研究。

【SLE 与妊娠】

没有中枢神经系统、肾脏或其他脏器严重损害,病情处于缓解期达半年以上者,一般能安全地妊娠,并分娩出正常婴儿。非缓解期的 SLE 患者容易出现流产、早产和死胎,发生率约 30%,故应避孕。妊娠前 3 个月至妊娠期应用环磷酰胺、甲氨蝶呤、硫唑嘌呤者均可能影响胎儿的生长发育,故必须停用以上药物至少 3 个月方能妊娠。妊娠可诱发 SLE 活动,特别在妊娠早期和产后 6 周。有习惯性流产病史或抗磷脂抗体阳性者,妊娠时应服低剂量阿司匹林(50mg/d)。激素通过胎盘时被灭活(但是地塞米松和倍他米松是例外)不会对胎儿有害,妊娠时及产后一个月可按病情需要给予激素治疗。产后避免哺乳。

(赵 鹏)

第二节 结节性多动脉炎

结节性多动脉炎(polyarteritis nodosa,PAN)又称为结节性动脉周围炎或叫多动脉炎,是中小肌性动脉坏死性血管炎(MVV),是一种主要影响中小动脉的血管炎性病变,这种小动脉不包括细动脉、小静脉及毛细血管并且与肾小球血管无关。

多动脉炎可以累及任何器官,常见的部位可以有肾脏、关节、肌肉、神经、胃肠道、皮肤、心脏。原发性多动脉炎有两种不同类型:系统性多动脉炎和局限性多动脉炎,前者有内脏血管受累,后者血管炎局限于皮肤、神经和肌肉。多动脉炎可以是其它疾病的一种表现或并发症。如:类风湿关节炎、混合型冷球蛋白血症、毛细胞白血病等,称为继发性血管炎。

多动脉炎起病有急有缓,病情轻重不一,其严重性在于它可以暴发性、进行性的全身累及为早期发病形式。

多动脉炎是少见的疾病,国外报告年发病率为 0.7/10 万～0.96/10 万,患病率为 6.3/10 万,男女发病比 2:1,各年龄组均可发病,多发生在 40～60 岁之间。

【病因与发病机制】

一、病因

结节性多动脉炎的病因尚不完全清楚,一般认为外源性物质是主要诱发因素,许多物质均可引起血管的炎性改变,如血清、细菌、药物、病毒等。

1. 异种血清 自 1905 年 Pirquet 等观察到给人体注射马白喉抗毒素后引起皮疹、关节炎、动脉炎和肾炎以来人们相继发现血清对结节性多动脉炎的影响。近年 Dixon 等将牛血白蛋白静脉注入家兔,引起动脉炎和肾小球肾炎,所以,认为异种血清是引发本病的原发病因。

2. 药物 1942 年 Rich 报道了磺胺类药物引起结节性多动脉炎病例。此后,药物诱发本病的问题引起人们的广泛关注。现已肯定了某些药物是该病发病的原发病因,如青霉素、氯霉素、四环素、磺胺类、硫脲嘧啶、有机砷、雌激素、乙内酰脲等,麻醉剂和兴奋剂亦可诱发本病。

3. 感染 细菌和病毒感染是结节性多动脉炎的重要发病原因,其中病毒可能是重要的致病因素,在 20 世纪 70 年代已经认识到有 30%～50% 的结节性多动脉炎患者和乙型肝炎病毒持续感染密切相关,并从本病的病变部位证实了有乙肝抗原。所以,认为结节性多动脉炎可能是病毒作为抗原的免疫复合物病。其它的病毒有人类免疫缺陷病毒、巨细胞病毒、甲型肝炎病毒、丙型肝炎病毒、I 型人类 T 细胞白血病病毒、副病毒等。某些细菌特别是溶血性链球菌引起的变态反应可以导致多动脉炎或引起多动脉炎类似的病变。真菌,寄生虫同样也可引起相似的结节性动脉炎的表现。

二、发病机制

结节性多动脉炎的致病原因和发病机制均不十分明确。1925 年 Gmber 最先提出变态反应学说,之后有人强调高血压在发病中的作用,认为血管炎尤其是坏死性血管炎的发生与血流动态有密切关系,而遗传学研究发现,本病有先天性 C_2 缺乏和 α_1-抗胰蛋白酶缺乏。

病毒感染可以导致内皮细胞功能的变化,使内皮细胞表达 IgG 的 Fc 受体、C_3b 受体并和主要组织相容性复合体 Ⅱ 类分子(MHC Ⅱ)结合进一步产生 IL-1,导致血管内皮细胞的损伤和功能的紊乱。损伤的内皮细胞可释放血小板活化因子(PAF)、IL-1,血管内皮生长因子(VEGF)、肿瘤坏死因子(TNF),由于细胞因子的相互作用,使得正常的内皮细胞破坏,成为凝血过程的启动环节,使内皮细胞对中性粒细胞、单核细胞、淋巴细胞粘附性增强,受损的内皮细胞进一步释放多种细胞因子,产生炎症,形成免疫反应灶。干扰素和 TNF 能诱导内皮细胞表达 MHCⅠ 类分子,而 T 细胞可以识别内皮细胞表达的 MHCⅠ 类分子,继而杀伤内皮细胞,加重内皮细胞的损伤。

药物(如磺胺类,青霉素类、碘化物类、噻嗪类化合物、硫脲嘧啶、胍乙啶、麻黄碱)、疫苗、细菌感染(如链球菌、葡萄球菌)、病毒感染(如乙型或丙型肝炎病毒,流感,人免疫缺陷病毒)引起的变态反应,形成可溶性循环免疫复合物沉着于血管壁,造成血管壁通透性增强,补体被激活,免疫活性细胞浸润,导致血管炎性病变或发生坏死,是结节性多动脉炎的重要发病机制之一。

【病理】

PAN 的特征性病理改变,主要是中小肌性动脉的全层坏死性血管炎,病变呈现局灶性、阶段性,好发于动脉的分叉部位和血管进入脏器之处。病变常常从中动脉壁中层开始,再扩展到内膜和外膜,常可破坏内弹力层。PAN 病变可累及任何脏器的动脉,但较少累及肺和脾动脉。病理上分为初期(变性期)、急性炎症期、好转期(肉芽肿形成期或慢性期)和治愈期(瘢痕期)等4期改变,各期病变可同时存在。肾脏、肝脏、心脏及胃肠道受累最常见。

【临床表现】

临床表现多种多样,起病方式不同,可呈隐匿性发病或急性发病,病情的发展不同,预后差异较大,受累器官可局限于1~2个器官或全身多个脏器。最常见的早期表现为非特异的全身症状,如:不明原因的发热,周身不适,乏力,多汗及体重减轻以后逐渐出现器官受累表现。临床可仅仅有皮肤的局限性病变表现或早期出现系统性损害:如高血压、急性腹痛、肾小球肾炎、冠状动脉供血不足、周围神经病变和肌肉、关节病变。根据病变累及组织器官情况,临床上将结节性多动脉炎分为全身型(系统性)和局限型两种类型。

一、系统型

1. 皮肤 结节性多动脉炎皮肤损害的发病率为20%~70%,其表现为多形性和混杂性,如疼痛性的皮下结节和红斑、丘疹、紫癜、网状青斑、荨麻疹、溃疡和坏疽等。皮下小结节1~5mm大小,沿血管壁成批或线状出现,多见于四肢,特别是在小腿、外踝、趾(指)较为常见,急性期有触痛。

2. 消化系统 病变部位不同表现为不同的症状和体征,如嗳气、食欲不振、出血、梗阻、腹膜炎、肠穿孔等症状。其中腹痛是本病累及消化系统的常见症状大约占40%左右,腹痛的部位与受累器官的部位有关,弥漫性腹痛、腹胀应考虑肠系膜上动脉血栓形成,可同时伴有或不伴有腹膜炎,肠系膜上动脉急性完全梗死可造成大范围的肠梗死。胆囊动脉炎症临床表现可以类似于胆囊炎,甚至引起胆囊破裂发生急腹症。因肝脏、胰腺等实质脏器的梗死,出血亦较多见,肝动脉阻塞,可以引起大面积肝坏死危及生命。尸解报告肝血管病变发生率为60%~70%,并可见栓塞、间质性肝炎、肝硬化。

3. 泌尿系统 肾脏病变可表现为梗死,急性肾小球肾炎或慢性、亚急性肾炎和急性肾功能衰竭,亦可有肾病综合征的表现,尿液检查蛋白尿占83%,血尿占59.6%,管型尿占44.4%,氮质血症占58.7%。肾脏活检中,显示有组织学变化占45.5%。剧烈的肾绞痛常由于肾动脉梗死。动脉瘤破裂可导致肾出血、肾周围血肿、腹膜后血肿。引起尿毒症是结节性多动脉炎患者死亡的主要原因之一。

4. 循环系统 结节性多动脉炎病变累及心脏的发生率为65%左右,尸检心脏受累比例高达75%,主要是冠状动脉炎引起的缺血、梗死或充血性心力衰竭、心包炎、心肌肥厚,心律失常等。心肌梗死和充血性心力衰竭的发生和发展与冠状动脉炎引起的供血不足、高血压或冠状动脉瘤有关,是本病患者死亡的主要原因之一。病变累及周围动脉时,出现肢体发凉、怕冷、无力、间歇性跛行等缺血表现,末梢动脉搏动减弱或消失。部分病人在动脉听诊时出现吹风样收缩期杂音。

5. 呼吸系统 肺部病变发生率18%~25%,PAN 患者可表现为肺炎、肺纤维化等,但肺动脉受累少见。主要征象为咳嗽、胸痛、气喘、哮鸣音和咯血,X 线胸片显示梗死、浸润或渗液。另外,可发生肺水肿、肺炎、支气管炎及肺动脉高压。

6. 神经系统 本病神经系统受累比较常见,可表现有脑部受累、脊髓受累及外周神经病变。中枢神经系统病变发病率为46%~48%,临床表现多样,有器质性症状及精神错乱,可有脑干病变,脑神经麻痹。脊髓病变伴截瘫或四肢麻痹者非常少见。周围神经病变的发生率可达50%~70%,可为发病的最初表现,是该病重要症状之一,外周神经最为典型的是多发的单神经病(MM),其次有泛发性单神经炎,皮肤神经病,多神经病。容易受累的神经包括:胫腓神经、尺神经、正中神经及其分支,从而导致足或手的下垂。多发的单神经病变最常受累的是感觉神经。常突然发作,上下肢同时受累,下肢多于上肢,神经支配的肌肉会出现无力或萎缩。

7. 眼部受累　多动脉炎可导致视网膜动脉阻塞,视网膜出血,渗出性视网膜脱离。

8. 其他　本病也可出现肌肉、骨骼、关节、睾丸等损害的各种表现。

二、局限型

以局限于皮肤者多见,主要累及真皮、皮下小动脉,发生坏死性炎症,临床以皮下结节、网状青斑和肌痛为主要症状,亦可累及肌肉和周围神经。除皮肤外,亦可发生阑尾、胆囊、肺和乳房等器官的局限性病变。皮肤型多动脉炎累及皮下组织的小动脉,通常不损害内脏动脉,呈慢性局限性的过程,病程长,预后好。

【辅助检查】

PAN 的实验室异常常常是一过性和非特异的。

1. 一般检查　血液学检查可提示贫血,白细胞增多,血小板增多;尿常规检查提示:镜下血尿、蛋白尿、管型尿等变化,血沉增快,CRP 升高,血清白蛋白减少,肝肾功能异常。

2. 免疫学　检测部分患者可以出现总补体水平及补体 C_3、C_4 下降,部分患者可以出现类风湿因子阳性及低滴度的抗核抗体、冷球蛋白、抗核周型中性粒细胞胞浆抗体(p-ANCA)。抗髓过氧化物酶(抗 MPO)抗体对结节性多动脉炎的诊断价值日益受到重视。研究表明抗 MPO 抗体为结节性多动脉炎尤其是合并肺、肾损害者的敏感指标,抗 MPO 抗体和疾病活动性相关,可作为疾病活动期的指标。

3. 影像学检查　包括普通胸腹部 X 线检查及内脏动脉造影。动脉血管造影是确诊 PNA 的重要手段之一。典型 PNA 造影显示:中小动脉囊性或纺锤形的微小动脉瘤,节段性动脉狭窄和动脉变细(剪枝样中断),动脉瘤最常发生在肾、肝动脉,也见于肠系膜、脑、脾、肺、肋间、膈下、胃上和十二指肠动脉。动脉瘤样的扩张并非特异,也可见于系统性红斑狼疮、干燥综合征等。尽管如此,血管造影的异常仍然不失为 PNA 的重要特征。

4. 活体组织检查　活检获得病理学证据是 PAN 重要的诊断依据之一。皮肤:选择皮肤及皮下组织,观察真皮和皮下组织小动脉病理变化;肌肉:观察骨骼肌中小动脉的病理变化,因腓肠肌有术后形成静脉血栓的危险,除非其是唯一出现症状的肌肉,否则不宜作活检;肌电图显示有神经受累时,活检的神经应在神经横截面有足够的小动脉;如果其他部位不能提供诊断所需的材料,对有肾炎者作肾脏活检,对严重肝功能异常者作肝脏活检是可取的。

5. 心电图和超声心动图　心电图可表现为各种心律失常、心肌缺血,超声心动图有助于了解心脏功能及各瓣膜腔室的结构变化。

6. 其它辅助检查　腹部 B 超有助于发现肝胆胰肾受累的情况;内镜可以检查胃肠受累的情况;肌电图检查可以发现神经及肌肉的受累;出现中枢神经系统症状时,还应进行头颅 CT 及 MRI 的检查。

【诊断与鉴别诊断】

结节性多动脉炎为全身性疾病,具备典型的临床表现诊断并不困难。然而早期临床表现多样,缺乏特异性,不易诊断,而治疗是否及时直接影响预后。PAN 容易与其它疾病混淆,诸如：败血症、感染性心内膜炎、恶性肿瘤。当有迅速发展的高血压伴有不明原因发热、腹痛、肾功能衰竭时，或当疑似肾炎或心脏病患者伴有嗜酸性粒细胞增多或不能解释的症状和关节痛、肌肉压痛与肌无力、皮下结节、皮肤紫癜、腹部或四肢疼痛、或迅速发展的高血压时，可拟诊结节性多动脉炎。特别是当其他发热，多脏器损伤的原因已被排除时，临床与实验室检查结果通常可提示诊断。全身性疾病伴两侧对称或不对称地累及主要神经干（如桡神经、腓神经、坐骨神经）的周围神经炎（通常为多发性，即多发性单神经炎）提示为结节性多动脉炎，原来健康的中年男性发生上述临床表现者亦提示结节性多动脉炎。

由于目前缺乏 PNA 的统一诊断标准，目前沿用的为 1990 年美国风湿病学会关于 PNA 的分类标准（见表 9-2）。在 10 项中有 3 项阳性者即可诊断为 PNA。但在诊断时应排除其他结缔组织病并发的血管炎。

表 9-2 1990 年美国风湿病学会关于 PNA 的分类标准

标准	标准说明
1. 体重下降≥4kg	病初就有体重下降，排除节食及其它原因
2. 网状青斑，四肢或躯干呈斑点及网状斑	
3. 睾丸疼痛或触痛	除外由于感染、外伤或其它原因所致的睾丸疼痛或压痛
4. 肌痛、无力或下肢疼痛	弥漫性肌痛（除外肩胛带或骨盆带）或肌无力或下肢肌肉压痛
5. 单神经病或多神经病	
6. 舒张压≥90mmHg	
7. 肌酐、尿素氨水平升高	血肌酐≥132.7pmol/L，尿素氨水平升高≥14.3mmol/L，除外脱水和梗阻
8. 乙型肝炎病毒	血清中可以检测到 HBsAg 或 HBsAb
9. 血管造影异常	包括内脏血管动脉瘤或阻塞，除外动脉硬化、肌纤维发育不良或其它非炎症性原因
10. 中小动脉活检	病理示动脉壁内有粒细胞和（或）单核细胞浸润

由于本病累及范围较广，临床表现特异性差，故必须与多种疾病鉴别。

1. 其它血管炎 各种系统性血管炎的临床表现既有特征性，又有部分重叠，故应从发病年龄、伴随疾病、血管类型、分布和病理特点等几方面加以鉴别。

（1）Churg-struss 综合征：即变应性肉芽肿，绝大多数有哮喘或过敏史，临床上多累及呼吸道、腹部及内脏器官，主要侵犯小动脉、细小动脉和静脉，血管病理改变可见坏死性肉芽肿、炎细胞浸润，尤以嗜酸性粒细胞浸润为主。

（2）韦格纳肉芽肿：本病可以发生在任何年龄段，无性别差异，遗传因素认为与 HLA-DR_2 有关，受累部位为呼吸道、肾脏，少数情况下可以累及其它器官。主要侵犯小动脉，病理呈现血管坏死及肉芽肿形成。嗜酸性粒细胞很少见，血清中可以检测到 c-ANCA 抗体阳性，抗生素治疗有效。

（3）过敏性紫癜：本病属于过敏性血管炎的一种，主要见于儿童和青年，多累及皮肤、消化道、肾脏和关节滑膜,临床表现分为皮肤型、腹型、肾型和关节型。皮肤表现多累及双下肢对称性出血性紫癜,严重时可融合成片中心坏死。病程中可以出现心肌炎、间质性肾炎或肝炎。侵犯血管主要为细小动脉,可见 IgA 免疫复合物在受累组织沉积。

(4)过敏性血管炎:患者常有药物、化学物质过敏史,疫苗接种史或潜在肿瘤。主要为皮肤表现,罕见累及内脏及关节。侵犯血管为细小动静脉,病理显示白细胞裂解,淋巴细胞浸润,偶尔有肉芽肿形成。临床上注意与皮肤型 PNA 鉴别。

(5)巨细胞动脉炎:本病多见于老年患者,头痛为主要表现,50% 的患者有风湿性多肌痛,主要受累血管为鞭动脉,极少见于其它大中小血管,此特点可与 PNA 鉴别。病理可见肉芽肿形成,伴不同数目的巨细胞浸润,偶见淋巴细胞。

(6)大动脉炎:绝大多数发生在育龄期妇女,亚洲人多见,是青少年肾性高血压的原因之一。主要受累血管为弹性及肌性动脉如主动脉及其分支、冠状动脉、肾动脉及其内脏动脉。在疾病活动期,血管病理见肉芽肿形成,偶见巨细胞,慢性期呈纤维化,无细胞浸润,血管造影显示 20% 合并有瘤样扩张或阶段性中断。

2. 继发性多动脉炎　许多疾病如:类风湿关节炎、系统性红斑狼疮、干燥综合征及少数毛细胞白血病等均合并多动脉炎,其临床表现及病理改变与 PNA 相似,但又有各自的临床特点,鉴别诊断一般不难。结节性动脉炎的非特异性临床表现应与多种疾病鉴别,发热、体重减轻时与败血症、亚急性细菌性心内膜炎和恶性肿瘤鉴别,仅仅有高血压时与原发性高血压及继发性高血压鉴别。腹部症状应注意与腹膜炎、胆囊炎、胰腺炎及溃疡穿孔鉴别。

【治疗】

一、一般治疗

宜采取多方面有效的治疗方法,治疗措施的制定主要依据病变范围及病变发展速度而定。一般治疗包括发作期注意休息、积极寻找致病原因(包括某些药物),并避免与之接触。去除感染灶,积极治疗。

二、糖皮质激素治疗

糖皮质激素治疗是 PNA 的首选药物,及早使用可以明显改善预后。对于病情较轻、系统损害不严重的可以先单独使用,泼尼松剂量可以为 1mg/(kg·d),最初治疗时可以分次口服,约 2 周后改为早晨顿服,足量维持 4 周左右。当临床症状改善,血沉下降,补体水平回升时,说明治疗有效,开始减量,减量时每 1~2 周减少 5~10mg。当减量至 15mg 时则应放慢减量速度,对于病情严重的患者可以便用甲泼尼龙冲击治疗,1g/d 连续 3d 作为激素起始的治疗量。使用激素时应随时注意激素的副作用如感染、低血钾、水钠潴留、高血压、糖尿病、骨质疏松等。但无论如何,糖皮质激素的治疗是 PNA 治疗的根基。

三、免疫抑制剂

单独使用皮质类固醇疗效不佳时,可给予免疫抑制剂。免疫抑制剂可单独使用或在开始时与皮质类固醇合用,对在治疗前几周使用类固醇效果欠佳或需极大剂量方能控制症状的病人应积极使用。

四、其它治疗

尽管使用激素及免疫抑制剂使 PNA 的预后明显改善,但仍然有部分患者严重的器官损

害得不到控制,近年来一些新的治疗手段已经应用于临床,并取得一定的疗效:

1. 静脉注射免疫球蛋白　部分患者使用后病情得以缓解,患者血清中的 ANCA 水平降低,ESR 及 CRP 水平也出现不同程度的降低。对于 ANCA 阳性的血管炎静脉使用丙种球蛋白不失为一种较为满意的治疗手段。

2. 单克隆抗体　临床上应用特异性高的单克隆抗体特异性阻断淋巴细胞表面某些重要的受体如:抗原、粘附分子、生长因子受体等,从而使淋巴细胞在疾病的免疫病理过程中失去作用。从而达到治疗效果。

3. 血浆置换适　用于某些病情较重、内脏器官受累、高滴度血清抗体的患者。

五、抗病毒治疗

近年来的观察发现,抗病毒药物拉米氟定治疗对于 HBV 相关的 PNA 已有明确效果,同时包括最初的激素治疗。

六、对症治疗

其它对症治疗措施包括抗高血压、维持水电解质平衡、注意肾脏损害、控制心衰(洋地黄化)和输血。如果胃肠道受累导致肠套叠或肠系膜动脉血栓形成及肠或内脏梗死时,则需外科手术治疗。PNA 血管内膜的炎症以及糖皮质激素的使用可以增加潜在的血管收缩能力及血小板的聚集,故应使用抗凝药物和血管扩张药物如:阿司匹林、尼莫地平等。

【预后】

PAN 预后取决于是否有内脏和中枢神经系统的受累及病变严重程度。未经治疗者预后差,其 5 年生存率 <15%,多数患者死亡发生于疾病的第一年,若能积极合理治疗 10 年生存率可达 83%。

(王海滨)

第十章 神经系统急症

神经系统急症的主要表现为意识障碍、颅内压增高征、脑膜刺激征、脑实质损害的定位症状、抽搐发作、呼吸或循环功能障碍等。本症可起源于中枢神经系统疾病，以脑实质损害为特征性表现；也可以为全身性疾病所引起的中枢神经系统损害，表现为意识障碍、精神症状和抽搐等。

第一节 癫痫持续状态

癫痫持续状态(status epilepticus)是神经科急危症，包括小发作持续状态、部分性癫痫发作持续状态，而以大发作持续状态最为多见和严重。大发作持续状态是指强直-阵挛发作的持续和频繁发作，发作间期意识不恢复；或者指一次癫痫发作持续30min以上。如不及时治疗，可因生命功能衰竭而死亡，或造成持久性及脑损害后遗症。

【病因】

长期服用抗癫痫药物过程中突然停药是引起癫痫持续状态的最常见原因，约占本症的3%。其次为脑炎、脑膜炎。脑血管意外如脑出血、蛛网膜下腔出血、脑栓塞、动脉硬化性脑梗死、头颅外伤引起的颅内血肿、脑挫伤等，颅内肿瘤、脑囊虫病等颅内疾病也是常见的原因。此外，颅外感染的高热感染中毒状态、低血糖、低血钙、高钠血症、药物、食物中毒等也可引起癫痫持续状态。

【病理生理】

持续或反复惊厥发作可导致不可逆脑及其他系统损害，可使大脑耗氧和耗糖量急剧增加，而脑组织几乎无氧和葡萄糖储备，低血糖、缺氧使神经元内ATP减少，导致离子泵功能障碍，钠、钙离子进入细胞内，钾离子由膜内到膜外。兴奋性氨基酸及神经毒性产物(如花生四烯酸、前列腺素、白三烯等)大量增加，导致神经元和轴突水肿死亡。缺氧使脑血流自动调节功能障碍，导致脑缺血，进一步加重脑损害。同时，其他系统代谢性并发症相继出现．如代谢性酸中毒、高热、低血糖、休克、高血钾、肌红蛋白尿等，继而发生心、肝、肾、肺多脏器功能衰竭，是病人常见的死因。

【临床表现】

癫痫大发作的特点为意识丧失及全身抽搐。患者突然意识丧失，跌倒在地，全身肌肉发生持续性收缩、头向后仰、上肢屈曲或伸直、两手握拳、拇指内收、下肢伸直、足内翻,称强直性抽搐期,持续约20s。随后患者的肌肉呈强烈的屈伸运动,称阵挛性抽搐期,约40s。在强直期至阵挛期间,可出现下列情况:开始时多有尖叫一声,是由于呼吸肌和声带肌同时收缩,肺内空气从变窄的声门挤出所致。由于呼吸肌强烈收缩,呼吸暂停,皮肤自苍白转为青紫,由于咀嚼肌收缩而咬破舌头,口吐带血泡沫。膀胱及腹壁肌肉强烈收缩可发生尿失禁。同时,在惊厥期中出现心率增快,血压升高,汗液、唾液和支气管分泌物增多,瞳孔散大、对光反射消失和深浅反射消失。此后由昏迷转为睡眠渐清醒,或先有短暂意识模糊后才清醒。自发作开始至意识恢复历时5~15min。如有延长性睡眠,可以数小时才请醒。

全面性强直-阵挛发作(GTCS)在短时间内频繁发作,发作间期意识不清者,称为癫痫大发作持续状态。大发作持续状态超过20min,可使大脑皮质氧分压(PO_2)降低,也可引起脑水肿和选择性脑区细胞死亡。如果大发作持续状态超过60min,则可出现继发性代谢障碍合并症,乳酸增高,高血糖后的低血糖,脑脊液压力升高,高热、大汗、失水,继高血压后出现低血压,终至休克。由于肌肉极度抽搐引起肌细胞溶解,肌球蛋白尿,导致下肾单位变性,最后发生心血管、呼吸与肾功能衰竭。癫痫大发作持续状态的病死率为10%~33%。发作持续时间在60min以内者,可望免于造成严重、持久的脑损害或死亡;发作持续时间达10h者常留有神经系统后遗症,达13h以上者可能致死。

【诊断】

根据典型病史及观察到的发作状态即可诊断,必要时可做脑电图检查以帮助诊断,进一步寻找病因。特发性癫痫的患者脑部并无可以导致症状的结构性变化或代谢异常,而与遗传因素有较密切的关系。症状性癫痫由多种脑部病损和代谢障碍引起,如颅脑外伤、各种脑炎、脑膜炎、脑脓肿、脑寄生虫、颅内肿瘤、脑血管畸形、蛛网膜下腔出血、脑出血、脑梗死等。胰岛细胞瘤所致的低血糖、糖尿病、甲状腺功亢进及甲状腺功能减退等也可以导致发作。

对疑为症状性癫痫的患者,可选择颅脑计算机X线断层摄影(CT)或磁共振成像(MRI)。脑电图、放射性核素脑扫描(SPECT)、脑血管造影、心电图及有关生化检查以助诊断。

【治疗】

一、一般治疗

1. 使患者平卧,头偏向一侧,让分泌物流出,以免窒息;松解衣领、腰带,适当扶持而不是按压抽搐肢体,以免发生骨折或脱臼。
2. 用裹上纱布的压舌板或毛巾、手帕塞入齿间,以防咬伤舌头。应取出义齿。
3. 供给氧气,保持呼吸道通畅。

二、药物治疗在选用药物时,应考虑患者的年龄、全身情况、抽搐的严重程度以及引起持续状态的原因,以求尽快控制发作。

1. 安定

(1)地西泮(安定):首剂10~20mg,注射速度小于2mg/min,以免抑制呼吸。1次静注剂量下得超过20mg。地西泮静注后数分钟即达有效浓度,在30~60min内血药浓度降低50%。如发作未能控制,半小时后可重复1次。如仍控制不好,可将100~200mg地西泮溶于5%葡萄糖氯化钠液500mL中,于12~24h内缓慢静滴,根据发作的情况调整滴速,如发作已控制,剩余药液不必继续滴入。24h内地西泮总入量不得超过200mg。

(2)氯硝西泮:一般用量为每次 1~4 mg,肌注或静注。本药起效快,常可控制发作达数小时。也可将氯硝西泮 4~8 mg,加入生理盐水 500 mL 中缓慢静滴。本药注射可使脑电图的癫痫放电立即停止。本药可出现嗜睡或肌弛缓的副作用,要注意观察呼吸及循环的改变。24 h 内总入量不超过 10 mg。

2. 联合用药　应用地西泮 2~3 次后症状不缓解者,可合并使用苯巴比妥或水合氯醛,常可奏效。

(1)巴比妥类:较安定类易产生呼吸抑制和血压下降。

①苯巴比妥钠:本药起效慢,但作用持久,常于地西泮控制发作后作为长效药物起维持作用。常用量 0.1~0.2g 肌注,4~6h 后可重复使用,24 小时总量不超过 0.4g,使用中要注意观察呼吸改变。

②硫喷妥钠及异戊巴比妥(阿米妥钠):为快效作用的巴比妥类药物,其呼吸抑制作用较明显,在地西泮及其他药物无效时可谨慎试用。并需事先准备好气管插管及人工呼吸机,注射过程需严密观察呼吸情况,如出现呼吸抑制需马上停药,并进行人工辅助呼吸。常用量:异戊巴比妥 0.3~0.5g,溶于 10mL 注射用水中,以 0.1g/min 的速度静注,直至发作停止,剩余药液不再推入。儿童用量,1 岁为 0.1g,5 岁为 0.2g。

(2)苯妥英钠(大仑丁):作用持久,多与其他药物配合。本药为脂溶性,静脉用药后 15min 即可在脑内达高峰浓度。由于苯妥英钠 70%~95% 与蛋白质结合,只有 10% 有抗惊厥作用,所以需用较大剂量,首剂负荷量为 15~20mg/kg,溶于生理盐水 500mL 中缓慢静滴,12h 后给维持量,按每日 5 mg/kg 计算,24 h 给维持量 1 次。静脉用药速度要慢,不宜超过 50mg/min,若注射太快可使血压下降、呼吸减慢、心率变慢,甚至心跳停止。注射时要有心电监护,观察心率及血压变化。糖尿病患者忌用。

(3)水合氯醛:作为辅助抗癫痫持续状态药物,成人用 10% 水合氯醛,每次 10~20 mL,保留灌肠或鼻饲。儿童用量为 0.4~0.5mL/kg。大剂量使用可引起呼吸抑制或血压下降,可抑制心肌收缩力。

(4)丙戊酸钠注射液:常用剂量每日 600~2000 mg。首剂 400~800 mg,3~5 min 内缓慢静注,30 min 左右继以 1mg/(kg·h)静滴维持。并根据临床效果调整剂量。

3. 全身麻醉　经上述药物治疗仍不能控制发作且危及生命者,可考虑全身麻醉控制抽搐。抽搐停止后,若患者未清醒,可予苯巴比妥钠 0.1~0.2g 肌注,每 8~12 小时 1 次维持,或鼻饲抗癫痫药,以后应进行长期抗癫痫治疗。

三、并发症其防治

治疗过程中应密切观察生命体征、维持正常呼吸、循环、体温,注意供给足够热量及液体,维持水、电解质平衡,纠正酸中毒,避免低血糖加重脑损害,防治肺部感染。

1. 呼吸衰竭　严重的癫痫持续状态以及某些抗癫痫药物可引起呼吸衰竭,吸入呕吐物或呼吸道分泌物可引起呼吸道阻塞,加重呼吸困难。保持呼吸道通畅,吸氧,适当应用呼吸中枢兴奋剂可改善呼吸功能,必要时可行气管切开或插管,应用人工呼吸机辅助呼吸。

2. 脑水肿　癫痫持续状态可引起严重的脑水肿,加重昏迷,并使抗癫痫药物难以进入脑组织,发作更难控制。可使用甘露醇、呋塞米(速尿),必要时可予肾上腺皮质激素以减轻脑水肿。

3. 其他　出现循环衰竭时予抗休克治疗;高热时物理降温及使用退热药,必要时予亚冬眠疗法;另应注意防褥疮及做好大小便护理,还可应用三磷腺苷(ATP)、辅酶 A、细胞色素

C 等以减轻或防止癫痫持续状态后的智力障碍。

四、病因治疗

应寻找诱发癫痫持续状态的原因,对症治疗。同时应努力寻找可能、存在的器质性脑损害,如脑脓肿、硬膜下血肿、出血性梗死等,并采取必要的诊断措施,以便进行相应的治疗。

(赵 鹏)

第二节 脑出血

脑出血(intracerebral hemorrhage,ICH)是指原发性非外伤性脑实质内出血,多数发生于大脑半球,少数原发于脑桥和小脑,占全部脑卒中20%~30%。

【病因与发病机制】

1. 病因 大约半数脑出血病例是因高血压所致,以高血压合并小动脉硬化最常见;其他病因包括脑动脉粥样硬化,血液病(白血病、再生障碍性贫血、血小板减少性紫癜、血友病、红细胞增多症和镰状细胞病等),脑淀粉样血管病变、动脉瘤、动静脉畸形、脑动脉炎、硬膜静脉窦血栓形成、夹层动脉瘤、原发或转移性肿瘤、梗死性脑出血、抗凝或溶栓治疗等。

2. 发病机制 高血压性脑出血的发病机制并不完全清楚,目前多认为长期高血压可导致脑内小动脉或深穿支动脉壁纤维素样坏死或脂质透明变性、小动脉瘤或微夹层动脉瘤形成,当血压骤然升高时,血液自血管壁渗出或动脉瘤壁直接破裂,血液进入脑组织形成血肿。另外,高血压可引起远端血管痉挛,导致小血管缺氧、坏死及血栓形成,斑点状出血及脑水肿,出血融合成片即发生较大量出血,可能为子痫等高血压性脑出血的机制。脑内动脉壁薄弱,中层肌细胞及外膜结缔组织均少,且缺乏外弹力层;随年龄增长及病变加重,脑内小动脉变得弯曲呈螺旋状,使深穿支动脉成为出血的主要部位;豆纹动脉自大脑中动脉近端呈直角分出,受高压血流冲击易发生粟粒状动脉瘤,是脑出血最好发部位,其外侧支被称为出血动脉。

一次出血通常在30分钟内停止,致命性出血可直接导致死亡。近年来利用头颅CT对脑出血进行动态观察,发现20%~40%患者在病后24小时内血肿仍继续扩大,为活动性出血或早期再出血。多发性脑出血通常继发于血液病、脑淀粉样血管病、新生物、血管炎或窦静脉闭塞性疾病。

【病理】

绝大多数高血压性脑出血发生在基底节的壳核及内囊区,约占脑出血的70%,脑叶、脑干及小脑齿状核区各占约10%。壳核出血常侵入内囊和破入侧脑室,使血液充满脑室系统和蛛网膜下腔;丘脑出血常破入第三脑室或侧脑室,向外可损伤内囊;脑桥或小脑出血则可直接破入到蛛网膜下腔或第四脑室。

尸解可见狭长的脑深穿支动脉有粟粒状动脉瘤,其发生频率依次为大脑中动脉深穿支豆纹动脉、基底动脉脑桥支、大脑后动脉丘脑支、供应小脑齿状核的小脑上动脉分支、顶枕交界区和颞叶白质分支。非高血压性脑出血多位于皮质下,无动脉硬化表现。病理检查可见,出血侧半球肿胀、充血,血液可流入蛛网膜下腔或破入脑室系统;出血灶呈大而不规则空腔,中心充满血液或紫色葡萄浆状血块,周围是坏死脑组织,并有瘀点状出血性软化带;血肿周围的脑组织受压,水肿明显,血肿较大时引起颅内压增高,可便脑组织和脑室移位变形,重者形成脑疝;幕上的半球出血,血肿向下挤压下丘脑和脑干,使之移位、变形和继发出血,并常常出现小脑幕疝;如下丘脑和脑干等中线结构下移可形成中心疝;如颅内压增高极明显或小脑大量出血可发生枕大孔疝,脑疝是各类脑出血最常见的直接致死原因。急性期后血块溶解,吞噬细胞清除含铁血黄素和坏死的脑组织,胶质增生,小出血灶形成胶质瘢痕,大出血灶形成中风囊。

【临床表现】

脑出血常见于50岁以上的高血压者,多在体力活动或情绪激动时发病。急性期常见的主要表现有头痛、头晕、呕吐、意识障碍、肢体瘫痪、失语、大小便失禁等。发病时常有显著的血压升高,一般在180/110mmHg。

基底节区脑出血(内囊区)可分为轻症或重症。轻症患者多突然头痛、呕吐,意识障碍轻或无,出血灶对测出现不同程度的中枢性偏瘫、面瘫和舌瘫,亦可以出现偏身感觉减退和偏盲。如优势半球出血,可以出现失语。如出血量不大,也不继续出血,患者可幸存并可获相当程度的恢复。重症患者起病急,昏迷深,呼吸呈鼾声,反复呕吐,常有双侧瞳孔不等大,部分患者双眼向出血侧凝视。出血灶对侧偏瘫,肌张力降低,巴宾斯基征阳性,针刺瘫痪侧无反应。

脑叶出血是发生在脑叶皮质下白质的出血,多见于顶叶、颞叶、枕叶。昏迷发生率低而头痛、呕吐多见,可出现偏瘫或轻偏瘫,病灶位于优势半球时可出现失语。临床症状与血肿所在的脑叶有关,预后相耐较好。脑桥出血可出现出血侧面神经、展神经麻痹及对侧肢体瘫痪,CT测量出血量少于5mL者预后较好。重症脑桥出血时,患者昏迷、四肢瘫痪,双侧巴宾斯基征阳性,双侧瞳孔极度缩小呈"针尖样",持续高热、呼吸节律改变,往往病情进展迅速而死亡。

小脑出血多发生于一侧小脑半球齿状核区,患者突起眩晕、频繁呕吐、枕部头痛、一侧肢体共济失调、眼球震颤。小脑出血量大时,血液破入第四脑室或压迫脑干,患者很快出现昏迷,眼球浮动,呼吸不规则,瞳孔往往先缩小而后扩大,可在数小时至几日内因急性枕骨大孔疝而死亡。

【辅助检查】

1. CT检查 是临床疑诊脑出血的首选检查。发病后CT即可显示新鲜血肿,为圆形或卵圆形均匀高密度区,边界清楚;可显示血肿部位、大小、形态,是否破入脑室,血肿周围有无低密度水肿带及占位效应、脑组织移位和梗阻性脑积水等,有助于确诊及指导治疗。脑室大量积血呈高密度铸型,脑室扩大。1周后血肿周围有环形增强,血肿吸收后呈低密度或囊性变。严重贫血患者出血灶可呈等或稍低密度改变。对进展型脑出血病例应进行CT动态观察。

2. MRI检查 急性期对幕上及小脑出血的价值不如CT,对脑干出血优于CT,病程4~5周后CT不能辨认脑出血时,MRI仍可明确分辨,故可区别陈旧性脑出血和脑梗死;可显示血管畸形的流空现象。MRI较CT更易发现脑血管畸形、血管瘤及肿瘤等出血原因。血肿及周围脑组织MRI表现较复杂,主要受血肿所含血红蛋白量的变化影响。①超急性期(<24h):血肿为长T_1、长T_2信号,与脑梗死、水肿不易鉴别;急性期(24~48h):为等T_1、短T_2,;③亚急性期(3d~2w):短T_1、长T_2信号;④慢性期(>3w):长T_1、长T_2信号。

3. 数字减影脑血管造影 怀疑脑血管畸形、Moyamoya病、血管炎等可行数字造影检查,尤其是血压正常的年轻患者应考虑以查明病因,预防复发。

4. 脑脊液检查 脑压增高,脑脊液多呈洗肉水样均匀血性。因有诱发脑疝的危险,仅在不能进行头颅 CT 检查、且临床无明显颅内压增高表现时进行;怀疑小脑出血禁行腰穿。

5. 还应进行血、尿、便常规及肝功、肾功、凝血功能、心电图检查,外周血白细胞可暂时增高,血糖、尿素氮等亦可短暂升高,凝血活酶时间和部分凝血活酶时间异常提示凝血功能障碍。

【诊断】

中年以上高血压患者突然头痛、呕吐、意识障碍、偏瘫或脑膜刺激症,即可诊断脑出血。但如昏迷严重而局灶症状不明显者,应与肝昏迷、尿毒症昏迷、低血糖昏迷、糖尿病昏迷、药物或毒物中毒所致的昏迷相鉴别,此类疾病多为弥漫性脑损伤,可以缺乏神经系统局灶体征。此时过去病史、全面体格检查和有关实验室有助于鉴别诊断。有时全身性疾病与脑出血可同时存在。有神经系统局灶体征者,应与其他颅内病变如硬膜下血肿、脑膜脑炎等相鉴别。考虑为脑血管病者,有时需与脑梗死和蛛网膜下腔出血相鉴别,颅脑 CT 检查可以确诊。除非考虑脑部感染性疾病,腰椎穿刺的意义不大。

【治疗】

防止出血加重、减轻脑水肿和控制过度高血压是脑出血急救治疗的主要环节,同时应注意改善脑缺氧,积极防治各种并发症。

1. **防止出血加重**

(1)保持安静:尽量避免长途运送及过多搬动患者,注意保持呼吸道通畅,随时吸除口腔分泌物或呕吐物。适当供氧,在发病撮初 4h 内每小时测血压、脉搏和观察神志、呼吸、瞳孔各 1 次,以后渐改为每 2~4 h 观察 1 次,直到病情稳定。

(2)降低过高的血压:血压过高或波动过大易致继续出血,选用适当药物使血压逐渐下降到脑出血前水平或 150/90mHg 左右。血压过高时需要采用注射用药,常用利血平 1mg 肌注,可隔 6~8h 重复使用,同时可台用利尿剂如呋塞米(速尿)等。口服降压药可选用血管紧张素转换酶抑制剂类如卡托普利等,或钙通道阻滞剂类和 β 受体阻滞剂等。血压过高时,应抬高床头 30°~45°;血压下降接近正常时,应将床头放平。如血压下降过低则需将床头放低。

2. **降低颅内压,减轻脑水肿** 脑出血后脑水肿逐渐加重,常于 3~4d 达到高峰,可引起脑疝,危及生命。临床上常用的脱水剂是 20% 甘露醇、10% 甘油、呋塞米和利尿酸钠等。必须根据患者颅内压增高的程度和心、肾功能情况来选择脱水剂及其剂量。在有意识障碍的脑出血患者,常用 20% 甘露醇 125~250 mL,每日 2~4 次。也可以甘露醇和呋塞米交替使用。如有心、肾功能不全者,常选用呋塞米等利尿剂,慎用甘露醇。在使用脱水剂治疗过程中,应注意不可过度脱水,以防血容量不足、低血压和肾功能损害。同时应补钾,防止电解质平衡紊乱。若病情危重时,可慎用地塞米松,每日 5~10 mg,或视病情而定。对于轻症脑出血患者,如意识障碍很轻,不宜用过强的脱水药物,以免干扰颅内压的稳定,也有利于止血。

3. **改善脑供氧,保持脑组织** 包括间歇供氧,保持呼吸道通畅。呼吸道分泌物过多又有呕吐者出现呼吸困难时,应考虑气管切开。此外,尚可应用细胞色素 C、ATP、辅酶 A 等治疗。

4. **加强护理,防治合并症** 脑出血患者除因急性中枢衰竭、脑疝死亡外,还有 1/3 患者死于肺炎、消化道出血、心肌梗死、呕吐后窒息、气管梗塞等并发症。护理上要注意以下几个方面:①头宜侧卧,以利口腔分泌物流出;清洁口腔,定期翻身拍背;②上消化道出血者,可经胃管注入冰盐水加去甲肾上腺素 4~8 mg;或将凝血酶 100~400u,加入温生理盐水后经胃管注入;注射止血剂如安特诺斯(安络血)、巴特罗酶(立止血)、维生素 K 及 H_2 受体拮抗剂如雷尼替丁、西咪替丁、法莫替丁等,可制止胃酸分泌,控制消化道出血;③控制液体入量,每日 1500～2500 mL 为宜,保证足够营养,注意水、电解质平衡。起病后第三日如患者神志仍不清楚时可考虑鼻饲流质,神志清醒者宜尽早喂食。

5. **手术治疗** 通过颅骨钻孔或骨瓣形成以清除血肿来治疗脑出血,在临床上虽已应用多年,但对其适应证和禁忌证尚未形成一致的认识。一般认为,下列情况适宜手术治疗:①小脑出血,如果病情恶化,应立即进行紧急手术治疗,可能获得转危为安的疗效,如高度怀疑小脑出血者,可作 MRI 或 CT 扫描以确诊;②半球内出血,临床表现为进行性恶化,呈现颅内压增高或脑疝早期征象,如脉搏变缓、血压渐升、呼吸减慢、意识障碍加深或有一侧瞳孔开始扩大等,可考虑手术治疗。③脑出血后恢复缓慢,如经影像学检查显示有较大颅内血肿者,可考虑手术清除。

如有以下情况,不宜或不应进行手术治疗:①高龄而有心脏或其他内脏疾患;②血压过高未得到控制;③生命体征很不稳定,如深度昏迷、瞳孔放大及血压、呼吸、脉搏不规则等;④出血部位在内囊深部、丘脑、脑干者。至于较小血肿,生命体征稳定者,不需手术治疗。

(赵 鹏)

第三节 蛛网膜下腔出血

蛛网膜下腔出血(subarachoid hemorrhage,SAH)是多种病因所致脑底部或脑及脊髓表面血管破裂的急性出血性脑血管病,血液直接流入蛛网膜下腔,又称原发性蛛网膜下腔出血。此外,临床还可见因脑实质内、脑室出血、硬膜外或硬膜下血管破裂等血液穿破脑组织流入蛛网膜下腔者,称为继发性 SAH;也有外伤性 SAH。SAH 约占急性脑卒中的 10%,占出血性脑卒中的 20%。

【病因及发病机制】

1. **病因** SAH 的病因很多。①先天性动脉瘤:最常见,约占 50% 以上;②脑血管畸形:占第二位,以动静脉型常见,多见于青年人,90% 以上位于小脑幕上,多见于大脑外侧裂及大脑中动脉分布区;③高血压动脉硬化性动脉瘤:为梭形动脉瘤;④脑底异常血管网:占儿童蛛网膜下腔出血的 20%;⑤其他:如霉菌性动脉瘤、颅内肿瘤、结缔组织病、垂体卒中、脑血管炎、血液病及凝血障碍性疾病、妊娠并发症、颅内静脉系统血栓、可卡因和安非他明滥用及抗凝治疗并发症等。原因不明者占 10%。

2. **发病机制** ①先天性动脉瘤:可能与遗传及先天性发育缺陷有关。尸解发现约 80% 的人 Wills 环动脉壁弹力层和中膜发育异常或受损,随年龄增长,在动脉壁粥样硬化、血压增高和血流涡流冲击等因素影响下,动脉壁弹性和强度逐渐减弱,管壁薄弱的部分逐渐向外膨胀突出,形成囊状动脉瘤;动脉瘤发病率随年龄而增加,有颅内动脉瘤家族史、常染色体显性遗传多囊肾患者发病率更高;动脉瘤体积是决定其是否破裂出血的危险因素,有临床症状者发生出血危险性更高;典型动脉瘤仅由内膜和外膜组成,菲薄如纸;②脑血管畸形:是胚胎期发育异常形成的畸形血管团,其血管壁极薄弱,处于破裂的临界状态,当激动或因不明显诱因即可破裂出血;③动脉炎或颅内炎症造成血管壁病变可破裂出血;④肿瘤或转移癌可直接侵蚀血管而造成出血。

发生蛛网膜下腔出血后可引起一系列病理过程,例如:①颅内容量增加:血液流入蛛网膜下腔使颅内体积增加,引起颅内压增高,严重者可发生脑疝;②阻塞性脑积水:血液在颅底或脑室发生凝固,造成脑脊液回流受阻,引起急性阻塞性脑积水、颅内压增高;③化学性脑膜炎:血液进入蛛网膜下腔后直接刺激血管,血细胞崩解后释放出各种炎性物质,导致化学性脑膜炎,更使脑脊液增多而加重高颅压;④下丘脑功能紊乱:血液及其产物直接刺激下丘脑引起神经内分泌紊乱,血糖升高和发热等;⑤自主神经功能紊乱:急性高颅压或血液直接损害下丘脑或脑干,导致自主神经功能亢进,引起急性心肌缺血、心律紊乱;⑥交通性脑积水:血红蛋白和含铁血黄素沉积于蛛网膜颗粒,导致脑脊液回流受阻,逐渐出现交通性脑积水及脑室扩张;⑦血液释放的血管活性物质,如氧合血红蛋白(Oxy-Hb)、5-羟色胺(5-HT)、血栓A_2(TXA_2)、组织胺等刺激血管和脑膜,在部分患者可引起血管痉挛和蛛网膜颗粒粘连,严重者发生脑梗死和正常颅压脑积水。

【病理】85%~90%颅内动脉瘤位于前循环,多为单发,10%~20%为多发,多位于对侧相同血管部位,又称镜像动脉瘤。动脉瘤好发于组成willis环血管上,尤其是动脉分叉处。动脉瘤破裂频度:颈内动脉及分叉部40%,大脑前动脉及前交通动脉30%,大脑中动脉及分支20%,椎基底动脉及分支10%,后循环动脉瘤常见于基底动脉尖和小脑后下动脉。破裂的动脉瘤常常不规则或呈多囊状,破裂点常在动脉瘤的穹窿处,大动脉瘤可部分或全部充满血凝块,偶尔发生钙化。

蛛网膜下腔的血液主要沉积在脑底部和脊髓的各脑池中,呈紫红色,如桥小脑角池、环池、小脑延髓池和终池等;出血量大时可有一薄层血凝块覆盖着颅底的血管、神经和脑表面,也可穿破脑底面进入第三脑室和侧脑室。前交通动脉瘤破裂时,血液可穿破脑底面进入第五脑室(透明中隔腔)及侧脑室,血量多时可充满全部脑室,使脑脊液循环受阻,30%~70%病人早期即出现急性梗阻性脑积水、脑室扩张,随着血液吸收脑室可恢复正常。蛛网膜可呈无菌性炎症反应,蛛网膜及软膜增厚、色素沉着,脑与血管、神经间发生粘连。脑实质内有广泛白质水肿,皮质有多发性斑块状缺血病灶。镜下可见轻度的脑膜炎症反应,软脑膜和蛛网膜上可见含铁血黄素吞噬细胞。

【临床表现】

任何年龄均可发病,由动脉瘤破裂所致者好发于30~60岁间,女性多于男性;因血管畸形者多见于青少年,两性无差异。

蛛网膜下腔出血典型临床表现是,突然发生剧烈头痛、呕吐、脑膜刺激征及血性脑脊液。多在剧烈活动中或活动后出现爆裂样局限性或全头部剧痛,其始发部位常与动脉瘤破裂部位有关。常见的伴随症状有短暂意识障碍、颈背部或下肢疼痛、畏光等。因发病年龄、病变部位、破裂血管的大小及发病次数不同,临床表现各异;轻者可无明显症状和体征,重者突然昏迷并在短期内死亡。绝大多数病例发病后数小时内可出现脑膜刺激征,以颈强直最明显,Kernig征、Brudzinski征均呈阳性,有时脑膜刺激征是蛛网膜下腔出血唯一的临床表现,这是因为蛛网膜下腔出血如不出现脑膜刺激征提示血量较少,病情不重。眼底检查可见视网膜出血、视乳头水肿;约25%患者可见玻璃体膜下片块状出血,发病1小时内即可出现,是急性高颅压、眼静脉回流受阻所致,有诊断特异性;也可有脑神经瘫痪、轻偏瘫、感觉障碍、眩晕、共济失调和癫痫发作等。少数病人急性期可出现精神症状,如欣快、谵妄、幻觉等,2~3周后自行消失。

发病前多有明显诱因,如剧烈运动、过劳、激动、用力、排便、咳嗽、饮酒等,少数可在安静条件下发病。动脉瘤未破裂时常无症状,当扩张压迫邻近结构可出现头痛或脑神经瘫痪。

约1/3的蛛网膜下腔出血患者动脉瘤破裂前数日或数周有头痛、恶心、呕吐等"警告性渗漏"症状；后交通动脉瘤易压迫动眼神经而致麻痹症状。颈内动脉海绵窦段动脉瘤易损害Ⅲ、Ⅳ、Ⅴ、Ⅵ脑神经，破裂后可导致颈内动脉海绵窦瘘。大脑前动脉瘤可出现精神症状。大脑中动脉瘤可出现偏瘫、偏身感觉障碍和抽搐。椎-基底动脉瘤可出现面瘫等脑神经瘫痪。脑血管畸形病人常有癫痫发作，可有或无局灶性神经功能缺损症状和体征，部分病例仅在MRA/DSA检查时才被发现。

60岁以上老年蛛网膜下腔出血患者表现常不典型，起病较缓慢，头痛、脑膜刺激征不显著，而意识障碍和脑实质损害症状较重，如精神症状较明显。常伴有心脏损害的心电图改变，其他脏器并发症出现率高，如肺部感染、消化道出血、泌尿道和胆道感染等。

常见并发症主要包括：①再出血：是蛛网膜下腔出血致命的并发症。出血后1个月内再出血危险性最大，2周内再发率占再发病例的54%~80%，近期再发的病死率为41%~46%，明显高于SAH的病死率（25%）；2个月后远期再发率为15%~30%；再出血原因多为动脉瘤破裂，多在病情稳定情况下，突然再次出现剧烈头痛、呕吐、抽搐发作、昏迷，甚至去脑强直及神经定位体征；复查脑脊液再次呈新鲜红色；②脑血管痉挛：是死亡和伤残的重要原因；早发性出现于出血后，历时数十分钟至数小时缓解，迟发性发生于出血后4~15天，7~10天为高峰期，2~4周逐渐减少；迟发性脑血管痉挛为弥散性，可继发脑梗死，常见症状是意识障碍、局灶神经体征如偏瘫等，但体征对载瘤动脉无定位价值；③脑积水：急性脑积水于发病后1周内发生，发生率约为20%，与脑室及蛛网膜下腔中积血量有关；轻者仅有嗜睡、近记忆受损，可有上视受限、外展神经瘫痪、下肢腱反射亢进等；重者出现昏睡或昏迷，可因脑疝形成而死亡；迟发性脑积水发生在蛛网膜下腔出血后2~3周；④其他：5%~10%患者可发生抽搐，5%~30%患者可发生低钠血症和血容量减少，与抗利尿激素分泌不足和水潴留有关；还可出现神经源性心脏及肺功能障碍等。

【辅助检查】

1. 颅脑CT 是确诊蛛网膜下腔出血的首选诊断方法。CT检查可见蛛网膜下腔高密度出血征象，多位于大脑外侧裂、前纵裂池、后纵裂池、鞍上池和环池等；大量出血时脑室、脑池可呈"铸型"样改变。CT检查安全、敏感，可早期诊断，并提供出血部位的线索，显示出血量、血液分布、脑室大小和有无再出血，对病情进行动态观察。CT增强扫描有可能显示大的动脉瘤和脑血管畸形。但出血量不多、病变在后颅凹或贫血患者，CT容易漏诊。

2. 脑脊液检查 腰椎穿刺脑脊液检查是诊断是蛛网膜下腔出血的重要依据，常见均匀一致的血性脑脊液，压力增高，蛋白含量增加，糖和氯化物水平多正常。最初脑脊液中红、白细胞数比例与外周血一致（700:1），数天后因无菌性炎性反应，白细胞数增加，糖含量轻度降低。发病12小时后可出现黄变，如无再出血，2~3周后脑脊液中红细胞和黄变现象消失。脑脊液氧合血红蛋白含量增加，多种酶活性增高，细胞学检查可见巨噬细胞内吞噬的红细胞及碎片，这些发现均有助于是蛛网膜下腔出血诊断及与副损伤鉴别。腰椎穿刺有诱发重症病例脑疝形成的危险，只是在无条件做CT检查而病情允许的情况下，或CT检查无阳性发现而临床又高度疑诊是蛛网膜下腔出血时才考虑进行。

3. 数字减影血管造影 （DSA）可确定动脉瘤位置，发现多发性动脉瘤，显示血管解剖行程、侧支循环和血管痉挛情况；还可发现引起是蛛网膜下腔出血的其他病因如动静脉畸形、血管性肿瘤等，为是蛛网膜下腔出血的病因诊断提供可靠的证据，对确定手术方案有重要价值。约1/3患者有多发性动脉瘤，故应做全脑血管造影；首次DSA阴性的患者1~2周后再行检查，约5%患者可发现动脉瘤，若仍为阴性应考虑颅内夹层动脉瘤、硬膜动静脉畸形、出血性疾病或颈脊髓出血的可能。

4. MRI 和 MRA　在蛛网膜下腔出血急性期通常不采用 MRI，因可能诱发再出血。MRA 对直径 3～15mm 的动脉瘤检出率可达 84%～100%。

5. 经颅多普勒　经颅多普勒作为追踪监测是蛛网膜下腔出血后脑血管痉挛的一种非侵入性技术有一定局限性，不能估计脑动脉远端分支的狭窄，10% 患者找不到适当的超声窗，其价值受到一定影响。

6. 实验室检查　血常规、凝血功能、肝功能及免疫学等检查有助于寻找出血的其他原因。

【诊断】

突发剧烈头痛、呕吐、体检呈现脑膜刺激征，脑 CT 示蛛网膜下腔出血或脑脊液呈均匀血性者即可确诊。蛛网膜下腔出血伴偏瘫时应与脑出血相鉴别，但后者年龄大、血压高、意识障碍重，疾病早期即有偏瘫，而脑膜刺激征相对较轻。各种脑膜炎均有头痛、呕吐及脑膜刺激征，但起病不如本病急骤，且起病时即有发热、腰椎穿刺脑脊液检查可资鉴别。

【治疗】

蛛网膜下腔出血的治疗原则是控制继续出血、防治迟发性脑血管痉挛、去除病因和防止复发。

1. 内科处理

(1) 一般处理：蛛网膜下腔出血患者应住院治疗及监护，须绝对卧床 4～6 周，头部稍抬高，病房保持安静、舒适和暗光，避免一切可引起血压及颅压增高诱因，如用力排便、咳嗽、喷嚏、情绪激动和劳累等，烦躁不安者适当给予止痛镇静药如强痛定、安定和鲁米那等，可用缓泻剂和便软化剂，静脉补液应予等渗晶体液以防发生低钠血症和低血容量。发病后三小时内应进行心电监护，注意心律失常等，昏迷患者应密切观察病情，留置导尿管，注意营养支持，防止并发症。

(2) 降颅压治疗：蛛网膜下腔出血可引起脑水肿及颅内压升高，严重者出现脑疝，应积极进行脱水降颅压治疗，可用 20% 甘露醇、速尿、白蛋白等。药物脱水效果不佳并有脑疝可能时，可行颞下减压术和脑室引流，以挽救病人生命。

(3) 防止再出血：用抗纤维蛋白溶解药抑制纤维蛋白溶解酶原的形成，推迟血块溶解，防止再出血的发生。常用药物：①6-氨基己酸（EACA）：4～6g 溶于 0.85% 生理盐水或 5% 葡萄糖 100ml 静脉滴注，15～30 分钟内滴完，以后持续静滴 1g/h，维持 12～24 小时，以后每日 24g，持续 7～10 天，逐渐减量至 8g/日，共用 2～3 周；肾功能障碍者慎用，副作用应特别注意深部静脉血栓形成；②止血芳酸（PAMBA）：0.2～0.4g 缓慢静注，每日 2 次；③止血环酸（氨甲环酸）：为止血芳酸的衍化物，抗血纤维蛋白溶酶的效价比 EACA 强 8～10 倍，比止血芳酸略强；每次 250～500mg 加入 5% 葡萄糖中静脉滴注，每日 1～2 次。此外，还可用立止血、止血敏、安络血、凝血酸、凝血质、维生素 K_3 等，但对止血剂的应用尚有争论。

(4) 防止迟发性血管痉挛：钙通道拮抗剂可减轻血管痉挛引起的临床症状。常用有尼莫地平 20～40mg／次，3 次/日，口服；西比灵（盐酸氟桂嗪）5～10mg，每晚一次，连用 3 周以上；也可使用尼膜同 10mg/d 缓慢静脉滴注，5～14 天为一疗程。

(5) 脑脊液置换疗法：可腰椎穿刺放脑脊液，每次缓慢放出 10～20ml，每周 2 次，可降低颅内压，减轻头痛。放出血液及分解产物，降低迟发性血管痉挛、正常颅压脑积水的发生率。但需注意诱发脑疝、颅内感染、再出血的危险性。

2. 手术治疗　是去除病因、及时止血、预防再出血及血管痉挛、防止复发的有效方法，应在发病后 24~72 小时内进行。国际上对动脉瘤出血手术时机选择的研究提示，出血 7~10 天手术效果明显较差，通常推荐动脉瘤不太、病变分级较轻的病人应早期手术，其他病人则根据患者特定的临床情况可行早期或延期手术，但将患者尽早送到特殊的治疗中心是完全必要的。

（褚 熙）

第四节 短暂性脑缺血发作

短暂性脑缺血发作(transcient ischemic attacks, TIA)是颈动脉或椎－基底动脉系统的短暂性血液供应不足，临床表现为突然发病的、几分钟至几小时的局灶性神经功能缺失，多在 24 h 内完全恢复，但可有反复发作。若未经适当的治疗，约 1/3 患者有发生完全性脑梗死的可能。

【病因及发病机制】

TIA 的病因尚不完全清楚。其发病与动脉粥样硬化、动脉狭窄、心脏病、血液成分改变及血流动力学变化等多种病因及多种途径有关。

1. 微栓塞　微栓子主要来源于颈内动脉系统动脉硬化性狭窄处的附壁血栓和动脉粥样硬化斑块的脱落、胆固醇结晶等，微栓子阻塞小动脉后出现缺血症状，当栓子破碎或溶解移向远端时，血流恢复，症状消失。

2. 脑血管痉挛　脑动脉硬化后的狭窄可形成血流旋涡，刺激血管壁发生血管痉挛；用钙拮抗剂治疗 TIA 有效也支持血管痉挛学说。

3. 血液成分、血流动力学改变　某些血液系统疾病如真性红细胞增多症、血小板增多症、白血病、异常蛋白血症和贫血等，各种原因所致的高凝状态及低血压和心律失常等所致的血流动力学改变等都可引起 TIA。

4. 其他如脑实质内的血管炎或小灶出血、脑外盗血综合征和颈椎病所致的椎动脉受压等。

【临床表现】

1. TIA 好发于中老年人(50~70 岁)，男性多于女性。发病突然，迅速出现局限性神经功能或视网膜功能障碍，多于 5 分钟左右达到高峰，持续时间短，恢复快，不留后遗症状，可反复发作，每次发作的症状相对较恒定；通常不表现为症状仅持续数秒钟即消失的闪击样发作。常有高血压、糖尿病、心脏病和高脂血症病史。

2. 颈内动脉系统 TIA 的表现

(1) 常见症状：对侧单肢无力或轻偏瘫，可伴有对侧面部轻瘫，系大脑中动脉供血区或大脑中动脉与大脑前动脉皮层支的分水岭区缺血的表现。

(2) 特征性症状：①眼动脉交叉瘫(病变侧单眼一过性黑蒙或失明、对侧偏瘫及感觉障碍)和 Hornerr 征交叉瘫，主侧半球受累可出现失语症。

(3) 可能出现的症状：①对侧单肢或半身感觉异常，如偏身麻木或感觉减退，为大脑中动脉供血区缺血的表现；②对侧同向性偏盲，较少见，为大脑中动脉与大脑后动脉皮层支或大脑前动脉、中动脉、后动脉皮层支分水岭区缺血而使顶、枕、颞交界区受累所致。

3. 椎－基底动脉系统 TIA 的表现

(1) 常见症状:眩晕、平衡失调,大多数不伴有耳鸣,为脑干前庭系缺血表现,少数可伴耳鸣,系内听动脉缺血致内耳受累。

(2) 特征性症状:①跌倒发作:表现患者转头或仰头时,下肢突然失去张力而跌倒,无意识丧失,常可很快自行站起,系下部脑干网状结构缺血所致;②短暂性全面性遗忘症:发作时出现短时间记忆丧失,病人对此有自知力,持续数分钟至数十分钟,发作时对时间、地点定向障碍,但谈话、书写和计算能力保持;③双眼视力障碍发作:因双侧大脑后动脉距状支缺血而致枕叶视皮层受累,引起暂时性皮质盲。

(3) 可能出现的症状:①吞咽障碍、构音不清;②共济失调;③意识障碍伴或不伴瞳孔缩小;④一侧或双侧面、口周麻木或交叉性感觉障碍;⑤眼外肌麻痹和复视。

【辅助检查】

EEG、CT 或 MRI 检查大多正常,部分病例可见脑内有小的梗死灶或缺血灶。弥散加权 MRI 或 PET 可见片状缺血区。DSA/MRA 或彩色经颅多普勒(TCD)可见血管狭窄、动脉粥样硬化斑,TCD 微栓子监测适合发作频繁的 TIA 病人。血常规和生化检查也是必要的。神经心理学检查可能发现轻微的脑功能损害。

【诊断及鉴别诊断】

绝大多数 TIA 病人就诊时症状已消失,故其诊断主要依靠病史。有典型临床表现者诊断不难,但确定病因十分重要,大多数病人应当进行某些辅助检查,有助于选择适当的治疗方法。

需与以下疾病鉴别

1. 部分性癫痫:特别是单纯部分发作,常表现为持续数秒至数分钟的肢体抽搐,从躯体的一处开始,并向周围扩展,多有脑电图异常,CT/MRI 检查可发现脑内局灶性病变。

2. 梅尼埃病:发作性眩晕、恶心、呕吐与椎 - 基底动脉 TIA 相似,但每次发作持续时间往往超过 24 小时,伴有耳鸣、耳阻塞感、听力减退等症状,除眼球震颤外,无其他神经系统定位体征,发病年龄多在 50 岁以下。

3. 心脏疾病:阿 - 斯综合征,严重心律失常如室上性心动过速、室性心动过速、心房扑动、多源性室性早搏、病态窦房结综合征等,可因阵发性全脑供血不足,出现头昏、晕倒和意识丧失,但常无神经系统局灶性症状和体征,心电图、超声心动图和 X 线检查常有异常发现。

4. 其他:颅内肿瘤、脓肿、慢性硬膜下血肿、脑内寄生虫等亦可出现类 TIA 发作症状,原发或继发性自主神经功能不全亦可因血压或心律的急剧变化出现短暂性全脑供血不足,出现发作性意识障碍,应注意排除。

【治疗】

主要使用血小板聚集物抑制剂,常用阿司匹林,每日 0.1~0.3 g,连续应用 2~3 个月以上。阿司匹林(环氧化酶抑制剂)可使血小板内花生四烯酸转化为血栓素 T_2(TxA2)(使血小板聚集和血管平滑肌收缩)及血管壁合成 PGI_2(为抑制血小板聚集和使血管扩张)的过程均受到抑制,但阿司匹林小剂量时主要抑制前者,且消化道副作用显著减少。此外,潘生丁可抑制磷酸二酯酶、抑制血小板对腺苷二磷酸(ADP)诱发的聚集性,剂量为 25 mg,每日 3 次。或使用噻氯匹定,用量为 0.125~0.25g,每日 1 次。氯吡格雷 75mg,每日 1 次,疗效与噻氯匹啶相似,副作用少。

(褚 熙)

第五节 脑血栓形成

脑血栓形成(cerebral tbrombosis)是指动脉粥样硬化血栓形成性脑梗死,是供应脑部的动脉系统中的动脉粥样硬化和血栓形成,使管腔变窄、闭塞,导致急性脑供血不足所引起的局部脑组织坏死,临床表现为偏瘫、失语等突然发生的局灶性神经功能缺失。

【病因】

基本病因是动脉粥样硬化,最常见的伴发病是高血压。高血压、高脂血症或糖尿病可加速动脉硬化的进展。其他较少见病因有各种脑动脉炎(如钩端螺旋体感染等)、结缔组织疾病、先天性血管畸形、真性红细胞增多症、血液高凝状态等。在血管病变的基础上,当处于睡眠、心律失常、血压下降、血流缓慢、血黏度增加和血凝固性异常引起发病。

【病理】大约4/5的脑梗死发生于颈内动脉系统,发生于椎-基底动脉系统者仅占1/5。发生梗死的血管依次为颈内动脉、大脑中动脉、大脑后动脉、大脑前动脉及椎-基底动脉。闭塞血管内可见血栓形成或栓子、动脉粥样硬化或血管炎等改变。

脑缺血性病变的病理分期是:①超早期(1~6小时):病变区脑组织常无明显改变,可见部分血管内皮细胞、神经细胞和星形胶质细胞肿胀,线粒体肿胀空化;②急性期(6~24小时):缺血区脑组织苍白,轻度肿胀,神经细胞、星形胶质细胞和血管内皮细胞呈明显缺血性改变;③坏死期(24~48小时):可见大量神经细胞消失,胶质细胞坏变,中性粒细胞、单个核细胞、巨噬细胞浸润,脑组织明显水肿;④软化期(3天~3周):病变区液化变软;⑤恢复期(3~4周后):液化坏死的脑组织被吞噬、清除,胶质细胞增生,毛细血管增多,小病灶形成胶质瘢痕,大病灶形成中风囊,此期可持续数月至2年。如梗死区继发出血称为出血性梗死,风湿性心脏病伴发的脑梗死、接近皮质的脑梗死容易继发出血。

【病理生理】

脑组织对缺血、缺氧损害非常敏感,阻断脑血流30秒钟脑代谢即会发生改变,1分钟后神经元功能活动停止,脑动脉闭塞致供血区缺血超过5分钟后即可出现脑梗死。缺血后神经元损伤具有选择性,轻度缺血时仅有某些神经元丧失,严重缺血时各种神经元均有选择性死亡,完全持久的缺血时,缺血区内各种神经元及胶质细胞、内皮细胞均坏死。

【临床表现】

多见于50~60岁以上患有动脉硬化的老年人,多伴有高血压、冠状动脉粥样硬化性心脏病或糖尿病。常于安静休息时睡眠时发病。多数典型病例在1~2d内达到高峰。患者通常意识清,少数可有不同程度的意识障碍。约有25%的患者病前曾有短暂性脑缺血发作史。

脑损害症状主要根据受累的血管分布而定。

1. 颈内动脉系统:临床表现主要为病变对侧肢体瘫痪或感觉障碍。当主侧半球病变时常伴失语,非主侧半球病变可伴偏瘫失认症。如病灶侧单眼失明伴对侧肢体运动或感觉障碍,则为颈内动脉病变。颈内动脉狭窄或闭塞可使整个大脑半球缺血,造成严重症状,也可仅表现轻微症状,这主要取决于侧支循环的代偿功能状况。

2. 大脑后动脉:供应大脑半球后部、丘脑及上脑干。病变时可出现对侧同向偏盲,如在左侧半球可出现失语、失读、失写和顶叶综合征。

3. 椎-基底动脉系统动脉硬化性脑梗死主要表现为眩晕、眼球震颤、复视、构音不清、吞咽困难、肢体共济失调、交叉性瘫痪或感觉障碍、四肢瘫痪等。可有后枕部头痛和程度不等的意识障碍。

【辅助检查】

1. 颅脑 CT 多数脑梗死病例于发病后 24 小时内 CT 不显示密度变化,24～48 小时后逐渐显示与闭塞血管供血区一致的低密度梗死灶,如梗死灶体积较大则可有占位效应。出血性脑梗死呈混杂密度改变。如病灶较小或脑干梗死 CT 检查可不显示。

2. MRI 脑梗死数小时内,病灶区即有 MR 信号改变,呈长 T_1,长 T_2 信号,出血性梗死区为长 T_1,长 T_2,信号中混杂有短 T_1 和短 T_2 信号。

3. 血管造影 可发现血管狭窄和闭塞的部位,可显示动脉炎、动脉瘤和血管畸形等。

4. 脑脊液检查 通常脑脊液检查压力、常规及生化检查正常,大面积脑梗死压力可增高,出血性脑梗死脑脊液检查可见红细胞,如通过临床及影像学检查已经确诊为脑梗死,则不必进行脑脊液检查检查。

【诊断和鉴别诊断】

诊断要点为:

1. 年龄 50 岁以上患有动脉硬化、高血压、糖尿病者。

2. 呈现脑局灶性损害症状。

3. 有短暂性脑缺血发作史。

4. 安静状态下发病或晨间睡醒后发病,症状在 1～2d 内渐加重。

5. 意识常保持清醒。对年龄较轻的非动脉硬化性脑梗死者应进一步寻找病因。

起病急,病情重,伴有头痛、呕吐、颅内高压征者要与脑出血相鉴别。起病急骤,有心脏病或其他栓子来源时应考虑脑栓塞。起病相对缓慢,逐渐进展,眼底有视乳头水肿者,应与颅内占位性病变鉴别,老年患者尤应注意转移瘤或硬膜下血肿的可能。有条件的患者应争取做颅脑 CT 或 MRI 以确诊。

【治疗】

1. 一般治疗 急性脑缺血的最初几日可有暂时性血压升高,不一定需药物治疗;如血压过高,可酌用作用缓和的降压药物如硝苯地平(心痛定)10 mg,每日 1～3 次,口服,必要时可舌下含服 10 mg,目的是使血压缓慢降低,以免影响脑血流量。不能饮食者,每日输液量为 2000～2500 mL,注意出入水量平衡,及时纠正水、电解质和酸碱平衡紊乱。发病后 24～48h 有吞咽困难者,予鼻饲流质饮食;意识障碍者,发病 3d 可考虑鼻饲。加强口腔、皮肤及大小便护理,防止合并感染及褥疮形成。有颅内压增高者,床头应抬高 30°左右,以利静脉回流,减轻脑水肿。

2. 改善微循环 国内常用血栓通注射液每日 8～12 mL;或丹参注射液 8～16 mL,加入 500 mL 液体中,静滴,12～15 d 为一疗程。

3. 抗凝治疗 对临床表现为进展型卒中的脑梗死患者,可有选择地应用抗凝治疗;而稳定型卒中或出血性梗死,有高血压者及有损伤、感染、出血倾向者禁用抗凝治疗。在肝素治疗中有引起出血的副作用。低分子量肝素出血倾向较肝素低,在仔细临床观察下可考虑使用。

4. 溶栓治疗 目的是溶解血栓,使血管再通,从而再建脑血流。适用于起病后的极早期,或为进展型卒中。其缺点是致栓因素不受影响,所以可能再次形成血栓,也可栓塞远端血管,同时也存在组织再灌流时所致的出血和脑水肿问题。

常用的溶栓药物为链激酶和尿激酶,但需注意引起出血的危险性。常用尿激酶每日 6

万~30u静滴。在合并高纤维蛋白原血症患者可用降纤治疗,常用药物有巴曲酶、安克洛酶、降纤酶等。

5. 血管扩张剂　一般用于:发病24 h内;症状轻微,梗死灶小;病程3周后,病情稳定时期。对出血型卒中,起病24小时至2周内,伴有脑水肿和颅内压增高者,则不宜应用血管扩张剂。多采用钙通道阻滞剂如尼莫地平20~30 mg,每日3次,口服。

6. 脱水治疗　对意识障碍、呕吐患者,或颅脑CT检查显示脑梗死范围广泛或伴有出血和病灶周围水肿者,应采用降低颅内压药物如甘露醇、速尿等,必要时可考虑用糖皮质激素如地塞米松等。

7. 其他脑代谢活化剂　如细胞色素C、ATP、辅酶A等。脑保护剂、自由基清除剂、钙通道阻滞剂、维生素E、纳络酮等也可应用。

(顾吉达)

第六节　脑栓塞

由于异物(固体、液体、气体)沿血液循环进入脑动脉或供应脑的颈部动脉,造成血管阻塞而致脑组织缺血、软化,称为脑栓塞。只要产生栓子的原因不消除,就有反复发作的可能,且大多在首次发病1年内。

【病因】

脑栓塞根据栓子来源不同,可分为:①心源性:最常见,占脑栓塞60%~75%,脑栓塞通常是心脏病的重要表现之一,最常见的直接原因是慢性心房纤颤;风湿性心瓣膜病、心内膜炎赘生物及附壁血栓脱落等是栓子的主要来源,心肌梗死、心房粘液瘤、心脏手术(瓣膜置换及心脏移植)、心脏导管、二尖瓣脱垂和钙化,以及先天性心脏病房室间隔缺损来自静脉的反常栓子亦可为栓子来源;②非心源性:如动脉粥样硬化斑块的脱落、肺静脉血栓或血凝块、骨折或手术时脂肪柱和气栓、血管内治疗时的血凝块或血栓脱落、癌细胞、寄生虫及虫卵等;颈动脉纤维肌肉发育不良是一种节段性非动脉粥样硬化性血管病变,主要见于女性,也可发生脑栓塞;肺部感染、败血症可引起脑栓塞,肾病综合征高凝状态亦可发生脑栓塞;③来源不明:约30%脑栓塞不能确定原因。

【病理】

脑栓塞最常见于颈内动脉系统,特别是大脑中动脉。脑栓塞的病理改变与脑血栓形成基本相同,但由于栓子常为多发且易破碎,具有移动性或可能带有细菌(炎性栓子或细菌栓子),故栓塞性脑梗死常可为多灶性的,可伴发脑炎、脑脓肿、局限性动脉炎和细菌性动脉瘤等;脂肪和空气栓子多引起脑内多发性小栓塞,寄生虫性栓子在栓塞部位可发现虫体或虫卵。除多发性脑梗死外,躯体的其他部位如肺、脾、肾、肠系膜、皮肤、巩膜等亦可发现有栓塞的证据。栓塞性脑梗死可为缺血性和出血性,大多数是缺血性的,但合并出血性梗死发生率约为30%以上,如所引起的是大面积脑梗死则易合并出血,多为点状、片状渗血,血肿型少见。可能由于阻塞血管的再通,血管内栓子破碎并向远端前移,由于栓塞部的血管壁已发生缺血坏死,血流恢复后可在血压的作用下发生出血。此外,由于骤然发生的脑栓塞易伴发脑血管痉挛,导致的脑缺血损伤要比非栓塞性脑梗死严重。

【临床表现】

1. 任何年龄均可发病,但以青壮年多见。多在活动中突然发病,常无前驱症状,局限性神经缺失症状多在数秒至数分钟内发展到高峰,是发病最急的脑卒中,且多表现为完全性卒中。个别病例因栓塞反复发生或继发出血,于发病后数天内呈进行性加重,或局限性神经功能缺失症状一度好转或稳定后又加重。

2. 大多数病人意识清楚或仅有轻度意识模糊,颈内动脉或大脑中动脉主干的大面积脑栓塞可发生严重脑水肿、颅内压增高、昏迷及抽搐发作,病情危重;椎-基底动脉系统栓塞也可发生昏迷。

3. 局限性神经缺失症状与栓塞动脉供血区的功能相对应。约 4/5 脑栓塞累及 willis 环前部,多为大脑中动脉主干及其分支,出现失语、偏瘫、单瘫、偏身感觉障碍和局限性癫痫发作等,偏瘫多以面部和上肢为重,下肢较轻;约 1/5 发生在 Willis 环后部,即椎基底动脉系统,表现眩晕、复视、共济失调、交叉瘫、四肢瘫、发音及吞咽困难等;栓子进入一侧或两侧大脑后动脉可导致同向性偏盲或皮层盲;较大栓子偶可栓塞在基底动脉主干,造成突然昏迷、四肢瘫或基底动脉尖综合征。

4. 大多数病人有栓子来源的原发疾病,如风湿性心脏病、冠心病和严重心律失常等;部分病例有心脏手术、长骨骨折、血管内治疗史等;部分病例有脑外多处栓塞证据,如皮肤、球结膜、肺、肾、脾、肠系膜等栓塞和相应的临床症状和体征,肺栓塞常有气急、紫绀、胸痛、咯血和胸膜摩擦音等;肾栓塞常有腰痛、血尿等,其他如皮肤出血点或瘀斑,球结膜出血,腹痛,便血等。

【辅助检查】

1. 头颅 CT 及 MRI 可显示缺血性梗死或出血性梗死的改变。MRA 可发现颈动脉及主动脉狭窄程度,显示栓塞血管的部位。

2. 脑脊液(CSF) 压力正常,大面积栓塞性脑梗死可增高;出血性梗死者 CSF 可呈血性或镜下可见红细胞;亚急性细菌性心内膜炎等感染性脑栓塞 CSF 白细胞增高,早期以中性粒细胞为主,晚期淋巴细胞为主;脂肪栓塞者 CSF 可见脂肪球。

3. 脑电图在栓塞侧可有局限性慢波增多,但无定性意义。由于脑栓塞作为心肌梗死的第一个症状者并不少见,且约 20% 心肌梗死是无症状性,心电图检查应作为常规,可发现心肌梗死、风心病、心律失常、冠状动脉供血不足和心肌炎的证据。超声心动图检查可证实心源性栓子的存在。颈动脉超声检查可评价颈动脉管腔狭窄、血流及颈动脉斑块,对颈动脉源性脑栓塞有提示意义。

【诊断及鉴别诊断】

可通过询问病史及了解心脏病、骨折、气胸等栓子来源而考虑脑栓塞。其他脏器包括肾、脾、肠系膜动脉、肢体动脉及视网膜动脉栓塞的存在有助于本病的诊断。心电图异常有参考意义。亚急性细菌性心内膜炎者常有发热、皮肤黏膜瘀点、贫血、白细胞增多,血培养有致病菌等。应注意与脑血栓形成、脑出血鉴别。

【治疗】

预防心脏病是防治脑栓塞的一个重要环节。一旦发生脑栓塞,其治疗原则上与动脉硬化性脑梗死相同,并且对心脏病变应同时进行治疗。

脂肪栓塞的治疗,有人主张用小剂量肝素、右旋糖酐 40.5% 碳酸氢钠注射液 250mL 静滴,每日 2 次,有助于脂肪颗粒的溶解。空气栓塞的治疗同心源性脑栓塞。

(顾吉达)

第七节 急性颅内高压症

急性颅内压增高是多种疾病共有的一种征候群。正常成人侧卧时颅内压力经腰椎穿刺测定为 7~18 cmH$_2$O,若超过 20cmH$_2$O 时为颅内压增高。

【病因】

临床常见有下列几种情况:①颅内容物的体积增加超过了机体生理代偿的限度,如颅内肿瘤、脓肿、急性脑水肿等;②颅内病变破坏了生理调节功能,如严重脑外伤、脑缺血、缺氧等;③病变发展过于迅速,使脑的代偿功能来不及发挥作用,如急性颅内大出血、急性颅脑外伤等;④病变引起脑脊液循环通路阻塞;⑤全身情况差使颅内压调节作用衰竭,如毒血症和缺氧状态。

【病理生理】

颅腔除了血管与外界相通外,基本上可看作是一个不可伸缩的容器,其总容积是不变的。颅腔内的 3 种内容物——脑、血液及脑脊液,它们都是不能被压缩的。但脑脊液与血液在一定范围内是可以被置换的。所以颅腔内任何一种内容的体积增大时,必然导致其他两种内容物的体积代偿性减少来相适应。如果调节作用失效,或颅内容物体积增长过多过速,超过调节功能所能够代偿时,就出现颅内压增高。

脑脊液从侧脑室内脉络丛分泌产生,经室间孔入第三脑室,再经大脑导水管到第四脑室,然后经侧孔和正中孔进入蛛网膜下腔。主要经蛛网膜颗粒吸收入静脉窦,小部分由软脑膜或蛛网膜的毛细血管所吸收。

脑血流量是保证脑正常功能所必需的,它决定于脑动脉灌注压(脑血流的输入压与输出压之差)。当脑动脉血压升高时,血管收缩,限制过多的血液进入颅内。当脑动脉压力下降时,血管扩张,使脑血流量不致有过多的下降。当颅内压增高时,脑灌注压减少,因而脑血液量减少。一般认为颅内压增高需要依靠减少脑血流量来调节时,说明脑代偿功能已达到衰竭前期了。

在 3 种内容物中,脑实质的体积变动很少,而脑血流量在一定范围内由脑血管的自动调节反应而保持相对稳定状态。所以,颅内压主要是依靠脑脊液量的变化来调节。

颅内压的调节很大程度取决于机体本身的生理和病理情况。调节有一定的限度,超过这个限度就引起颅内压增高。

颅内压增高有 2 种类型:①弥漫性增高,如脑膜脑炎、蛛网膜下腔出血、全脑水肿等;②先有局部的压力增高,通过脑的移位及压力传送到别处才使整个颅内压升高,如脑瘤、脑出血等。

【临床表现】

在极短的时间内发生的颅内压增高称为急性颅内压增高。可见于脑外伤引起的硬膜外血肿、脑内血肿、脑挫裂伤等或急性脑部感染、脑炎、脑膜炎等引起的严重脑水肿;脑室出血或近脑室系统的肿瘤或脑脓肿等。

主要临床症状:

1. 头痛 急性颅内压增高意识的尚未丧失之前,头痛剧烈、常伴喷射性呕吐。头痛常在前额与双颞,头痛与病变部位常不相关。

2. 视乳头水肿 急性颅内压增高可在数小时内见视乳头水肿,视乳头周围出血。

3. **意识障碍** 是急性颅内压增高的重要症状之一,可以为嗜睡、昏迷等不同程度的意识障碍。

4. **脑疝** 整个颅腔被大脑镰和天幕分成 3 个相通的腔,并以枕骨大孔与脊髓腔相通。当颅内某一分腔有占位病变时,压力高、体积大的部分就向其他分腔挤压、推移而形成脑疝。由于脑疝压迫,使血液循环及脑脊液循环受阻,进一步加剧颅内高压,最终危及生命。常见的脑疝有 2 类:小脑幕切迹疝及枕骨大孔疝。

(1)小脑幕切迹疝:通常是一侧大脑半球占位性病变所致,由于颞叶海马钩回疝入小脑幕切迹孔,压迫同侧动眼神经和中脑,患者呈进行性意识障碍,病变侧瞳孔扩大、对光反射消失,病情进一步恶化时双侧瞳孔散大、去大脑强直,最终呼吸、心跳停止。

(2)枕骨大孔疝:主要见于颅后窝病变。由于小脑扁桃体疝入枕骨大孔,延髓受压。临床表现为突然昏迷、呼吸停止、双瞳孔散大,随后心跳停止而死亡。

5. **其他症状** 可有头晕、耳鸣、烦躁不安、展神经麻痹、复视、抽搐等。儿童患者常有头围增大、颅缝分离、头皮静脉怒张等。颅内压增高严重时,可有生命体征变化,血压升高、脉搏变慢及呼吸节律趋慢。生命体征变化是颅内压增高的危险征象。

【诊断】

1. **急性颅内压增高** 急性发病的头痛、呕吐、视乳头水肿及很快出现意识障碍、抽搐等则应考虑有急性颅内压增高。应做颅脑 CT 或 MRI 检查并密切观察临床症状、体征的变化。

2. **颅内压增高的程度** 颅内压增高程度可分 3 级:压力在 20~26 cmH_2O 为轻度增高;压力在 26~54 cmH_2O 为中度增高;超过 54cmH_2O 为重度增高。如出现出下情况说明颅内压增高已达严重地步:①头痛发作频繁,反复呕吐,眼底检查发现视乳头水肿进行性加重者;②意识障碍逐渐加深者;③血压上升、脉搏减慢、呼吸节律变慢者表示颅内压增高较严重;④观察过程中出现瞳孔大小不等者。

3. **颅内压增高的原因** 应详细询问病史并体检,做有关的实验室检查,同时做脑脊液检查,脑 CT、MRI、脑电图、脑血管造影等辅助检查可提供重要的诊断资料,从而采取相应的治疗措施。

【治疗】

1. **脱水治疗**

(1)高渗性脱水:20% 甘露醇 250 mL/次静滴,于 20~40 min 内滴完,每 6 小时 1 次,作用迅速,可以维持 4~8h,为目前首选的降颅压药物。甘油可以口服,剂量为每日 1~2 g/kg;也可静滴,剂量为每日 0.7~1g/kg。成人可用 10% 甘油,每日 500 mL,滴注速度应慢,以防溶血。同时应限制液体入量和钠盐摄入量,并注意电解质平衡,有心功能不全应预防因血容量突然增加而致急性左侧心力衰竭及肺水肿。

(2)利尿剂:可利尿脱水,常用呋塞米(速尿)和依他尼酸(利尿酸),其脱水作用不及高渗脱水剂,但与甘露醇合用可减少其用量。用法:成人一般剂量为每次 20~40 mg,每日 1~6 次,肌注或静注。

(3)血清白蛋白:每次 50 mL,每日 1 次,连续用 2~3 d。应注意心功能。

(4)激素:主要在于改善血—脑屏障功能及降低毛细血管通透性。常用地塞米松,每日 10~20 mg,静滴或肌注。

2. **减少脑脊液容量** 对阻塞性或交通性脑积水患者可作脑脊液分流手术,对紧急患者可作脑室穿刺引流术,暂时缓解颅内高压。也可以口服碳酸酐酶抑制剂,如乙酰唑胺(醋唑磺胺),可抑制脑脊液生成,剂量为 250 mg,每日 2~3 次。

3. 其他 对严重脑水肿伴躁动、发热、抽搐或去大脑强直者,可采用冬眠低温治疗,充分供氧,必要时可气管切开以改善呼吸道阻力。有条件时可使用颅内压监护仪,有利于指导脱水剂的应用和及时抢救。

4. 当颅内高压危象改善后,应及时明确病因,以便进行病因治疗。

(李 敏)

第八节 脑膜炎

一、化脓性脑膜炎(purulent meningitis,简称化脑)是化脓性细菌所致的脑膜炎症。是严重的颅内感染,常与化脓性脑炎或脑脓肿同时存在。临床上表现为起病急骤,发热、头痛、呕吐、嗜睡、惊厥、意识障碍和脑膜刺激征阳性。

【病因与发病机制】

化脓性脑膜炎最常见的致病菌除脑膜炎球菌外,为肺炎球菌和流感嗜血杆菌 B 型,其次为金黄色葡萄球菌、链球菌、大肠杆菌、变形杆菌、厌氧菌、沙门菌、铜绿假单胞菌(绿脓杆菌)等。病原菌的种类与患者的发病年龄、发病背景等有关:新生儿患者以革兰阴性杆菌(大肠杆菌、副大肠杆菌)、金黄色葡萄球菌、B 组链球菌为多见;婴幼儿患者以肺炎球菌、流感嗜血杆菌为多见;3 岁以后则以金黄色葡萄球菌为多见。有免疫缺陷的小儿患者中则以肺炎球菌更多见。成人常为肺炎球菌,患有肝肾等原发病者病原菌多为大肠杆菌和肺炎杆菌。至于脑膜炎球菌,最常侵犯儿童,但成人亦可发病。医院内获得的化脑病原菌有二类,一为耐药程度高的革兰阴性杆菌如沙雷菌、肺炎杆菌、肠杆菌和绿脓杆菌;另一类为耐药葡萄球菌。中枢神经系统创伤和手术后发生的化脑以金黄色葡萄球菌、假单胞菌(包括绿脓杆菌)和不动杆菌等所致为多。脑室引流者发生的化脑病原菌以表皮葡萄球菌常见。

病原菌可通过多种途径侵入脑膜:①由菌血症或败血症经血循环而到达脑膜;②直接经上呼吸道或颅脑损伤处侵入;③感染病灶如鼻窦炎、中耳炎、乳突炎的扩散或脑脓肿溃破;④脑血管血栓性静脉炎扩散;⑤神经外科手术操作时导入。病原菌一旦在脑膜的任何部位立足,即可迅速波及整个蛛网膜下腔。细菌释放的内毒素或细菌的细胞壁成分刺激局部炎症反应发生化脓性脑膜炎,其发病机制与脑膜炎球菌脑膜炎相似。

各种致病菌引起的急性化脓性脑膜炎的病理变化基本相同。早期软脑膜及大脑浅表血管充血、扩张,炎症沿蛛网膜下腔扩展,大量脓性渗出物覆盖于脑表面,常沉积于脑沟及脑基底部脑池等处,亦可见于脑室内。脓液颜色与致病菌种有关:脑膜炎球菌及金黄色葡萄球菌脓液为灰或黄色;肺炎球菌为淡绿色;流感嗜血杆菌为灰色;大肠杆菌及变形杆菌呈灰黄色;绿脓杆菌为草绿色。随着炎症的扩展,浅表软脑膜和室管膜均因纤维蛋白渗出物覆盖而呈颗粒状。病程后期则因脑膜粘连引起脑脊液吸收及循环障碍,导致交通性或非交通性脑积水。儿童病例常出现硬膜下积液、积脓。偶可见静脉窦血栓形成、脑脓肿或因脑动脉内膜炎而致脑软化、梗死。

【临床表现】

化脑除具有共同的临床表现外,尚因年龄的不同和病原菌的不同在临床表现方面各具特点。

(一)共同特点

起病急骤,有发热、呕吐、头痛和中枢神经功能紊乱,如烦躁不安和嗜睡,严重者出现惊厥和昏迷等。体征有面色发灰、双目凝视、感觉过敏、脑膜刺激征阳性。脑水肿严重者可有颅内压增高表现,如频繁呕吐、心率减慢及血压升高等;如发生脑疝则出现瞳孔不等大、呼吸不规则,甚至呼吸衰竭。因频繁呕吐和进食减少,常引起轻重不等的脱水、酸中毒。严重者发生休克、DIC。

(二)不同年龄的患者化脑临床特点不同

1. 新生儿及3个月以下小婴儿化脑早期临床表现极不典型,可仅表现为拒食、吐奶、嗜睡、凝视、尖叫、惊厥(或仅有面部肌肉小抽动)、呼吸不规则、面色青灰及前囟紧张或隆起等,甚至出现脑膜刺激征或前囟隆起已属化脑晚期。体温可高可低,甚至体温不升。由于新生儿化脑常并发败血症,故可出现黄疸。在新生儿败血症中约1/3病例并发脑膜炎,因此一旦败血症的诊断确立,即应考虑脑膜炎的可能。

2. 3个月~2岁的婴儿化脑大多有发热、呕吐、烦躁、易激惹、惊厥、精神萎靡、嗜睡或昏迷。颈强直,前囟膨隆,并出现脑膜刺激征。

3. 2岁以上的小儿化脑症状和体征渐趋典型。年长儿除自述头痛外,尚有背痛、关节肌肉疼痛。脑膜刺激征明显。

4. 成年及老年患者化脑以肺炎球菌所致化脑多见,其次尚有脑膜炎球菌脑膜炎和革兰阴性杆菌脑膜炎等,其临床特点见下述。

(三)不同病原菌引起的化脑的临床特点

1. 脑膜炎球菌脑膜炎即"流行性脑脊髓膜炎",参见相关章节。

2. 肺炎球菌脑膜炎多见于婴幼儿及老年人,常继发于肺炎、中耳炎、乳突炎、鼻窦炎、败血症或颅脑损伤的耳、鼻漏等患者。冬春季较多。炎症主要分布在大脑顶部的表面,故早期脑膜刺激征可以不明显。脑脊液为脓性,含纤维蛋白较多,常沉积于蛛网膜下腔及大脑表面,形成广泛而较厚的纤维脓性膜,导致粘连和包裹性积脓,使所用治疗药物难以渗入病灶内而致疗效不佳,以致病程迁延和反复再发。硬膜下积液或积脓、脑脓肿、脑积水、脑室梗阻等并发症也较其他化脑多见。病情重,常有意识障碍和昏迷。脑脊液涂片查见肺炎球菌的阳性率可达80%以上,CSF和血培养也可获阳性结果。

3. 流感嗜血杆菌脑膜炎 多由毒力强的B型流感嗜血杆菌引起,多见于3个月~3岁小儿,高峰易感年龄是7~12个月,占70%,成人罕见。秋冬季多见。起病时常先有呼吸道炎症,短期内出现嗜睡、易激动或突然尖叫等。偶有皮疹,脑膜刺激征常不典型。CSF呈脓性,涂片可查见革兰染色阴性短小杆菌,阳性率为80%左右,有早期诊断价值。CSF和血培养分离出流感嗜血杆菌可确诊。常并发硬膜下积液。

4. 葡萄球菌脑膜炎 主要由金黄色葡萄球菌引起。各年龄均可发病,但以新生儿及较大儿童多见。多发生在夏季。常继发于皮肤化脓性感染、各种脓肿、骨髓炎、颅脑手术等,多为金黄色葡萄球菌脓毒败血症的迁徙病灶之一。起病急,颈项强直较其他化脑更为显著,常出现瘀点、瘀斑、荨麻疹、猩红热样皮疹及脓疱疹等多种皮疹。体内其他部位也可发现化脓病灶。CSF呈脓性,蛋白含量高,涂片可查见呈簇状排列的革兰染色阳性球菌。CSF或血培养出金黄色葡萄球菌可确诊。

5. 大肠杆菌脑膜炎 多见于3个月以内的婴儿,尤其是新生儿和早产儿。此菌主要来自母亲产道或婴儿肠道、脐部。常在出生后1~2周内发病,因前囟未闭,颅内高压和脑膜刺激征可不明显,也不一定有发热,常表现为拒食、嗜睡、烦躁、惊叫、凝视、惊厥和呼吸困难等,CSF可培养出大肠杆菌。预后较差。

6. 绿脓杆菌脑膜炎 多见于颅脑外伤、压疮感染,或烧伤伴绿脓杆菌败血症时,亦可因腰椎穿刺时消毒不严而污染所致。本病进展缓慢,CSF 涂片可找到革兰阴性杆菌,确诊有赖于 CSF 培养出绿脓杆菌。

7. 厌氧菌脑膜炎 较少见。常为厌氧菌与需氧菌混合感染所致脑脓肿,由于病变局限,故临床表现如发热、全身毒血症症状、脑膜刺激征等不甚明显。

化脓性脑膜炎在病程发展中可发生多种颅内并发症,如硬膜下积液,尤其多见于 1 岁以下婴儿肺炎球菌和流感嗜血杆菌感染;硬膜下脓肿常见于年轻成年人,通常伴鼻窦炎或耳源性感染,病人常有发热、癫痫发作、局限性神经体征;较少见的有脑脓肿、脑梗死、静脉窦血栓形成、脑室膜炎和脑积水。同时可出现全身性并发症如脓胸、肺脓肿、心内膜炎、化脓性关节炎、肾炎、休克和 DIC 等。约 10%～20% 的化脑患者可遗留程度不等的智力减退、耳聋、失明、癫痫和瘫痪等。

【辅助检查】

1. 外周血象 血白细胞计数明显增高,可达 $(20～40)\times10^9/L$,中性粒细胞占 80%～90% 以上。

2. 脑脊液检查 压力增高,外观混浊或呈脓性,细胞数增多,在 $(1000～10000)\times10^6/L$,甚至更高,以多形核白细胞为主。有时脓细胞聚集呈块状物,此时细菌培养、涂片阳性率高。蛋白质显著增加,定量在 1g/L 以上;糖定量降低甚至可在 0.84mmol/L(15mg/dl)以下;氯化物降低。CSF 中 pH 降低,乳酸、乳酸脱氢酶(LDH)、溶菌酶的含量以及免疫球蛋白 IgG 和 IgM 均明显增高。

3. 其他检查 每一例化脑均应作血培养。反复再发者应查明原因,可作鼻窦、颅骨或脊柱 X 线检查以寻找病灶。头颅 CT 扫描或 MRI 检查有助于早期发现颅内病变及其并发症。

【诊断】

根据发热、头痛、脑膜刺激征、CSF 检查呈化脓性改变即可诊断为化脑。发病年龄、原发性疾病有助于病原菌的估计,CSF 病原学检查是确诊的依据。化脑早期或经不规则的抗生素治疗后,CSF 改变不典型,表现为细胞数增高可以不明显,分类以淋巴细胞为主,常不易与结核性脑膜炎、真菌性脑膜炎和病毒性脑膜炎等鉴别。应及早作 CSF 细菌培养和涂片染色检查以防误诊。

【治疗】

(一)抗生素治疗

化脑的诊断一旦成立,应立即开始抗菌治疗。其治疗原则是:①尽早开始抗菌药物的经验治疗。化脑患者在未能获细菌学检查结果前或细菌学检查阴性者可根据病史、伴随感染、可能入侵的途径、存在的原发疾病及其他情况对病原菌进行估计,以分别投予经验治疗。在明确病原菌后,再修改治疗方案。②选择易透过血脑屏障的抗菌药物。③选用毒性低微、抗菌作用强的药物,即使采用大剂量亦甚安全。④联合用药。在致病菌未明确前,宜选用两种抗菌药物联用;如致病菌已明确,且证明该菌对某种抗菌药物敏感,则无需加用另一种抗菌药物。⑤抗菌药物剂量高于一般常用量,且宜分次静脉给药,使药物在血循环内形成几次高峰,以利于透过血脑屏障而达到抗菌治疗目的。疗程要长,用至症状消失、体温恢复正常并已持续 3～5d,CSF 正常及培养阴性后方能停药。对革兰阴性杆菌及绿脓杆菌脑膜炎治疗须延长到 4 周或更长。⑥鞘内注射给药应尽量避免,尤其是目前新的抗菌药物品种不断涌现时。

抗生素在各种化脑中的应用如下:

1. 肺炎球菌脑膜炎 以青霉素G和氨苄西林(氨苄青霉素)为首选。剂量:成人,青霉素G 2000万U/d,儿童30万~60万U/(kg·d),分次静脉滴注;氨苄西林成人8~12g/d,儿童0.3~0.4g/(kg·d),分4~6次肌注或静滴。疗程至少3~4周。如

对青霉素G和氨苄西林过敏或细菌耐药者,则可选用可透过血脑屏障和毒性低的第二、三代头孢菌素中的某些品种,如头孢呋辛(头孢呋肟,Cefuroxime)、头孢噻肟(头孢泰克松,Cefotaxime)、头孢唑肟(Ceftizoxime)、头孢曲松(头孢三嗪,菌必治,Ceftriaxone,Rocephin)和头孢他啶(Ceftadime),剂量均为每次50mg/kg,6~8h 1次,头孢三嗪可为8~12h 1次,疗程同前述。

2. 流感嗜血杆菌脑膜炎 以氨苄西林或氯霉素作为首选药物。氨苄西林成人8~12g/d,儿童0.3~0.4g/(kg·d),分4~6次静脉注射;氯霉素成人2~4g/d,儿童100mg/(kg·d),分2次静脉滴注,或上述两药合用,疗程不少于10d或至少用至退热后7d。对青霉素过敏和不宜用氯霉素者,可选用第三代头孢菌素如头孢噻肟、头孢曲松等。

3. 革兰阴性杆菌脑膜炎 以新生儿大肠杆菌脑膜炎、医院内获得的肺炎杆菌、肠杆菌、变形杆菌、沙雷菌、不动杆菌和绿脓杆菌脑膜炎为主。既往常选用广谱青霉素(氨苄西林等)加氨基糖苷类(庆大霉素等)静脉滴注或鞘内注射用药(因后者直脑屏障穿透性差)。由于革兰阴性杆菌耐药性的明显增长,上述经验用药常难以奏效,故目前此类化脑的治疗药物以第三或第四代头孢菌素类最宜,可单独应用,必要时可与氨基糖苷类合用。需注意的是如为绿脓杆菌或其他假单胞菌化脑时,除可选用哌拉西林(氧哌嗪青霉素)外,第三或第四代头孢菌素中的头孢他啶(复达欣)是可选用的药物,必要时联用阿米卡星(丁胺卡那霉素)等氨基糖苷类抗生素。哌拉西林成人用量15g/d左右,儿童80~50mg/(kg·d),分3~4次静滴或注射。

4. 葡萄球菌脑膜炎 首选耐青霉素酶的合成青霉素,如苯唑西林(苯唑青霉素,新青霉素Ⅱ,Oxacillin)和氯唑西林(邻氯青霉素,氯唑青霉素,Cloxacillin),剂量均为成人12g/d,儿童150~200mg/(kg·d),每4~6h给药1次,持续用药2周以上,待病情稳定后再用1~2周停药。可联用第一代头孢菌素如头孢唑林钠(先锋霉素Ⅴ和头孢噻啶(Cefaloridine)。若对上述药物耐药,可用万古霉素,成人2g/d,儿童40mg/(kg·d),分2次缓慢静滴。

5. 厌氧菌脑膜炎 少见,常为需氧菌的混合感染。甲硝唑(灭滴灵,Metronidazolum)抗厌氧菌、包括抗脆弱类杆菌的作用强,血脑屏障穿透性高,是首选药物。剂量成人1.5g/d,儿童30mg/(kg·d),分2~3次静滴。氯霉素和克林霉素(氯洁霉素)对厌氧菌均有较强抗菌作用,亦可选用。克林霉素成人剂量为1.8~2.4g/d,儿童30mg/(kg·d),分2~3次静滴。

6. 病原菌未明化脑脑膜炎常首先采用大剂量青霉素G和氯霉素联合治疗。

(二)肾上腺皮质激素

肾上腺皮质激素除有减轻毒血症和脑水肿的作用外,近年来的研究表明脑膜炎症的产生是细胞壁或内毒素等诱生细胞因子所介导,使用抗生素治疗时,细菌释放游离成分增加可导致脑膜炎症反应加重;临床上应用抗生素和抗生素加地塞米松治疗化脑的对照研究显示,加地塞米松组病死率较低,后遗症也较少。故有主张在用抗生素治疗化脑的同时,宜合用地塞米松,尤其是有休克或明显脑水肿者。宜短期应用。

(三)对症支持疗法

包括保证足够的液体量和热量,维持水、电解质酸碱平衡、退热、抗惊厥、脱水降颅内压等措施。

二、结核性脑膜炎

结核性脑膜炎(tuberculous meningitis,结脑)是结核杆菌侵犯脑膜和脊髓膜所致的非化脓性炎症。常继发于粟粒性结核以及肺、淋巴、肠、骨、肾等器官的结核病灶,多见于儿童,是儿童脑膜炎中最常见的一种,是小儿结核病中最严重的类型,也是小儿结核病死亡的主要原因。近年来,成人发病率有所增加。

【病因与发病机制】

本病大多由原发结核病灶经淋巴、血行播散而来,常为全身播散性粟粒性结核的一部分;少数可由脑内结核球、结核性中耳炎或脊椎结核直接蔓延。婴幼儿结核性脑膜炎往往因纵隔淋巴结的干酪样坏死溃破到血管,结核杆菌大量侵入血循环,在脑部形成小病灶,以后病灶破裂而蔓延及软脑膜、蛛网膜及脑室,形成结核性脑膜炎。在成人,大多发生在结核感染后1年内,肺外结核如泌尿生殖系、骨与关节结核常是结核杆菌血行播散的来源。主要病理改变为脑膜广泛性慢性炎症反应,形成结核结节,蛛网膜下腔有大量炎症和纤维蛋白性渗出,尤其在脑基底部的Willis动脉环、脚间池、视交叉池及环池等处,充满黄厚粘稠的渗出物,脑膜增厚、粘连,压迫颅底脑神经及阻塞脑脊液循环通路,引起脑积水。脑膜血管因结核性动脉内膜炎及血栓形成而引起多处脑梗死及软化。

【临床表现】

起病隐袭,但小婴儿可急起。症状轻重不一,主要表现有:

1. 一般结核中毒症状 发热、盗汗、倦怠无力、纳差、消瘦、萎靡不振、睡眠不安、易激惹及精神改变等。

2. 颅内高压及脑膜刺激征 头痛、恶心、喷射性呕吐、颈抵抗,Kernig征及Brudzinski征阳性。可因脑水肿或炎症粘连的阻塞性脑积水,引起眼底视乳头水肿。少数可出现瞳孔散大、呼吸衰竭等脑病征象。婴幼儿可有头围增大和前囟饱满隆起。

3. 神经精神症状 可有嗜睡、谵妄、昏迷等意识障碍,烦躁,精神异常,癫痫发作,瘫痪(偏瘫、截瘫、四肢瘫),脑神经障碍(常见的是面神经、动眼神经和展神经受损害),共济失调,括约肌功能障碍,去大脑皮质状态等。

病程分期:

根据病情发展,可将其临床表现分为三期,但各期之间并无明显界限。

1. 早期(前驱期) 约为1~2周。早期症状为患者的性情改变,如精神淡漠、懒动、少言、易怒、好哭、睡眠不安或易疲倦,时有双目凝视、嗜睡,并有低热、纳差、消瘦、便秘等。婴幼儿发病急,可表现为急起高热,开始即出现脑膜刺激征,或以惊厥为首发症状,常致误诊或漏诊。

2. 中期(脑膜刺激期) 为1~2周。头痛及呕吐加剧,逐渐出现嗜睡或嗜睡与烦躁交替。可有惊厥发作。有典型的脑膜刺激征、颅内高压症和脑神经障碍等表现。

3. 晚期(昏迷期) 为1~3周。中期症状逐渐加重,病儿由意识朦胧、浅昏迷而进入完全昏迷。阵挛性或强直性惊厥发作频繁,可出现角弓反张或去大脑强直。

临床分型:

根据病变的主要部位、病理改变、临床表现和脑脊液改变可分为四型:

1. 浆液型(1型) 浆液性渗出物局限于脑底部视交叉附近。症状轻微,脑膜刺激征及颅神经障碍不明显,没有局灶症状。脑脊液改变轻微,可能类似病毒性脑膜炎,但培养结核杆菌阳性。病程短,抗结核药疗效较好,偶可不药自愈。

2. 脑底脑膜炎型(Ⅱ型)炎症位于脑底,纤维蛋白渗出物弥散。临床上脑膜刺激征明显,合并脑神经障碍。脑脊液呈典型的结核性脑膜炎改变。为最常见的一型。

3. 脑膜脑炎型(Ⅲ型)炎症病变由脑膜蔓延到脑实质,脑实质可有炎症、软化、坏死及出血,可有结核结节形成。临床上除有脑膜刺激征外,尚有脑炎表现如肢体瘫痪、意识障碍、惊厥等。

4. 脑脊髓型(Ⅳ型)炎症病变不仅限于脑膜且蔓延到脊髓膜及脊髓,除脑及脑膜炎症状较明显外,常见神经根症状,脊髓受损症状如截瘫、肢体活动障碍,盆腔障碍如尿潴留等。

【辅助检查】

1. 脑脊液检查 脑脊液(CSF)压力升高,外观清或呈毛玻璃状,但少数可稍现混浊。白细胞增多,通常不超过 $500 \times 10^6/L$,偶有 $1000 \times 10^6/L$ 以上者,早期以中性为主,以后则以淋巴细胞为主。蛋白质轻至中度增加,约 $1\sim2g/L$,亦有高达 $5.0g/L$ 以上者(颅底有梗阻时)。糖早期可正常,但以后逐渐减少,常在 $1.68mmol/L(30mg/dl)$ 以下,CSF 糖含量与血糖浓度有关,通常为血糖的 60%~70%。氯化物减少,常在 $102\ mmol/L(600mg/dl)$ 以下。CSF 糖和氯化物减低,蛋白质增高是本病的典型改变。CSF 荧光素钠试验,在结核性脑膜炎病例几乎全部是阳性,具有可靠的早期诊断价值。对 CSF 改变不典型者须重复化验,观察动态变化。CSF 静置 $12\sim24h$ 后有蜘蛛网状薄膜形成。CSF 沉渣或薄膜涂片找结核杆菌,以及结核菌培养或动物接种可增加病原诊断的手段。

结核性脑膜炎时,CSF 乳酸盐 $>30mg/dl$,病毒性脑膜脑炎则 $<30mg/dl$;CSF 免疫球蛋白测定,前者以 IgG 和 IgA 增高为主,后者仅 IgG 轻度升高。这有助于二者的鉴别诊断。

2. 胸部 X 线检查 发现原发性或继发性结核病变,可助诊断;但阴性不能否定诊断。

3. 眼底检查 可发现脉络膜上血管附近有圆形或椭圆形苍白色外绕黄圈的结核结节(约1/3病例),有重要参考价值。

4. 颅脑 CT 扫描或 MRI 检查 有助于结核性脑膜炎颅脑并发症的诊断,主要表现为脑积水,病程愈长,脑积水的发生率愈高,可达 76%~87%。在脑室周围可见透亮区,表示颅内压增高,脑底部较大血管的动脉炎可导致脑梗死。约10%病例可见结核球。

【诊断】

有肺、骨或泌尿生殖系结核感染史,或有结核病人密切接触史,尤其是幼儿。诱发因素有麻疹、百日咳、中耳炎、头部外伤、结核病灶手术、全身麻醉、日晒等。

根据结核病病史或接触史,以往患有肺结核或身体其他部位的结核病,出现头痛、呕吐等症状,检查有脑膜刺激征及 CSF 特征性改变,典型病例诊断不难。

结核性脑膜炎早期或未作腰穿前易误诊为上感、中毒性菌痢、伤寒、风湿热、脑肿瘤、消化不良、败血症等;脑脊液检查后应与一系列中枢神经系统疾病相鉴别,如真菌性脑膜炎、已经部分治疗的细菌性脑膜炎、病毒性脑膜炎和脑炎、脑膜转移性癌肿或肿瘤细胞脑膜浸润等。

【治疗】

早期诊断、尽早开始治疗与预后直接有关。因此,本病的治疗原则是早期给药、合理选药、联合用药和系统治疗。只要患者临床症状、体征及实验室检查高度提示本病,既使 CSF 抗酸涂片阴性亦应立即开始抗结核治疗,以免耽误了有利时机。

(一)抗结核药物联合治疗

早期、合理治疗是改善预后的关键。在选用抗结核药物时,要考虑到药物是杀菌或抑菌药,能否透过血脑屏障以及剂量与副作用等问题,并应联合用药。异烟肼(INH)和吡嗪酰胺

(PZA)是抗结核首选药物,因能迅速进入 CSF 并达到治疗浓度,利福平(RFP)、链霉素(SM)、乙胺丁醇(EMB)、对氨基水杨酸(PAS)在脑膜炎症时也可进入脑脊液中。INH 和 PAS 必要时可以静脉滴注。WHO 建议应至少选择 3 种药联合治疗:常用 INH、RFP 和 PZA,轻症患者治疗 3 个月后停用 PZA,继续用 INH 和 RFP 7 个月。耐药菌株可加用第 4 种药如 SM 或 EMB,RFP 不耐药菌株,总疗程 9 个月;RFP 耐药菌株需连续治疗 18~24 个月。

1. 异烟肼(Isoniazid,INH. 雷米封,Rimifon) 杀菌效力高,毒性低,且易透过血脑屏障,是治疗结核性脑膜炎的首选药物。每日剂量:成人 300~400mg(重症为 600~900mg;),儿童为 10~15 mg/kg(重症为 20~25 mg/kg),通常清晨一次顿服,如有不良反应时可分次服用。疗程至少 1 年以上。病情危重者,可用 300~600mg 加入 5% 葡萄糖或生理盐水 20~40ml 缓慢静注,或加入 5%~10% 葡萄糖注射液 250~500ml 中静滴,每日 1 次,连用 14~30d。一般剂量很少引起不良反应,主要副作用有中毒、过敏反应及内分泌功能紊乱。中毒反应包括末梢神经炎、中枢神经功能障碍及中毒性肝炎,一旦发生应停用 INH 及换药。治疗期间同时加用维生素 B_6 可预防周围神经病变的发生。过敏反应常表现为皮疹、发热,偶尔引起肝炎、粒细胞减少、血小板减少及贫血;过敏反应发生后应停用 INH 及换药,严重者短期给予泼尼松治疗。内分泌功能紊乱包括性欲降低、甲状腺功能障碍、库欣综合征、男性乳房女性化及女性子宫痉挛性痛经等;应予以对症治疗,必要时停用 INH 及换药。

2. 利福平(Rifampin,RFP) 易从胃肠道吸收,且易透过血脑屏障,杀菌力亦强,起效快,亦列为首选药物之一,与 INH 合用。成人每日剂量为 10~20mg/kg 或 600mg,于晨空腹顿服。用药后尿、泪及汗呈橘黄色,但无妨碍。主要副作用有肝脏损害及过敏反应,前者多发生于用药半个月至 1 个月左右,注意尽可能不要同时用对肝脏有损害的药物,一旦发生肝损害,应停用及换药。过敏反应见于早期,减量及对症治疗,常能缓解,一般勿需停用 RFP。对老年人、幼儿、嗜酒者、营养不良者慎用,妊娠 3 个月禁用。

3. 链霉素(Streptomycin,SM) 此药虽不易通过正常的血脑屏障和血脑脊液屏障,但能透过发炎的脑膜,故适用于结核性脑膜炎的急性炎症反应期。须与其他抗结核药合用。成人剂量为每日 0.75g,小儿 20~30mg/kg,肌内注射,连续 2 个月,以后改为隔日 1 次或每周 2 次。成人链霉素总剂量为 90g,达到总剂量即停药;若因副作用而无法达到总量者,可提前停药。主要副作用为第 VIII 对脑神经损害,引起持久性耳聋及平衡失调;其次为肾损害,表现为蛋白尿、管型尿,严重者可发生氮质血症。应密切观察,一旦出现 SM 的毒性反应,应及时停药。

4. 吡嗪酰胺(Pyrazinamide,PZA) 因独具对酸性环境中生长较慢的结核杆菌有杀灭作用而备受青睐,主要与第一线药物联合(INH、RFP 等),用以消灭巨噬细胞内及酸性病灶内的结核杆菌。常规口服剂量每日 30~35mg/kg,分 3~4 次服用。但本药毒性较大,主要为肝损害,应特别注意。

5. 乙胺丁醇(Ethambutol,EMB) 口服吸收迅速,易透过血脑屏障。其在治疗中的主要作用是防止结核杆菌发生抗药性,故绝不可单独应用,而仅应与其他抗结核能力强的药物合用。开始时 25mg/(kg·d),分 2~3 次口服;一般用药 8 周后改为 15mg/(kg·d) 顿服。最大缺点为严重的胃刺激及偶尔引起视神经炎和视网膜炎,后者多发生于用药后 3~4 个月,须及时停药,能逐渐恢复,而少数病人遗留下双眼视神经萎缩。糖尿病、乙醇中毒、乳幼儿均禁用,孕妇、肾功能不全者慎用。因本品除毒性较低外无任何其他独到之处,在联合治疗中已趋于被 PZA 取代。

6. 对氨基水杨酸钠(Natrii Para-aminosalicylas,PAS-Na) 与 SM 或 INH 联用,能延缓耐

药性的产生。成人一般用4~12g/d加入5%葡萄糖液中避光静滴,每日或隔日1次,连用14~30d;后改为饭后口服2g,每日4次,连用6~12个月。可与氢氧化铝或碳酸氢钠同服,以减轻刺激性。儿童剂量:0.2~0.3g/(kg·d)。有时可引起肝、肾、造血系统及甲状腺的损害,应予注意。因其干扰RFP的吸收,同服时需间隔6~8h。

(二)肾上腺皮质激素

肾上腺皮质激素能迅速减轻中毒症状、脑实质及脑膜的炎症反应与脑膜刺激症状,减轻脑水肿,降低颅内压,防止脑室诸孔道以及颅底部纤维性粘连,从而防止脑积水的发生。因此,在强力、有效的抗结核治疗同时,及早应用皮质激素,对减轻症状、改善预后有良好的效果。一般成人剂量:泼尼松30~60mg/d,口服;不能口服者可用地塞米松5~10mg/d或氢化可的松100~300mg/d静滴。待症状及脑脊液检查开始好转后,逐渐减量以至停药。总疗程为8~12周(早期及部分中期患者8~10周即可),一般不超过3个月,以免引起其他细菌或真菌感染。若不能排除真菌性脑膜炎时激素应与抗真菌药物合用。

(三)鞘内用药

目前多不主张经鞘内给药,但对重症病例,经上述常规治疗,症状及脑脊液继续恶化者,或有椎管阻塞趋势者可考虑应用。用法为异烟肼50mg(儿童25mg)加地塞米松2mg,每周2~3次缓慢鞘内注射,待病情改善后改为每周1次。注射前须放出等量(ml)脑脊液。疗程共7~14次。

(四)颅内高压症的治疗

除使用肾上腺皮质激素、脱水剂如甘露醇等外,尚可用乙酰唑胺(Acetazolamidum)。本品为碳酸酐酶抑制剂,可能由于抑制脑室脉络丛中碳酸酐酶的作用,使脑脊液的生成减少,降低颅内压。每日10~30mg/kg,分2~3次口服。疗程数周至数月,可按病情持续或间歇用药。

(五)对症与支持疗法

卧床休息,精心护理以防止发生压疮及吸入性肺炎等并发症。给予营养丰富而又易于消化的食物,维持水电解质的平衡。应用改善脑细胞营养代谢的药物如ATP、辅酶A、细胞色素C及脑活素等。

(六)手术治疗

在积极的抗结核治疗下,有两种并发症需加以处理:①脑积水:急性期可考虑侧脑室穿刺引流,慢性者则可行脑脊液分流术。②脊髓腔部分阻塞:可酌情手术处理。

本病的预后取决于病情的严重程度、药物的敏感性以及治疗的早晚和是否彻底。婴幼儿和老年预后差。3岁以下患儿的病死率达18%~55%,有神志改变如谵妄、昏迷者的病死率达30%以上。成人结核性脑膜炎的病死率仍在15%左右。治疗宜彻底,治疗1~1.5年者复发率为6.6%,不足1年者复发率高达25%。后遗症有蛛网膜粘连、脑积水、脑神经麻痹、肢体瘫痪、癫痫发作、智力障碍及垂体功能不足等。

三、隐球菌性脑膜炎

隐球菌性脑膜炎(cryptococus meningitis)是新型隐球菌引起的脑膜非化脓性炎症,可表现为亚急性或慢性脑膜炎、脑膜脑炎、颅内压增高等。随着广谱抗生素、肾上腺皮质激素、免疫抑制剂的长期应用和医务人员对本病认识的提高,发病率有增加的趋势。

本病病死率高达30%左右。

【病因与发病机制】

隐球菌存在于某些鸟粪和土壤中,鸟粪以鸽粪含本菌最多见。本菌感染虽可累及肺、皮肤、淋巴结、肠道等,但最易侵犯中枢神经系统。在原有慢性疾病的患者,尤其是长期接受大量抗生素、激素、抗癌药物或免疫抑制剂治疗,使机体抵抗力降低时更易发生本病。约30%~50%的隐球菌感染病例与淋巴肉瘤、网状细胞肉瘤、白血病、结节病、结核、糖尿病、肾脏疾病和红斑性狼疮、获得性免疫缺陷综合征等疾病伴发。隐球菌可通过各种门户侵入机体,主要经呼吸道入侵。在肺部形成原发病灶,经血行播散或从鼻腔嗅神经及淋巴管而传至脑膜;脑膜脑炎则是由脑膜感染沿血管周围鞘扩展进入脑实质引起,或由脑血管栓塞所造成。颅底、软脑膜的病变较显著,蛛网膜下腔有广泛的渗出物积聚,内含单核细胞、淋巴细胞及隐球菌等。也可形成局限性肉芽肿。隐球菌也可在血管周围间隙中增殖并在灰质内形成许多肉眼可见的囊肿,囊肿内充满隐球菌。

【临床表现】

中枢神经系统的隐球菌感染可产生脑膜炎、脑膜脑炎、脑脓肿及脑或脊髓的肉芽肿,以脑膜炎最为多见。其症状和体征随病变的范围和部位而不同。隐球菌脑膜炎的起病隐袭,初起时症状不明显或表现为轻度间歇性头痛,以后变为持续性并日渐加重;在有严重免疫功能低下的病人可急骤起病。伴有乏力、萎靡、纳差、肩背酸痛等感染中毒症状。可无发热或低热,亦可高达40℃。约1/3的病人入院时有不同程度的意识障碍,表现为谵妄、嗜睡、昏睡及昏迷等,抽搐少见。神经体征主要为颈项强直、Kernig 征及 Brudzinski 征阳性。1/3 患者有锥体束征阳性,少数患者有偏瘫(7%)。1/3 患者有脑神经受损,以视神经受累最多,可引起视力模糊、视力减退乃至失明;其他尚可见动眼神经、展神经、面神经及听神经受累的表现。2/3 以上患者的眼底检查有明显的视乳头水肿,少数患者有出血及渗血。大脑半球内的隐球菌脓肿或肉芽肿可引起偏瘫等局限性神经体征,或可导致脑病等于短期内死亡。慢性病例因脑底部蛛网膜粘连,脑脊液循环受阻而致脑积水。严重病例有明显消瘦和虚弱。如不及时给予特殊治疗,病情可逐渐加重而在数月内死亡;少数病例的进展相当迅速。可于2~3 同内死亡;或反复缓解、复发,使病程迁延多年之久。亦有自然缓解而痊愈的个例报道。

【辅助检查诊断】

1. 脑脊液检查 约70%病例 CSF 压力增高,外观清澈、透明或微混。白细胞数轻至中度增多,在(50~500)×10⁶/L,以淋巴细胞为主。蛋白含量呈轻至中度增高,在1~2g/L,个别可达4g/L 以上。糖和氯化物含量降低。约60%~80%病例脑脊液涂片墨汁染色可发现带有荚膜的圆形隐球菌,但有些病例常需多次反复 CSF 检查才能发现。墨汁涂片是诊断本病最迅速、简便的方法,应首先进行。约90%病例的 CSF 或血清中可检出荚膜抗原。脑脊液乳胶凝集隐球菌抗原试验阳性系本病所特有,阳性率达92%;而补体结合试验为63%。CSF 中只有抗原而无抗体者提示病变仍在活动,当 CSF 中抗体出现而抗原的滴度降低者提示病变在好转中。CSF 培养及动物接种可以分离出隐球菌,但需时较长。

2. X 线胸部检查 有时可见肺部隐球菌病变。

【诊断】

可有养鸽、接触鸽粪史,食烂水果史,慢性疾病如淋巴瘤等长期应用激素和(或)细胞毒药物史等。

根据病史,起病隐袭,脑膜刺激征,CSF 中蛋白质增高,糖和氯化物降低以及 CSF 墨汁涂片及培养找到隐球菌可予确诊。但在临床实际工作中与结核性脑膜炎、脑脓肿、经部分治疗的化脓性脑膜炎、颅内肿瘤以及其他真菌性脑膜炎的 CSF 改变很相似,因此在找到病原体前很难鉴别,常需反复多次检查才能最后确诊。

【治疗】

(一)抗真菌药物的应用

1. 两性霉素B(Amphotericin B,AmB)　是治疗中枢神经系统隐球菌病的首选药物。它能与真菌细胞膜上的胆固醇结合,使膜通透性增高,菌体遂发生溶解而死亡;此外,本药尚可调节免疫功能,具强力的免疫佐剂性能,除影响体液免疫外,尚能加强细胞免疫以增强宿主对感染的抵抗力。口服不吸收,必须静滴。一般从小剂量开始,首次剂量0.05~0.1mg/kg,每日增加2~5mg,直至每日剂量达1mg/kg。每日量先用注射用水溶解成AmB 5mg/ml澄明液,然后以5%葡萄糖注射液(pH不低于5)稀释至0.1mg/ml或低于0.1mg/ml(不用生理盐水,以免沉淀),避光缓慢静滴6~8h,每30min振摇1次以防沉淀。每日1次,一般需用2~3个月,待症状明显改善,脑脊液常规、生化正常,墨汁染色找不到隐球菌后至少4周,方可停用,但总量不超过3g。注射前先给阿司匹林、氯丙嗪口服或于输液中加地塞米松1~2mg,以减轻寒战、呕吐等反应;在静滴中加入肝素10~20mg,和(或)经常变换注射部位,以免引起静脉炎。治疗期间,每周进行1次脑脊液检查。本品毒性大,应注意贫血、低血钾、肝、肾及心肌损害。AmB渗透入脑膜的能力差,故脑膜炎患者宜加用鞘内注射。常用0.05~0.1mg,以脑脊液3~5ml稀释,缓慢注入鞘内,在注入AmB之前,可注入地塞米松2~5mg,以减少副作用及防止粘连发生。如无不良反应,可缓慢增量至0.5mg/次,每周2~3次,总量不超过15mg。

2. 氟胞嘧啶(Fluorocytosine,5-Fc)　为一种合成的抗真菌药,从胃肠道吸收快,穿透入脑脊液及其他体液和组织良好,但抗菌谱较窄,易产生抗药性,单用效果较AmB差。然若与AmB合用,不仅有协同作用,增加疗效;且可减少药量,减轻毒副作用。剂量50~150mg/(kg?d),分3~4次口服或静脉注射,疗程1~3个月。不良反应有胃肠道症状,肝、肾功能损害。

3. 咪康唑(双氯苯咪唑,达克宁,Miconazole)　适用于AmB无效而不耐受者。抗菌谱广,毒性低,较安全。开始以200mg加入50~100ml静脉注射用水溶液,于15~30min内注完,每8h 1次;若无不良反应,可渐增至每次用600mg。一旦脑脊液真菌转阴,则停药。也可鞘内(10~15mg/次)注射。孕妇及1岁以下儿童禁用。

4. 氟康唑(Fluconazole)　为新型三唑类抗真菌药,能强力而特异性地抑制真菌的甾醇合成,对各种严重真菌感染疗效显著。对隐球菌性脑膜炎有特效。口服吸收良好,生物利用度达90%以上。口服后0.5~1.5h达血药浓度高峰,血浆半衰期约30h。在真菌性脑膜炎患者的脑脊液中的浓度约为血浓度的80%。本品80%以原形从尿中排出。用法:口服:50~150mg/d,每日1次;严重感染,首日剂量400mg,维持量100~400mS;,每日1次。疗程6~12个月。静脉注射:剂量同上,滴速不超过200mg/h。一般耐受性好,最常见的不良反应系胃肠道症状。孕妇及哺乳期妇女、儿童禁用或慎用。

5. 伊曲康唑(Itraconazole)　为三唑类口服广谱抗真菌药。其作用机制与它结合于真菌细胞色素P_{450}同工酶而使麦角甾醇合成受抑,与结合于膜的酶功能以及膜通透性紊乱有关。可用于全身性真菌病和隐球菌脑膜炎的维持治疗。口服后1.5~4h达血药浓度峰值,体内分布广泛,蛋白结合率达95%,半衰期约20~30h。在肝脏代谢后随尿及胆汁排泄。用法:200~400mg/d,儿童3~5mg/(kg·d),分1~2次口服。多数患者耐受性良好,偶见胃肠道反应。孕妇禁用。

(二)对症支持疗法

卧床休息,加强护理。提供营养丰富易消化的饮食,保持水电解质平衡,防治合并症。脱水降颅压。酌情输血或血浆。尽可能停用抗生素、皮质激素及其他免疫抑制剂。适当使用改善脑营养代谢的药物,但维生素 B_1、B_6、B_{12}、谷氨酸、麦芽糖、味精等,会助长隐球菌繁殖,应忌用。对伴严重颅内高压症或脑积水者,可酌情选用侧脑室穿刺引流或脑脊液分流术。

隐球菌性脑膜炎未经特效治疗者基本全部死亡,经药物治疗者即时有效率为 60% ~ 70%。20% ~ 30% 的初步获愈者有复发。少数治愈病人有严重后遗症,包括视力丧失、脑神经瘫痪、严重运动障碍、脑积水、智能障碍等。有下列情况预后不良:①有脑积水者;②诱发因素尚未消除者,如病人有淋巴瘤或应用激素;③CSF 检查轻度异常或正常,涂片或培养阳性者;④血培养阳性;⑤治疗前血或 CSF 抗原滴度高或治疗后抗原滴度持续高、抗体缺少者。

四、病毒性脑膜炎

病毒性脑膜炎(viral meningitis)是一组由各种病毒感染引起的软脑膜(软膜和蛛网膜)弥漫性炎症综合征,主要表现发热、头痛和脑膜刺激征,是临床上最常见的无菌性脑膜炎(aseptic meningitis)。为一种良性自限性疾病,多无并发症。

【病因与发病机制】

病因有:①主要为肠道病毒(柯萨奇病毒、埃可病毒与脊髓灰质炎病毒),约占 85% ~ 95%。②其次为腮腺炎病毒、单纯疱疹病毒、腺病毒(主要是 1.2.3.5、7 型)、淋巴细胞脉络丛脑膜炎病毒、单核细胞增多症和带状疱疹病毒等。由肠道病毒引起的病毒性脑膜炎,发病高峰主要在夏季和早秋;腮腺炎病毒脑膜炎一般多见于冬、春季节,与腮腺炎同时流行;淋巴细胞脉络丛脑膜炎则以冬季较常见;而单纯疱疹脑膜炎无明显季节性。肠道病毒主要经粪-口途径,少数通过呼吸道分泌物传播,大部分病毒在下消化道发生最初感染,肠黏膜细胞有与肠道病毒结合的特殊受体,病毒经肠道入血后产生病毒血症,再经血液进入中枢神经系统。大多数病毒侵入机体后经病毒血症侵犯脑膜,常同时存在不同程度地侵犯脑实质,但亦可单独累及脑膜。病理上呈现软脑膜弥漫性淋巴细胞浸润,脑组织有围管性淋巴细胞浸润,胶质增生、神经节细胞肿胀及点状出血。脉络膜丛及脑室上皮亦有非特异性炎症改变。

【临床表现】

本病发病年龄以 10 ~ 40 岁多见,约半数在 15 岁以下发病。急性或亚急性起病(一般潜伏期约 1 周),常先有类似感冒或相应病毒所致全身症状,如畏寒、发热、头痛、咽痛与躯体不适、疼痛、腹泻、皮疹、乏力等。常有感觉过敏、感觉异常、畏光、肌痛与腹痛。症状的严重程度随病人的年龄增长而加重。脑膜刺激症状:在全身症状同时或稍后短时间内出现,呈头痛、恶心、呕吐,颈软至中度抵抗,Kernig 征和 Brudzinski 征阳性。体温很少超过 40℃。可伴有意识障碍,如淡漠、嗜睡、谵语,甚至昏迷等;较少伴发脑炎症状如脑神经障碍、偏瘫与感觉障碍等。有某些特定病毒感染的征象:如腮腺炎的腮腺肿大和睾丸炎;某些肠道病毒感染可出现皮疹,大多与发热同时出现,持续 4 ~ 10d,柯萨奇病毒 A 组和埃可病毒(ECHO)感染,皮肤损害典型的为斑丘疹,皮疹可局限于面部、躯干或涉及四肢,包括手掌和足底部;柯萨奇病毒 B 组感染可有流行性肌痛(胸壁痛)和心肌炎;传染性单核细胞增多症病毒感染有全身淋巴结肿大压痛、伴剧烈咽痛或见黄疸等。

【辅助检查】

辅助检查的特点有:周围血象白细胞数正常或中度增高,血沉增快;脑脊液压力正常或轻度升高,无色透明,轻度或中度淋巴细胞升高(最初数小时内可以中性粒细胞为主),通常在 $(45 ~ 1500) \times 10^6/L$ 以下。糖与氯化物正常或稍减,蛋白正常或中度增高(多在 1.0g/L 以内),或见有细胞蛋白分离现象。细菌和真菌涂片检查阴性。急性期 CSF 与血液的病毒分离、恢复期的血清中和抗体滴定和补体结合反应检测可有阳性发现。

【诊断】

典型病例根据发热、头痛、恶心、呕吐、肌痛、脑膜刺激征,血液和 CSF 的改变等,诊断一般并不困难;但病原学的诊断常需依赖 CSF 中分离出病毒才可确诊。应注意与下述疾病鉴别:各种邻近脑膜的化脓性感染引起的脑膜反应,细菌性、结核性、真菌性脑膜炎,钩端螺旋体病脑膜炎,癌性脑膜病,单核细胞增多症等。

【治疗】

1. 对症支持疗法 卧床休息,富维生素饮食。头痛剧烈时可给予镇痛剂,高热用物理降温或给予退热剂。临床症状严重者,可短期内用小剂量地塞米松 5～10mg/d 加入液体静滴。

2. 降颅内压 有颅内压增高者,可用甘露醇、高渗葡萄糖液等行脱水疗法。

3. 抗病毒治疗疗效尚难肯定,且副作用多,应慎重使用。

本病绝大多数患者为自限性疾病,轻者 3～5d 完全恢复,重者可持续 1～4 周,平均于 3 周内痊愈,一般不留后遗症。

(褚 熙)

第九节 脑 炎

一、急性单纯疱疹病毒性脑炎

急性单纯疱疹病毒性脑炎(acute herpes simplex virus encephalitis,AHSE),系单纯疱疹病毒(herpes simplex virus,HSV)引起的中枢神经系统(CNS)病毒感染性疾病,是散发性致命性病毒性脑炎最常见的病因。HSV 常累及大脑颞叶、额叶及边缘系统,引起脑组织出血性坏死和(或)变态反应性脑损害,又称为急性坏死性脑炎或出血性脑炎。

【病因与发病机制】

疱疹病毒是一种嗜神经 DNA 病毒,分为 I 型和 II 型两种。约 90% 的人类 AHSE 由 HSV-I 型引起,6%～15% 由 HSV-II 型所致。几乎所有成年人的单纯疱疹性脑炎均由 HSV-I 型引起,且还常引起口部疱疹;HSV-II 存在于女性阴道中,引起生殖器的感染,若为宫内感染则可致胎儿畸形。绝大多数新生儿 AHSE 系 HSV-II 引起,通常是母亲分娩时生殖道分泌物与胎儿接触而感染。HSV-II 也可通过性接触传播,成人 HSV-II 通常引起无菌性脑膜炎而非脑炎。HSV-I 通过呼吸道或唾液接触传染,原发感染通常发生于儿童期或少年期,感染后多不发生临床症状,或仅表现为胃炎或上呼吸道感染。大多数人感染后病毒潜伏于三叉神经节或脊神经节内,数年后,非特异性刺激引起病毒的再激活,病毒沿三叉神经或其他神经轴突入脑,发生单纯疱疹病毒脑炎。也有少数单纯疱疹脑炎是作为 HSV-I 原发感染的一部分,病毒沿嗅神经入脑而致脑炎。本病脑部病理改变呈弥漫性,侵犯双侧大脑半球,但并不完全对称,常以颞叶、边缘叶及额叶受累最为严重,其他脑叶及脑干均可被累及。在致死病例,呈现严重的脑膜炎及脑实质广泛性破坏性改变,可见有坏死性、炎症性或出血性损害。受累神经细胞核内可有嗜伊红性包涵体(故称急性包涵体脑炎),是本病的特征性改变。在电子显微镜下可发现包涵体内含有病毒抗原及疱疹病毒颗粒。

【临床表现】

1. 一般特征　本病散在发生而无季节性和地方性,可发生于任何年龄,约 2/3 的病例发生于 40 岁以上的成年人。25% 的病人有口唇单纯疱疹病史。本病临床变化很大,通常呈急性或亚急性起病,前驱期可有呼吸道感染,发热、乏力、头痛、呕吐等非特异性症状以及轻度行为、精神或性格改变。

2. 脑实质受损征象　主要是意识障碍、精神异常、癫痫发作、肢体瘫痪等,有的出现锥体外系统受损征象(震颤、舞蹈动作),可发展为去大脑皮质状态或去大脑强直。32% 病例出现脑神经功能障碍,如眼联合运动障碍、展神经麻痹等。部分病人精神症状突出成为首发或唯一症状而就诊于精神科。

3. 颅内高压征和脑膜刺激征　表现为头痛、呕吐、颈项强直、Kernig 征阳性,尚可有眼底视乳头水肿。颅内压增高引起脑疝常为致死原因。

本病病程长短不一,重症多在数日内死亡,病死率高达 30%~70%。亦有迁延数月者。存活者中可有失语、运动和意识障碍、癫痫发作和轻偏瘫、痴呆等后遗症。有极少数病例经治疗后 1~3 个月又复发。

【辅助检查】

1. 脑脊液(CSF)检查　脑脊液压力常增高,细胞数多增加,一般在 $(30~200)\times 10^6/L$,最多者可达 $1000\times 10^6/L$,淋巴细胞占优势,偶见中性为主。部分病例早期脑脊液中可出现大量红细胞,红细胞数达 $(50~500)\times 10^6/L$ 或更多,脑脊液黄变,是本病有脑实质出血、坏死的反映。蛋白质轻至中度增加,糖和氯化物大多正常。约 5%~10% 病例初期脑脊液检查可完全正常。

2. 脑电图(ECG)检查　对本病具有重要价值。其典型改变示 α 节律丧失,弥漫性慢波,在额、颞叶出现高波幅周期性棘波和慢波。

3. CT 或 MRI 检查　90% 患者于病后数日 CT 扫描可见单侧或双侧颞叶、海马及边缘系统局灶性低密度区,扩展至额叶或顶叶,伴占位效应或强化,部分病例示出血性变化。有些病例早期 CT 正常,但 MRI 可显示灶性异常改变。

4. 病毒学检查　是确诊本病的依据。①双份 CSF 单纯疱疹病毒抗体(lgM、IgG)滴度增加 4 倍以上;单份 CSF 上述抗体 >1:80;②血清中和抗体或补体结合抗体滴度逐渐增加到 4 倍以上或单份血清/脑脊液抗体滴度≤40;③免疫荧光技术可检出脑脊液的单纯疱疹病毒抗原;④CSF 一般不能分离出病毒。

【诊断】

诊断依据:①口唇或生殖道疱疹史,出现发热、精神行为异常、癫痫发作、意识障碍和早期局灶性神经系统损害体征;②CSF 细胞数增多或出现红细胞,糖和氯化物正常;③EEG 示弥漫性异常,以颞、额区为主;④CT 或 MRI 发现颞叶局灶性出血性脑软化灶;⑤特异性抗病毒药物治疗有效。确诊有赖于病毒学检查。但临床上应注意与化脓性脑膜炎、脑脓肿、颅内占位性病变及其它病毒性脑炎相鉴别。

【治疗】

(一)对症支持疗法

患者常有较重的意识障碍和精神异常,必须加强护理,注意营养和水电解质平衡,及时吸痰,保持呼吸道通畅,防治肺炎和压疮,保持二便通畅。高热者降温,癫痫发作者行抗癫痫治疗等。必要时可给予小量输血、人血清白蛋白或复方氨基酸、脂肪乳等以增强机体抵抗力。

(二) 抗脑水肿、降低颅内压

通常选用甘露醇、高渗葡萄糖液、甘油、呋塞米等作为脱水剂。考虑到肾上腺皮质激素有抗脑水肿和抑制炎症反应等作用，主张早期足量使用，推荐用甲泼尼龙大剂量冲击疗法，0.5～1.0g/d，连用3～5d，随后改用泼尼松口服（60mg/d），以后逐渐减量。经上述药物治疗后，颅内压增高仍日益增重，甚至出现脑疝，应行紧急的脑室穿刺引流术和去骨瓣减压术。

(三) 抗病毒治疗

病毒侵入脑组织后，通常随着病程的进展，病毒量逐渐减少甚至消失，故必须早期使用抗病毒药物才有效果。常用的有：

1. 阿昔洛韦（无环鸟苷，Acyclovir，ACV） 为广谱核苷类抗病毒药，仅对感染病毒的细胞起作用，而未感染细胞不受影响。毒性小，其抗病毒活性主要是抗疱疹病毒族，是目前治疗单纯疱疹性脑炎的首选抗病毒药物。当临床疑诊又无条件作CSF病毒学检查时可用阿昔洛韦进行诊断性治疗。口服吸收差，生物利用度仅15%～30%，血浆蛋白结合率为9%～33%，50%可通过血脑屏障。血浆半衰期约2.5h，肾功能不全时可延长至20h，故肾功能不全者应减少剂量并充分饮水；同时不得并用其他肾毒性药物如氨基糖苷类抗生素、两性霉素B和环孢素等。用法：静脉滴注：10～15mg/kg，每8h1次，连用14～21d。使用前先将本品用注射用水配成2%溶液，然后将每次剂量用生理盐水或5%葡萄糖液加至100ml，于1h内静滴完，口服每次200～400mg，每日4～5次，10d为1个疗程。

2. 更昔洛韦（Ganciclovir） 本品进入细胞后由病毒的激酶诱导生成三磷酸化物，竞争性抑制病毒的DNA聚合酶而终止病毒DNA链增长。抗HSV作用是阿昔洛韦的数十倍，对阿昔洛韦耐药的HSV突变株敏感。5～10mg/(kg·d)静脉滴注，每12h1次，疗程14～21d。主要副作用是肾功能损害和骨髓抑制，与剂量相关，停药后可以恢复。

3. 阿糖腺苷（Adenine arabinoside，Ara-A） 为较广谱的DNA病毒抑制剂，动物实验显示强大抗病毒效应。能很好通过血脑屏障，其脱氧后的第一个代谢产物阿糖次黄嘌呤也有抗病毒效果，故有较持久的治疗作用。副作用轻且少，可有疼痛综合征（包括全身痛、肌肉痛、关节痛、神经痛等）、胃肠道反应（恶心、呕吐、腹泻、纳差等），偶见可逆性骨髓抑制。停药后均可自行消失。对肝肾损害较轻。孕妇禁用，哺乳期妇女、婴幼儿、肝肾功能不全和造血功能不良者忌用。用法：通常成人剂量10～20mg/(kg·d)，连用7～10d。由于溶解度低，每毫升浓度不超过0.7mg，半衰期短（仅1.5h），故每日须缓慢静滴12h以上。必要时间隔1周后再用1个疗程。

4. 利巴韦林（Ribavirin，病毒唑，Virazole） 为广谱抗病毒药。对某些类型的疱疹病毒、痘病毒、流感病毒、副流感病毒、鼻病毒、呼吸道合胞病毒、肠病毒等DNA和RNA病毒均有效。作用机制可能是抑制了磷酸次黄嘌呤核苷脱氢酶，使鸟嘌呤核苷酸不能合成，阻止病毒核酸的合成，从而抑制病毒复制。口服易吸收，血浆半衰期约72h。不良反应少，少数患者服药后产生腹泻、白细胞减少、贫血等，停药后可恢复正常。妊娠妇女禁用。用法：口服每次300mg，每日3～4次；静脉滴注或肌内注射，每日为10～15mg/kg，分2次用，静滴宜缓慢。

5. 干扰素（Interferon）及其诱导剂 具有广谱抗病毒作用，对RNA病毒的作用比对DNA病毒更为敏感。干扰素进入细胞后可与宿主细胞抗病毒蛋白的密码抑制物相结合后除去抑制，产生的抗病毒蛋白可抑制各种病毒的酶、核酸和蛋白质的合成，从而阻断病毒的复制与繁殖。它除了有直接的抗病毒作用以外，还有重要的免疫调节作用，可增强HLA抗原在病毒感染细胞膜上的表达，激活抗原提呈细胞，加强特异性细胞毒性T淋巴细胞的应答,加强自然杀伤细胞的活性,也可调节细胞因子,如白细胞介素1、2和肿瘤坏死因子的产生。干扰素且可直接作用于B细胞,对免疫球蛋白的产生呈量效关系。用法:α-干扰素每次60×10^6U,每日或隔日1次深部肌内注射,连续30d;亦可用β-干扰素全身用药与鞘内注射联合治疗。应用干扰素诱导剂可使机体细胞产生内源性干扰素。目前临床上使用的干扰素诱导剂是聚苷酸-聚胞苷酸,简称聚肌胞。它可增加干扰素水平,抑制病毒复制和向中枢神经系统蔓延。用法:2ml/次,肌内注射,每日2次。临床上可与其他抗病毒药物联合应用。

(四)脑细胞代谢活化剂的应用

可选用ATP、CoA、细胞色素C、胞磷胆碱、脑活素等,以改善脑细胞的代谢,促进脑功能的恢复。

二、散发性脑炎

散发性脑炎系一种病原不明以散发形式而发病的病毒性脑炎或感染后变态反应性脱髓鞘脑病。曾使用过"非特异性脑炎"、"非典型性脑炎"、"散发性病毒性脑炎"等名称。随着诊断技术的不断提高,能明确病原者,均应冠以病原名称或应用其他已知疾病名称,而不应再称之为散发性脑炎,故本病最后仅能包括原因尚无法查明者。

【病因与发病机制】

目前临床上诊断为散发性脑炎者,绝大多数为病因未明的变态反应性脱髓鞘脑病,另一部分类似病毒性脑炎而尚未能用病毒学证实者。病理上主要包括两大类:一类是与病毒性脑炎酷似的脑炎表现,病变主要在灰质。神经细胞变性、坏死,脑膜及血管周围可见淋巴细胞及单核细胞浸润,有血管套形成,胶质细胞增生。另一类为变态反应性脑炎改变,病变主要在白质:①大脑各叶白质有片块状坏死、软化及髓鞘脱失;②神经胶质弥漫性增生;③神经细胞显示程度不等的脱失;④神经元及胶质细胞都未见包涵体;⑤灰质及白质都可见血管周围淋巴细胞浸润,静脉周围更明显。

【临床表现】

1. 急性或亚急性起病 急性起病者数日内症状即达高峰,常有头痛,可伴脑膜刺激征;亚急性起病者10d至半个月甚至1~2个月症状才达高峰。各年龄均可发病,以青壮年多见,系全年散发,无明显的地区性和季节性。约半数病前有上呼吸道或消化道感染病史,有的有精神萎靡、嗜睡、肌痛等前驱症状。

2. 常见表现 部分病例起病时或病程中可有轻度或中度发热,常表现为精神异常、意识障碍、癫痫发作和肢体瘫痪等脑弥漫性或局灶性脑损害的症状和体征。其特征是:

①精神障碍:约1/3~1/2病例以精神异常为首发症状,又可是其主要临床表现,常与意识障碍同时并存。可有脑器质性精神障碍的各种表现,包括精神运动、言语思维、情感、感知或(和)智能障碍等。精神运动抑制症状如言语活动减少或缄默不语、精神淡漠、呆板,甚至不饮不食呈木僵状态;尚可有视、听幻觉,迫害妄想及蜡样屈曲等;记忆、计算、理解能力的减退相当常见。也有表现为精神运动性兴奋症状,躁动不眠、到处乱跑、欣快、言语活动增多、无故哭泣或傻笑等行为异常。常兼有两类精神症状。多数病人在早期有阵发性定向障碍。以精神症状为主的称"精神型"。

②意识障碍:可呈嗜睡、朦胧、混浊、谵妄、昏迷等各种表现,深浅时有波动。有的病人可意识清醒而大小便失禁。起病不久即昏迷者称"昏迷型"。

③神经症状:可表现为广泛性或局灶性脑损害。癫痫发作相当常见,以全身发作最多,

有的以癫痫持续状态为首发表现,谓之"癫痫型"。失语、肢体瘫痪、病理反射阳性、不自主运动(如舞蹈样动作、扭转性斜颈、震颤)等都可见。脑神经损害并不少见如眼球运动障碍、面肌瘫痪、吞咽困难、舌下神经麻痹等。脑干受累症状如交叉性瘫痪、延髓麻痹等亦可见。共济失调、自主神经功能紊乱、丘脑下部症状等亦可出现,如清醒状态下的二便失禁、多汗、脸面潮红、心动过速、呃逆、呕吐、胃肠道出血等。

④颅内压增高:如同时伴有局灶体征,实验室检查亦酷似肿瘤者,称"脑瘤型"。

⑤脑膜刺激症状:以其为主要表现者称"脑膜脑炎型"。

本病自发病至高峰期一般历时1~2周,症状发展期约2周左右,此后进入恢复期,合并感染者病期常延长。除明显颅内高压或高热者一般多能恢复,多数病例痊愈后可恢复工作、学习,少数留有智能障碍、癫痫、肢体瘫痪等后遗症。急性期病死率约15%,重型病例的病死率达22.4%~60%。本病复发率为4.7%~11.6%。

【辅助检查】

1. 血象 约半数病人周围血白细胞增高,少数中性粒细胞分类升高。也有少数降低者。

2. 脑脊液检查 外观多无色透明,半数以上压力、细胞数、生化均正常;少数病例压力增高;白细胞增多一般在 $100\times10^6/L$ 以内,多者亦可达 $1000\times10^6/L$,以淋巴细胞为主;蛋白质增加常在 1.0g/L(100mg/dl)以下,但糖及氯化物多正常。

3. 脑电图检查 80%~90%可见异常,多为弥漫性异常,或弥漫性异常背景上有局限性异常,以颞、额部改变为主,主要为多形性高波幅慢波,以 δ 波为主。EEG的异常可出现于临床症状尚不明显时,故有助于早期诊断。随着临床症状好转,EEG亦逐渐恢复正常。

4. 颅脑CT扫描或MRI检查 CT扫描可见单个或多个大小不等、界限不清楚的低密度病灶,有时可见白质大片低密度改变。MRI检查能更清晰地显示各种病灶。

【诊断】

在诊断散发性脑炎时,必须首先排除脑部其他病变,尤其是精神分裂症(起病较缓慢,无发热、意识障碍和神经体征等)、其他症状性癫痫和脑膜脑炎、代谢性和中毒性脑病、颅内占位性病变(EEG不随临床症状的缓解而好转)以及急性播散性脑脊髓炎(发生于疫苗接种后或出疹性病毒感染后)。

【治疗】

(一)对症治疗

包括对症支持疗法、脱水降颅内压、脑细胞代谢活化剂的应用等。

(二)肾上腺皮质激素

多采用早期、大剂量、短疗程法,如静滴甲泼尼龙0.5~1.0g/d,3~5d后改用泼尼松30mg/d,或地塞米松0.75~1.5ml;口服,每日3次,维持半个月至1个月左右。若口服或静滴效果不明显,亦可短期试用激素鞘内注射,一般用地塞米松2~5mg,每周1~2次。使用激素时应注意禁忌证及副作用,并适当加用抗生素。

(三)抗病毒药物的运用问题

鉴于目前临床上诊断的散发性脑炎,并非都是变态反应性脱髓鞘脑病,而含有一部分病毒性脑炎,临床上可酌情考虑加用抗病毒药物治疗,尤其是高度怀疑属病毒性脑炎时。

(四)中药治疗

散发性脑炎属温病范围,以清热解毒、芳香化淤、清营凉血、清心开窍为治则。疾病早期常有风寒风热,可用荆防败毒散治风寒,桑菊饮加减治风热;神志不清时可用涤痰汤以清心安神或用礞石滚痰丸加减。昏迷状态时常用安宫牛黄丸或犀角地黄汤。恢复期可用四物汤以补血、四君子汤以补气。

(五)高压氧治疗

对改善意识状态、语言、智能、瘫痪及脑电图恢复正常,均有明显作用。其机制是提高血氧张力,增加氧的弥散,改善脑细胞无氧或乏氧代谢,并促进脑细胞代谢,降低颅内压,改善脑干供血,加速觉醒。

(李 敏)

第十节 脑囊虫病

脑囊虫病(cysticercosis of the brain)又称脑囊尾蚴病,是指猪带绦虫的幼虫(囊虫或称囊尾蚴)寄生于中枢神经系统,导致以神经精神障碍为主要临床表现的疾病。其发病率颇高,约占囊虫病的60%~80%。在我国分布广泛,各地均有散发,但以东北、西北、华北、河南及内蒙古较多,长江以南地区发病率较低。人群普遍易感,但以21~40岁青壮年多见,男多于女,农村高于城市。

【病因与发病机制】

病主要是由于食用未经恰当处理的含绦虫卵的食物、饮水所致。猪绦虫病患者是本病的唯一传染源。患者粪便中排出的虫卵对自体及周围人群均有传染性。其感染方式为:①自身感染:包括两种,内源性自身感染指猪绦虫病患者由于呕吐或肠道逆蠕动,使绦虫妊娠节片反流入胃,虫卵在胃、十二指肠被消化液作用,六钩蚴逸出而致感染;外来性自身感染指猪绦虫病患者的手指污染自己粪便中的绦虫卵,再食入胃中而感染。②外源性感染(异体感染):病人自身并无猪绦虫病,因摄入染有他人粪便中猪绦虫卵的食物、蔬菜、瓜果而感染。外源性感染的发生率较自身感染为高。进入胃内的猪绦虫虫卵(内含六钩蚴),在十二指肠被消化液作用,六钩蚴破膜而出钻入肠壁,随后进入肠系膜小静脉及淋巴循环而被输送至全身各组织器官,虫体逐渐长大,演变为囊尾蚴,寄生于皮下、肌肉、脑组织等处。六钩蚴可通过血循环进入脑实质,大多寄生于大脑皮质邻近运动中枢,囊虫的大小、数目很不一致,一般由米粒至豌豆大小,50%的患者仅1~2个囊虫,但有时达数百个甚至数千个之多,大多分散各处。囊虫侵入脑实质或脑膜以后引起局部反应性炎症变化,在囊虫的四周,如同异物的四周一样,形成纤维结节组织性被膜。六钩蚴亦可经血循环于脉络膜丛进入脑室系统及蛛网膜下腔。寄生脑室内囊虫常为单个,游离或带蒂系于脑室壁,引起局部室管膜炎,产生室管膜肥厚和瘢痕性条索,致使脑室变形,脑脊液循环障碍;同时由于脉络丛受到囊虫毒素的影响,脑脊液的分泌增高,发生严重的颅内压增高和脑内积水;又因囊虫的飘动阻塞脑脊液循环而加重颅内压增高。囊尾蚴位于小脑延髓池、小脑脑桥角等部位时常伴有继发性增生性蛛网膜炎。囊虫寄生的局部产生轻度炎症,在脑膜者有脑膜增厚、粘连,类似结核性脑膜炎;粘连重者,脑脊液循环、吸收障碍,产生交通性脑积水。弥漫性脑囊虫病患者脑内含有大量囊尾蚴,可产生广泛脑组织破坏与炎症病变。周围脑组织在急性期有水肿、坏死,镜下有炎症细胞浸润;慢性期有萎缩、异物反应和机化。囊虫的寿命可活到数年至数十年不等,少数长达20年或以上,虫体死后发生纤维化和钙化,此时对机体并非无害,它使慢性炎症继续下去,同时又成为对周围组织发生经常性机械刺激和化学刺激的根源,比起活囊虫来,甚至可引起更加严重的变化。

【临床表现】

本病的临床表现极为复杂多样,从全无症状到引起猝死不等,症状因囊虫所在部位、数量及生物学状态不同(发育、静止或死亡期)而不同。有些病例,特别在多数囊虫进入脑内的情况下,病程极为急骤,呈现显著的精神障碍,甚至迅即死亡。通常病程缓慢,多在5年以内,个别长达17~21年。按其临床症状不同可分为以下几型:

1. 脑实质型 占80%以上。囊尾蚴常位于大脑皮质表面邻近运动中枢区,临床表现以癫痫最为常见,以反复发作的各种类型癫痫为特征。约半数病人表现为单纯大发作,此外尚有失神、发作性幻视、视物变形、精神运动性兴奋及各种局限性抽搐和感觉异常。同一患者可表现为几种发作形式,且易于转换。这种发作形式的多样性及易转换性为本病特征之一。发作后有一过性肢体瘫痪、脑神经麻痹或失语、失明。大发作发生频率较低,可数月至数年1次。约1/10病人的癫痫发作可有自行缓解倾向。弥漫性脑实质受累者常引起颅内压增高或器质性精神病,甚或因脑组织破坏和皮质萎缩导致痴呆。罕见的情况是在感染初期发生急性弥漫性脑炎,引起意识障碍甚至昏迷。

2. 脑膜(或蛛网膜)型 也称脑池和蛛网膜下腔型。占脑囊虫病的10%,常与其他各型合并发生。以不伴明显脑实质病损的脑膜损害为主。又可分为以下两型:

(1)脑膜炎型:以急性或亚急性脑膜刺激征为特点,长期持续或反复发作。表现为发热、头痛、呕吐,急性期有意识障碍,亚急性者有幻觉、忧郁、木僵等。部分病人出现瘫痪、脑神经麻痹、锥体束征、舞蹈样动作、抽搐等。CSF可呈炎症改变,压力增高,细胞数约$(10~100)\times 10^6/L$,以淋巴细胞为主;蛋白增高,糖定量大多正常,个别患者可低于2.2mmol/L(40mg/dl),易误诊为结核性脑膜炎或病毒性脑膜炎。

(2)颅底粘连型:表现为颅内压增高的症状与体征。颅内压增高多由于包囊在颅底引起炎症粘连所致。包囊在第四脑室阻塞正中孔造成脑脊液循环障碍,可表现为间歇性剧烈头痛、呕吐、眩晕发作,或循环呼吸障碍而猝死,或发生小脑扁桃体病,常因体位改变而诱发,谓之布伦斯征(Bruns sign),或体位改变综合征。该类患者常有颈项强直,强迫头位。

3. 脑室型 占脑囊虫病的10%。四脑室较多见,侧脑室、室间孔、三脑室、导水管依次明显减少。主要是由于囊虫沉积在脑室壁阻塞脑脊液循环通道所致,临床上以颅内压增高、布伦斯征及室管膜炎的表现为主,少数可致猝死,事先可有发作性颅内压增高危象。

4. 脊髓型 由于囊虫侵入椎管压迫脊髓,产生脊髓受压征。临床表现为截瘫、感觉障碍、大小便潴留等。此型罕见。

5. 混合型 兼有上述两型或以上表现。以脑实质型与脑室型混合为多见,会使症状更为复杂,亦有表现为幻觉、迫害妄想等精神症状者。

脑囊虫病各型间可相互交叉或转化。绝大多数患者同时存在皮下结节(约90%),结节可在脑部症状发生前或后出现,个别患者在皮下结节出现后22年始出现癫痫发作。皮下结节数目自数个至数百、数千个不等,以头部、躯干较多,四肢较少。皮下结节可自由移动,与皮肤组织不粘连,不痛不痒,也无炎症反应及色素沉着。结节可分批出现,亦可逐渐自动消失。结节大小约0.5~1.0cm。

【辅助检查】

1. 粪便检查 有绦虫病者大便中可发现有绦虫节片,亦可查出绦虫卵。

2. 血液嗜酸性粒细胞计数 本病40%~50%患者增多。

3. 免疫学检查 可采用病人的血液或脑脊液作补体结合试验(CF)、囊虫间接血凝试验(IHA)、酶联免疫吸附试验(ELISA)、乳胶凝集试验等。CF操作复杂,不易推广。IHA操作简便,灵敏度和特异性高。凡受检血清稀释 1:50 以上呈较强沉淀反应者可确定为阳性。ELISA 的特异性和灵敏性与 IHA 相同,其阳性血清的平均效价较后者为高。

4. 脑脊液 除可作免疫学检查外,50% 病人腰穿压力 >200mmH$_2$O,约 60% 白细胞在 $10×10^6$/L 以上,个别有糖减少。

5. X 线平片 肌肉内钙化影较常见,阳性率达 70% 左右;颅内囊虫钙化影阳性率较低,一般 5.54% ~10% 左右。

6. CT 检查 可因囊尾蚴在脑内寄生部位及病期的不同而有不同的表现:①高密度点状病灶或高密度结节状病灶,呈圆形、椭圆形或不规则形,直径 0.4~1.8cm,有的更大些,称囊虫性小脓肿,中间有低密度,此种小脓肿一般为单个,亦可两个。②低密度囊状病灶,一般直径 0.5~1.0cm,多有环形囊壁,强化后囊内可见高密度点状头节影。还可呈大囊型,直径数厘米。③高密度点状灶与低密度囊状灶并存。④直径 2~5mm 的小圆钙化点。⑤脑水肿,大脑半球可见片状低密度影。⑥脑室内囊虫,脑室扩大,有的可见囊虫影。⑦脑梗死极少见,为脑血管受累所致。

7. MRI 检查 囊虫病灶常比 CT 更清晰,有时 CT 阴性,MRI 则能发现囊虫的信号影。

8. 活组织检查 皮下结节应常规作活组织检查,病理切片中见到囊腔中含右囊尾蚴头节为特征。

【诊断】

有食"米猪肉"史,或有肠绦虫病史,或粪便中发现绦虫卵或妊娠节片,且有皮下或肌肉结节等全身囊虫病体征病史,均有助于诊断。

皮下结节和眼囊虫病(可发生于眼的任何部位,但以发生在玻璃体最为常见,几近半数,其次为视网膜)临床较易诊断;脑囊虫病如不伴有皮下结节则诊断较为困难。在我国东北、西北、华北等地区的农村,凡具有癫痫发作、颅内压增高、精神障碍等三大症状者应首先考虑脑囊虫病的可能,若有皮下结节并存,当为有力的佐证。脑囊虫病引起的癫痫须与原发性癫痫以及血吸虫病、肺吸虫病等所致的癫痫相鉴别;脑膜炎型的脑囊虫病需与结核性或隐球菌性脑膜炎相鉴别,详见有关章节。

【治疗】

(一)药物治疗

1. 阿苯达唑(丙硫咪唑,Albendazole) 是一种广谱、高效、安全的抗蠕虫药,为治疗囊虫病的首选药物,对脑型和皮肤肌肉型囊虫病均具良效,显效率达 85%,治愈率为 50% 左右。口服后胃肠道吸收良好,并能通过血脑屏障对脑内囊尾蚴起作用。剂量为每日 15~20mg/kg,分 2~3 次服用,10d 1 个疗程,间隔 2~3 周可重复第 2 个疗程,一般可连用 3 个疗程。有时为了避免药物的副作用及虫死后的脑反应,开始可用 0.1g 日服 3 次,数日后改为 0.3g 日服 3 次。有颅内压增高者,可先用甘露醇及地塞米松静滴,待颅压下降再开始治疗。治疗半年后进行复查,需要时再重复治疗。本药毒性较强,主要是囊虫被杀死后异性蛋白的毒性反应或变态反应。严重肝、肾、心功能不全者慎用,孕妇及哺乳期禁用。

2. 吡喹酮(Praziquantel) 是一种广谱抗蠕虫药,作用快、疗效高,口服经肠道吸收,在肝脏破坏,其代谢产物从尿中排泄,可直接杀死囊尾蚴,通过破坏头节结构使其失去生活能力而死亡。对皮肤肌肉型的囊虫病具有很高的疗效,对脑囊虫病亦有较好的疗效。总剂量为 120~180mg/kg,分 6d 左右服完。开始剂量小些,日服 3 次;3 个月后开始第 2 疗程,共 2~3 个疗程,亦有间隔 1 个月开始 1 个疗程的。症状重者剂量可小些,1 个疗程的时间可长些。患者必须住院治疗,因在治疗过程中,因囊虫被杀死后的毒性作用,可引起脑组织的炎性反应及水肿,副反应一般在用药后第2d至用药后2周之间出现。可出现头痛、发热、皮疹等反应,少数患者可出现休克、癫痫发作加重、颅内压增高等现象,严重者可导致死亡。一般无需中止治疗,治疗中宜辅用脱水剂、皮质激素与抗惊厥药物等。吡喹酮可制成栓剂治疗囊虫病;还有注射剂,每日肌注500mg1次,5~7d为1个疗程。有精神障碍与痴呆表现的脑囊虫病者,本品治疗易诱发精神异常,不宜采用。有眼囊虫病者服用本品后局部炎症反应较剧,增加手术的复杂性,应列为禁忌。

(二)手术治疗

脑室系统单个囊虫阻塞脑脊液循环者,应手术摘除,疗效较好。对颅内压显著增高而药物治疗无效者,亦可考虑手术减压。眼内囊虫病不宜用杀虫药物治疗,因为囊虫死亡后引起炎症反应可加重视力障碍,故以手术摘除为主。

(李 敏)

第十一节 急性播散性脑脊髓炎

急性播散性脑脊髓炎(acute disseminated encephalomyelitis,ADEM),也称急性血管周围髓鞘脱失,或播散性血管髓鞘病,是一组发生在某些感染性疾病(尤其是出疹性疾病)或接种后的以中枢神经系统为主的急性炎症性脱髓鞘疾病。病理特征为特别是小静脉周围的细胞浸润与脱髓鞘性变。临床上主要表现为急起发热、头痛、呕吐、抽搐、脑膜刺激征、脑局灶体征、精神症状及意识障碍,甚至可出现昏迷及脊髓损害症状。

【病因与发病机制】

本病发生在狂犬病、乙脑、牛痘、风疹、百日咳、白喉、伤寒、脊髓前角灰白质炎等疫苗接种后者称为接种后脑脊髓炎(PVE);发生在多种感染性疾病和麻疹、风疹、天花、水痘、带状疱疹、流行性感冒、猩红热、百日咳、传染性单核细胞增多症或腮腺炎后者,称为感染性或感染后脑脊髓炎(PIE);病前既没有接种史,也没有感染史的病例称为特发性脑脊髓炎,一般就统称ADEM。病势暴发、凶险,病理改变显示中枢神经系统白质坏死、出血明显者,称为急性坏死性出血性脑脊髓炎,或急性出血性坏死性白质脑病(AHNL),或急性出血性白质脑炎,为ADEM的暴发型。本病病损广泛,病理上是大脑、脑干、脊髓的白质中急性广泛的血管周围髓鞘脱失为主,伴有轻度淋巴细胞浸润为其特征。由于本病的病理改变与实验性变态反应性脑脊髓炎相同,临床神经免疫学研究的结果认为本病是针对中枢神经系统的髓鞘碱性蛋白的、通过细胞免疫介导的自身免疫疾病,即T淋巴细胞对自身中枢神经系统髓鞘抗原致敏,这种免疫反应,损及脑组织而致急性脱髓鞘性脑脊髓炎。故有学者认为ADEM是急性多发性硬化(MS)或其变异型。

【病理】本病的病理特征是散布于脑和脊髓的多数脱髓鞘病灶,病灶直径从0.1mm到数mm(融合时)不等,并常围绕在小和中等静脉周围,轴突和神经细胞或多或少地保持完整,静脉周围炎性反应也是重要特点,脱髓鞘区为多形核小神经胶质细胞,淋巴细胞形成血管袖套;常见多灶性脑膜受损,程度多不严重。

【临床表现】

本病可发生在任何年龄,但以儿童与青壮年期发病为多,男女发病率差异不大。起病急,通常在感染后 4~30d(以 7~14d 为多见),或疫苗接种后 2~25d(以 10~12d 为多见)出现临床症状。常在发热缓解期,或疫苗接种反应高峰后几天,突然再度发热,并可有头昏、头痛、乏力、全身酸痛、背部僵硬等症状;若病情进展,则 1~2d 内很快出现程度不同的神经系统实质性症状,包括脑、脑干、小脑、脊髓、脑神经或(及)脊神经根、神经丛、单或多神经炎的表现。病情轻重,差别颇大。症状可因病变部位而异。

1. 脑实质损害(脑炎型):表现脑和脊髓广泛弥漫性损害症状,如意识模糊、嗜睡、精神异常,可有惊厥,伴有发热,也可发生偏瘫、偏盲、视力障碍、脑神经麻痹和共济失调等,也可见共济失调性肌阵挛性运动及舞蹈,手足徐动症;严重病例可迅速出现昏迷和去脑强直发作。

2. 脑膜受累时(脑膜炎型):出现头痛、恶心、呕吐和脑膜刺激征等。

3. 脊髓炎型:出现部分或完全性截瘫或四肢瘫,上升性麻痹,腱反射减弱或消失,传导束型感觉缺失,不同程度的膀胱及肠麻痹。类似脊髓前动脉闭塞综合征的表现在临床并不罕见,表现为某一水平以下痉挛性截瘫和痛觉缺失,但触觉保留。发病时后背中线部疼痛可为一突出的症状。

【辅助检查】

1. 脑脊液检查 脑脊液压力正常或增高,除横贯性脊髓炎可能因病变脊髓急性肿胀而致椎管梗阻外,动力测验正常;脑脊液细胞数轻至中度增多,以淋巴细胞为主;蛋白含量正常或轻度增加,若有明显升高,且无椎管梗阻,则提示脊神经根受累。糖和氯化物均在正常范围内。部分病人的脑脊液中尚可见髓鞘碱性蛋白。AHNL 患者脑脊液细胞增多明显,可含数量不等的红细胞,蛋白质增加。

2. 颅脑 CT 扫描 CT 平扫可见脑白质内有大小不等的片状低密度影,增强后,可见病灶周边或内部不完整的带状或环状影及多灶结节影。MRI 检查能更清晰地发现病变。

3. 脑电图检查 EEG 示慢波数目增多,常为高波幅的 4~6Hz θ 波。

【诊断及鉴别诊断】

发生于感染或接种疫苗后急性起病的脑实质弥漫性损害、脑膜受累及脊髓炎症状常使 ADEM 诊断几乎无疑。CSF 增多,EEG 广泛性中度以上异常,CT 和 MRI 发现脑和脊髓内多发散在病灶,则有助于诊断。

需与乙型脑炎、单纯疱疹病毒脑炎等鉴别。乙型脑炎有明显的流行季节,ADEM 则为散发性;脑炎与脊髓炎同时发生也有助于与脑膜炎、病毒性脑炎鉴别。

【治疗】

1. 肾上腺皮质激素

急性期可考虑早期应用肾上腺皮质激素,以抑制自身免疫反应,减轻炎性反应和脑水肿。可用甲泼尼龙 0.5~1.0g/d,或地塞米松 10~30mg/d,或氢化可的松 300~500mg/d 加入液体中静滴。但几乎没有益处。近来报道用免疫球蛋白静脉滴注可取得较好效果。用法:成人 0.4g/(kg·d) 静脉滴注。连用 3~5d 为 1 个疗程。

2. 血液净化疗法

对重型患者,有条件时可应用血浆置换疗法。

3. 对症支持疗法

包括加强护理,镇静止痉,脱水降颅内压,脑细胞代谢活化剂的应用,维持水、电解质平衡,防治感染以及各种并发症等,参见有关章节。

本病因病情轻重及诱因不同,病死率约在 5%~30%。幸存者多在 2~3 周后开始逐渐好转,绝大多数病例有相当大程度的恢复,不少病人得以痊愈。部分脑型病例可后遗智能或行为障碍,亦有残留癫痫发作或运动障碍者。

(李 敏)

第十二节 急性脊髓炎

急性脊髓炎(acute myelitis)系指一组原因不明的、可累及整个脊髓或数个节段的急性非特异性炎症。临床表现为病损以下的肢体瘫痪、传导束性感觉缺失和以膀胱、直肠功能障碍为主的自主神经功能损害。依据临床病变损害的形式,则有急性横贯性脊髓炎和急性上升性脊髓炎之分,为神经科常见急症之一。一年四季均可发病,但以冬末春初或秋末冬初较为常见。

【病因与发病机制】

病因未明。由于多数患者在脊髓症状出现之前1~4周有发热、腹泻等病毒感染的症状,因此,目前多认为本病可能是病毒感染后所诱发的一种自身免疫性疾病。外伤和过度疲劳可能为其诱因。病损可涉及脊髓多个节段,以上、中胸段多见,次为颈段,腰骶段较少,病变可能仅累及脊髓的灰质、白质,亦可累及脊膜、脊神经根和脑实质。多数病例以累及软脊膜、脊髓周边的白质为主,少数以累及中央灰质为主。病损可为局灶性、横贯性,多灶融合或散在于脊髓多个节段,但以前者为最多见。

【病理】

本病可累及脊髓的任何节段,但以胸段(T3-5)最为常见,其次为颈段和腰段。病损为局灶性和横贯性,亦有多灶融合或散在于脊髓的多个节段,但较少见。肉眼观察受损节段脊髓肿胀、质地变软、软脊膜充血或有炎性渗出物,切面可见受累脊髓软化、边缘不整、灰白质界限不清。镜下可见软脊膜和脊髓内血管扩张、充血,血管周围炎性细胞浸润,以淋巴细胞和浆细胞为主;灰质内神经细胞肿胀、碎裂、消失,尼氏体溶解,白质中髓鞘脱失、轴突变性,病灶中可见胶质细胞增生。

【临床表现】

本病任何年龄均可发病,但以儿童和青壮年多见,尤以农村青壮年为多。散在发病。典型病例在脊髓症状出现前数天至数周有上呼吸道或肠道感染史,或中毒、轻度外伤及疫苗接种史等,疲劳、受凉等为发病诱因。但在神经症状出现时不伴发热。急性或亚急性起病,有的可先有背部疼痛、胸腹束带感等神经根刺激症状,随之急骤发生肢体麻木、无力,在数小时至数日内发展到脊髓完全性横贯损害,即为急性横贯性脊髓炎。脊髓炎的临床表现,取决于受累脊髓的节段和病变的范围,脊髓各段均可受累,以胸段最为常见(74.5%),其次为颈段(12.7%)和腰段(11.7%)。主要表现有:

1. 运动障碍 病变部位支配的肌肉呈现下运动神经元性瘫痪;病变部位以下支配的肢体呈现上运动神经元性瘫痪。病变早期呈现"脊髓休克"状态(其原因可能为脊髓低级中枢突然失去高级中枢的抑制控制,脊髓中枢的神经元又尚未有独立功能的一种暂时的功能紊乱现象),表现为弛缓性瘫痪,肢体肌张力降低,腱反射消失,病理反射阴性,腹壁、提睾反射均消失。若累及呼吸肌则表现为呼吸困难、咳嗽无力。脊髓休克期的持续时间差异甚大,数天致数周不等,以1~3周为最多见;如病变严重、继发尿路感染或累及脊髓血运时,则休克期延续较久,可达数月。脊髓休克时间长,预示脊髓损害重,功能恢复差。随着脊髓休克期的恢复,瘫痪肢体伸性反射恢复,病理反射阳性,此后逐步出现跟腱反射、肌张力增高和部分肌力恢复,肌力恢复始于足趾,然后在床面伸缩和抗重力运动。70%~80%的脊髓炎,3个月恢复良好。但是,脊髓损害严重而又完全的患者,在休克期后,可以出现伸性反射、肌张力增高,但不伴肌力的恢复。这些患者脊髓本身的兴奋性逐步提高,下肢任何部位(足底、大腿内侧、小腿等)的刺激均可引起肢体屈曲反射或阵挛,这种反射的出现仅提示脊髓自主功能建立,并不意味脊髓病损的恢复。脊髓损害不完全者,常呈伸性肌张力增高,两腿内收,足内旋而呈剪刀交叉,刺激足底或大腿内侧可引起肢体抽动和阵挛。脊髓完全损害者,常呈屈性肌张力增高,严重者可为两腿屈曲如虾,此时若给轻刺激如膀胱充盈、足底、大腿内侧或腹壁受压,甚至棉被的压迫均可引起强烈的肢体屈曲痉挛、出汗、竖毛,重则出现血压升高和大、小便排出等症状,称为总本反射,一般预后较差。

2. 感觉障碍 病损平面以下深浅感觉均消失,有些病人在感觉消失区上缘可有1~2个节段的感觉过敏带、根痛或束带样疼痛感。局灶性脊髓炎者可能出现脊髓半切型感觉障碍,即病变同侧的深感觉缺失和病变对侧肢体的浅感觉障碍。在恢复期,感觉远比运动障碍恢复慢且差得多。

3. 膀胱、直肠和自主神经功能障碍 休克期及骶髓损害时呈无张力性神经源性膀胱(尿潴留、充溢性尿失禁及大量残余尿)、大便失禁、阳痿,病变水平以下,皮肤干燥无汗、脱屑,指(趾)甲变脆及肠麻痹。当度过脊髓休克期,脊髓排尿反射逐渐恢复和亢进,而出现反射性神经源性膀胱(少量尿液即排尿)。轻微刺激下肢或下腹壁的皮肤,可引起下肢的反射性屈曲、膀胱和直肠的排空和出汗;刺激阴茎时,可致反射性阴茎勃起和射精。颈段脊髓炎者,常因颈交感神经节和颈脊髓损害出现Horner综合征。患者长期卧床,常因压疮、肺部或泌尿道感染而危及生命。

脊髓炎的表现还随损害节段不同而有其特殊性。颈段脊髓炎者,出现四肢瘫痪,C_4以上节段受累时,出现呼吸困难,需人工辅助呼吸;颈膨大脊髓炎者出现两上肢弛缓性瘫痪,而下肢为上运动神经元性瘫痪。腰段脊髓炎者,仅出现下肢瘫痪和感觉缺失而胸腹部正常。骶段脊髓炎者,出现马鞍会阴区感觉缺失,肛门反射和提睾反射消失,无明显肢体运动障碍和锥体束征。当脊髓损害由较低节段向上发展,累及较高节段,尤其是病变从下肢开始,迅速发展到完全性截瘫,并逐步上升,依次出现胸、臂、颈甚至呼吸肌肉的瘫痪和感觉缺失,出现吞咽困难、言语不能和呼吸困难者,称为急性上升性脊髓炎;病变上升至脑干出现多组脑神经病变麻痹,累及大脑出现精神异常者,称为弥漫性脑脊髓炎。当病变累及脊髓膜和脊神经根时,患者可出现脑膜和神经根刺激症状,体检时可有项强、Kernig征、直腿抬举试验阳性等,分别被称为脊膜脊髓炎、脊膜脊神经根脊髓炎。

【辅助检查】

1. 血象 急性期外周血白细胞计数轻度增高或正常。

2. 脑脊液检查 脑脊液外观、压力均正常;白细胞可增高至$(10~200)\times 10^6/L$,主要为淋巴细胞;蛋白质轻度增高,多为0.5~2g/L,糖和氯化物含量正常。一般椎管无梗阻现象,少数重症患者,在急性期脊髓水肿严重,可致椎管不完全阻塞。部分病例的脑脊液完全正常。

3. MRI检查 MRI能早期区别脊髓病变性质范围、数量,是确诊急性脊髓炎最可靠的措施,亦是早期诊断多发性硬化的可靠手段。

4. 脊柱 X 线检查　一般无异常改变。年龄较大者可有非特异性脊柱肥大性改变。

【诊断与鉴别诊断】

根据病人的前驱感染病史、急性起病和典型的截瘫,传导束性感觉障碍和以膀胱直肠功能障碍为主的自主神经功能障碍等脊髓损害症状,诊断并不困难。但仍须注意与以下疾病鉴别:

1. 急性感染性多发性神经炎　四肢呈弛缓性瘫痪,感觉障碍多为末梢型,主观感觉麻痛比客观感觉障碍更为明显;常有脑神经障碍,大小便障碍较少见,脑脊液有蛋白-细胞分离现象。

2. 急性硬脊膜外脓肿　多有原发感染灶,全身中毒症状明显,有剧烈的局限性腰背痛和明显的脊柱痛,迅速出现截瘫。腰穿可有蛛网膜下腔梗阻,脑脊液细胞和蛋白增高。CT 扫描或 MRI 可直接显示硬膜外脓肿及了解脓肿对脊髓的压迫状况。

3. 视神经脊髓炎　为多发性硬化的一种亚型。除出现脊髓横贯性病损外,在脊髓症状出现前后或同时有视力障碍,某些病例的病情可有缓解与复发,亦可出现复视、眼球震颤、共济失调等其他多灶性体征。

4. 脊髓出血　起病突然,多有外伤等诱因,病初伴背部剧烈疼痛,迅速出现肢体瘫痪、感觉和大小便障碍,脑脊液常含血,脊髓造影或脊髓血管造影可发现血管畸形,脊髓 CT 扫描或 MRI 可明确出血部位。

5. 脊柱转移性肿瘤　以年长者多见,病初呈根性疼痛,随后出现脊髓受压症状。发病可较快,亦可进展缓慢,运动、感觉障碍常双侧不对称,椎管常有阻塞。脊柱 X 线检查可显示脊柱椎体破坏。

6. 其他　尚应与脊柱结核、周期性瘫痪和功能性瘫痪(癔症)等相鉴别。

【治疗】

本病无特效治疗,主要针对减轻脊髓损害、防治并发症和促进功能恢复。

(一) 对症支持疗法

1. 一般处理　加强护理,应使病人的瘫痪肢体保持在功能位,加强按摩和被动运动锻炼。为了增加病人的营养和提高抗病能力,可小量输血或血浆、白蛋白、丙种球蛋白等。

2. 防治压疮　保持皮肤清洁干燥,在骶部、踝、肩胛等易受压部位加用气圈或厚软垫,每 2~3h 翻身 1 次,以防止压疮。局部红肿和硬块者,可用 50%~70% 酒精擦拭,并以 3.5% 安息香酊涂以患处;若已形成压疮,可用 1% 普鲁卡因局部封闭或用红外线照射;有溃疡形成,应及时换药。

3. 防治呼吸道感染　经常翻身、扶坐和拍背,鼓励患者咳痰,以防止呼吸道感染。若出现呼吸肌麻痹或呼吸道分泌物阻塞时,应及时行气管切开及人工呼吸。有感染时则给相应的抗生素。

4. 尿路感染的防治　凡尿潴留者应留置导尿管并进行膀胱冲洗。除急性期(约 1~2 周)外,切忌让保留导尿持续引流,应使膀胱保持一定容量,每 3~4h 放尿 1 次,以防止痉挛性小膀胱的发生。当膀胱逼尿肌出现节律性收缩能解出小便时,应尽早拔除导尿管。

(二) 药物治疗

1. 肾上腺皮质激素　可选用大剂量甲泼尼龙短程疗法:0.5~1.0g/d 静滴,连用 3~5d;或用氢化可的松 200~300mg/d 或地塞米松 10~20mg/d 加入 5%~10% 葡萄糖液 500ml 中静滴,每日 1 次。2~3 周后改口服地塞米松 0.75~1.5mg 或泼尼松(强的松)10mg,每日 3 次,5~7d 减量 1 次,约 4 周逐步停用。应同时服钾盐,注意预防并发症,可同时用抗生素。

2. 免疫球蛋白 急性期立即使用效果好。成人用量 0.4g/(kg·d)静脉滴注,连用 3～5d 为 1 个疗程。

3. 脱水并改善脊髓微循环 急性期脊髓的病理变化多有水肿和肿胀,因而造成脊髓血液循环障碍,应早期静滴 20% 甘露醇 250ml 或用呋塞米(速尿)20～40mg 加入 50% 葡萄糖液 40～60ml 内静注后,再给予右旋糖酐 40(低分子右旋糖酐)或羟乙基淀粉(706 代血浆)500ml 静滴,每日 1～2 次,1～2 周为 1 疗程。

4. 中医中药 急性期以清热解毒为主,方剂为板蓝根、大青叶各 30g,麦冬、沙参、银花、连翘各 10g 煎服。

5. 其他药物 应同时应用维生素 B 族、辅酶 A、细胞色素 C、ATP 等神经营养代谢药。恢复期可口服地巴唑、烟酸等血管扩张药。

(三)其他措施

包括针灸、理疗、按摩、感应电等辅助治疗,以促进神经功能恢复。

急性脊髓炎首次发病的预后与下列因素有关:病前有否先驱症状,凡有发热等上呼吸道感染等先兆的患者,预后较好;脊髓受损程度,部分性或单一横贯损害的患者,预后较好,上升性和弥漫性脊髓受累者预后较差;并发压疮、尿路或肺部感染者预后较差,且常是脊髓炎致命的主要原因;接受激素治疗者预后较好。约 10% 患者可复发,或演化为 MS 或视神经脊髓炎。

(王海滨)

第十三节 格兰-巴利综合征

格兰-巴利综合征(Guillain-Barre syndrome,GBS),又称急性炎症性脱髓鞘性多发性神经病(AIDP),是一种以运动损害为主的单向性自身免疫性周围神经病,临床上主要累及脊神经、神经根、脑神经。是导致全身急性瘫痪最常见的周围神经疾病。严重病例可因呼吸肌瘫痪而危及生命。病因尚不明了。该病以对称性四肢软瘫,腱反射降低或消失,伴或不伴有感觉障碍为主要临床特征。主要病变为脊神经前根和近端神经干广泛的炎症性髓鞘脱失。脑脊液中常有蛋白细胞分离现象。年发病率为 1/10 万～2/10 万,男性稍多于女性,各年龄组均可发病,但以儿童和青壮年多见。

【病因与发病机制】

75% 以上病人多有前驱感染史,其中 30%～50% 病例有血清学检查的感染证据,已经报道的与 GBS 有关的感染病原体包括空肠弯曲菌、巨细胞病毒、EB 病毒、流感病毒、狂犬病毒、乙肝病毒等。目前多认为微生物前驱感染引起 GBS 与分子模拟有关。分子模拟机制认为,GBS 发病是由于病原体某些组分与周围神经组分相似,机体免疫系统发生错误的识别,产生自身免疫性 T 细胞和自身抗体,产生针对周围神经组分的免疫应答,引起周围神经脱髓鞘。其中最重要的自身抗体为 GM_1 抗体(抗神经节苷脂抗体),GM_1 抗体的产生多认为与空肠弯曲菌的类脂质糖有关,不同株的空肠弯曲杆菌,虽可引起类似的免疫反应,但有不同亚型的 GM_1 抗体,因而亦决定了 GBS 的不同临床表现。

GBS 在前驱感染后引起髓鞘脱失和发生疾病的过程如下:机体在病前感染后,特别是空肠弯曲菌感染后,激发产生自身反应性 T 细胞克隆,并经过数日到数周的潜伏期之后,使抗原特异性 T、B 淋巴细胞激活,产生抗体和细胞介导的局部炎症反应,引起 Schwann 细胞中毒脱髓鞘和轴索损伤。同时,新的抗原物质(髓鞘成分)释放,产生新一轮的反应性 T 细胞克隆。由于神经 Schwann 细胞的损伤,引起髓鞘脱失以及再髓鞘化和轴索的发芽而逐步修复。

【诊断临床表现】

GBS 典型的临床特征为急性非特异性感染后发展迅速的四肢对称性、弛缓性瘫痪伴腱反射消失。

1. 前驱症状 大多数患者在起病前 1~4 周有上呼吸道或消化道感染症状以及疫苗接种史。其他诱发因素包括:自身免疫性疾病、手术、肿瘤、妊娠、肾移植、骨髓移植、一些药物的服用和硬脊膜外麻醉等,但上述因素大多属于个案报道,或研究尚未证实上述前驱事件与 GBS 之间存在因果关系。

2. 首发症状 以主观感觉障碍常见,多发生于四肢或双下肢远端,麻木、酸痛、紧束感及小腿后部疼痛较常见。少数患者以肢体无力为首发症状。大多数病例发病后 1 周内症状达高峰。

3. 运动障碍 多从下肢开始,迅速发展成四肢对称性、弛缓性瘫痪,远端向近端发展多于近端向远端发展。急性或亚急性起病,多于数日至 2 周达高峰。重症病例可累及呼吸肌和颈部肌肉,表现为抬头不能、咳嗽无力、呼吸困难及一系列缺氧症状。约 25% 的患者有呼吸功能受累。双手持物不能,两臂上举不能,下肢步行不能,四肢肌张力减退和腱反射消失。病程中常见肌肉萎缩。病情危重者在 1~2d 内迅速加重,出现四肢完全性瘫痪、呼吸肌和吞咽肌麻痹,危及生命。若对称性瘫痪在数日内自下肢上升至上肢并累及脑神经,称为 Landry 上升性麻痹。

4. 脑神经症状 以面神经、舌咽神经和迷走神经受累最常见。其中 85% 系双侧周围性面神经麻痹,闭目不完全、口角漏水、示齿、抬额、皱眉等均无力;其次为延髓麻痹,表现为吞咽困难、声音嘶哑、饮水反呛,数日内必然会出现肢体瘫痪。其他脑神经亦可受累,包括眼球运动神经障碍的眼球活动受限、复视和斜视;三叉神经运动障碍的咀嚼无力和下颌偏斜;舌下神经受损的舌肌瘫痪、萎缩和纤颤。

5. 感觉障碍及脑脊膜刺激征 主观感觉障碍常见,如痛、酸、胀、麻等,尤其是小腿后部疼痛和压痛明显。客观感觉障碍较轻,可表现为末梢型感觉障碍或无明显感觉障碍。Kernig 征及 Lasegue 征常可引出。

6. 自主神经系统症状及其他 可见出汗增多、心动过速、血压升高或直立性低血压,有时血压突然变化或心律失常可导致猝死。括约肌功能通常不受影响,无大小便障碍。少数患者可见视乳头水肿,颅内压增高,可能为脑脊液吸收障碍和脑水肿所致。

【辅助检查】

1. 脑脊液(CSF)检查 典型改变是蛋白质含量增高,而细胞数相对正常(部分患者也有细胞数增高,但 < 500 个/L),成为蛋白细胞分离现象,为本病的特点之一。

这一现象在发病第 2~4 周最明显,蛋白含量可达 1~5g/L。少数患者 CSF 蛋白含量始终正常。

2. 血液和 CSF 免疫学检查 免疫球蛋白升高,尤其是 IgG 及 IgM。脑脊液中有时可见寡克隆带。最近研究发现 GBS 急性期血液中髓鞘抗体(GM_1)效价显著增高,且 GM_1 抗体水平随临床症状的改善而下降。

3. 电生理学检查 可发现运动及感觉神经传导速度(NCV)明显减慢。发病早期可能仅有 F 波或 H 反射延迟或消失,F 波异常代表神经近端或神经根损害,对 GBS 诊断颇有意义。脱髓鞘可见 NCV 减慢、远端潜伏期延长、波幅正常或轻度异常,轴索损害表现远端波幅减低。

4. 心电图检查 可见部分病例呈窦性心动过速、ST 下降、T 波低平或倒置、QT 间期延长、房室传导阻滞、心肌劳损和心房纤颤。

【诊断与鉴别诊断】

一、诊断标准:

1993 年中华神经精神科杂志编委会制订的诊断标准为:①进行性肢体力弱,基本对称,少数也可不对称,轻则下肢无力,重则四肢瘫,包括躯体瘫痪、延髓麻痹、面肌以至眼外肌麻痹。最严重的是呼吸肌麻痹。②腱反射减弱或消失,尤其是远端常消失。③起病迅速,病情呈进行性加重,常在数天至 1~2 周达高峰,到 4 周停止发展,稳定,进入恢复期。④感觉障碍主诉较多,客观检查相对较轻,可呈手套、袜子样感觉异常或无明显感觉障碍,少数有感觉过敏,神经干压痛。⑤脑神经以舌咽、迷走、面神经多见,其他脑神经也可受损,但视神经、听神经几乎不受累。⑥可合并自主神经功能障碍,如心动过速、高血压、低血压、血管运动障碍、出汗多,可一时性排尿困难等。⑦病前 1~3 周约半数有呼吸道、肠道感染,不明原因发热、水痘、带状疱疹、腮腺炎、支原体、疟疾、淋雨受凉、疲劳、创伤、手术等。⑧发病后 2~4 周进入恢复期,也可迁延至数月才开始恢复。⑨脑脊液检查:白细胞常少于 $10 \times 10^6/L$,1~2 周蛋白升高,呈蛋白细胞分离,如细胞超过 $10 \times 10^6/L$ 以多核为主,则需排除其他疾病。细胞学分类以淋巴、单核细胞为主,并可出现大量吞噬细胞。⑩电生理检查,病后可出现神经传导速度明显减慢,F 波反映近端神经干传导速度减慢。

Fisher 综合征是 GBS 的变异型之一,具有全眼外肌麻痹、共济失调和腱反射消失三主征。一般预后良好。其诊断标准为:①发病前数天或 2 周内常有上呼吸道感染、腹泻等前驱症状,还可有流行性腮腺炎、疫苗接种、过敏反应及分娩等病史。②本征多发生于青壮年,男性稍多。③三主征:包括全眼外肌麻痹(亦有眼内肌麻痹);双侧小脑性共济失调;腱反射消失。另外尚可有Ⅶ、Ⅸ、Ⅹ脑神经麻痹、四肢感觉异常、振动觉减低等症候。④脑脊液呈"蛋白-细胞"分离现象,病后 1 周出现。⑤脑电图常呈现轻度弥漫性异常。⑥预后良好,约 2 周后逐渐好转,2~6 个月恢复正常。⑦需排除 Wernicke 脑病、脑干脑炎或脑干梗死、重症肌无力、急性小脑炎、多发性硬化症、肉毒中毒、苯妥英钠中毒等。

二、临床分型

中华神经精神科杂志编委会(1994 年)提出的临床分型:①轻型:四肢肌力 3 级以上,可独立行走。②中型:四肢肌力 3 级以下,不能行走。③重型:Ⅸ、Ⅹ和其他脑神经麻痹,不能吞咽,同时四肢无力到瘫痪,活动时有轻度呼吸困难,但不需要气管切开人工呼吸。④极重型:在数小时至 2 天,发展到四肢瘫痪,吞咽不能,呼吸肌麻痹,必须立即气管切开人工呼吸,伴有严重心血管功能障碍或暴发型亦并入此型。⑤再发型:数月(4~6 个月)至 10 多年可有多次再发,轻者如上述症状,应加倍注意,往往比首发重,可表现轻型直至极重型症状。⑥慢性型 GBS 或慢性炎症性脱髓鞘性多发性神经病(CIDP):由 2 个月至数月乃至数年缓慢发病,经久不愈,脑神经受损少,四肢肌肉萎缩明显,脑脊液蛋白持续增高。⑦变异型:有纯运动型、感觉型、多脑神经型、纯自主神经功能不全型,其他还有 Fisher 综合征,少数病人伴有一过性锥体束征和伴有小脑共济失调。

三、鉴别诊断

1. 脊髓前角灰质炎 本病系中枢神经系统病毒感染,亦有肠道感染的前驱症状,而后出现肢体瘫痪。与 GBS 不同的是:①肢体瘫痪不对称,可只侵犯某一肢体或某一肌群;②有中枢神经系统传染病的流行病学史;③无感觉损害的症状和体征;④肢体瘫痪恢复差,常遗留不同程度的后遗症;⑤CSF 无蛋白细胞分离现象。

2. 钾代谢障碍性麻痹症 以低血钾型周期性瘫痪为常见。其特点为:①急性骨骼肌弛缓性瘫痪,以肢体近端为重;②有反复发作史;③病程短,几日内自行缓解;④无感觉损害的症状体征;⑤发作时血钾低,心电图有低血钾改变;⑥补钾治疗有效。此外,由于食用粗制生棉油所致的低血钾软病,除上述周期性瘫痪的特点外,尚有口渴、多饮、多尿、恶心呕吐等棉酚中毒症状。

3. 急性脊髓炎病变 位于颈段或上升性脊髓炎也表现为急性或亚急性起病的四肢瘫痪,在脊髓休克期,瘫痪呈弛缓性。但本病有传导束型感觉障碍和尿潴留,CSF 无蛋白细胞分离现象。

4. 多发性肌炎(PM) 亚急性进行性 GBS 起病形式和病程与 PM 相似,并且有一部分 GBS 病人缺乏主观和客观感觉障碍,不易与 PM 鉴别。但多发性肌炎病人病前多无病毒感染史,血清 CPK 升高,脑脊液正常,肌电图表现为短时程、低波幅的多相电位。

【治疗】

一、治疗原则

全身支持疗法,防止病情恶化;一旦呼吸麻痹,及时气管切开;应用免疫抑制疗法;预防肺部及泌尿系感染;早期开始康复治疗;降低死亡和残疾率。

二、一般治疗

向患者告知本病预后良好,调动患者对治疗的积极性,取得患者的信任,及早识别和处理焦虑症和抑郁症,可用氟西汀 20mg 口服,每日 1 次,以利于长期坚持治疗。急性期应嘱患者卧床休息,以减少疼痛刺激。疼痛常见,常用非阿片类镇痛药,或试用卡马西平或阿米替林,有时短期应用大剂量激素有效。饮食要富有营养并易于消化,防止肠道自主神经功能紊乱等消化道并发症。吞咽障碍者可取坐位鼻饲流质,以免误入气管窒息。便秘者可给缓泻剂,如番泻叶代茶,或用肥皂水灌肠;出现肠梗阻迹象应禁食,给予肠动力药如西沙必利。少数有尿潴留患者可加压按摩下腹部,无效时应及时导尿,并接上潮式引流装置。对瘫痪严重者应防止足下垂及压疮,保持肢体于功能位。穿长弹力袜预防深静脉血栓形成,小剂量肝素有助于预防肺栓塞。对呼吸肌麻痹应进行特护和持续心电监护,加强对病情观察。应用广谱抗生素预防和治疗坠积性肺炎和脓毒血症。急性期后,即患者无明显疼痛时应开始早期康复治疗,防止肌肉萎缩。

三、呼吸肌麻痹的抢救

1. 气管切开的时机 对呼吸肌麻痹者应行气管切开,以利于气管内分泌物和 CO_2 排出,从而减少解剖学上的无效腔,便于辅助呼吸器的使用。行气管切开的时机应根据患者呼吸困难的程度,如呼吸频率、胸廓呼吸运动的幅度、血压、脉搏的情况。当肺活量下降至正常的

25%~30%,咳嗽无力,呼吸道分泌物排除困难,动脉血 pH 值 7.3 以下时,应及时气管切开,放置 Y 型管,以便吸痰和人工呼吸。在紧急情况下,患者呼吸突然停止,应立即气管插管,等病情稳定后再行气管切开。

2. 呼吸机的应用 对呼吸肌麻痹者采用人工呼吸机进行辅助呼吸,可防止 CO_2 麻醉及窒息的发生。应根据患者呼吸困难的程度、肺活量及血气分析的结果决定是否用呼吸机。一般认为应在呼吸功能不全的早期使用,过迟使用将会产生缺氧性脑水肿甚至窒息而造成死亡或不可逆的脑细胞坏死。目前普遍采用正压通气的标准是:潮气量 < 150~250ml;肺活量 < 8~10ml/kg;血氧饱和度 < 85%;血氧分压 < 60mmHg;CO_2 分压 > 50mmHg。大多数患者尚残存有不同程度的自主呼吸,故应用有同步功能的定容或定压型呼吸机。使用呼吸机过程尚应密切观察患者的肺部情况,并连续监测循环功能及血气分析,适当调整呼吸机的通气量,保持呼吸道及呼吸机的通畅。气管切开后的护理,是抢救成功的关键。定时翻身、拍背、开放气管插管外套管。为保持呼吸道湿润,除呼吸机本身雾化外,每次吸痰后,或每 2h 由气管插管处滴入溶液 5~8ml(该溶液配制:庆大霉素 8 万 U,糜蛋白酶 10mg,生理盐水 200ml)。保持气管切口处清洁,每日更换气管导管内管、清洁伤口和更换敷料。呼吸机的撤去应在患者的神经系统症状改善,呼吸功能恢复之后进行。撤去的步骤应逐步进行:首先将呼吸机的吸入压力调节到能使患者自己使中等度的力量,达到满意的呼吸换气量,但不可让患者过于疲劳。若以 20cmH_2O 的吸入压力能使患者的肺容量超过 50%,则可撤去呼吸机,先间断施行,然后逐步增加。气管导管的拔除须待肺部感染得到控制,有力的咳嗽反射得到恢复,有 24h 的自动正常呼吸方能进行。

3. 吸氧 对于因客观条件所限而不能使用呼吸机的呼吸肌麻痹患者,吸氧可改善缺氧状况。

四、病因治疗

IVIg 和 PE 是治疗 GBS 的一线治疗,可消除外周血免疫活性细胞、细胞因子和抗体等,减轻神经损害。

1. 静脉注射免疫球蛋白(IVIg) IVIg 应用方便,风险小,在各级医院使用预后无显著差异。成人剂量为 0.4g/(kg·d),连用 5d,尽早或在出现呼吸肌麻痹前使用。临床试验比较 IvIg、血浆置换疗法及二者合用的疗效无差异,推荐单一应用。禁忌证为先天性 IgA 缺乏,IvIg 过敏史;相对禁忌证为严重的充血性心力衰竭和肾功能不全。对发热和面红等常见副作用,减慢输液速度即可减轻。个别报道发生无菌性脑膜炎、肾衰和脑梗死,后者可能与血液粘度增高有关;引起肝功能损害停药 1 个月即可恢复。

2. 血浆置换疗法(PE) 与接受支持治疗的患者相比,PE 可以显著降低需要辅助通气的患者比例,缩短住院时间、机械通气时间和恢复至可以独立行走的时间;显著减少感染和心律失常的并发症。有条件者应尽早使用。PE 隔日进行 1 次,每次按 50ml/kg 体重或 1~1.5 倍的血浆容量计算,可用 5% 白蛋白复原血容量,减少使用血浆的并发症。轻、中、重度病人应分别作 2、4 和 6 次。主要禁忌证是严重感染、心律失常、心功能不全及凝血系统疾病等。

3. 激素 通常认为对 GBS 无效,并有不良反应。但无条件应用 IvIg 和 PE 的患者可试用甲泼尼龙 500mg/d,静脉滴注,连用 5~7d;或地塞米松 10mg/d,静脉滴注,7~10d 为 1 个疗程。

五、自主神经功能障碍的治疗

本病常出现交感和(或)副交感神经系统的功能亢进或低下。GBS 的自主神经功能障碍,可由于脑干或其交感、副交感神经通路上受损所致。由此导致的高血压和心动过速可成为本病致死的危险因素之一。在抢救呼吸衰竭的同时,应进行心电监护,严密注意心脏功能。

【预后】

多数病人预后良好,70%~75%的病人完全恢复,25%遗留轻微神经功能缺损,5%死亡,通常死于呼吸衰竭。若病人发生舌咽、迷走神经麻痹,呼吸肌麻痹,血压过高或过低,或有严重心、肺、肾等并发症,则提示预后不良。有前期空肠弯曲菌感染证据者预后较差,病理以轴索变性为主者病程较迁延且恢复不完全。

(王海玲)

第十一章 水、电解质代谢和酸碱平衡失常

正常人体体液及其组分的波动范围很小,以保持体液容量、电解质、渗透压和酸碱度等的相对恒定。正常人的总体液量占体重的百分比随年龄增长而下降:新生儿占体重的75%~80%,成人为55%~60%。男性比女性约高5%。总体液量分为细胞外液(占体重的20%~25%,其中血浆占体重的4%~5%,组织间液占15%~20%)和细胞内液(占体重的35%~40%)两种。

正常人每日水的排出和摄入是平衡的。成人每日需水量约1500~2500ml(生理需要量1500ml),或每日30~40ml/kg体重,或按每日摄入的热量估算(约1ml/kcal)。体液中的溶质分为电解质和非电解质两类。细胞外液的主要电解质有Na^+、Cl^-、HCO_3^-;细胞内液的主要电解质是K^+和HPO_4^{2-}。临床上,以$mOsm/L$或$mOsm/(kg·H_2O)$表示体液的渗透压。血浆渗透压可用冰点渗透压计测定,或用下列公式计算:血浆渗透压($mOsm/L$) = 2(Na^+ + K^+) + 葡萄糖 + 尿素氮(单位均为mmol/L)。血浆渗透压正常范围为280~310mOsm/L,低于280mOsm/L为低渗,高于310 mOsm/L为高渗。Na^+为血浆中的主要阳离子,占血浆阳离子总量的92%左右,其含量占总渗透压比例的50%,是维持血浆渗透压平衡的主要因素。

水摄入调节主要依赖于神经调节。当有效循环血容量减少、体液高渗或口腔黏膜干燥时,刺激下丘脑的渴感中枢,引起口渴而增加水的摄入量;当摄入量达到一定程度后,渴感消失。水的排泄主要依赖于抗利尿激素、醛固酮和肾的调节。当病变破坏了机体的上述调节机制或超越了调节范围时,可导致水、电解质和酸碱平衡失常。

体内产生或摄入的酸性或碱性物质超越了其缓冲、中和与排除的速度和能力,在体内蓄积,即发生酸碱平衡失常。早期由于HCO_3^-/H_2CO_3等的缓冲,尚能使其比值保持在20:1,pH和H^+浓度维持在正常范围,称为代偿性酸中毒或碱中毒。当病情严重,代偿失效,HCO_3^-/H_2CO_3比值不能保持在20:1,pH和H^+浓度超过正常范围时,则发生失代偿性酸中毒或碱中毒。

人体主要通过体液缓冲系统调节、肺调节、肾调节和离子交换调节等四组缓冲对来维持及调节酸碱平衡。其中体液缓冲系统最敏感,它包括碳酸氢盐系统、磷酸盐系统、血红蛋白及血浆蛋白系统,尤以碳酸氢盐系统最重要;正常时,碳酸氢盐[HCO_3^-]/碳酸[H_2CO_3]为20:1。肺调节一般在10~30分钟发挥作用,主要以CO_2形式排出挥发性酸。离子交换一般在2~4

小时之后发挥作用。肾调节最慢,多在数小时之后发生,但其作用强而持久,且是非挥发性酸和碱性物质排出的唯一途径(每日可排出非挥发性酸约60mmol)。体液缓冲系统和离子交换是暂时的,过多的酸或碱性物质需最终依赖肺和肾的清除。

临床上主要测定pH、呼吸性和代谢性因素三方面的指标。

1. pH 为 H^+ 浓度的负对数值。正常动脉血 pH 为 7.35~7.45,平均 7.40,比静脉血约高 0.03,受呼吸和代谢双重因素的影响。pH>7.45 表示碱中毒;<7.35 表示酸中毒;7.35~7.45 有三种可能:①酸碱平衡正常;②处于代偿期的酸碱平衡失常;③混合型酸碱平衡失常。单凭 pH 不能区别代谢性或呼吸性、单纯性或复合性酸碱平衡紊乱。人体的 pH 可耐受范围为 6.8~7.8。

2. H^+ 浓度

正常动脉血的 H^+ 浓度为 (40 ± 5) mmol/L,H^+ 浓度与 pH 呈反对数关系。

3. 二氧化碳分压($PaCO_2$)

为溶解的 CO_2 所产生的张力。正常动脉血为 35~45mmHg,平均 40mmHg,基本反映了肺泡中的 CO_2 浓度,为呼吸性酸碱平衡的重要指标:增高表示通气不足,为呼吸性酸中毒;降低表示换气过度,属呼吸性碱中毒。代谢性因素也可使 $PaCO_2$ 呈代偿性升高或降低,代谢性酸中毒时 $PaCO_2$ 降低,代谢性碱中毒时升高。

4. 标准碳酸氢盐(standard bicarbonate, SB)

指在标准条件下所测得的 HCO_3^- 含量。标准条件是指在 37℃ 条件下,全血标本与 $PaCO_2$ 为 40mmHg 的气体平衡后,使血红蛋白完全氧合所测得的 HCO_3^- 含量。正常值为 22~26(平均 24)mmol/L。SB 不受呼吸因素的影响,反映 HCO_3^- 的储备量,是代谢性酸碱平衡的重要指标。

5. 实际碳酸氢盐(actual bicarbonate, AB)指在实际条件下所测得的 HCO_3^- 含量。AB 反映机体实际的 HCO_3^- 含量,故受呼吸因素的影响。

正常人 SB=AB=22~26mmol/L。SB 增高可能提示代谢性碱中毒或代偿后的呼吸性碱中毒。AB 与 SB 的差数反映呼吸因素对 HCO_3^- 影响的强度:AB>SB 表示 $CO2$ 潴留,AB<SB 表示 CO_2 排出增多;AB 与 SB 均低,而 AB=SB 表示尚未代偿的代谢性酸中毒,而 AB<SB 则可能为代偿后的代谢性酸中毒或代偿后的呼吸性碱中毒,也可能为代谢性酸中毒和呼吸性碱中毒并存;若 AB 与 SB 均高,AB=SB 表示尚未代偿的代谢性碱中毒,而 AB>SB 则可能为代偿后的代谢性碱中毒或代偿后的呼吸性酸中毒,也可能为代谢性碱中毒合并呼吸性酸中毒。

6. 缓冲碱(buffer base, BB)

是指碳酸氢盐、血红蛋白、血浆蛋白、磷酸盐等起到缓冲作用的全部碱量的总和。BB 只受血红蛋白浓度的影响,是反映代谢性酸碱平衡的又一指标,BB 减少表示酸中毒,增加表示碱中毒。

7. 碱剩余(base excess, BE)或碱缺乏(base deficit, BD)

指在标准条件下,将血液标本用酸或碱滴定至 pH7.4 所消耗的酸量(BE)或碱量(BD),正常值 0 ± 2.3。BE 说明 BB 增加,用正值表示;BD 说明 BB 减少,用负值表示。BE 表示代谢性碱中毒,BD 表示代谢性酸中毒;BE 和 BD 不受呼吸因素的影响。

8. 二氧化碳结合力(CO_2CP)是指血液中 HCO_3^- 和 H_2CO_3 中 CO_2 含量的总和,正常值 22~29(平均 25)mmol/L。CO_2CP 受代谢和呼吸双重因素的影响,减少可能为代谢性酸中毒或代偿后的呼吸性碱中毒,增多可能为代谢性碱中毒或代偿后的呼吸性酸中毒。

9. 阴离子隙(anion gap,AG)

临床上常用可测定的阳离子减去可测定的阴离子之差表示,阴离子隙(mmol/L) = $(Na^+ + K^+) - (HCO_3^- + Cl^-)$,或 = $Na^+ - (HCO_3^- + Cl^-)$。AG 正常值 8～16(平均 12)mmol/L,>16mmol/L 常表示有机酸增多的代谢性酸中毒,<8mmol/L 可能是低蛋白血症所致。

第一节 失 水

失水是指体液丢失所造成的体液容量不足。根据水和电解质(主要是 Na^+)丢失的比例和性质,临床上常将失水分为高渗性失水、等渗性失水和低渗性失水三种。

【病因】

一、高渗性失水

1. 水摄入不足 ①昏迷、创伤、拒食、吞咽困难、沙漠迷路、海难、地震等致淡水供应断绝;②脑外伤、脑卒中等致渴感中枢迟钝或渗透压感受器不敏感。

2. 水丢失过多

(1)经肾丢失:①中枢性尿崩症、肾性尿崩症、非溶质性利尿药;②糖尿病酮症酸中毒、非酮症性高渗性昏迷、高钙血症等致大量水分从尿中排出;③长期鼻饲高蛋白流质等所致的溶质性利尿(鼻饲综合征);④使用高渗葡萄糖溶液、甘露醇、山梨醇、尿素等脱水药物致溶质性利尿。

(2)肾外丢失:①环境高温、剧烈运动、高热等大量出汗;②烧伤开放性治疗丢失大量低渗液;③哮喘持续状态、过度换气、气管切开等使肺呼出的水分明显增多(2～3 倍)。

(3)水向细胞内转移:剧烈运动或惊厥等使细胞内小分子物质增多,渗透压增高,水转入细胞内。

二、等渗性失水

1. 消化道丢失 呕吐、腹泻、胃肠引流(减压、造瘘)或肠梗阻等致消化液丢失。
2. 皮肤丢失 大面积烧伤、剥脱性皮炎等渗出性皮肤病变。
3. 组织间液贮积 胸、腹腔炎性渗出液的引流,反复大量放胸、腹水等。

三、低渗性失水

1. 补充水分过多 高渗性或等渗性失水时,补充过多水分。
2. 肾丢失 ①过量使用噻嗪类、依他尼酸、呋塞米等排钠性利尿药;②肾小管中存在大量不被吸收的溶质(如尿素),抑制钠和水的重吸收;③失盐性肾炎、急性肾衰竭多尿期、肾小管性酸中毒、糖尿病酮症酸中毒;④肾上腺皮质功能减退症。

【临床表现】

一、高渗性失水

1. 轻度失水 失水多于失钠,细胞外液容量减少,渗透压升高。当失水量相当于体重的

2%~3%时,因渴感中枢兴奋而口渴,刺激抗利尿激素释放,水重吸收增加,尿量减少,尿比重增高。如同时伴有多饮,一般不造成细胞外液容量不足和渗透压异常;如伴渴感减退,可因缺乏渴感而发生高渗性失水。

2. 中度失水 当失水量达体重的4%~6%时,醛固酮分泌增加和血浆渗透压升高,此时口渴严重,咽下困难,声音嘶哑;有效循环容量不足,心率加快;皮肤干燥、弹性下降;进而因细胞内失水,工作效率下降、乏力、头晕、烦躁。

3. 重度失水 当失水量达7%~14%时,脑细胞失水严重,出现神经系统异常症状如躁狂、谵妄、定向力失常、幻觉、晕厥和脱水热。当失水量超过15%时,可出现高渗性昏迷、低血容量性休克、尿闭及急性肾衰竭。

二、等渗性失水及低渗性失水

等渗性失水时,有效循环血容量和肾血流量减少而出现少尿、口渴,严重者血压下降,但渗透压基本正常。低渗性脱水的早期即发生有效循环血容量不足和尿量减少,但无口渴;严重者导致细胞内低渗和细胞水肿。临床上,依据缺钠的程度大致分轻、中、重三度。

1. 轻度失水 当每公斤体重缺钠8.5mmoL(血浆钠130mmol/L左右)时,血压可在100mmHg以上,患者有疲乏、无力、尿少、口渴、头晕等。尿钠极低或测不出。

2. 中度失水 当每公斤体重丢失钠在8.5~12.0mmol(血浆钠120mmol/L左右)时,血压降至100mmHg以下,表现为恶心、呕吐、肌肉挛痛、手足麻木、静脉下陷及直立性低血压。尿钠测不出。

3. 重度失水 当每公斤体重丢失钠在12.8~21.0mmol(血浆钠110mmol/L左右)时,血压降至80mmHg以下,出现四肢发凉、体温低、脉细弱而快等休克表现,并伴木僵等神经症状,严重者昏迷。

【诊断与鉴别诊断】

根据病史(钠摄入不足、呕吐、腹泻、多尿、大量出汗等)可推测失水的类型和程度,如高热、尿崩症应多考虑高渗性失水;呕吐、腹泻应多考虑低渗性或等渗性失水;昏迷、血压下降等提示为重度失水,但应做必要的实验室检查来证实。

一、高渗性失水

中、重度失水时,尿量减少;除尿崩症外,尿比重、血红蛋白、平均血细胞比容、血钠(>145mmol/L)和血浆渗透压均升高(>310mOsm/L)。严重者出现酮症、代谢性酸中毒和氮质血症。依据体重的变化和其他临床表现,可判断失水的程度。

二、等渗性失水

血钠、血浆渗透压正常;尿量少,尿钠少或正常。

三、低渗性失水

血钠(<130mmol/L)和血浆渗透压(≤280mOsm/L)降低,至病情晚期尿少,尿比重低,尿钠减少;血细胞比容(每增高3%约相当于钠丢失150mmol)、红细胞、血红蛋白、尿素氮均增高,血尿素氮/肌酐(单位均为mg/dl)比值>20:1(正常10:1)。

【治疗】

严密注意每日的出入水量,监测血电解质等指标的变化。积极治疗原发病。避免不适当的脱水、利尿、鼻饲高蛋白饮食等。已发生失水时,应依据失水的类型、程度和机体情况,决定补充液体量的种类、途径和速度。

一、病因治疗

二、液体疗法

液体疗法是指补充水与电解质等不足或损失为目的的输液,以维持水、电解质、酸碱和渗透压平衡。应根据其程度、类型和机体的状况决定补液量、种类、途径和速度。

1. 补液量的估计 补液量应包括已丢失液体量,每日生理必需量(约1500ml)和继续丢失量如呕吐物、引流液等。补液量的估计方法有:

(1)参照临床表现与失水程度计算:按丢失1kg体重约需补液1000ml。成人轻度失水应补1000~1500ml。中度失水1500~3000ml,重度失水4000ml以上。

(2)根据现有体重和血钠浓度计算:所需补液量(1nl) = (患者血钠 - 142mmol/L) × K(男为4,女为3) × 体重(kg)。适用于高渗性失水的估计。

(3)按血细胞比容(Hct)计算:适用于低渗性失水的估计。需补液量(ml) = (患者Hct - 正常Hct) ÷ 正常Hct(男48%,女42%) × 体重(kg) × 200。

2. 补液种类 轻度失水一般补充0.9%氯化钠液或林格液,通过机体的调节能力,水与电解质失调即可矫正。中度以上失水则需依失水的不同类型、补不同液体。

(1)高渗性失水:以补水为主,补钠为辅,适当补充钾及碱性溶液。经口、鼻饲者可直接补充水分,经静脉者,初始补5%葡萄糖液,以后如血钠下降,尿比重降低,可适当补充5%葡萄糖氯化钠液;渗透压升高明显者,初时可用0.45%低渗氯化钠液。

(2)等渗性失水:以补充等渗性溶液为主。0.9%氯化钠溶液为首选,但长期使用可引起高氯性酸中毒。下述配方更符合生理需要:0.9%氯化钠液1000ml + 5%葡萄糖液500ml + 5%碳酸氢钠液100ml。

(3)低渗性失水:以补充高渗溶液为主。可用0.9%氯化钠液1000ml加10%葡萄糖液250ml及5%碳酸氢钠100ml配成的溶液静滴,此时每1000ml液体含钠158mmol,氯113mmol,碳酸氢根44 mmol。重度缺钠致血钠<120mmol/L时,可按体重计算补钠:

应补氯化钠(g) = (142 - 血钠) × 体重(kg) × 0.2 ÷ 17(1g氯化钠含17mmol钠,故除以17折算为氯化钠量)。可小心静滴3%~5%氯化钠液。

3. 补液一般原则与注意事项 ①轻度失水或经静脉输液后好转者,以口服补液为首选;中度失水常需辅以静脉补给;重度失水则必须从静脉补给。②补液速度先快后慢,中、重度失水一般在开始4~8h内输入补液总量的1/2~1/3,余1/2~2/3在24~48h内补足,并根据病情的轻重、缓急、年龄、心肺肾功能等情况予以调整。③在补液过程中宜注意病人神志、血压、脉搏、呼吸、皮肤弹性、黏膜干湿度、尿量、吐泻量及实验室检查结果等情况,作为衡量疗效的指标,调整补液量、速度与溶液的性质。④无论何种失水,补液后若尿量增至30~40ml/h,一般应考虑补钾,可在1000ml液体中加入10%氯化钾10~30ml,24h补钾量不超过3~4g。⑤补足液体的客观指标:精神好转;皮肤弹性恢复,血管充盈;舌面由干燥变成湿润;脉搏有力,呼吸均匀;血压趋于正常;补液3~4h后尿量开始增加,如达到正常范围(40ml/h)以上者,提示补液适当,失水基本纠正。

(张 洁)

第二节 水过多与水中毒

水过多(water excess)是指在病理和(或)人为治疗因素作用下,使水在体内潴留过多,细胞外液量增加,血钠降低的稀释性低钠状态而言,若过多的水从细胞外进入细胞内,使细胞肿胀,造成细胞内的低渗状态,即为水中毒(water intoxication),水过多与水中毒属于稀释性低钠血症的范畴。

【病因和发病机制】

多因水调节机制障碍,而又未限制饮水或不恰当补液引起。

一、抗利尿激素代偿性分泌增多

其特征是毛细血管静水压升高和(或)胶体渗透压下降,总容量过多,有效循环容量减少,体液积聚在组织间隙。常见于右心衰竭、缩窄性心包炎、下腔静脉阻塞、门静脉阻塞、肾病综合征、低蛋白血症、肝硬化等。

二、抗利尿激素分泌失调综合征(SIADH)

其特征是体液总量明显增多,有效循环血容量和细胞内液增加,血钠低;一般不出现水肿。

三、肾排泄水障碍

多见于急性肾衰竭少尿期、急性肾小球肾炎等致肾血流量及肾小球滤过率降低,而摄入水分未加限制时。水、钠滤过率低而肾近曲小管重吸收增加,水、钠进入肾远曲小管减少,水的排泄障碍(如补水过多更易发生),但有效循环血容量大致正常。

四、肾上腺皮质功能减退症

盐皮质激素和糖皮质激素分泌不足使肾小球滤过率降低,在入水量过多时导致水潴留。

五、渗透阈重建

肾排泄水功能正常,但能兴奋 ADH 分泌的渗透阈降低(如孕妇),可能与绒毛膜促性腺激素分泌增多有关。

六、抗利尿激素用量过多

见于中枢性尿崩症治疗不当时。

【临床表现】

一、急性水过多和水中毒

起病急,精神神经表现突出,如头痛、精神失常、定向力障碍、共济失调、癫痫样发作、嗜睡与躁动交替出现以至昏迷。也可呈头痛、呕吐、血压增高、呼吸抑制、心率缓慢等颅内高压表现。

二、慢性水过多和水中毒

轻度水过多仅有体重增加;当血浆渗透压低于 260mOsm/L。(血钠 125mmot/L)时,有疲倦、表情淡漠、恶心、食欲减退等表现和皮下组织肿胀;当血浆渗透压降至 240~250mOsm/L(血钠 115~120mmol/L)时,出现头痛、嗜睡、神志错乱、谵妄等神经精神症状;当血浆渗透压降至 230mOsm/L(血钠 110mmol/L)时,可发生抽搐或昏迷。血钠在 48 小时内迅速降至 108mmol/L 以下可致神经系统永久性损伤或死亡。

【诊断与鉴别诊断】

依据病史,结合临床表现及必要的实验室检查,一般可作出诊断,并做出下列判断:①水过多的病因和程度(体重变化、出入水量、血钠浓度等);②有效循环血容量和心、肺、肾功能状态;③血浆渗透压。应注意与缺钠性低钠血症鉴别。水过多和水中毒时尿钠一般大于 20mmol/L,而缺钠性低钠血症的尿钠常明显减少或消失。

【治疗】

积极治疗原发病,记录 24 小时出入水量,控制水的摄入量和避免补液过多可预防水过多的发生或其病情的加重。

一、轻症水过多和水中毒

限制进水量,使入水量少于尿量。适当服用依他尼酸(利尿酸)或呋塞米等袢利尿剂。

二、急重症水过多和水中毒

保护心、脑功能,纠正低渗状态(如利尿脱水)。

1. 高容量综合征 以脱水为主,减轻心脏负荷。首选呋塞米或依他尼酸等袢利尿药,如呋塞米 20~60mg,每天口服 3~4 次。急重者可用 20~80mg,每 6 小时静脉注射 1 次;依他尼酸 25~50mg,用 25% 葡萄糖液 40~50ml 稀释后缓慢静脉注射,必要时 2~4 小时后重复注射。有效循环血容量不足者要补充有效血容量。危急病例可采取血液超滤治疗。用硝普钠、硝酸甘油等保护心脏,减轻其负荷。明确为抗利尿激素分泌过多者,除病因治疗外,可选用利尿剂、地美环素或碳酸锂治疗。

2. 低渗血症(特别是已出现精神神经症状者) 应迅速纠正细胞内低渗状态,除限水、利尿外,应使用 3%~5% 氯化钠液,一般剂量为 5~10ml/kg,严密观察心肺功能变化,调节剂量及滴速,一般以分次补给为宜。同时用利尿剂减少血容量。注意纠正钾代谢失常及酸中毒。

(张 洁)

第三节 低钾血症

低钾血症(hypokalemia)是指血清钾 <3.5mmol/L 的一种病理生理状态。造成低钾血症的主要原因是体内总钾量丢失,称为钾缺乏症(potassium depletion)。临床上,体内总钾量不缺乏,也可因稀释或转移到细胞内而导致血清钾降低;反之,虽然钾缺乏,但如血液浓缩,或钾从细胞内转移至细胞外,血钾浓度又可正常甚至增高。

【病因、分类和发病机制】

一、缺钾性低钾血症

表现为体内总钾量、细胞内钾和血清钾浓度降低。

1. 摄入钾不足 长期禁食、少食,每日钾的摄入量<3g,并持续2周以上。
2. 排出钾过多 主要经胃肠或肾丢失过多的钾。
（1）胃肠失钾:因消化液丢失而失钾,见于长期大量的呕吐、腹泻、胃肠引流或造瘘等。
（2）肾脏失钾:①肾脏疾病:急性肾衰竭多尿期、肾小管性酸中毒、失钾性肾病、尿路梗阻解除后利尿、Liddle综合征;②内分泌疾病:原发性或继发性醛固酮增多症等;③利尿药:如呋塞米、依他尼酸、布美他尼、氢氯噻嗪、乙酰唑胺等排钾性利尿药,或甘露醇、山梨醇、高渗糖液等渗透性利尿药;④补钠过多致肾小管钠-钾交换加强,钾排出增多;⑤碱中毒或酸中毒恢复期;⑥某些抗生素,如青霉素、庆大霉素、羧苄西林、多黏菌素B等。
（3）其他原因所致的失钾:如大面积烧伤、放腹水、腹腔引流、腹膜透析、不适当的血液透析等。

二、转移性低钾血症

因细胞外钾转移至细胞内引起,表现为体内总钾量正常,细胞内钾增多,血清钾浓度降低。见于:①代谢性或呼吸性碱中毒或酸中毒的恢复期,一般血pH每升高0.1,血钾约下降0.7mmol/L;②使用大量葡萄糖液(特别是同时应用胰岛素时);③周期性瘫痪,如家族性低血钾性周期性瘫痪、Graves病;④急性应激状态,如颅脑外伤、心肺复苏后、震颤性谵妄、急性缺血性心脏病等致肾上腺素分泌增多,促进钾进入细胞内;⑤棉籽油或氯化钡中毒;⑥使用叶酸、维生素B_{12}治疗贫血;⑦反复输入冷存洗涤过的红细胞,因冷存过程中可丢失钾50%左右,进入人体后细胞外钾迅速进入细胞内;⑧低温疗法使钾进入细胞内。

三、稀释性低钾血症

细胞外液水潴留时,血钾浓度相对降低,机体总钾量和细胞内钾正常,见于水过多和水中毒,或过多过快补液而未及时补钾时。

【临床表现】

取决于低钾血症发生的速度、程度和细胞内外钾浓度异常的轻重。慢性轻型低钾血症的症状轻或无症状,而迅速发生的重型低钾血症往往症状很重,甚至致命。

一、缺钾性低钾血症

1. 骨骼肌表现 一般血清钾<3.0mmol/L时,患者感疲乏、软弱、乏力;<2.5mmol/L时,全身性肌无力,肢体软瘫,腱反射减弱或消失,甚而膈肌、呼吸肌麻痹,呼吸困难、吞咽困难,严重者可窒息。可伴麻木、疼痛等感觉障碍。病程较长者常伴肌纤维溶解、坏死、萎缩和神经退变等病变。
2. 消化系统表现 恶心、呕吐、厌食、腹胀、便秘、肠蠕动减弱或消失、肠麻痹等;严重者肠黏膜下组织水肿。
3. 中枢神经系统表现 萎靡不振、反应迟钝、定向力障碍、嗜睡或昏迷。
4. 循环系统表现 早期使心肌应激性增强,心动过速,可有房性、室性期前收缩;严重者呈低钾性心肌病,心肌坏死、纤维化。心电图显示:血钾降至3.5mmol/L时,T波宽而低,Q

T间期延长,出现U波;重者T波倒置,ST段下移,出现多源性期前收缩或室性心动过速;更严重者可因心室扑动、心室颤动、心脏骤停或休克而猝死。

5. 泌尿系统表现　长期或严重失钾可导致肾小管上皮细胞变性坏死,尿浓缩功能下降而出现口渴多饮和夜尿多;进而发生失钾性肾病,出现蛋白尿和管型尿等。

6. 酸碱平衡紊乱表现　钾缺乏时细胞内缺钾,细胞外。Na^+和H^+进入细胞内,肾远端小管K^+与Na^+交换减少而H^+与Na^+交换增多,故导致代谢性碱中毒、细胞内酸中毒及反常性酸性尿。

二、转移性低钾血症

亦称为周期性瘫痪。常在半夜或凌晨突然起病,主要表现为发作性软瘫或肢体软弱乏力,多数以双下肢为主,少数累及上肢;严重者累及颈部以上部位和膈肌;1~2小时达高峰,一般持续数小时,个别可长达数日。

三、稀释性低钾血症

主要见于水过多或水中毒时。

【诊断】

反复发作的周期性瘫痪是转移性低钾血症的重要特点,但其他类型的低钾血症均缺乏特异的症状和体征。一般根据病史,结合血清钾测定可作出诊断。特异的心电图表现(如低T波、Q-T间期延长和U波)有助于诊断。病因鉴别时,要首先区分是肾性(一般尿钾多>20mmol/L)或肾外性失钾;并对可能病因作相应的检查,如疑为原发性醛固酮增多症,要测定血浆肾素活性和醛固酮水平。一般情况下,血清钾水平可大致反映缺钾性低钾血症的钾缺乏程度(血清钾<3.5mmol/L表示钾丢失达总量的10%以上)。

【治疗】

积极治疗原发病,给予富含钾的食物。对缺钾性低钾血症者,除积极治疗原发病外,应及时补钾。

一、补钾量

参照血清钾水平,大致估计补钾量:①轻度缺钾:血清钾3.0~3.5mmol/L,可补充钾100mmol(相当于氯化钾8.0g);②中度缺钾:血清钾2.5~3.0mmol/L,可补充钾300mmol(相当于氯化钾24g);③重度缺钾:血清钾2.0~2.5mmol/L水平,可补充钾500mmol(相当于氯化钾40g)。但一般每日补钾以不超过200mmol(15g氯化钾)为宜。

二、补钾种类

最好是饮食补钾。肉、青菜、水果、豆类含钾量高,100g约含钾0.2~0.4g,而米、面约含钾0.09~0.14g,蛋约含钾0.06~0.09g。药物补钾:①氯化钾:含钾13~14mmol/g,最常用;②枸橼酸钾:含钾约9mmol/g;③醋酸钾:含钾约10mmol/g,枸橼酸钾和醋酸钾适用于伴高氯血症者(如肾小管性酸中毒)的治疗;④谷氨酸钾:含钾约4.5mmol/g,适用于肝衰竭伴低钾血症者;⑤L-门冬氨酸钾镁溶液:含钾3.0mmol/10ml,镁3.5mmol/10ml,门冬氨酸和镁有助于钾进入细胞内。

三、补钾方法

1. 途径 轻者鼓励进富含钾的食物。口服补钾以氯化钾为首选;为减少胃肠道反应,宜将10%氯化钾溶液稀释于果汁或牛奶中餐后服,或改用氯化钾控释片,或换用10%枸橼酸钾,或鼻饲补钾。严重病例需静脉滴注补钾。

2. 速度 一般静脉补钾的速度以每小时20~40mmol为宜,不能超过50~60mmol/h。

3. 浓度 如以常规静脉滴注法补钾,静注液体以含钾20~40mmol/L或氯化钾1.5~3.0g/L为宜。对需要限制补液量及(或)不能口服补钾的严重低钾患者,可采用精确的静脉微量输注泵以较高浓度的含钾液体行深静脉穿刺或插管微量匀速输注。

四、注意事项

①补钾时必须检查肾功能和尿量,每日尿量>700ml,每小时>30ml则补钾安全;②低钾血症时将氯化钾加入生理盐水中静脉滴注,如血钾已基本正常,将氯化钾加入葡萄糖液中补充有助于预防高钾血症和纠正钾缺乏症,如停止静脉补钾24小时后的血钾正常,可改为口服补钾(血钾3.5mmol/L,仍缺钾约10%);③对每小时输注较高浓度钾溶液的患者,应该进行持续心脏监护和每小时测定血钾,避免严重高钾血症和(或)心脏停搏;④钾进入细胞内较为缓慢,细胞内外的钾平衡时间约需15小时或更久,故应特别注意输注中和输注后的严密观察,防止发生一过性高钾血症;⑤难治性低钾血症需注意纠正碱中毒和低镁血症;⑥补钾后可加重原有的低钙血症而出现手足搐搦,应及时补给钙剂。

(张 洁)

第四节 高钾血症

高钾血症(hyperkalemia)是指血清钾浓度>5.5mmol/L的一种病理生理状态,此时的体内钾总量可增多(钾过多)、正常或缺乏。

【病因和发病机制】

一、钾过多性高钾血症

其特征是机体钾总量增多致血清钾过高,主要见于肾排钾减少;一般只要肾功能正常,尿量>500ml/d,很少引起高钾血症。

1. 肾排钾减少 主要见于肾小球滤过率下降(少尿型急性肾衰竭、慢性肾衰竭)和肾小管排钾减少(肾上腺皮质功能减退症、低肾素性低醛固酮症、肾小管性酸中毒、氮质血症或长期使用潴钾性利尿药、β受体阻断药或血管紧张素转换酶抑制剂)。

2. 摄入钾过多 在少尿基础上,常因饮食钾过多、服用含钾丰富的药物、静脉补钾过多过快或输入较大量库存血等引起。

二、转移性高钾血症

常由细胞内钾释放或转移到细胞外所致,少尿或无尿诱发或加重病情,但机体总钾量可增多、正常或减少。

1. 组织破坏细胞内钾进入细胞外液,如重度溶血性贫血,大面积烧伤、创伤,肿瘤接受大剂量化疗,血液透析,横纹肌溶解症等。

2. 细胞膜转运功能障碍①代谢性酸中毒时钾转移到细胞外,H^+进入细胞内,血 pH 降低,血清钾升高;②严重失水、休克致组织缺氧;③剧烈运动、癫痫持续状态、破伤风等;④高钾性周期性瘫痪;⑤使用琥珀胆碱、精氨酸等药物。

三、浓缩性高钾血症

重度失水、失血、休克等致有效循环血容量减少,血液浓缩而钾浓度相对升高,多同时伴有肾前性少尿及排钾减少;休克、酸中毒、缺氧等使钾从细胞内进入细胞外液。

【临床表现】

常被原发病掩盖。主要表现为心肌收缩功能降低,心音低钝,可使心脏停搏于舒张期;出现心率减慢、室性期前收缩、房室传导阻滞、心室颤动及心跳停搏。心电图是诊断高钾血症程度的重要参考指标:血清钾 >6mmol/L 时,出现基底窄而高尖的 T 波;7~9mmol/L 时,PR 间期延长,P 波消失,QRS 波群变宽,R 波渐低,S 波渐深,ST 段与 T 波融合;>9~10mmol/L 时,出现正弦波,QRS 波群延长,T 波高尖;进而心室颤动、蠕动。血压早期升高,晚期降低,出现血管收缩等类缺血症:皮肤苍白、湿冷、麻木、酸痛等。因影响神经肌肉复极过程,患者疲乏无力,四肢松弛性瘫痪,腱反射消失,也可出现动作迟钝、嗜睡等中枢神经症状。

【诊断与鉴别诊断】

有导致血钾增高和(或)肾排钾减少的基础疾病,血清钾 >5.5mmol/L 即可确诊。临床表现仅供诊断的参考,心电图所见可作为诊断、病情判定和疗效观察的重要指标。必须注意,血钾水平和体内总钾含量不一定呈平行关系。钾过多时,可因细胞外液水过多或碱中毒而使血钾不高;反之,钾缺乏时也可因血液浓缩和酸中毒而使血钾增高。确定高钾血症诊断后,还需寻找和确定导致高钾血症的原发疾病。

【治疗】

早期识别和积极治疗原发病,控制钾摄入。高钾血症对机体的主要威胁是心脏抑制,治疗原则是迅速降低血钾水平,保护心脏。

一、对抗钾的心脏抑制作用

1. 乳酸钠或碳酸氢钠液 作用机制:①造成药物性碱血症,促使钾进入细胞内;②钠拮抗钾的心脏抑制作用;③增加远端小管中钠含量和 Na^+-K^+ 交换,增加尿钾排出量;④Na^+ 增加血浆渗透压,扩容,起到稀释性降低血钾作用;⑤Na^+ 有抗迷走神经作用,可提高心率。方法:急重症时,立即用 11.2% 乳酸钠液 60~100ml(或 4%~5% 碳酸氢钠 100~200ml)静脉滴注,一般数分钟起作用。注射中应注意防止诱发肺水肿。

2. 钙剂 可对抗钾的心肌毒性。常用 10% 葡萄糖酸钙 10~20ml 加等量 25% 葡萄糖液,缓慢静脉注射,一般数分钟起作用,但需多次应用。也可用 5% 氯化钙。有心力衰竭者不宜同时使用洋地黄。

3. 高渗盐水 其作用机制与乳酸钠相似。常用 3%~5% 氯化钠液 100~200ml 静脉滴注,效果迅速,但可增加循环血容量,应注意监护心肺功能。若尿量正常,也可应用等渗盐水。

4. 葡萄糖和胰岛素 使血清钾转移至细胞内。一般用 25%~50% 葡萄糖液,按每 4g

葡萄糖给予 1 U 普通胰岛素持续静脉滴注。

5. 选择性 β_2 受体激动剂 可促进钾转入细胞内,如沙丁胺醇等。

二、促进排钾

1. 经肾排钾　肾是排钾主要器官。可给予高钠饮食或静脉输入高钠溶液;应用呋塞米、依他尼酸、氢氯噻嗪等排钾性利尿药,但肾衰竭时效果不佳。

2. 经肠排钾　在肠道,阳离子交换树脂与钾交换,可清除体内钾。常用聚磺苯乙烯(kayexalate,聚苯乙烯磺酸钠交换树脂)10~20g,一日口服 2~3 次;或 40g 加入 25%山梨醇液 100~200ml 中保留灌肠。可单独或并用 25%山梨醇液口服,一次 20ml,一日 2~3 次。

3. 透析疗法　适用于肾衰竭伴急重症高钾血症者,以血液透析为最佳,也可使用腹膜透析。

三、减少钾的来源

①停止高钾饮食或含钾药物;②供给高糖高脂饮食或采用静脉营养,以确保足够热量,减少分解代谢所释放的钾;③清除体内积血或坏死组织;④避免应用库存血;⑤控制感染,减少细胞分解。

(李　敏)

第五节　代谢性酸中毒

代谢性酸中毒(metaholic acidosis)是 H^+ 增加或 HCO_3^- 丢失而引起的以血浆 HCO_3^- 浓度原发性减少为特征的酸碱平衡紊乱类型。

【病因】

代谢性酸中毒的主要病因包括:

1. 体内酸性物质产生过多　机体严重损伤(如败血症、挤压综合征、肌溶解综合征、休克)、缺氧、胰岛素严重缺乏以及某些毒物(甲醇、乙醇、乙二醇、水杨酸)中毒等,均可产生大量酸性物质。胰岛素严重缺乏引起酮体堆积可致酮症性酸中毒,严重缺氧、肝功能损害等原因可致乳酸性酸中毒。

2. 体内 HCO_3^- 丢失过多　肠道 HCO_3^- 的丢失,如腹泻、肠瘘或胰瘘;肾脏 HCO_3^- 的丢失,如近端肾小管酸中毒(RTA)。

3. 体内酸性物质排出障碍　远端小管和集合管 H^+ 分泌受损,伴 NH_4^+ 才排泌减少,如远端 RTA(伴低钾血症或高钾血症)。肾衰(GFR<25ml/min)时,因肾脏排泄障碍,体内代谢产物如磷酸、硫酸等酸性物质潴留,可发生尿毒症性酸中毒。

【临床表现】

患者发生代谢性酸中毒时,一般可出现乏力、纳差、恶心和呕吐等症状。心血管受损主要表现为心律失常,心肌收缩力减弱,血压降低,甚至休克;神经系统受损则表现为乏力,嗜睡,甚至昏迷。

代谢性酸中毒的代偿,可通过肺的过度通气降低 $PaCO_2$,以及通过肾的 NH_3 合成(因此产生"新的" HCO_3^-)和尿 NH_4^+ 的排出实现。故患者常有呼吸加快,重症患者呼吸深大,呈 Kussmaul 呼吸,偶有哮喘。

代谢性酸中毒还可以引起蛋白分解增多和合成下降、负钙平衡、骨质病变、肌肉病变、高钾血症、贫血、蛋白营养不良、发育障碍等其他代谢紊乱和多个系统病变。因此,对代谢性酸中毒应及时予以纠正。

【诊断】

主要根据临床表现和动脉血液气体分析(简称"血气分析")的结果进行诊断。如果动脉血碳酸氢根(HCO_3^-)水平降低(<22mmol/1),而二氧化碳分压(PCO_2)基本正常或有所下降(代谢性酸中毒时,体内通过肺的过度通气降低 $PaCO_2$ 进行部分代偿),则可诊断代谢性酸中毒。如 pH 在正常范围(7.35~7.45),则可诊断代谢性酸中毒代偿;如 pH 降低(<7.35),则诊断为代谢性酸中毒失代偿。在个别特殊情况下,代谢性酸中毒患者血浆 HCO_3^- 浓度可无明显变化,但此时血浆 pH 常低于正常,往往与患者存在代谢性酸中毒合并呼吸性酸中毒有关。了解阴离子间隙有无变化,对鉴别代谢性酸中毒的类型相当重要。由于人体细胞外液内的阳离子总是多于阴离子,因此,一般情况下细胞外液内的阳离子毫摩尔数减去阴离子毫摩尔数所得出的差值(即"阴离子间隙"),总是相对恒定的,即大约 12~16mmol。计算人体细胞外液内的阴离子间隙,一般可应用下述公式:阴离子间隙 = (血清 Na + K) - (血清 Cl^- + HCO_3^-)。在某些特殊情况下,血清尿素、血糖等毫摩尔数值也应当计算在阳离子毫摩尔数内。其他检查项目,如尿铵、可滴定酸的测定等,也有一定意义。根据静脉血 CO_2 结合力(CO_2CP)的变化来诊断代谢性酸中毒,误差较多,故不宜作为主要依据。

【治疗】

治疗包括病因治疗和对症治疗。病因治疗主要是指对感染、损伤、休克、中毒(药物或毒物)、肾脏病变(肾小球肾炎、间质性肾炎、肾衰竭等)等基础疾病的治疗。

对症治疗主要是纠正酸中毒和电解质紊乱。首先要补充碳酸氢钠(HCO_3^-),一般口服即可,轻者 1.5~3.0g/d,重度患者 10~15g/d,必要时可静脉输入。对有明显心衰的患者,要防止 $NaHCO_3$ 输入总量过多、过快。对低钾血症,应及时补充钾制剂。对伴有严重低钾血症者,应首先纠正低钾血症,再逐步纠正酸中毒,以免纠正酸中毒过程中低钾血症加重。

同时,应当重视代谢性酸中毒的各种紊乱和多个系统损伤或病变的治疗,从总体上改善患者的生活质量和预后。

终末期肾衰患者代谢性酸中毒往往较重,需要长期透析来纠正。透析液中一般加入碱性缓冲液(多为碳酸氢钠)。透析可清除 H^+ ,补充 HCO_3^- ,使血液 pH 和缓冲能力逐步恢复正常。对严重代谢性酸中毒(血碳酸氢盐浓度 <10mmol/L),应用血液透析纠正酸中毒应当适度,最初的治疗目的是部分纠正酸中毒,透析后血碳酸氢根浓度目标值为 15~20mmol/L;如过度纠正会有一定危险,可能引起脑脊液异常酸化。

(李 敏)

第六节 呼吸性酸中毒

呼吸性酸中毒(respiratory acidosis)是指原发性 $PaCO_2$ 或血浆 H_2CO_3 升高而导致 pH 下降。

临床上呼酸可以单独存在,也可与其他酸碱平衡障碍同时存在。根据发病的快慢又可分为急性呼酸以及慢性呼酸两大类。

【病因与发病机制】

一、呼吸中枢抑制

主要造成急性呼酸。引起 $PaCO_2$ 原发性升高导致呼酸的原因不外乎环境 CO_2 浓度过高,吸入 CO_2 过多(如通风不良)导致 $PaCO_2$ 升高;但更多见的是由于外呼吸通气障碍而致的 CO_2 排出受阻。临床上常见的通气障碍的原因如下:中枢病变包括脑外伤、颅内病变等造成呼吸节律调节障碍;脑干部脑疝形成、脑炎或使用过多抑制呼吸中枢的药物等直接造成脑干呼吸中枢节律性功能障碍。少部分慢性高碳酸血症患者在不恰当用 O_2 后,可以使呼吸中枢刺激明显解除,出现急性呼酸;心脏骤停后也常有此种情况,但多和代酸合并存在。部分极度肥胖患者可表现为通气障碍,出现呼酸,即 Pickwickian 综合征,主要因为进度肥胖而致胸部运动障碍,但也有研究提示呼吸中枢被抑制可能也是原因。

二、呼吸肌或胸壁障碍

急性呼酸可见于重症肌无力、周期性瘫痪急性发作、严重低钾或低磷血症、吉兰-巴雷综合征以及少部分氨基糖苷类抗生素中毒。慢性呼酸见于脊髓灰质炎后、肌萎缩侧束硬化症、多发性硬化症、严重粘液性水肿、严重胸廓畸形等。

三、上呼吸道阻塞

可由急性气管异物、急性咽部痉挛等引起。

四、肺部疾病

急性者可由急性呼吸窘迫综合征(ARDS)、急性心源性肺水肿、严重支气管哮喘或肺炎、气胸、血胸等引起。慢性者最常见的为慢性阻塞性肺病或肺组织广泛纤维化等。

正常情况 CO_2 在组织代谢过程中持续不断产生,而肺则以相等的速度而排出,因此 $PaCO_2$ 保持恒定。当各种原因导致 CO_2 排出障碍时,血中 CO_2 水平可以很快上升,造成严重酸中毒。由于细胞外液(ECF)缓冲主要是碳酸盐系统,因此对 CO_2 过多不起缓冲作用。过高的 CO_2 主要靠细胞内的非 HCO_3^- 缓冲系统而缓冲,最后导致 HCO_3^- 增加,部分可从细胞内转到细胞外。使血 HCO_3^- 增高。另外,在 $PaCO_2$ 过高情况下,肾脏排 H^+ 增加,HCO_3^- 重吸收也增加。后者虽然可以代偿,但为期需 3~4d 才可完成。在急性期一般 $PaCO_2$ 每升高 1.3kPa(10mmHg),$[HCO_3^-]$ 上升 1mmol/L;而慢性期则 $PaCO_2$ 每上升 1.3kPa(10mmHg),$[HCO_3^-]$ 升高 3.5mmol/L。

五、机体的代偿调节

呼酸时由于肺通气功能障碍,所以呼吸系统往往不能发挥代偿作用,产生的大量 H_2CO_3 或 $PaCO_2$,也不能靠碳酸氢盐缓冲系统缓冲,而主要靠血液非碳酸氢盐缓冲系统和肾代偿。

1. 急性呼酸 由于肾的代偿作用十分缓慢,因此仅主要靠细胞内外离子交换及细胞内缓冲,这种调节与代偿十分有限,因此常表现为代偿不足或失代偿状态。

急性呼酸时由于 CO_2 在体内潴留,使血浆 H_2CO_3 浓度不断升高,而 HCO_3^- 对 H_2CO_3 并无缓冲能力，H_2CO_3 离解为 H^+ 和 HCO_3^-，H^+ 与细胞内 K^+ 进行交换，进入细胞内的 H^+ 可被蛋白质缓冲，血浆 HCO_3^- 浓度可有所增加，有利于维持 $[HCO_3^-]$ 与 $[H_2CO_3]$ 的比值；此外血浆中 CO_2 通过弥散迅速进入红细胞，并在碳酸酐酶的催化下生成 H_2CO_3，而 H_2CO_3 又解离为 H^+ 和 HCO_3^-，H^+ 主要被血红蛋白和氧合血红蛋白缓冲，而 HCO_3^- 则进入血浆与 Cl^- 交换，又使血浆中 HCO_3^- 浓度有所增加。但这种离子交换和缓冲作用十分有限，往往 $PaCO_2$ 每升高 1.3kPa(10mmHg)，血浆 $[HCO_3^-]$ 仅增高 0.7~1.0mmol/L，不足以维持 $[HCO_3^-]/[H_2CO_3]$ 正常比值，所以急性呼酸时 pH 往往低于正常值，呈失代偿状态。

2. **慢性呼酸** 由于肾的代偿，可以呈代偿性的。由于 $PaCO_2$ 和 H^+ 浓度升高，可增强肾小管上皮细胞内碳酸酐酶和线粒体中谷氨酰胺酶活性，促使小管上皮排泌 H^+ 和 NH_4^+，同时增加对 HCO_3^- 的重吸收。这种作用的充分发挥常需 3~5d 才能完成，因此急性呼酸来不及代偿，而在慢性呼酸时，由于肾的保碱作用较强大，而且随 $PaCO_2$ 升高，$[HCO_3^-]$ 也呈比例增高，大致 $PaCO_2$ 每升高 1.3kPa(10mmHg)，血浆 $[HCO_3^-]$ 增高 3.5~4.0mmol/L，能使 $[HCO_3^-]/[H_2CO_3]$ 比值接近 20:1，因而在轻度和中度慢性呼酸时有可能代偿。

六、对机体的影响

呼酸时，由于 $PaCO_2$ 升高可引起一系列血管运动和神经精神方面的障碍。

1. **CO_2 直接舒张血管的作用** CO_2 有直接扩血管作用，但高浓度 CO_2 能刺激血管运动中枢，间接引起血管收缩，其强度大于直接的扩血管作用。但由于脑血管壁上无 α 受体，故 CO_2 潴留可引起脑血管扩张，脑血流量增加，常引起持续性头痛，尤以夜间和晨起更严重。此外 H^+ 浓度增加也会引起心肌收缩力减弱及高血钾引起心律失常。

2. **对中枢神经系统功能的影响** 高碳酸血症对中枢神经系统的影响，可出现多种精神神经系统功能异常，常见于 $PaCO_2$ 大于 80mmHg 时，其早期症状包括头痛、不安、焦虑，进一步发展可出现震颤、精神错乱、嗜睡，甚至昏迷，后者称之为"CO_2 麻醉"，如因呼吸衰竭引起的以中枢神经系统功能紊乱为主的精神神经综合征，临床称为肺性脑病。

【诊断】

急性严重呼酸可以出现呼吸急促、呼吸困难以及明显神经系统等症状。起始时患者有头痛、视野模糊、烦躁不安等，进一步可进展为震颤、神志模糊，以至谵妄，严重的可发展至完全昏迷。由于高 $PaCO_2$ 对血管的扩张作用以及酸中毒本身对脑血流量的增加作用，致使颅内压升高，眼底可出现视乳头水肿等。由于 CO_2 可以很快通过血脑屏障，同时又具有亲脂性，因此可迅速进入到脑脊液及脑组织中，而 HCO_3^- 则不易进入，从而导致脑组织内 pH 下降较代酸远为明显，出现的神经系统症状也较严重。另外，明显 pH 下降以及高 CO_2 血症，可造成周围血管扩张、血压下降、心每搏量下降以及心律紊乱等，它们又可加重神经系统的障碍，成为急性呼酸症状严重的原因。

慢性呼酸症状不如急性者严重，由于大多数是因慢性阻塞性肺病等引起，因此以这些疾病的相关表现为主，包括气促、呼吸困难、咳嗽、下肢浮肿以及其他缺氧症状等。

动脉血气和电解质变化特点①$PaCO_2$ 原发性升高；②$[HCO_3^-]$ 代偿性升高，但慢性呼酸必须符合预计 $[HCO_3^-] = 24 + 0.35 × \Delta PaCO_2 ± 5.5$；急性呼酸 $[HCO_3^-] < 30$mmol/L；③pH 下降；④血 K^+ 升高或正常；⑤血 Cl^- 下降；⑥血 Na^+ 下降或正常；⑦AG 正常；⑧$PaCO_2$ 下降，低于 60mmHg，严重时 $PaCO_2 < 40$mmHg。

【治疗】

急性呼酸时,应迅速去除引起通气障碍的原因,改善通气功能,使积蓄的 CO_2 尽快排出。如由呼吸停止或气道阻塞引起者,应尽快气管插管,保持气道通畅;由吗啡导致呼吸中枢抑制者可用纳洛酮静脉注射。对于慢性阻塞性肺疾病患者,应采取控制感染、祛痰等措施。呼吸中枢兴奋剂以及机械通气有时可以迅速改变呼酸的情况。血 pH 过低或出现严重并发症,如高钾血症伴有心室颤动者,可根据具体情况静脉滴注一定量的碱性药。

$NaHCO_3$ 为常用的碱性药物,$NaHCO_3$ 与 H^+ 结合后生成的 CO_2 可以从肺排出体外。但在通气功能障碍时 CO_2 不能被有效地排出,故在急性呼酸患者静注 $NaHCO_3$ 后血浆 $PaCO_2$ 进一步增高,有使病情加重的可能。因此,对于这类患者,必须在有足够的通气使过多的 CO_2 能及时排出的情况下,才可应用 $NaHCO_3$ 治疗。

对呼酸处理原则是通畅气道,尽快解除 CO_2 潴留,随着 $PaCO_2$ 下降、pH 值随之趋向正常。

补充碱性药物的原则:原则上不需要补充碱性药物,但 pH<7.20 时,为了减轻酸血症对机体的损害,可以适当补充 5% $NaHCO_3$,一次量为 40~60ml,以后再根据动脉血气分析结果酌情补充。只要将 pH 升至 7.20 以上即可。

纠正低氧血症:应尽快纠正低氧血症,最好将 PaO_2 升至 60mmHg 以上。

(李 敏)

第七节 代谢性碱中毒

代谢性碱中毒(metabolic alkalosis,代碱)是因体内酸丢失或碱潴留致血 pH 上升,HCO_3^- 增高。

【病因和发病机制】

大多数是由于各种原因致肾小管 HCO_3^- 重吸收过多(如血容量不足,Cl^- 或钾丧失)引起。

一、近端肾小管碳酸氢盐最大吸收阈增大

1. 容量不足性碱中毒 呕吐、幽门梗阻、胃引流等致大量 HCl 丢失,而肠液中的 HCO_3^- 因来被胃酸中和两吸收过多,造成碱血症;血容量不足,肾重吸收钠和 HCO_3^- 增加,出现反常性酸性尿,血 HCO_3^- 和 pH 升高,导致容量不足性碱中毒。

2. 缺钾性碱中毒 缺钾时,H^+ 转入细胞内,肾小管排 H^+ 增加,Na^+、HCO_3^- 重吸收增多,产生缺钾性代谢性碱中毒,多同时伴有 Cl^- 缺乏。

3. 低氯性碱中毒 ①胃液丢失造成一过性碱血症,由于肾小管细胞的 Cl^- 减少,Na^+、K^+、HCO_3^- 再吸收增加;②排钾性利尿药使排 Cl^- 多于排 Na^+;③原发性醛固酮增多症致低氯性碱中毒。上述情况经补氯后可纠正碱中毒,故称为"对氯有反应性碱中毒"。

4. 高碳酸血症性碱中毒 慢性呼吸性酸中毒(如通气不足纠正过快,$PaCO_2$ 急剧下降)因肾重吸收 HCO_3^- 增加而致碱中毒。

二、肾碳酸氢盐产生增加

进入终末肾单位的 Na^+ 增加,一方面促进肾泌酸,另一方面引起肾 HCO_3^- 产生增加(净酸排泌增加),造成代谢性碱中毒(肾性代谢性碱中毒)。

1. 使用排钾保钠类利尿药 使远端肾小管中钠盐增加。另外,利尿药还可造成血容量减少,低钾血症和低氯血症。

2. 盐皮质激素增加 盐皮质激素过多促进肾小管 Na^+ 的重吸收,泌 H^+、泌 K^+ 增加可导致代谢性碱中毒。

3. Liddle 综合征 造成潴钠、排钾,导致肾性代谢性碱中毒。

三、有机酸的代谢转化缓慢

是一过性代谢性碱中毒的重要原因。常见于糖尿病酮症酸中毒胰岛素治疗后,血液透析造成醋酸大量摄入等。

【临床表现】

轻者被原发病掩盖。严重者呼吸浅慢,由于蛋白结合钙增加、游离钙减少,碱中毒致乙酰胆碱释放增多,神经肌肉兴奋性增高,常有面部及四肢肌肉抽动、手足搐搦,口周及手足麻木。血红蛋白对氧的亲和力增加,致组织缺氧,出现头昏、躁动、谵妄乃至昏迷。伴低钾血症时,可表现为软瘫。

【诊断与鉴别诊断】

积极寻找和区别导致 H^+ 丢失或碱潴留的原发病因,确诊依赖于实验室检查。HCO_3^-、AB、SB、BB、BE 增加;如能除外呼吸因素的影响,CO_2CP 升高有助于诊断。失代偿期 pH > 7.45,H^+ 浓度 < 35nmol/L;缺钾性碱中毒者的血清钾降低,尿呈酸性;低氯性者的血清氯降低,尿 Cl^- > 10mmol/L。

【治疗】

避免碱摄入过多,应用排钾性利尿药或罹患盐皮质激素增多性疾病时注意补钾,积极处理原发病。

轻、中度者以治疗原发病为主,如循环血容量不足时用生理盐水扩容,低钾血症者补钾,低氯血症者给以生理盐水等,一般不需要特殊处理。严重者亦应首选生理盐水。

其他药物有:①氯化铵:可提供 Cl^-,且铵经肝转化后可提供 H^+。每次 1~2g,一日 3 次口服;必要时静脉滴注,补充量按每提高细胞外液 Cl^- 1mmol,补给氯化铵 0.2mmol 或每降低 CO_2CP 0.45mmol/L,每千克体重补给 2% 氯化铵 1ml 计算,用 5% 葡萄糖溶液稀释成 0.9% 等渗溶液,分 2~3 次静脉滴注,但不能用于肝功能障碍、心力衰竭和伴呼吸性酸中毒的患者。②稀盐酸:直接提供 Cl^- 和 H^+,一般 10% 盐酸 20ml 相当于氯化铵 3g,可稀释 40 倍,一日 4~6 次口服。③盐酸精氨酸:对重症碱中毒有明显效果。④乙酰唑胺:对体液容量增加或水负荷增加的患者,碳酸酐酶抑制剂乙酰唑胺可使肾排出 HCO_3^- 增加。

(赵 鹏)

第八节 呼吸性碱中毒

呼吸性碱中毒(respiratory alkalosis)是指由于肺通气过度使血浆 H_2CO_3 浓度或 $PaCO_2$ 原发性减少,而导致 pH 升高。

【病因和发病机制】

原发因素为过度换气。CO_2的排出速度超过生成速度,导致 CO_2 减少,$PaCO_2$下降。

一、中枢性换气过度

1. 非低氧因素所致　①癔症等换气过度综合征;②脑部外伤或疾病:外伤、感染、肿瘤、脑血管意外;③药物中毒:水杨酸盐、副醛等;④体温过高、环境高温;⑤内源性毒性代谢产物:如肝性脑病、酸中毒等。

2. 低氧因素所致　①高空、高原、潜水、剧烈运动等缺氧;②阻塞性肺疾病:肺炎、肺间质疾病、支气管阻塞、胸膜及胸廓疾病、肺气肿;③供血不足:心力衰竭、休克、严重贫血等。因缺氧刺激呼吸中枢而导致换气过度。

二、外周性换气过度

①呼吸机管理不当;②胸廓或腹部手术后,因疼痛而不敢深呼气;③胸外伤、肋骨骨折;④呼吸道阻塞突然解除。另外,妊娠或使用黄体酮等药物也可致换气过度。

三、代偿机制

CO_2减少,呼吸浅而慢,使 CO_2 潴留,H_2CO_3 升高而代偿;当持续较久时,肾排 H^+ 减少,HCO_3^- 排出增多,HCO_3^-/H_2CO_3 在低水平达到平衡(代偿性呼吸性碱中毒)。

【临床表现】

主要表现为换气过度和呼吸加快。碱中毒可刺激神经肌肉兴奋性增高,急性轻症患者可有口唇、四肢发麻、刺痛,肌肉颤动;严重者有眩晕、昏厥、视力模糊、抽搐;可伴胸闷、胸痛、口干、腹胀等;在碱性环境中,氧合血红蛋白解离降低,组织缺氧,表现为脑电图和肝功能异常。

【诊断与鉴别诊断】

各种原因所致的呼吸性碱中毒的共同特点是换气过度。癔症所致的换气过度综合征常易引起注意,但高温、高热、高空、手术后等所致者易被忽视。确诊依赖于实验室检查:①$PaCO_2$降低,除外代谢因素影响的 CO_2结合力降低,AB < SB;失代偿期 pH 升高。

【治疗】

重点在预防,如解除癔症患者的顾虑,合理给氧,加强呼吸机的管理,积极治疗原发病等。用纸袋罩于口鼻外使患者吸回呼出的 CO_2 有一定作用;采取短暂强迫闭气法,含5% CO_2 的氧气吸入法;乙酰唑胺每日 500mg 口服有利于排出 HCO_3^-。急危重患者在有严格监视、抢救条件情况下,可用药物阻断自主呼吸,然后气管插管进行辅助呼吸,以减慢呼吸速率和减少潮气量。但需对血 pH 和 $PaCO_2$ 进行密切监测。

(赵　鹏)

第九节　混合型酸碱平衡失调

混合性酸碱平衡紊乱(mixed acid-base disorders)是指同时发生两个或两个以上代谢性或呼吸性酸碱平衡紊乱的临床情况。常见于各种危重情况、药物中毒、严重电解质紊乱等。

一、呼酸合并代酸

急慢性呼酸复合不适当 HCO_3^- 下降或者代酸复合不适当 $PaCO_2$ 升高,均可称为呼酸合并代酸。

临床上常见有以下三种组合:

1. $PaCO_2$ 升高(> 40mmHg)、[HCO_3^-]下降(< 24mmol/L) 即所谓 $PaCO_2$ 升高同时伴 [HCO_3^-]下降,肯定为呼酸并代酸。

2. $PaCO_2$ 升高伴[HCO_3^-]升高、但符合[HCO_3^-] < 正常[HCO_3^-](24mmol/L) + 0.35 × $\Delta PaCO_2$ - 5.5 此时需要结合临床综合判断,若起病时间不足 3d,应考虑为单纯呼酸;若起病时间超过 3d,应考虑为呼酸并相对代酸。

3. [HCO_3^-]下降伴 $PaCO_2$ 下降、但符合 $PaCO_2$ > 1.5 × [HCO_3^-] + 8 ± 2 即所谓代酸并相对呼酸。

对于此型失衡应在积极治疗原发病,解除 CO_2 潴留和纠正缺氧同时,补充碱性药物可适当加大剂量。但必须要在 pH < 7.20 时,一次补 5% $NaHCO_3^-$ 量控制在 80~100ml 即可,以后再根据动脉血气分析结果酌情处理。要尽快地消除严重酸血症对心脏、支气管、外周血管的损害作用。

二、呼酸合并代碱

急慢性呼酸复合不适当升高的 HCO_3^- 或代碱复合不适当升高的 $PaCO_2$ 均可诊断为呼酸并代碱。其动脉血气特点为 $PaCO_2$ 升高,HCO_3^- 升高,pH 升高、下降、正常均可。其 pH 主要取决于呼酸与代碱的相对严重程度。若两者相等,pH 正常;若以呼酸为主,则 pH 下降;若以代碱为主,pH 升高。

临床上常见于下述三种情况:

1. 急性呼酸时,只要[$HCO_3^-{}'$] > 30mmol/L,即可诊断急性呼酸并代碱。

2. 慢性呼酸为主时,$PaCO_2$ 原发升高,[HCO_3^-]代偿性升高,且符合[HCO_3^-] > 正常 [HCO_3^-](24mmol/L) + 0.35 × $\Delta PaCO_2$ + 5.5,或[HCO_3^-] > 45 mmol/L。pH 下降或正常,提示慢性呼酸并代碱。

3. 代碱为主时,[HCO_3^-]原发升高,$PaCO_2$ 代偿升高,且符合 $PaCO_2$ > 正常 $PaCO_2$ (40mmHg) + 0.9 × Δ [HCO_3^-] + 5 或 $PaCO_2$ > 55mmHg。pH 升高或正常。提示代碱并呼酸。

此型失衡中并发的代碱主要为医源性所致。因此在处理呼酸时注意 CO_2 排出不宜过快,补碱性药物不宜过多,合理使用肾上腺糖皮质激素、排钾利尿剂等;对于呼酸病人注意常规补氯化钾,只要每日尿量在 500ml 以上,常规补氯化钾每日 3~4.5g,预防呼酸纠正过程中的代碱发生。

三、呼碱合并代酸

呼碱伴有不适当下降的[HCO_3^-]或代酸伴有不适当下降的 $PaCO_2$,即可诊断为呼碱并代酸。此型失衡常有 AG 升高。

临床上常见以下两种情况:

1. 以呼碱为主的重度失衡 pH 升高,$PaCO_2$ 下降,[HCO_3^-]下降且符合:急性为[HCO_3^-]

> 正常[HCO_3^-]（24mmol/L）+ 0.2 × $\Delta PaCO_2$ - 2.5；慢性为[HCO_3^-] > 正常[HCO_3^-]（24mmol/L）+ 0.5 × $\Delta PaCO_2$ - 2.0。

2. 以呼碱为主的轻度失衡或代酸为主的失衡 pH 正常或下降，[HCO_3^-]下降，$PaCO_2$ 下降且符合 $PaCO_2$ < 1.5 × [HCO_3^-] + 8 - 2。此型失衡并发的代酸常为高 AG 代酸，因此 AG 升高是揭示并发高 AG 代酸的重要指标。

四、呼碱合并代碱

呼碱伴有不适当的 HCO_3^- 下降，或代碱伴有不适当 $PaCO_2$ 升高均可诊断呼碱并代碱，共存的呼碱和代碱可引起严重碱血症，预后较差。临床常见为 I 型呼吸衰竭病人在原有的呼碱基础上，不适当使用碱性药物、排钾利尿剂、肾上腺糖皮质激素和脱水剂等医源性因素存在，常可在缺氧伴有呼碱基础上并代碱。但少数也可见于 II 型呼吸衰竭呼酸病人，由于使用机械通气治疗，排出 CO_2 过多、过快，或呼吸衰竭病人经有效治疗后 CO_2 排出而未能注意及时补钾，而引起呼碱或呼碱并代碱，即 CO_2 排出后碱中毒。

临床上常见于以下三种情况：

1. $PaCO_2$ 下降（< 40mmHg），同时伴有 [HCO_3^-] 升高（> 24mmol/L），为呼碱并代碱。

2. $PaCO_2$ 下降，[HCO_3^-] 轻度下降或正常，且符合急性：[HCO_3^-] > 正常[HCO_3^-]（24mmol/L）+ 0.2 × $\Delta PaCO_2$ + 2.5；慢性[HCO_3^-] > 正常[HCO_3^-]（24mmol/L + 0.5 × $\Delta PaCO_2$ + 2.0，即所谓呼碱相对代碱。

3. [HCO_3^-] 升高并 $PaCO_2$ 轻度升高或正常，且符合 $PaCO_2$ < 正常 $PaCO_2$（40mmHg）+ 0.9 × Δ[HCO_3^-] - 5，即所谓代碱并相对呼碱。

此型失衡因有呼碱和代碱同时存在，可引起严重的碱血症，由于 pH 极度升高，常可引起氧解离曲线左移，使组织缺氧更加明显，出现严重的心律紊乱，而危及生命，这常是病人致死的直接原因。严重碱中毒病人，当 pH > 7.65 时，病死率在 85% 以上。一般情况下，混合性酸碱失衡不必补充酸性药物，即使是 pH 升高较为明显的呼碱并代碱。

五、代酸合并代碱

代酸和代碱复合存在时，机体有较为复杂的代偿作用和血清电解质及动脉血气改变，pH、[HCO_3^-]、$PaCO_2$ 可升高、正常或降低，主要取决于两种原发失衡的相对严重程度，识别此型失衡极为重要。因为其中的每一种失衡都需要适当的治疗，仅注意其中一种而忽视另一种，可引起严重的酸血症或碱血症。

严重急性胃肠炎时呕吐合并腹泻并伴有低钾血症和脱水；尿毒症病人和糖尿病人剧烈呕吐等为基本病因。急性胃肠炎病人和（或）尿毒症病人、糖尿病病人剧烈呕吐的同时伴腹泻、呕吐可导致含 HCl 胃液大量丢失，ECF 中 Cl^- 下降，[HCO_3^-] 呈代偿升高；胃液中 K^+ 的含量为血浆的 2 倍多（10mmol/L），由于频繁呕吐导致大量 K^+ 丢失，病人因禁食，断绝了饮食中 K^+ 的来源，肾脏保 K^+ 的能力较差，饥饿引起的分解代谢使 K^+ 向 ECF 转移，血清 K^+ 浓度下降，Na^+ 与 H^+ 进入细胞内，造成细胞内酸中毒而细胞外碱中毒，血清 K^+ 进一步降低，肾脏泌 H^+ 增加，则发生代碱。重度腹泻造成大量胃肠道消化液丢失，特别是肠液的丢失，因肠液中含有较高浓度的 HCO_3^-。因而出现血 Cl^- 与 HCO_3^- 呈相反变化，血 Cl^- 浓度升高，则发生高 Cl^- 性代酸。

根据 AG 值的变化，将代酸合并代碱分为两大类：高 AG 型代酸合并代碱和正常 AG 型

高 Cl^- 性代酸合并代碱。

这类病人因频繁呕吐加腹泻并伴有低钾血症和脱水,而导致血浆$[HCO_3^-]$升高或降低,若两种原因同时存在,可彼此相互抵消,常使血浆$[HCO_3^-]$及血液 pH 在正常范围内,$PaCO_2$ 也在正常范围内或略高略低变动。

代酸合并代碱不但临床上较少见,而且诊断多有困难,特别是正常 AG 型代酸合并代碱时诊断更为困难,在临床上主要依赖详细的病史、动态监测血清电解质、动脉血气分析,特别是注意监测血清 Cl^-,计算 AG 值和潜在$[HCO_3^-]$。高 AG 型代酸合并代碱,符合 $\Delta[HCO_3^-] = \Delta AG + \Delta[Cl^-]$,潜在$[HCO_3^-] = $ 实测$[HCO_3^-] + \Delta AG > $ 正常$[HCO_3^-]$,AG 和潜在$[HCO_3^-]$是揭示此型失衡的重要指标;正常 AG 型代酸合并代碱,此型失衡临床上较难识别,主要是依靠详细的病史。如急性胃肠炎病人频繁呕吐和腹泻并存时,呕吐可引起低血 K^+、低血 Cl^- 性代碱;重度腹泻时则可导致大量肠液的丢失,因肠液中含有较高浓度的 HCO_3^-,虽肠液中也含有 Cl^-,但 Cl^- 浓度较低,造成 HCO_3^- 的丢失大于 Cl^- 的丢失。因而出现血 Cl^- 与 HCO_3^- 呈相反变化,则发生高 Cl^- 代酸。

代酸合并代碱时的动脉血气变化复杂。pH、$[HCO_3^-]$、$PaCO_2$ 均可表现为升高、正常或降低,主要取决于两种原发失衡的相对严重程度。

代酸合并代碱不但诊断困难,而且治疗也颇有难度,因代酸时应补碱性药物,而代碱时则应补酸性药物,但实际上并非易事,在临床上应全面考虑,详细询问病史,认真分析血清电解质和动脉血气参数。

1. 病因治疗　积极治疗原发性疾病,是纠正代酸合并代碱的根本环节,因为频繁呕吐可引起代酸,重度腹泻可发生代碱,如果在纠正代酸时补充碱性药物,有可能加重代碱的程度;反之在纠正代碱时补充酸性药物时,也可加重代酸的症状。因此,病因治疗至关重要。

2. 补充细胞外液　生理盐水对代酸、代碱均可使用,Cl^- 主要存在 ECF,不轻易进入细胞内。如输入生理盐水,水与 Na^+ 进入细胞内,同时带进 HCO_3^-,故 ECF 中 Cl^- 增高明显,减少了 ECF 中的 HCO_3^-,因此,可直接改善代碱的病情。对于代酸来说,补充生理盐水可使远端肾小管 Na^+ 重吸收增加,并加收 HCO_3^-,可出现短暂的碱血症,故对代酸或代碱的病人,均可使用生理盐水。

3. 纠正电解质紊乱　代酸合并代碱时,pH、HCO_3^- 浓度可升高、降低或正常,血清电解质变化不但可提供诊断依据,而且纠正电解质紊乱对改善病情亦非常重要。特别是低血 K^+、低血 Cl^- 代碱,在补充生理盐水的同时,注意 KCl 的补充,同时亦补充了 Cl^-,以纠正低 K^+、低 Cl^- 血症;对于正常 AC 型高 Cl^- 性代酸的治疗,着重补充生理盐水,动态监测血清 Cl^- 变化情况,只要血清 Cl^- 不超过 115mmol/L,临床上可不必处理。

4. 碱性或酸性药物的应用　关于代酸合并代碱时碱性药物的应用,应注意下列原则:一是明确诊断;二是权衡应用碱性药物或酸性药物利弊;三是注意机体酸碱的代偿调节;四是重视纠正水和电解质的紊乱;如果有应用碱性药物或酸性药物的指征,要用较小剂量。

(赵　鹏)

第十二章 理化因素所致急症

第一节 中 暑

中暑(heat illness)是在暑热天气、湿度大和无风的环境条件下,表现以体温调节中枢功能障碍、汗腺功能衰竭和水电解质丧失过多为特征的疾病。根据发病机制和临床表现不同,通常将中暑分为热痉挛、热衰竭和热(日)射病。上述三种情况可顺序发展,也可交叉重叠。热射病是一种致命性疾病,病死率较高。

【病因】

对高温环境不能充分适应是致病的主要原因。在大气温度升高(>32℃)、湿度较大(>60%)和无风的环境中,长时间工作或强体力劳动,又无充分防暑降温措施时,缺乏对高热环境适应者极易发生中暑。此外,在室温较高和通风不良的环境中,年老体弱、肥胖者也易发生中暑。通常,湿热(气温高和湿度大)环境较干热(气温高和辐射强)环境更易发生中暑。促使中暑的原因有:①环境温度过高:人体由外界环境获取热量;②人体产热增加:如从事重体力劳动、发热、甲状腺功能亢进症和应用某些药物(如苯丙胺);③散热障碍:如湿度较大、过度肥胖或穿透气不良的衣服等;④汗腺功能障碍:见于系统性硬化病、广泛皮肤烧伤后瘢痕形成或先天性汗腺缺乏症等患者。

【发病机制】

下丘脑体温调节中枢能控制产热和散热,以维持正常体温的相对稳定。正常人腋窝温度波动在 36~37.4℃,直肠温度在 36.9~37.9℃。

一、体温调节

正常人体内产热和散热过程保持相对平衡,以维持体温相对稳定。

1. 体温调节方式

(1)产热:人体产热主要来自体内氧化代谢过程,运动和寒战也能产生热量。

(2)散热:人体与环境之间通过辐射、蒸发、对流、传导的方式进行热交换。体温升高时,通过自主神经系统调节皮肤血管扩张,血流量增加约为正常的 20 倍,大量出汗促进散热。大量出汗又会引起水盐丢失。

2. 高温环境适应 在高温环境中工作 7~14 天后,人体对热应激的适应能力增强,具有对抗高温的代偿能力,表现心排血量和出汗量增加,汗液钠含量较正常人少等。完全适应后,出汗散热量为正常的 2 倍。无此种适应代偿能力者,易发生中暑。

二、高温环境对人体各系统影响

中暑损伤主要是由于体温过高(>42℃)对细胞直接损伤作用,引起酶变性、线粒体功能障碍、细胞膜稳定性丧失和有氧代谢途径中断,导致多器官功能障碍或衰竭。

1. **中枢神经系统** 高热能引起大脑和脊髓细胞的快速死亡,继发脑局灶性出血、水肿、颅内压增高和昏迷。小脑 Purkinje 细胞对高热反应极为敏感,常发生构音障碍、共济失调和辨距不良。

2. **心血管系统** 中暑早期,皮肤血管扩张引起血液重新分配,同时心排血量增加,心脏负荷加重。此外,持续高温引起心肌缺血、坏死,促发心律失常、心功能障碍或心力衰竭,继而引起心排血量下降和皮肤血流减少,进一步影响散热,形成恶性循环。

3. **呼吸系统** 高热时,呼吸频率增快和通气量增加,持续不缓解会引起呼吸性碱中毒。热射病时可致肺血管内皮损伤发生 ARDS。

4. **水和电解质代谢** 正常人出汗最大速率为 1.5L/h。热适应后的个体出汗速率是正常人的 2 倍。大量出汗常导致水和钠丢失,引起脱水和电解质平衡失调。

5. **肾脏** 由于严重脱水、心血管功能障碍和横纹肌溶解等,可发生急性肾衰竭。

6. **消化系统** 中暑时的直接热损伤和胃肠道血液灌注减少可引起缺血性溃疡,容易发生消化道大出血。热射病患者,发病 2~3 天后几乎都有不同程度的肝坏死和胆汁淤积。

7. **血液系统** 严重中暑患者,发病后 2~3 天可出现不同程度的 DIC。DIC 又进一步促使重要器官(心、肝、肾)功能障碍或衰竭。

8. **肌肉** 劳力性热射病患者,由于肌肉局部温度增加、缺氧和代谢性酸中毒,常发生严重肌损伤,引起横纹肌溶解和血清肌酸激酶升高。

【病理】

热射病患者病死后尸检发现,小脑和大脑皮质神经细胞坏死,特别是 Purkinje 细胞病变较为突出。心脏有局灶性心肌细胞出血、坏死和溶解,心外膜、心内膜和瓣膜组织出血;不同程度肝细胞坏死和胆汁淤积;肾上腺皮质出血。劳力性热射病病死后病理检查可见肌肉组织变性和坏死。

【临床表现】

中暑可分为热痉挛、热衰竭和热射病。

一、热痉挛

在高温环境下进行剧烈运动致大量出汗,活动停止后常发生肌肉痉挛,主要累及骨骼肌,持续约数分钟后缓解,无明显体温升高。肌肉痉挛可能与严重体钠缺失(大量出汗和饮用低张液体)和过度通气有关。热痉挛也可为热射病的早期表现。

二、热衰竭

常发生于老年人、儿童和慢性疾病患者。严重热应激时,由于体液和体钠丢失过多引起循环容量不足所致。表现为多汗、疲乏、无力、头晕、头痛、恶心、呕吐和肌痉挛,可有明显脱水征:心动过速、直立性低血压或晕厥。体温轻度升高,无明显中枢神经系统损伤表现。根据病情轻重不同,检查可见血细胞比容增高、高钠血症、轻度氮质血症和肝功能异常。热衰竭可以是热痉挛和热射病的中介过程,治疗不及时,可发展为热射病。

三、热射病

是一种致命性急症,主要表现为高热(直肠温度≥41℃)和神志障碍。早期受影响的器官依次为脑、肝、肾和心脏。根据发病时患者所处的状态和发病机制,临床上分为两种类型:劳力性和非劳力性(或典型性)热射病。劳力性主要是在高温环境下内源性产热过多;非劳力性主要是在高温环境下体温调节功能障碍引起散热减少。

1. 劳力性热射病　多在高温、湿度大和无风天气进行重体力劳动或剧烈体育运动时发病。患者多为平素健康的年轻人,在从事重体力劳动或剧烈运动数小时后发病,约50%患者大量出汗,心率可达160~180次/分钟,脉压增大。此种患者可发生横纹肌溶解、急性肾衰竭、肝衰竭、DIC或多器官功能衰竭,病死率较高。

2. 非劳力性热射病　在高温环境下,多见于居住拥挤和通风不良的城市老年体衰居民。其他高危人群包括精神分裂症、帕金森病、慢性酒精中毒及偏瘫或截瘫患者。表现皮肤干热和发红,84%~100%病例无汗,直肠温度常在41℃以上,最高可达46.5℃。病初表现为行为异常或癫痫发作,继而出现谵妄、昏迷和瞳孔对称缩小,严重者可出现低血压、休克、心律失常及心力衰竭、肺水肿和脑水肿;约5%病例发生急性肾衰竭,可有轻、中度DIC,常在发病后24小时左右死亡。

【实验室检查】

中暑时,应行紧急血生化检查和动脉血气分析。严重病例常出现肝、肾、胰和横纹肌损伤的实验室参数改变。住院后,应检查血清门冬氨酸氨基转移酶(AST)、丙氨酸氨基转移酶(ALT)、乳酸脱氢酶(LDH)、肌酸激酶(CK)及有关止、凝血功能等参数,以尽早发现重要器官功能障碍的证据。怀疑颅内出血或感染时,应行脑CT和脑脊液检查。

【诊断与鉴别诊断】

在炎热夏季热浪期,遇有体温过高伴有昏迷患者首先应考虑到中暑诊断。在诊断中暑前,应与脑炎、脑膜炎、脑血管意外、脓毒病、甲状腺危象、伤寒及抗胆碱能药物中毒相鉴别。

【治疗】

虽然中暑类型和病因不同,但基本治疗措施相同。

一、降温治疗

对于重症高热患者,降温速度决定预后,应在1小时内使直肠温度降至37.8~38.9℃。

1. 体外降温　将患者转移到通风良好的低温环境,脱去衣服,同时进行皮肤肌肉按摩,促进散热。对无循环虚脱的中暑患者,可用冷水擦浴或将躯体浸入27~30℃水中传导散热降温。对循环虚脱者可采用蒸发散热降温,如用15℃冷水反复擦拭皮肤或同时应用电风扇或空气调节器。有条件者,可将患者放置在特殊蒸发降温房间。

2. 体内降温　体外降温无效者,用冰盐水进行洗胃或直肠灌肠,也可用无菌生理盐水进行腹膜腔灌洗或血液透析,或将自体血液体外冷却后回输体内降温。

3. 药物降温　应用药物降温无效。患者出现寒战时可应用氯丙嗪25~50mg加入生理盐水500ml中静脉输注1~2小时,用药过程中应监测血压。

二、并发症治疗

1. 昏迷　应进行气管内插管,保持呼吸道通畅,防止误吸。颅内压增高者常规静脉输注甘露醇 1~2g/kg,30~60 分钟输入。癫痫发作者,静脉输注地西泮。
2. 低血压　应静脉输注生理盐水或乳酸林格液恢复血容量,提高血压。必要时也可静脉滴注异丙肾上腺素提高血压。勿用血管收缩药,以免影响皮肤散热。
3. 心律失常、心力衰竭和代谢性酸中毒　应予对症治疗。心力衰竭合并肾衰竭伴有高钾血时,慎用洋地黄。
4. 肝衰竭合并肾衰竭　为保证肾血流灌注,可静脉输注甘露醇。发生急性肾衰竭时,可行血液透析或腹膜透析治疗。应用 H_2 受体拮抗药或质子泵抑制药预防上消化道出血。肝衰竭者可行肝移植。

三、监测

1. 降温期间应连续监测体温变化。
2. 留置 Foley 导尿管,监测尿量,应保持尿量 >30ml/h。
3. 中暑高热患者,动脉血气结果应予校正。体温超过 37℃ 时,每升高 1℃,PaO_2 降低 7.2%,$PaCO_2$ 增加 4.4%,pH 降低 0.015。
4. 严密监测凝血酶原时间(PT)、活化部分凝血活酶时间(APTT)、血小板计数和纤维蛋白原。

(王海滨)

第二节　冻　僵

冻僵(frozen rigor)又称意外低体温(accidental hypothermia),是指处在寒冷(-5℃以下)环境中机体中心体温 <35℃ 并伴有神经和心血管系统损害为主要表现的全身性疾病,通常暴露寒冷环境后 6 小时内发病。冻僵患者体温越低,病死率越高。通常中心体温在 25~27℃ 时难于复苏成功。

【病因】

大多数患者发病有区域性和季节性。冻僵常见于以下三种情况:①长时间暴露于寒冷环境又无充分保暖措施和热能供给不足时发生,如登山、滑雪者和驻守在高山寒冷地区的边防军战士等;②年老、体衰、慢性疾病(痴呆、精神病和甲状腺功能减退症)和严重营养不良患者在低室温下也易发生;③意外冷水或冰水淹溺者。

【发病机制】

通常,冻僵的严重程度与暴露寒冷环境的温度、湿度、风速、暴露时间长短、身体暴露部位情况和机体营养状态等有关。机体受到寒冷刺激后,首先表现的防御性反应是交感神经兴奋性增强,外周血管收缩。随着暴露时间延长,机体组织和细胞发生形态学改变,血管内皮损伤,血管壁通透性增强,血液无形成分外渗及有形成分聚集,血栓形成,导致循环障碍和组织坏死。细胞脱水及变性引起代谢障碍。冻僵时,患者的体温状态不同,体内代谢改变也不同:①轻度冻僵(体温 35~32℃):寒冷刺激交感神经,引起皮肤血管收缩,皮肤血流和散热减少,基础代谢增加。同时,寒冷时肌张力增加,寒战又可消耗体内热能,加速寒冷伤害。②中度冻僵(体温32~28℃):此时体温调节机制衰竭,寒战停止,代谢明显减慢,引起多器官功能障碍或衰竭。体温每降低1℃,脑血流减少7%,代谢速度减低约6%。体温低于30℃时,窦房结起搏频率减慢引起心动过缓,胰岛素分泌减少和外周组织发生胰岛素抵抗。③严重冻僵(体温<28℃):内分泌和自主神经系统热储备机制丧失,基础代谢率下降50%,室颤阈下降,呼吸明显变慢;体温低于24℃时,全身血管阻力降低,不能测到血压,神志丧失,瞳孔散大,处于濒死状态。

【临床表现】

一、轻度冻僵

患者表现疲乏、健忘和多尿,肌肉震颤、血压升高、心率和呼吸加快,逐渐出现不完全性肠梗阻。

二、中度冻僵

患者表情淡漠、精神错乱、语言障碍、行为异常、运动失调或昏睡。心电图示心房扑动或颤动、室性期前收缩和出现特征性的 J 波(位于 QRS 综合波与 ST 段连接处,又称 Osborn 波)。体温在30℃时,寒战停止、神志丧失、瞳孔扩大和心动过缓。心电图显示 PR 间期、QRS 综合波和 QT 间期延长。

三、严重冻僵

患者出现少尿、瞳孔对光反应消失、呼吸减慢和心室颤动;体温降至24℃时,出现僵死样面容;体温≤20℃时,皮肤苍白或青紫,心搏和呼吸停止,瞳孔固定散大,四肢肌肉和关节僵硬,心电图或脑电图示等电位线。

【诊断】

通常根据长期寒冷环境暴露史和临床表现不难诊断,中心体温测定可证实诊断。中心体温测定采用两个部位:①直肠测温:应将温度计探极插入15cm深处测定体温;②食管测温:将温度计探极放置喉下24cm深处测取体温。

【治疗】

积极采取急救复苏和支持措施,防止体热进一步地丢失,采取安全有效的复温措施和预防并发症。

一、现场处理

迅速将患者移至温暖环境,立即脱去患者潮湿衣服,用毛毯或厚棉被包裹患者身体。搬动时要谨慎,以防发生骨折。

二、院内处理

1. **急救处理** 在未获得确切死亡证据前,必须积极进行复苏抢救。对于反应迟钝或昏迷者,保持气道通畅,进行气管内插管或气管切开,吸入加热的湿化氧气。对于休克患者,在复温前,首先恢复有效循环容量。发生心室颤动者,立即给予电除颤(200~300J)。

2. **复温技术** 根据病人情况,选择适当复温速度,通常复温速度为0.3~2℃/h。对于老年人或心脏病患者复温时应慎重。

(1) 被动复温：即通过机体产热自动复温，适用于轻度冻僵患者。将患者置于温暖环境中，应用较厚棉毯或棉被覆盖或包裹患者复温，复温速度为 0.3~2℃/h。

(2) 主动复温：即将外源性热传递给患者，适用于：①中心体温度 <32℃；②心血管功能不稳定；③高龄老人；④中枢神经系统功能障碍；⑤内分泌功能低下；⑥疑有继发性低体温时。

主动体外复温：直接通过体表升温的方法，用于既往体健的急性低体温者。应用电热毯、热水袋或 40~42℃ 温水浴升温等，复温速度为 1~2℃/h。主动体外复温时应将复温热源置于胸部，肢体升温可增加心脏负荷。

主动体内复温：通过静脉输注加热（40~42℃）液体或吸入加热（40~45℃）湿化氧气，或应用 40~45℃ 灌洗液进行胃、直肠、腹膜腔或胸腔灌洗升温，复温速度为 0.5~1℃/h。也可经体外循环快速复温，复温速度为 10℃/h。

心脏呼吸停止者，如果体温升至 28℃ 以上仍无脉搏，应行心肺复苏及相应药物治疗。体温升至 36℃ 时，经各种复苏措施仍无效者，可中止复苏。

3. 支持和监护措施

(1) 支持措施：

补充循环容量和热能：冻僵患者要静脉输注生理盐水或 5% 葡萄糖生理盐水溶液恢复血容量，液体输注总量为 20ml/kg。通常不用乳酸林格液静脉输注，因为低温患者的肝脏不能有效代谢乳酸。同时，要注意热能补充。

维持血压：早期维持平均动脉压 ≥60mmHg。如果补充容量和复温后血压无变化，静脉输注多巴胺 2~5μg/(kg·min)。输注小剂量硝酸甘油可以改善冻僵患者重要器官的血液灌注。

恢复神志：神志障碍者应同时给予纳洛酮和维生素 B1 等治疗。

(2) 监护措施：

放置鼻胃管：由于冻僵患者胃肠运动功能减弱常发生胃扩张或肠麻痹，放置鼻胃管行胃肠减压，以预防呕吐误吸。

心脏功能监测：预防和治疗心律失常。

放置 Foley 导尿管：观察尿量，监测肾功能。

4. 并发症治疗 低体温持续时间较长时，常发生非心源性肺水肿、应激性溃疡、胰腺坏死、心肌梗死、脑血管意外和深部静脉血栓形成等并发症。冻僵患者，能诱发支气管黏液溢，由于保护性咳嗽反射能力丧失，常会发生肺不张、吸入性肺炎和复温后肺水肿。出现上述并发症应进行相应处理。

（王海滨）

第三节 淹 溺

人浸没于水或其他液体后液体充塞呼吸道及肺泡或反射性引起喉痉挛发生窒息和缺氧，处于临床死亡[呼吸和（或）心搏停止]状态称为淹溺（drowning）。淹没后综合征（postimmersion syndrome）是 ARDS 的一种类型，继发于肺泡毛细血管内皮损伤和渗漏致肺部炎症反应，引起肺泡表面活性物质减少或灭活，见于 72 小时内近乎淹溺患者。

【发病机制】

人体溺水后数秒钟内,本能地屏气,引起潜水反射(呼吸暂停、心动过缓和外周血管剧烈收缩),保证心脏和大脑血液供应。继而,出现高碳酸血症和低氧血症,刺激呼吸中枢,进入非自发性吸气期,随着吸气水进入呼吸道和肺泡,充塞气道导致严重缺氧、高碳酸血症和代谢性酸中毒。淹溺分为:①湿性淹溺:喉部肌肉松弛吸入大量水分充塞呼吸道和肺泡而发生窒息。大量水进入呼吸道数秒钟后神志丧失,继而发生呼吸和心搏停止。②干性淹溺:喉痉挛导致窒息,呼吸道和肺泡很少或无水吸入。湿性淹溺约占淹溺者的80%~90%;干性淹溺约占淹溺者的10%~20%。

【病理】

对溺死者尸检发现,双侧肺含水量多、重量明显增加,并伴有不同程度出血、水肿、肺泡壁破裂。约70%溺死者呼吸道有呕吐物、泥沙或水生植物吸入。继发溺死病例有肺泡上皮细胞脱落、出血、透明膜形成和急性炎性渗出。镜检显示,急性肾小管坏死性病变。

【临床表现】

淹溺患者临床表现个体差异较大,与溺水持续时间长短、吸入水量多少、吸入介质的性质和器官损伤严重程度有关。

一、症状

淹溺者可有头痛或视觉障碍、剧烈咳嗽、胸痛、呼吸困难和咯粉红色泡沫样痰。溺入海水者,口渴感明显,最初数小时可有寒战和发热。

二、体征

淹溺者口腔和鼻腔内充满泡沫或泥污、皮肤发绀、颜面肿胀、球结膜充血和肌张力增加;精神和神志状态改变包括烦躁不安、抽搐、昏睡和昏迷;呼吸表浅、急促或停止,肺部可闻及干、湿啰音;心律失常、心音微弱或心搏停止;腹部膨隆,四肢厥冷。跳水或潜水发生淹溺者可伴有头部或颈椎损伤。

【实验室和其他检查】

一、血和尿液检查

外周血白细胞轻度增高。淡水淹溺者,血和尿液中能检测出游离血红蛋白,血钾升高。海水淹溺者,轻度高钠血症或高氯血症。淹溺者罕见致命性电解质平衡失常。严重者,出现DIC的实验室表现。

二、心电图检查

心电图常见有窦性心动过速、非特异性ST段和T波改变。出现室性心律失常或完全性心脏传导阻滞时,提示病情严重。

三、动脉血气检查

约75%病例有严重混合性酸中毒;几乎所有患者都有不同程度的低氧血症。

四、X线检查

胸片常显示斑片状浸润,有时出现典型肺水肿征象。住院12~24小时吸收好转或进展恶化。疑有颈椎损伤时,应进行颈椎 X 线检查。
【治疗】

一、院前急救

1. 现场急救　尽快将溺水者从水中救出;采取头低俯卧位行体位引流;迅速清除口鼻腔中污水、污物、分泌物及其他异物;拍打背部促使气道液体排出,保持气道通畅。

2. 心肺复苏　对于心搏呼吸停止者,立即现场施行心肺复苏。复苏期间常会发生呕吐,注意防止呕吐物误吸。有条件时,进行气管内插管和吸氧。在患者转送过程中,也不应停止心肺复苏。

二、院内处理

进入医院后,给予进一步生命支持。

1. 供氧　吸入高浓度氧或高压氧治疗,根据病情可采用机械通气。
2. 复温　体温过低者,可采用体外或体内复温措施。
3. 脑复苏　有颅内压升高者,应用呼吸机增加通气,使 $PaCO_2$ 保持在 25~30mmHg。同时,静脉输注甘露醇降低颅内压,缓解脑水肿。
4. 处理并发症　对合并惊厥、低血压、心律失常、肺水肿、ARDS、应激性溃疡伴出血、电解质和酸碱平衡失常者进行相应处理。

【预后】
淹溺经治疗后存活者常无后遗症。治疗 1 小时恢复神志的淹溺者预后较好。由水中救出后到自主呼吸恢复时间越短预后越好。约 20% 淹溺者恢复后遗留不同程度的脑功能障碍、中枢性四肢瘫痪、锥体外系综合征和外周神经或肌肉损伤。近年来,淹溺病死率明显降低。

【预防】
1. 对从事水上作业者,应进行严格健康检查。
2. 有慢性或潜在疾病者,不宜从事水上工作或运动。

(王海滨)

第四节　电　击

一定量电流或电能通过人体,引起不同程度的组织损伤或器官功能障碍,甚至死亡,称为电击(electrical injury)。电击包括低压电(≤380V)、高压电(>1000V)和超高压电或雷击(电压 10000 万 V,或电流 30 万 A)三种电击类型。绝大多数电击发生于男性青少年和电工。

【病因】
电击常见原因是人体直接接触电源,或在高压电和超高压电场中,电流或静电电荷经空气或其他介质电击人体。意外电击常发生于违反用电操作规程者。风暴、地震或火灾使电线断裂也可使人体意外遭受电击。雷击多发生于农村旷野。

【发病机制】

在接触电流时，人体作为导电体成为电路的一部分。电击对人体损伤程度与接触电压高低、电流类型、电流强度、频率高低、触电部位皮肤电阻、触电时间长短、电流通过途径和所在环境气象条件有密切关系。500V以下交流电较直流电危害性大，它能使肌细胞膜除极导致肌肉持续痉挛性收缩，使触电者的手紧紧握住电源线不能脱离开电源，故交流电对人体伤害较直流电更大。不同频率交流电对人体损伤也不同，15～150Hz低频交流电较高频交流电危害性大，50～60Hz家用低频交流电易引起心室颤动，危害性更大。

电击包括电流对细胞的直接损伤和组织电阻产热引起人体组织和器官的损伤：如皮肤及皮下组织不同程度的烧伤；深部组织（肌肉、脂肪和肌腱等）局部水肿，压迫营养血管引起闭塞，发生缺血和坏死；接触超高压电能使组织迅速"炭化"。电流通过中枢神经系统会立即引起呼吸及心搏停止，导致死亡。尸检发现，电击致死者中枢神经系统和全身组织器官均有充血、水肿、出血及坏死。

【临床表现】

一、全身表现

轻度电击者，出现惊恐、心悸、头晕、头痛、痛性肌肉收缩和面色苍白等。高压电击，特别是雷击时，常发生意识丧失、心搏和呼吸骤停。如不及时复苏，常发生死亡。幸存者，可有定向力丧失和癫痫发作。部分病例有心肌和心脏传导系统损伤，心电图显示非特异性ST段降低、心房颤动或心肌梗死改变。大面积体表烧伤处或组织损伤部位液体丢失过多时，出现低血容量性休克。直接肾脏损伤、肌肉坏死组织产生肌球蛋白尿、肌红蛋白尿及溶血后血红蛋白尿都能促使急性肾衰竭发生；脱水或血容量不足更能加速或恶化急性肾衰竭。

二、局部表现

触电部位释放电能最大，局部皮肤组织损伤最严重。电击处周围部位皮肤组织烧伤较轻。如有衣服点燃可出现与触电部位无关的大面积烧伤。电流通过途径的组织和器官常发生隐匿性损伤。高压电击的严重烧伤常见于电流进出躯体的部位，烧伤部位组织炭化或坏死成洞，组织解剖结构清楚。高压电流损伤时，常发生前臂腔隙综合征。因肌肉组织损伤、水肿和坏死，使肌肉筋膜下组织压力增加，出现神经和血管受压体征，脉搏减弱，感觉及痛觉消失。由于触电后大肌群强直性收缩，可发生脊椎压缩性骨折或肩关节脱位。

三、并发症和后遗症

电击后24～48小时常出现并发症和后遗症：如心肌损伤、严重心律失常和心功能障碍；吸入性肺炎和肺水肿；消化道出血或穿孔、麻痹性肠梗阻；DIC或溶血；肌球蛋白尿或肌红蛋白尿和急性肾衰竭；骨折、肩关节脱位或无菌性骨坏死；大约半数电击者有单或双侧鼓膜破裂、听力丧失；烧伤处继发细菌感染。电击后数天到数月可出现上升或横断性脊髓炎、多发性神经炎或瘫痪等；角膜烧伤、视网膜脱离、单侧或双侧白内障和视力障碍。孕妇电击后，常发生流产、死胎或宫内发育迟缓。

【治疗】

一、切断电源

发现电击后，立即切断电源，应用绝缘物将患者与电源隔离。

二、心肺脑复苏

对心脏停搏和呼吸停止者立即进行心肺复苏,挽救患者生命。对所有电击患者,应连续进行 48 小时心电监测,以便发现电击后迟发性心律失常。对心律失常者,选用相关抗心律失常药。

三、急性肾衰竭防治

静脉输注乳酸钠林格液,迅速恢复循环容量,维持适当尿量($50 \sim 75$ ml/h)。出现肌球蛋白尿时,维持尿量在 $100 \sim 150$ ml/h。同时静脉输注碳酸氢钠(50mmol/L)碱化尿液,使血液 pH 维持在 7.45 以上,预防急性肾衰竭。严重肌球蛋白尿病人恢复有效血容量后尿量仍未增加时,可在乳酸钠林格液 1L 中加入甘露醇 12.5g。尿内肌球蛋白消失后,即停用甘露醇。热灼伤者,常有严重血容量不足,未恢复有效循环容量前,避免静脉输注甘露醇。急性肾衰竭者,有指征进行血液透析。

四、外科处理

对于广泛组织烧伤、肢体坏死和骨折者,应进行相应处置。坏死组织应进行清创术,预防注射破伤风抗毒素(3000U)。有继发感染者,给予抗生素治疗。对腔隙综合征患者,如果腔隙压力超过 $30 \sim 40$ mmHg,需要行筋膜切开减压术。对于肢体电击伤后深部组织损伤情况不明者,可应用动脉血管造影或放射性核素 133 氙洗脱术或 99m 锝焦磷酸盐肌扫描术检查,指导治疗。

(褚 熙)

第五节 有机磷杀虫药中毒

有机磷杀虫药中毒主要通过抑制体内胆碱酯酶(ChE)活性,失去分解乙酰胆碱(ACh)能力,引起体内生理效应部位 ACh 大量蓄积,使胆碱能神经持续过度兴奋,表现毒蕈碱样、烟碱样和中枢神经系统等中毒症状和体征。严重者,常死于呼吸衰竭。

有机磷杀虫药属于有机磷酸酯或硫化磷酸酯类化合物,大都为油状液体,呈淡黄色至棕色,稍有挥发性,有大蒜臭味,难溶于水,不易溶于多种有机溶剂,在酸性环境中稳定,在碱性环境中易分解失效。甲拌磷和三硫磷耐碱,敌百虫遇碱能变成毒性更强的敌敌畏。常用剂型有乳剂、油剂和粉剂等。各种有机磷杀虫药毒性相差很大。国内生产的有机磷杀虫药的毒性按大鼠急性经口进入体内的半数致死量(LD_{50})分为 4 类,对有机磷杀虫药中毒有效抢救具有重要参考价值。

【病因】

有机磷杀虫药中毒的常见原因:

一、生产中毒

在生产过程中引起中毒的主要原因是在杀虫药精制、出料和包装过程,手套破损或衣服和口罩污染;也可因生产设备密闭不严,化学物跑、冒、滴、漏,或在事故抢修过程中,杀虫药污染手、皮肤或吸入呼吸道引起。

二、使用性中毒

在使用过程中,施药人员喷洒时,药液污染皮肤或湿透衣服由皮肤吸收,以及吸入空气中杀虫药所致;配药浓度过高或手直接接触杀虫药原液也可引起中毒。

三、生活性中毒

在日常生活中,急性中毒主要由于误服、故意吞服,或饮用被杀虫药污染的水源或食入污染的食品;也有因滥用有机磷杀虫药治疗皮肤病或驱虫而中毒。

【毒物代谢】

有机磷杀虫药主要经过胃肠道、呼吸道、皮肤或黏膜吸收。吸收后迅速分布全身各器官,其中以肝内浓度最高,其次为肾、肺、脾等,肌肉和脑含量最少。有机磷杀虫药主要在肝内进行生物转化和代谢。有的有机磷杀虫药氧化后毒性反而增强,如对硫磷通过肝细胞微粒体的氧化酶系统氧化为对氧磷,后者对 ChE 抑制作用要比前者强 300 倍;内吸磷氧化后首先形成亚砜,其抑制 ChE 能力增加 5 倍,然后经水解后毒性降低。敌百虫在肝内通过侧链脱去氧化氢转化为敌敌畏,毒性增强,而后经水解、脱胺、脱烷基等降解后失去毒性。马拉硫磷在肝内经酯酶水解而解毒。有机磷杀虫药吸收后 6~12 小时血中浓度达高峰,24 小时内通过肾由尿排泄,48 小时后完全排出体外。

【中毒机制】

有机磷杀虫药能抑制许多酶,但对人畜毒性主要表现在抑制 ChE。体内 ChE 分为真性胆碱酯酶或乙酰胆碱酯酶(AChE)和假性胆碱酯酶或丁酰胆碱酯酶两类。真性 ChE 主要存在于脑灰质、红细胞、交感神经节和运动终板中,水解 ACh 作用最强。假性 ChE 存在于脑白质的神经胶质细胞和血浆、肝、肾、肠黏膜下层和一些腺体中,能水解丁酰胆碱等,但难以水解 ACh,在严重肝损害时其活力亦可下降。真性 ChE 被有机磷杀虫药抑制后,在神经末梢恢复较快,少部分被抑制的真性 ChE 在第二天基本恢复;红细胞真性 ChE 被抑制后,一般不能自行恢复,需待数月至红细胞再生后全血真性 ChE 活力才能恢复。假性 ChE 对有机磷杀虫药敏感,但抑制后恢复较快。

有机磷杀虫药的毒性作用是与真性 ChE 酯解部位结合成稳定的磷酰化胆碱酯酶,使 ChE 丧失分解 ACh 能力,ACh 大量积聚引起一系列毒蕈碱、烟碱样和中枢神经系统症状,严重者常死于呼吸衰竭。长期接触有机磷杀虫药时,ChE 活力虽明显下降,而临床症状往往较轻,可能是由于人体对积聚的 ACh 耐受性增强。

【临床表现】

一、急性中毒

急性中毒发病时间与毒物种类、剂量、侵入途径和机体状态(如空腹或进餐)密切相关。口服中毒在 10 分钟至 2 小时发病;吸入后约 30 分钟;皮肤吸收后约 2~6 小时发病。中毒后,出现急性胆碱能危象,表现为:

1. 毒蕈碱样症状 又称 M 样症状。主要是副交感神经末梢过度兴奋,产生类似毒蕈碱样作用。平滑肌痉挛表现:瞳孔缩小,胸闷、气短、呼吸困难,恶心、呕吐、腹痛、腹泻;括约肌松弛表现:大小便失禁;腺体分泌增加表现:大汗、流泪和流涎;气道分泌物明显增多:表现咳嗽、气促,双肺有干性或湿性啰音,严重者发生肺水肿。

2. **烟碱样症状** 又称 N 样症状。在横纹肌神经肌肉接头处 ACh 蓄积过多,出现肌纤维颤动,甚至全身肌肉强直性痉挛,也可出现肌力减退或瘫痪,呼吸肌麻痹引起呼吸衰竭或停止。交感神经节受 ACh 刺激,其节后交感神经纤维末梢释放儿茶酚胺,表现血压增高和心律失常。

3. **中枢神经系统症状** 过多 ACh 刺激所致,表现头晕、头痛、烦躁不安、谵妄、抽搐和昏迷,有的发生呼吸、循环衰竭死亡。

4. **局部损害** 有些有机磷杀虫药接触皮肤后发生过敏性皮炎、皮肤水疱或剥脱性皮炎;污染眼部时,出现结膜充血和瞳孔缩小。

二、迟发性多发神经病

急性重度有机磷杀虫药(甲胺磷、敌敌畏、乐果和敌百虫等)中毒患者症状消失后 2~3 周出现迟发性神经损害,表现感觉、运动型多发性神经病变,主要累及肢体末端,发生下肢瘫痪、四肢肌肉萎缩等。全血或红细胞 ChE 活性正常;神经-肌电图检查提示神经源性损害。

三、中间型综合征(intermeediate syndrome)

多发生在重度有机磷杀虫药(甲胺磷、敌敌畏、乐果、久效磷)中毒后 24~96 小时及复能药用量不足患者,经治疗胆碱能危象消失、意识清醒或未恢复和迟发性多发神经病发生前,突然出现屈颈肌和四肢近端肌无力和第Ⅲ、Ⅶ、Ⅸ、Ⅹ对脑神经支配的肌肉无力,出现睑下垂、眼外展障碍、面瘫和呼吸肌麻痹,引起通气障碍性呼吸困难或衰竭,可导致死亡。其发病机制与 ChE 长期受抑制,影响神经肌肉接头处突触后功能有关。全血或红细胞 ChE 活性在 30% 以下;高频重复刺激周围神经的肌电图检查,肌诱发电位波幅进行性递减。

【实验室检查】

一、血 ChE 活力测定

血 ChE 活力是诊断有机磷杀虫药中毒的特异性实验指标,对判断中毒程度、疗效和预后极为重要。以正常人血 ChE 活力值作为 100%,急性有机磷杀虫药中毒时,ChE 活力值在 70%~50% 为轻度中毒;50%~30% 为中度中毒;30% 以下为重度中毒。对长期有机磷杀虫药接触者,血 ChE 活力值测定可作为生化监测指标。

二、尿中代谢物测定

在体内,对硫磷和甲基对硫磷氧化分解为对硝基酚,敌百虫代谢为三氯乙醇。尿中测出对硝基酚或三氯乙醇有助于诊断上述毒物中毒。

【诊断】

根据患者有机磷杀虫药接触史、呼出气大蒜味、瞳孔缩小、多汗、肌纤维颤动和意识障碍等,一般不难诊断。对于不明原因的意识障碍、瞳孔缩小,并伴有肺水肿患者,也要考虑到有机磷杀虫药中毒。如监测血 ChE 活力降低,可确诊。

有机磷杀虫药中毒应与中暑、急性胃肠炎或脑炎等鉴别,尚需与拟除虫菊酯类中毒及甲脒类中毒鉴别。前者口腔和胃液无特殊臭味,血 ChE 活力正常;后者以嗜睡、发绀、出血性膀胱炎为主要表现,而无瞳孔缩小和腺体分泌增加等表现。

此外,诊断时尚需注意:口服乐果和马拉硫磷中毒患者,急救后病情好转,在数日至一周后突然恶化,可重新出现有机磷杀虫药急性中毒症状,或肺水肿或突然死亡。这种临床"反跳"现象可能与残留在皮肤或体内的有机磷杀虫药重吸收或解毒药停用过早有关。

急性中毒诊断分级：

轻度中毒 仅有 M 样症状，ChE 活力 70%～50%。

中度中毒 M 样症状加重，出现 N 样症状，ChE 活力 50%～30%。

重度中毒 具有 M、N 样症状，并伴有肺水肿、抽搐、昏迷、呼吸肌麻痹和脑水肿，ChE 活力 30% 以下。

【治疗】

一、迅速清除毒物

立即将患者撤离中毒现场。彻底清除未被机体吸收进入血的毒物，如迅速脱去污染衣服，用肥皂水清洗污染皮肤、毛发和指甲；眼部污染时，用清水、生理盐水、2% 碳酸氢钠溶液或 3% 硼酸溶液冲洗。口服中毒者，用清水、2% 碳酸氢钠溶液（敌百虫忌用）或 1:5000 高锰酸钾溶液（对硫磷忌用）反复洗胃，即首次洗胃后保留胃管，间隔 3～4 小时重复洗胃，直至洗出液清亮为止。然后用硫酸钠 20～40g 溶于 20ml 水，口服，观察 30 分钟，无导泻作用时，再口服或经鼻胃管注入水 500ml。

二、紧急复苏

有机磷杀虫药中毒常死于肺水肿、呼吸肌麻痹、呼吸中枢衰竭。对上述患者，要紧急采取复苏措施：清除呼吸道分泌物，保持呼吸道通畅，给氧，据病情应用机械通气。肺水肿应用阿托品，不能应用氨茶碱和吗啡。心脏停搏时，行体外心脏按压复苏等。

三、解毒药

在清除毒物过程中，同时应用 ChE 复能药和胆碱受体阻断药治疗。

1. 用药原则 根据病情，要早期、足量、联合和重复应用解毒药，并且选用合理给药途径及择期停药。中毒早期即联合应用抗胆碱能药与 ChE 复能药才能取得更好疗效。

2. ChE 复能药 肟类化合物能使被抑制的 ChE 恢复活性。其原理是肟类化合物吡啶环中季铵氮带正电荷，能被磷酰化胆碱酯酶的阴离子部位吸引，其肟基与磷酰化胆碱酯酶中的磷形成结合物，使其与 ChE 酯解部位分离，恢复真性 ChE 活性 ChE 复能药尚能作用于外周 N_2 受体，对抗外周 N 胆碱受体活性，能有效解除烟碱样毒性作用，对 M 样症状和中枢性呼吸抑制作用无明显影响。所用药物如下：

（1）氯解磷定（PAM-CI，氯磷定）：复能作用强，毒性小，水溶性大，可供静脉或肌内注射，是临床上首选的解毒药。

首次给药要足量，指征为外周 N 样症状（如肌颤）消失，血液 ChE 活性恢复 50%～60% 以上。如洗胃彻底，轻度中毒无需重复给药；中度中毒首次足量给药后一般重复 1～2 次即可；重度中毒首次给药后 30～60 分钟未出现药物足量指征时，应重复给药。如口服大量乐果中毒、昏迷时间长、对 ChE 复能药疗效差及血 ChE 活性低者，解毒药维持剂量要大，时间可长达 5～7 天。通常，中毒表现消失，血 ChE 活性在 50%～60% 以上，即可停药。

（2）碘解磷定（PAM-I，解磷定）：复能作用较差，毒性小，水溶性小，仅能静脉注射，是临床上次选的解毒药。

（3）双复磷：重活化作用强，毒性较大，水溶性大，能静脉或肌内注射。

ChE 复能药对甲拌磷、内吸磷、对硫磷、甲胺磷、乙硫磷和肟硫磷等中毒疗效好，对敌敌畏、敌百虫中毒疗效差,对乐果和马拉硫磷中毒疗效不明显。双复磷对敌敌畏及敌百虫中毒疗效较碘解磷定为好。ChE 复能药对中毒 24~48 小时后已老化的 ChE 无复活作用。对 ChE 复能药疗效不佳者,以胆碱受体阻断药治疗为主。

3. 胆碱受体阻断药　胆碱受体分为 M 和 N 二类。M 有三个亚型:M_1、M_2 和 M_3。肺组织有 M_1 受体,心肌为 M_2 受体,平滑肌和腺体上主要有 M_3 受体。N 受体有 N_1 和 N_2 二个亚型,神经节和节后神经元为 N_1 受体,骨骼肌上为 N_2 受体。

由于有机磷杀虫药中毒时,积聚的 ACh 首先兴奋中枢 N 受体,使 N 受体迅速发生脱敏反应,对 ACh 刺激不再发生作用,并且脱敏的 N 受体还能改变 M 受体构型,使 M 受体对 ACh 更加敏感,对 M 受体阻断药(如阿托品)疗效降低。因此,外周性与中枢性抗胆碱能药具有协同作用。

(1) M 胆碱受体阻断药:又称外周性抗胆碱能药。阿托品和山莨菪碱等主要作用于外周 M 受体,能缓解 M 样症状,对 N 受体无明显作用。根据病情,阿托品每 10~30 分钟或 1~2 小时给药一次,直到患者 M 样症状消失或出现"阿托品化"。阿托品化指征为瞳孔较前扩大、口干、皮肤干燥、心率增快(90~100 次/分)和肺湿啰音消失。此时,应减少阿托品剂量或停用。如出现瞳孔明显扩大、神志模糊、烦躁不安、抽搐、昏迷和尿潴留等为阿托品中毒,立即停用阿托品。

(2) N 胆碱受体阻断药:又称中枢性抗胆碱能药,如东莨菪碱、苯那辛、苯扎托品、丙环定等,对中枢 M 和 N 受体作用强,对外周 M 受体作用弱。盐酸戊乙奎醚对外周 M 受体和中枢 M、N 受体均有作用,但选择性作用于 M_1、M_3 受体亚型,对 M_2 受体作用极弱,对心率无明显影响;较阿托品作用强,有效剂量小,作用时间(半衰期约 6~8h)长,不良反应少;首次用药需与氯解磷定合用。

根据有机磷杀虫药中毒程度,可采用胆碱酯酶复活剂与阿托品联合用药。轻度中毒可单用胆碱酯酶复能药。两药合用时,应减少阿托品用量,以免发生阿托品中毒。

四、对症治疗

重度有机磷杀虫药中毒患者常伴有多种并发症,如酸中毒、低钾血症、严重心律失常、脑水肿等。特别是合并严重呼吸和循环衰竭时如处理不及时,应用的解毒药尚未发挥作用病人即已死亡。

五、中间型综合征治疗

立即给予人工机械通气。同时应用氯解磷定 1.0g/次,肌注,酌情选择给药间隔时间,连用 2~3 天。积极对症治疗。

(李　敏)

第六节　氨基甲酸酯类杀虫药中毒

氨基甲酸酯类杀虫药(carbamate insecticides,包括呋喃丹、西维因、叶蝉散和涕灭威)及常见除草剂(包括灭草灵、禾大壮和燕麦灵),以呋喃丹最为常用,又名卡巴呋喃或虫螨威。呋喃丹具有选择性强、作用迅速、对人畜毒性低等优点,根据其化学基本结构一般可分为 5 类。

【病因】

生产性中毒主要发生在加工生产、成品包装和使用过程,若自服或误服中毒者病情较重。

【毒物的吸收和代谢】

氨基甲酸酯类可经消化道、呼吸道和皮肤吸收。吸收后分布于肝、肾、脂肪和肌肉中,其他组织中的含量甚低。在肝进行代谢,一部分经水解、氧化或与葡萄糖醛酸结合而解毒,一部分以原形或其代谢产物迅速由肾排泄,24小时可排出90%以上。

【发病机制】

氨基甲酸酯类杀虫药的立体结构式与ACh相似,可与胆碱酯酶(ChE)阴离子部位和酯解部位结合,形成可逆性的复合物,即氨基甲酰化,使其失去水解ACh活力,引起ACh蓄积,刺激胆碱能神经兴奋,产生相应的临床表现。但氨基甲酰化ChE易水解,使ChE活性于4小时左右自动恢复。故临床症状很轻且恢复较快。

【临床表现】

生产性中毒主要通过呼吸道和皮肤吸收,中毒后2~6小时发病;口服中毒发病较快,可在10~30分钟内出现中毒症状。

一、轻度中毒

头痛、头晕、乏力、视力模糊、恶心、呕吐、流涎、多汗、食欲减退和瞳孔缩小。

二、中度中毒

除上述症状加重外,尚有肌纤维颤动。

三、重度中毒

昏迷、肺水肿、呼吸衰竭、心肌、肝和肾功能损害。一次接触大剂量氨基甲酸酯类杀虫药中毒后,血ChE活力在15分钟下降到最低水平,30~40分钟后可恢复到50%~60%,60~120分钟后血ChE活力基本恢复正常。随着血ChE活力的恢复,临床症状很快好转和消失。反复接触氨基甲酸酯类杀虫药,血ChE活力可抑制到50%,而临床可无中毒症状。

【诊断】

根据接触史、临床表现和血ChE活力降低,诊断并不困难。西维因在体内主要水解为1-萘酚,尿中萘酚排出量增高有助于诊断。

【鉴别诊断】

需要与有机磷农药中毒、中暑、乙型脑炎和急性胃肠炎鉴别。

【治疗】

一、清除毒物

皮肤污染用肥皂水彻底清洗,洗胃用2%碳酸氢钠溶液。

二、阿托品

轻度中毒1~2mg,中度中毒5mg,重度中毒10mg,可重复注射,但应防止过量。

(于洪波)

第七节 灭鼠药中毒

灭鼠药(rodenticide)是指一类可以杀灭啮齿类动物(如鼠类)的化合物。当今国内外已有10多种灭鼠药。目前,灭鼠药广泛用于农村和城市。因此,群体和散发灭鼠药中毒事件屡有发生。

灭鼠药中毒的常见原因有:

1. 误食、误用灭鼠药制成的毒饵。
2. 有意服毒或投毒。
3. 二次中毒　灭鼠药被动、植物摄取后,以原形存留其体内,当人食用或使用中毒的动物或植物后,造成二次中毒。
4. 皮肤接触或呼吸道吸入　在生产加工过程中,经皮肤接触或呼吸道吸入引起中毒。

一、毒鼠强

毒鼠强(tetramine)化学名为四亚甲基二砜四胺,分子量240.27。本品为白色无味粉末,化学性质稳定,微溶于水。可经呼吸道与消化道吸收,摄入后以原形无明显选择性分布于各组织器官,血液中不与蛋白结合,主要通过肾脏以原形排出。剧毒,大鼠LD_{50}为$0.1\sim0.3mg/kg$,对成人的致死量约为$5\sim12mg$。由于其剧烈的毒性和稳定性,易造成二次中毒。

毒鼠强是不需代谢即发生毒作用的中枢神经系统兴奋性杀鼠剂,其作用机制可能是拮抗γ-氨基丁酸(GABA)的结果。GABA是脊柱动物中枢神经系统抑制物质,对中枢神经系统有强有力而广泛的抑制作用。GABA的作用被毒鼠强非竞争性抑制后,中枢神经系统呈过度兴奋致惊厥。

毒鼠强口服后迅速吸收,于数分钟至0.5h内发病。主要症状为头痛、头晕、乏力、恶心、呕吐、腹痛、不安,严重者神志模糊、抽搐、强直性惊厥及昏迷,中毒性心肌炎致心律失常和ST段改变,以抽搐、惊厥症状最为突出。中毒病人临床死亡原因主要为呼吸肌的持续痉挛导致窒息死亡;严重缺氧致脑水肿或毒物抑制呼吸中枢致呼吸衰竭;严重的心力衰竭致急性肺水肿等。

临床上遇有进食后数分钟至0.5h,即出现恶心、呕吐、抽搐及意识障碍者应高度怀疑毒鼠强中毒。确诊则需从患者血、尿、呕吐物或胃液中检测出毒鼠强。检测方法以气相色谱法较为快速、灵敏。

毒鼠强中毒至今尚无肯定的特效解毒剂。其救治原则是:尽早彻底清除毒物,迅速控制抽搐,积极防治脏器功能不全,加强对症治疗。

1. 清除毒物　口服中毒者应及早采取催吐、洗胃和导泻。应留置胃管24h以上,以便反复洗胃,减少毒物吸收;同时从胃管灌入活性炭,以吸附残存在胃黏膜皱襞上的毒物。导泻用50%硫酸镁或20%甘露醇。因毒鼠强能通过黏膜迅速吸收,故应以生理盐水彻底清洗口腔、鼻腔及有创面的皮肤等可能沾染毒物的部位。
2. 控制抽搐　尽快彻底地控制抽搐是挽救病人生命、提高抢救成功率的关键。控制抽搐宜联用苯巴比妥钠和地西泮。中毒后早期使用苯巴比妥钠对毒鼠强致惊厥有拮抗作用。应用苯巴比妥钠的原则是尽早、减量慢、持续时间长。其用法一般为$0.1\sim0.2g$肌内注射,每8h1次。对于抽搐频繁发作者,必须联用地西泮静脉注射。

3. **血液净化疗法** 血液净化疗法能减轻急性症状,缩短病程,并可能减轻毒物对脏器的损害。有条件者应尽早使用。以血液灌流(HP)最常用,血液透析(HD)和血浆置换(PE)亦有效。

4. **解毒剂的应用** 常用的有:①二巯丙磺钠(Na-DMPS):用法:每次0.125~0.259肌内注射,每日2~4次,连用7~10d;②大剂量维生素B_6:首剂用维生素B_6 0.5~1.0g加入25%葡萄糖液20~40ml中静脉注射,续以1~2g加入生理盐水250ml中静滴,每日2~4次。该两种药物治疗毒鼠强的效果尚有争议,有学者认为两药联用能控制抽搐,患者神志清醒早、恢复快。

5. **加强支持疗法与保护脏器功能。**

二、氟乙酰胺

氟乙酰胺(Fluoroacetamide),化学名为氟醋酸酰胺,为早已禁用的急性杀鼠剂。为白色针状结晶,易溶于水。鼠经口LD_{50}为15mg/kg,人口服致死量为0.1~0.5g。

氟乙酰胺可通过消化道和损伤的皮肤黏膜吸收。其中毒机制为氟乙酰胺进入人体后脱氨基转化为氟乙酸。氟乙酸与细胞内线粒体的辅酶A作用,生成氟代乙酰辅酶A,再与草酰乙酸反应,生成氟柠檬酸。由于氟柠檬酸与柠檬酸虽在化学结构上相似,但不能被乌头酸酶作用,反而拮抗乌头酸酶,使柠檬酸不能代谢产生乌头酸,导致中断三羧酸循环,使丙酮酸代谢受阻,氟柠檬酸积聚,妨碍正常的氧化磷酸化过程,从而引起中枢神经系统和心血管系统为主的毒性损害。此外,氟柠檬酸,氟乙酸还可以直接损害中枢神经系统和心肌。氟离子还可以与体内钙离子相结合,使体内血钙下降。

氟乙酰胺口服后有2~15h的潜伏期,严重者短于1h。急性中毒时可出现以中枢神经系统障碍和心血管系统障碍为主的两大综合征。前者表现有头晕、头痛、乏力、易激动、烦躁不安、肌肉震颤、意识障碍至昏迷、阵发性抽搐,因强直性抽搐致呼吸衰竭;后者表现有心悸、心动过速、血压下降、心力衰竭、心律失常(早搏、室速或室颤)、心肌损害(心肌酶活力增高,QT与ST-T改变等)等。尚可有消化道症状和呼吸系统表现(呼吸道分泌物增多、呼吸困难、咳嗽等)。实验室检查有血氟、尿氟增高,血钙、血糖降低。确诊需要作毒饵、呕吐物、胃液、血液或尿液的毒物鉴定。

临床上依病情可分为三型:①轻型:头痛、头晕、视力模糊、乏力、四肢麻木、肢体小抽动;恶心、呕吐、口渴、上腹部烧灼感、腹痛;窦性心动过速;体温下降等。②中型:除上述外,尚有分泌物多、呼吸困难、烦躁、肢体痉挛,血压下降、心电图示心肌损害等。③重型:昏迷、惊厥、严重心律失常、瞳孔缩小、肠麻痹、二便失禁、心衰、呼吸衰竭等。

主要治疗措施:

1. **清除毒物** 口服中毒者,立刻催吐、洗胃、导泻,并给予蛋清或氢氧化铝凝胶保护消化道黏膜。洗胃后,可于胃管内注入适量乙醇(白酒)在肝内氧化成乙酸以达解毒目的;或于胃管内注入食醋150~300ml有解毒作用。

2. **尽早应用特效解毒剂** ①乙酰胺(acetamide,又名解氟灵):可与氟乙酰胺竞争酰胺酶等,使其不能脱氢产生氟乙酸,并直接提供乙酰基,与辅酶A形成乙酰辅酶A,阻止有机氟对三羧酸循环的干扰,恢复机体的氧化磷酸化代谢过程,有延长潜伏期、控制发病、减轻症状的作用。用法:成人每次2.5~5g肌注,每6~8h 1次,儿童按0.1~0.3g/(kg/d)分2~3次肌注,连用5~7d。②醋精(甘油酸酯):作用与乙酰胺相同。用法:将醋精100ml溶入500ml水中,分次饮用;或按0.1~0.5mg/kg肌注,每隔30min可重复1次。

3. 控制抽搐 因乙酰胺不能立即控制抽搐,抽搐者仍要用苯巴比妥钠和(或)地西泮治疗。

4. 血液灌流危 重患者可选用。

5. 对症支持治疗 包括心电监护,防止脑水肿,保护心肌,纠正心律失常,维持水、电解质酸碱平衡,高压氧疗等。

三、毒鼠碱

毒鼠碱(Strychnine),是从马钱子种子提取的一种生物碱。为无色针状结晶,味极苦,能溶于水。大鼠经口 LD_{50} 为 2.35 mg/kg,人口服致死量 0.25~0.5g。能选择性兴奋脊髓,大剂量兴奋延髓中枢,引起强直性惊厥和延髓麻痹。中毒血浓度约为 $2\mu g/ml$,致死血浓度为 $5~12\mu g/ml$。

毒鼠碱口服后症状出现快,开始是颈部肌肉僵硬感、反射亢进、肌颤、吞咽困难,继而发生强直性惊厥,表现面部肌肉挛缩、牙关紧闭、角弓反张。轻微刺激可诱使其发作,可因窒息、呼吸衰竭致死。与毒鼠强中毒的鉴别有赖于毒物分析。

主要治疗措施:①将中毒者置于安静而黑暗的房间,避免声音及光线刺激。②口服中毒者,清水洗胃,然后留置活性炭悬液 30~50g 于胃内。③镇静抗惊厥(苯巴比妥、地西泮等)。④对症支持治疗。一般中毒 24h 后症状得到控制,如无并发症可逐渐恢复。

四、磷化锌

磷化锌(Zinc Phosphide)是一种灰黑色粉末,为赤磷和锌粉烧制而成的化合物,亦可用黄磷和锌粉制得;有腐鱼样恶臭,溶于酸,不溶于水。大鼠经口 LD_{50} 为 47.5 mg/kg,对人的致死量约为 40mg/kg。是既往我国应用最早最广泛的杀鼠剂。

人类中毒多由于误食拌有磷化锌的毒饵,其中毒机制是口服后在胃酸的作用下分解产生磷化氢和氯化锌;前者抑制细胞色素氧化酶,影响细胞代谢,形成细胞窒息,主要损害中枢神经系统、呼吸系统、心血管系统,以及肝、肾,而以中枢神经系统损害最为严重;后者对胃肠黏膜有强烈的刺激与腐蚀作用导致炎症、充血、溃疡、出血。

磷化锌口服后首先出现消化道症状,如恶心、呕吐、腹痛、腹泻,口腔、咽部有烧灼感和蒜臭味。剧烈呕吐可带有胆汁和少量咖啡样液体。逐渐出现烦躁不安、血压下降、全身麻木、运动不灵,严重者出现意识障碍、抽搐、呼吸困难,甚至昏迷、惊厥、肺水肿、呼吸衰竭、心肌及肝、肾损害等。呼气及呕吐物有特殊的蒜臭味,多个脏器损害特别是肝、肾损害的表现,可作为诊断的依据。

救治要点:①清除毒物:口服者,立即口服 1% 硫酸铜溶液 10ml,每 5~10min 1 次,共 3~5 次;或立即用 0.2% 硫酸铜溶液反复多次洗胃直到洗出液无蒜味为止。随后再用 1/5000 高锰酸钾溶液洗胃,使残留的磷化锌氧化为磷酸盐而失去毒性。清洗彻底后,胃内注入液状石蜡 100~200ml 及硫酸钠 20~40g 导泻。但禁用硫酸镁或蓖麻油类导泻,因为前者与氧化锌作用生成卤碱而加速毒性;后者可溶解磷而加速吸收。禁食脂类食物如牛奶、蛋清、脂肪、肉类及油类等,以免促进磷的溶解与吸收。②对症处理:由于无特效解毒剂,主要采用综合对症治疗。如呼吸困难者,予以吸氧;脑水肿者,给予脱水剂;输液纠正水、电解质紊乱及酸中毒;及时应用保护心、肝、肾等药物与措施。因磷化锌是无机磷化合物,使用氯磷定、碘解磷定等治疗有机磷农药中毒的特效解毒剂,不仅无效,还可以增加锌的毒性,应禁用。

(李 敏)

第八节 急性一氧化碳中毒

在生产和生活环境中,含碳物质不完全燃烧可产生一氧化碳(carbon monoxide,CO)。CO 是无色、无臭和无味气体,比重 0.967。空气中 CO 浓度达到 12.5% 时,有爆炸危险。吸入过量 CO 引起的中毒称急性一氧化碳中毒(acute carbon monoxide poisoning),俗称煤气中毒。急性一氧化碳中毒是较为常见的生活中毒和职业中毒。

【病因】

工业上,高炉煤气和发生炉含 CO 30%~35%;水煤气含 CO 30%~40%。在炼钢、炼焦和烧窑等生产过程中,如炉门、窑门关闭不严、煤气管道漏气或煤矿瓦斯爆炸产生大量 CO,会导致吸入中毒。失火现场空气中 CO 浓度高达 10%,也可引起现场人员中毒。煤炉产生的气体含 CO 量高达 6%~30%,应用时不注意防护可发生中毒。每日吸烟一包,可使血液碳氧血红蛋白(COHb)浓度升至 5%~6%,连续大量吸烟也可致 CO 中毒。

【发病机制】

CO 中毒主要引起组织缺氧。CO 吸入体内后,85% 与血液中红细胞的血红蛋白结合,形成稳定的 COHb。CO 与血红蛋白的亲和力比氧与血红蛋白的亲和力大 240 倍。吸入较低浓度 CO 即可产生大量 COHb。COHb 不能携带氧,且不易解离,是氧合血红蛋白解离速度的 1/3600。COHb 存在还能使血红蛋白氧解离曲线左移,血氧不易释放给组织而造成细胞缺氧。CO 与还原型细胞色素氧化酶二价铁结合,抑制细胞色素氧化酶活性,影响细胞呼吸和氧化过程,阻碍氧的利用。组织缺氧程度与血液 COHb 浓度密切相关,而血液中 COHb 百分比又与空气中 CO 浓度和接触时间有关。

CO 中毒时,体内血管吻合支少且代谢旺盛的器官如大脑和心脏最易遭受损害。脑内小血管迅速麻痹、扩张。脑内三磷酸腺苷(ATP)在无氧情况下迅速耗尽,钠泵运转失常,钠离子蓄积于细胞内而诱发脑细胞内水肿。缺氧使血管内皮细胞发生肿胀而造成脑部循环障碍。缺氧时,脑内酸性代谢产物蓄积,使血管通透性增加而产生脑细胞间质水肿。脑血液循环障碍可致脑血栓形成、脑皮质和基底节局灶性的缺血性坏死以及广泛的脱髓鞘病变,致使少数患者发生迟发性脑病。

【病理】

急性 CO 中毒在 24 小时内死亡者,血呈樱桃红色;各器官充血、水肿和点状出血。昏迷数日后死亡者,脑明显充血、水肿;苍白球出现软化灶;大脑皮质可有坏死灶,海马区因血管供应少,受累明显;小脑有细胞变性;有少数患者大脑半球白质可发生散在性、局灶性脱髓鞘病变;心肌可见缺血性损害或心内膜下多发性梗死。

【临床表现】

一、急性中毒

正常人血液中 COHb 含量可达 5%~10%。急性 CO 中毒的症状与血液中 COHb 浓度有密切关系,同时也与患者中毒前的健康状况,如有无心、脑血管病及中毒时体力活动等情况有关。按中毒程度可为三级:

1. 轻度中毒 血液 COHb 浓度为 10%~20%。患者有不同程度头痛、头晕、恶心、呕吐、心悸和四肢无力等。原有冠心病的患者可出现心绞痛。脱离中毒环境吸入新鲜空气或氧疗,症状很快消失。

2. 中度中毒 血液 COHb 浓度为 30%~40%。患者出现胸闷、气短、呼吸困难、幻觉、视物不清、判断力降低、运动失调、嗜睡、意识模糊或浅昏迷。口唇黏膜可呈樱桃红色,临床罕见。氧疗后患者可恢复正常且无明显并发症。

3. 重度中毒 血液 COHb 浓度达 40%~60%。迅速出现昏迷、呼吸抑制、肺水肿、心律失常或心力衰竭。患者可呈去皮质综合征状态。部分病人因吸入呕吐物引起吸入性肺炎。受压部位皮肤可出现红肿和水疱。眼底检查可发现视乳头水肿。

二、急性一氧化碳中毒迟发脑病(神经精神后发症)

急性一氧化碳中毒患者在意识障碍恢复后,经过约 2~60 天的"假愈期",可出现下列临床表现之一:①精神意识障碍:呈现痴呆木僵、谵妄状态或去皮质状态;②锥体外系神经障碍:由于基底神经节和苍白球损害出现震颤麻痹综合征(表情淡漠、四肢肌张力增强、静止性震颤、前冲步态);③锥体系神经损害:如偏瘫、病理反射阳性或小便失禁等;④大脑皮质局灶性功能障碍:如失语、失明、不能站立及继发性癫痫;⑤脑神经及周围神经损害:如视神经萎缩、听神经损害及周围神经病变等。

【实验室检查】

一、血液 COHb 测定

可采用简易测定方法,如①加碱法:取患者血液 1~2 滴,用蒸馏水 3~4ml 稀释后,加 10% 氢氧化钠溶液 1~2 滴,混匀。血液中 COHb 增多时,加碱后血液仍保持淡红色不变,正常血液则呈绿色。本实验在 COHb 浓度高达 50% 时才呈阳性反应。②分光镜检查法:取血数滴,加入蒸馏水 10ml,用分光镜检查可见特殊的吸收带。监测血中 COHb 浓度,不仅能明确诊断,而且有助于分型和估计预后。

二、脑电图检查

可见弥漫性低波幅慢波,与缺氧性脑病进展相平行。

三、头部 CT 检查

脑水肿时可见脑部有病理性密度减低区。

【诊断与鉴别诊断】

根据吸入较高浓度 CO 的接触史,急性发生的中枢神经损害的症状和体征,结合及时血液 COHb 测定的结果,按照国家诊断标准(GB8781-88),可作出急性 CO 中毒诊断。职业性 CO 中毒多为意外事故,接触史比较明确。疑有生活性中毒者,应询问发病时的环境情况,如炉火烟囱有无通风不良或外漏现象及同室人有无同样症状等。

急性 CO 中毒应与脑血管意外、脑震荡、脑膜炎、糖尿病酮症酸中毒以及其他中毒引起的昏迷相鉴别。既往史、体检、实验室检查有助于鉴别诊断。血液 COHb 测定是有价值的诊断指标,但采取血标本要求在脱离中毒现场 8 小时以内尽早抽取静脉血,因为脱离现场数小时后 COHb 即逐渐消失。

【治疗】

一、终止 CO 吸入

迅速将患者转移到空气新鲜处,终止 CO 继续吸入。卧床休息,保暖,保持呼吸道畅通。

二、氧疗

给予氧疗,迅速纠正缺氧状态。

1. 吸氧 中毒者给予吸氧治疗,如鼻导管和面罩吸氧。吸入新鲜空气时,CO 由 COHb 释放出半量约需 4 小时;吸入纯氧时可缩短至 30~40 分钟;吸入 3 个大气压的纯氧可缩短至 20 分钟。

2. 高压氧舱治疗 能增加血液中物理溶解氧,提高总体氧含量,促进氧释放和加速 CO 排出,可迅速纠正组织缺氧,缩短昏迷时间和病程,预防 CO 中毒引发的迟发性脑病。

三、机械通气

呼吸停止时,应行气管内插管,吸入 100% 氧,进行机械通气。危重患者可考虑血浆置换。

四、防治脑水肿

严重中毒后,脑水肿可在 24~48 小时发展到高峰。在积极纠正缺氧同时给予脱水治疗。20% 甘露醇 1~2g/kg 静脉快速滴注(10ml/min)。待 2~3 天后颅内压增高现象好转,可减量。也可注射呋塞米(速尿)脱水。三磷酸腺苷、糖皮质激素(如地塞米松)也有助于缓解脑水肿。如有频繁抽搐者,首选地西泮,10~20mg 静注。抽搐停止后再静脉滴注苯妥英钠 0.5~1g,剂量可在 4~6 小时内重复应用,亦可实施人工冬眠疗法。

五、促进脑细胞代谢

应用能量合剂,常用药物有三磷酸腺苷、辅酶 A、细胞色素 C 和大量维生素 C 及甲氯芬酯(氯酯醒)250~500mg 肌注;胞磷胆碱(胞二磷胆碱)500~1000mg 加入 5% 葡萄糖溶液 250ml 中静滴,每天一次。

六、防治并发症和后发症

昏迷期间护理工作非常重要。保持呼吸道通畅,必要时行气管切开。定时翻身以防发生压疮和肺炎。注意营养,必要时鼻饲。高热能影响脑功能,可采用物理降温方法,如头部用冰帽,体表用冰袋,使体温保持在 32℃ 左右。如降温过程中出现寒战或体温下降困难时,可用冬眠药物。急性 CO 中毒患者从昏迷中苏醒后,应作咽拭子、血、尿培养;如有后发症,给予相应的治疗,严防神经系统和心脏后发症的发生;为有效控制肺部感染,应选择广谱抗生素。尽可能的严密临床观察 2 周。

【预后】

轻度中毒可完全恢复。昏迷时间过长者预后严重。迟发脑病恢复较慢,少数可留有永久性症状。

【预防】

加强预防 CO 中毒的宣传。居室内火炉要安装烟筒管道,防止管道漏气。

厂矿工作人员应认真执行安全操作规程。煤气发生炉和管道要经常检修以防漏气。有 CO 的车间和场所要加强通风。加强矿井下空气中 CO 浓度的监测和报警。进入高浓度 CO 环境时,要戴好防毒面具。

要经常监测工作环境空气中 CO 浓度。

(赵 鹏)

第九节 急性镇静催眠药中毒

镇静催眠药是中枢神经系统抑制药,具有镇静、催眠作用,过大剂量可麻醉全身,包括延髓。一次服用大剂量可引起急性镇静催眠药中毒(acute sedative-hypnotic poisoning)。

【病因】

1950 年以前常用的镇静催眠药是巴比妥类。20 世纪 50 年代以后开始使用非巴比妥类药,但缺点也不少。1960 年开始用抗焦虑药物苯二氮䓬类,目前此类药物几乎取代了其他镇静催眠药。镇静催眠药分为:

一、苯二氮䓬类

1. 长效类(半衰期 > 30 小时) 氯氮䓬(chlordiazepoxide)、地西泮(diazepam)、氟西泮(flurazepam)。
2. 中效类(半衰期 6 ~ 30 小时) 阿普唑仑、奥沙西泮(oxazepam)、替马西泮。
3. 短效类 三唑仑(triazolam)。

二、巴比妥类

1. 长效类 巴比妥和苯巴比妥。
2. 中效类 戊巴比妥、异戊巴比妥、布他比妥。
3. 短效类 司可巴比妥、硫喷妥钠。

三、非巴比妥非苯二氮䓬类(中效~短效)

水合氯醛、格鲁米特(glutethimide,导眠能)、甲喹酮(methaqualone,安眠酮)、甲丙氨酯(meprobamate,眠尔通)。

四、吩噻嗪类(抗精神病药)

抗精神病药(antipsychotics)是指能治疗各类精神病及各种精神症状的药物,又称强安定剂或神经阻滞剂。按化学结构共分为五大类,其中吩噻嗪类药物按侧链结构的不同,又可分为三类:①脂肪族:例如氯丙嗪(chlorpromazine);②哌啶类:如硫利达嗪(甲硫达嗪);③哌嗪类:如奋乃静、氟奋乃静和三氟拉嗪。

【发病机制】

一、药代动力学

镇静催眠药均具有脂溶性,其吸收、分布、蛋白结合、代谢、排出以及起效时间和作用时间,都与药物的脂溶性有关。脂溶性强的药物易通过血脑屏障,作用于中枢神经系统,起效快,作用时间短,称为短效药。

二、中毒机制

苯二氮卓类中枢神经抑制作用与增强 GABA 能神经的功能有关。在神经突触后膜表面有由苯二氮卓类受体、GABA 受体和氯离子通道组成的大分子复合物。苯二氮卓类与苯二氮卓受体结合后,可加强 GABA 与 GABA 受体结合的亲和力,使与 GABA 受体偶联的氯离子通道开放而增强 GABA 对突触后的抑制功能。

巴比妥类对 GABA 能神经有与苯二氮卓类相似的作用,但由于两者在中枢神经系统的分布有所不同,作用也有所不同。苯二氮卓类主要选择性作用于边缘系统,影响情绪和记忆力。巴比妥类分布广泛,但主要作用于网状结构上行激活系统而引起意识障碍。巴比妥类对中枢神经系统的抑制有剂量-效应关系,随着剂量的增加,由镇静、催眠到麻醉,以至延髓麻痹。非巴比妥非苯二氮卓类镇静催眠药物对中枢神经系统有与巴比妥类相似的作用。

吩噻嗪类药主要作用于网状结构,能减轻焦虑紧张、幻觉妄想和病理性思维等精神症状。这类作用是药物抑制中枢神经系统多巴胺受体,减少邻苯二酚胺生成所致。该类药物又能抑制脑干血管运动和呕吐反射,阻断 α 肾上腺素能受体,抗组胺及抗胆碱能等作用。

【临床表现】

1. 巴比妥类中毒 一次服大剂量巴比妥类,引起中枢神经系统抑制,症状严重程度与剂量有关。

(1)轻度中毒:嗜睡、情绪不稳定、注意力不集中、记忆力减退、共济失调、发音含糊不清、步态不稳和眼球震颤。

(2)重度中毒:进行性中枢神经系统抑制,由嗜睡到深昏迷。呼吸抑制由呼吸浅而慢到呼吸停止。可发生低血压或休克。常见体温下降。肌张力下降,腱反射消失。胃肠蠕动减慢。皮肤可起大疱。长期昏迷患者可并发肺炎、肺水肿、脑水肿和肾衰竭。

2. 苯二氮卓类中毒 中枢神经系统抑制较轻,主要症状是嗜睡、头晕、言语含糊不清、意识模糊和共济失调。很少出现严重的症状如长时间深度昏迷和呼吸抑制等。如果出现,应考虑同时服用了其他镇静催眠药或酒等。

3. 非巴比妥非苯二氮卓类中毒 其症状虽与巴比妥类中毒相似,但各有其特点。

(1)水合氯醛中毒:可有心律失常和肝肾功能损害。

(2)格鲁米特中毒:意识障碍有周期性波动。有抗胆碱能神经症状,如瞳孔散大等。

(3)甲喹酮中毒:可有明显的呼吸抑制,出现锥体束征(如肌张力增强、腱反射亢进和抽搐等)。

(4)甲丙氨酯中毒:常有血压下降。

4. 吩噻嗪类中毒 最常见的为锥体外系反应,临床表现有以下三类:①震颤麻痹综合征;②静坐不能;③急性肌张力障碍反应,例如斜颈、吞咽困难和牙关紧闭等。

此外在治疗过程中尚有直立性低血压、体温调节紊乱等。对氯丙嗪类药物有过敏的患者,即使治疗剂量也有引起剥脱性皮炎、粒细胞缺乏症及胆汁郁积性肝炎而死亡者。一般认为当一次剂量达 2~4g 时,可有急性中毒反应。由于这类药物有明显抗胆碱能作用,患者常有心动过速、高温及肠蠕动减少;对 α 肾上腺素能阻滞作用导致血管扩张及血压降低。由于药物具有奎尼丁样膜稳定及心肌抑制作用,中毒患者有心律失常、心电图 PR 及 QT 间期延长,ST 段和 T 波变化。一次过量也可有锥体外系症状,中毒后有昏迷和呼吸抑制;全身抽搐少见。

【实验室检查】

1. 血液、尿液、胃液中药物浓度测定对诊断有参考意义。血清苯二氮䓬类浓度测定对诊断帮助不大,因其活性代谢物半衰期及个人药物排出速度不同。
2. 血液生化检查如血糖、尿素氮、肌酐和电解质等。
3. 动脉血气分析

【诊断与鉴别诊断】

一、诊断

有服用大量镇静催眠药史,出现意识障碍和呼吸抑制及血压下降。胃液、血液、尿液中检出镇静催眠药。

二、鉴别诊断

急性中毒与其他昏迷疾病:询问有无原发性高血压、癫痫、糖尿病、肝病、肾病等既往史,以及一氧化碳、酒精、有机溶剂等毒物接触史。检查有无头部外伤、发热、脑膜刺激征、偏瘫、发绀等。再做必要的实验室检查。经综合考虑,可作出鉴别诊断。

【治疗】

1. 维持昏迷患者重要器官功能

(1) 保持气道通畅:深昏迷患者应予气管插管,以保证吸入足够的氧和排出二氧化碳。

(2) 维持血压:急性中毒出现低血压多由于血管扩张所致,应输液补充血容量,如无效,可考虑给予适量多巴胺[$0\sim20\mu g/(kg\cdot min)$作为参考剂量]。

(3) 心脏监护:心电图监护,如出现心律失常,酌情给予抗心律失常药。

(4) 促进意识恢复:给予葡萄糖、维生素B_1和纳洛酮。用纳洛酮促醒有一定疗效,每次$0.4\sim0.8mg$静脉注射,可根据病情间隔15分钟重复一次。

2. 清除毒物

(1) 洗胃。

(2) 活性炭:对吸附各种镇静催眠药有效。

(3) 碱化尿液与利尿:用呋塞米和碱化尿液治疗,只对长效巴比妥类中毒有效,对吩噻嗪类中毒无效。

(4) 血液净化:血液透析、血液灌流对苯巴比妥和吩噻嗪类药物中毒有效,危重患者可考虑应用之,对苯二氮䓬类无效。

3. 特效解毒疗法 巴比妥类中毒无特效解毒药。氟马西尼(flumazenil)是苯二氮䓬类拮抗剂,能通过竞争抑制苯二氮䓬类受体而阻断苯二氮䓬类药物的中枢神经系统作用。剂量:$0.2mg$静脉注射30秒以上,每分钟重复应用$0.3\sim0.5mg$,通常有效治疗量为$0.6\sim2.5mg$。其清除半衰期约57分钟。此药禁用于已合用可致癫痫发作的药物,特别是三环类抗抑郁药,不用于对苯二氮䓬类已有躯体性依赖和为控制癫痫而用苯二氮䓬类药物的病人,亦不用于颅内压升高者。

4. 对症治疗 吩噻嗪类药物中毒无特效解毒剂,应用利尿和腹膜透析无效。因此,首先要彻底清洗胃肠道。治疗以对症及支持疗法为主。中枢神经系统抑制较重时可用苯丙胺、安钠咖(苯甲酸钠咖啡因)等。如进入昏迷状态,可用盐酸哌甲酯(利他林)$40\sim100mg$肌注,必要时每半小时至1小时重复应用,直至苏醒。如有震颤麻痹综合征可选用盐酸苯海素(安坦)、氢溴酸东莨菪碱等。若有肌肉痉挛及张力障碍,可用苯海拉明 25~50mg 口服或肌注 20~40mg。应积极补充血容量,以提高血压。拟交感神经药物很少需用,必要时可考虑重酒石酸问羟胺及盐酸去氧肾上腺素(新福林)等 α 受体激动剂。至于 β 受体激动剂如异丙基肾上腺素及多巴胺,即使用小剂量,也应慎重,否则可加重低血压(因周围 β 受体激动有血管扩张作用)。用利多卡因纠正心律不齐,最为适当。由于本类药物与蛋白质结合,所以应用强力利尿排出毒物的意义不大。病况急需,可考虑血液透析,但因药物在体内各组织分布较广,效果也不肯定。

5. 治疗并发症

(1)肺炎:昏迷患者应常翻身、拍背和吸痰。发生肺炎时,针对病原菌给予抗生素。

(2)皮肤大疱:防止肢体压迫,清洁皮肤,保护创面。

(3)急性肾衰竭:多由休克所致,应及时纠正休克。少尿期,应注意水和电解质平衡。

(赵 鹏)

第十节 急性乙醇中毒

乙醇(ethanol)别名酒精,是无色、易燃、易挥发的液体,具有醇香气味,能与水和大多数有机溶剂混溶。一次饮入过量酒精或酒类饮料引起兴奋继而抑制的状态称为急性乙醇中毒(acute ethanol poisoning)或称急性酒精中毒(acute alcohol poisoning)。

【病因】

工业上乙醇是重要的溶剂。酒是含乙醇的饮品,谷类或水果发酵制成的酒含乙醇浓度较低,常以容量浓度(L/L)计,啤酒为 3%~5%,黄酒 12%~15%,葡萄酒 10%~25%;蒸馏形成烈性酒,如白酒、白兰地、威士忌等含乙醇 40%~60%。酒是人们经常食用的饮料,大量饮用含乙醇高的烈性酒易引起中毒。

【发病机制】

一、乙醇的代谢

乙醇经胃和小肠在 0.5~3 小时内完全吸收,分布于体内所有含水组织和体液中,包括脑和肺泡气中。血中乙醇浓度可直接反映全身的浓度。乙醇由肾和肺排出至多占总量的 10%,90% 在肝内代谢、分解。乙醇先在肝内由醇脱氢酶氧化为乙醛,乙醛经醛脱氢酶氧化为乙酸,乙酸转化为乙酰辅酶 A 进入三羧酸循环,最后代谢为 CO_2 和 H_2O。乙醇的代谢是限速反应。乙醇清除率为 2.2mmol/(kg·h)[100mg/(kg·h)],成人每小时可清除乙醇 7g(100% 乙醇 9ml)。血中乙醇浓度下降速度约 0.43mmol/h[20mg/(dl·h)]。虽然对血中乙醇浓度升高程度的耐受性个体差异较大,但血液乙醇致死浓度并无差异。大多数成人致死量为一次饮酒相当于纯酒精 250~500ml。

二、中毒机制

1. 中枢神经系统抑制作用:乙醇具有脂溶性,可迅速透过大脑神经细胞膜,并作用于膜上的某些酶而影响细胞功能。乙醇对中枢神经系统的抑制作用,随着剂量的增加,由大脑皮质向下,通过边缘系统、小脑、网状结构到延髓。小剂量出现兴奋作用,这是由于乙醇作用于大脑细胞突触后膜苯二氮䓬-GABA受体,从而抑制GABA对脑的抑制作用。血中乙醇浓度增高,作用于小脑,引起共济失调,作用于网状结构,引起昏睡和昏迷。极高浓度乙醇抑制延髓中枢引起呼吸或循环衰竭。

2. 代谢异常:乙醇在肝细胞内代谢生成大量还原型烟酰胺腺嘌呤二核苷酸(NADH),使之与氧化型的比值(NADH/NAD)增高,甚至可高达正常的2～3倍。相继发生乳酸增高、酮体蓄积导致的代谢性酸中毒以及糖异生受阻所致低血糖。

【临床表现】

一次大量饮酒中毒可引起中枢神经系统抑制,症状与饮酒量和血乙醇浓度以及个人耐受性有关,临床上分为三期。

1. 兴奋期　血乙醇浓度达到11mmol/L(50mg/dl)即感头痛、欣快、兴奋。血乙醇浓度超过16mmol/L(75mg/dl),健谈、饶舌、情绪不稳定、自负、易激怒,可有粗鲁行为或攻击行动,也可能沉默、孤僻。浓度达到22mmol/L(100mg/dl)时,驾车易发生车祸。

2. 共济失调期　血乙醇浓度达到33mmol/L(150mg/dl),肌肉运动不协调,行动笨拙,言语含糊不清,眼球震颤,视力模糊,复视,步态不稳,出现明显共济失调。浓度达到43mmol/L(200mg/dl),出现恶心、呕吐。

3. 昏迷期　血乙醇浓度升至54mmol/L(250mg/dl),患者进入昏迷期,表现昏睡、瞳孔散大、体温降低。血乙醇超过87mmol/L(400mg/dl)患者陷入深昏迷,心率快、血压下降,呼吸慢而有鼾音,可出现呼吸、循环麻痹而危及生命。

酒醉醒后可有头痛、头晕、无力、恶心、震颤等症状。上述临床表现见于对酒精尚无耐受性者。如已有耐受性,症状可能较轻。此外,重症患者可发生并发症,如轻度酸碱平衡失常、电解质紊乱、低血糖症、肺炎和急性肌病等。个别人在酒醒后发现肌肉突然肿胀、疼痛,可伴有肌球蛋白尿,甚至出现急性肾衰竭。

【实验室检查】

1. 血清乙醇浓度　急性酒精中毒时呼出气中乙醇浓度与血清乙醇浓度相当。
2. 动脉血气分析　急性酒精中毒时可见轻度代谢性酸中毒。
3. 血清电解质浓度　急慢性酒精中毒时均可见低血钾、低血镁和低血钙。
4. 血浆葡萄糖浓度　急性酒精中毒时可见低血糖症。
5. 肝功能检查　慢性酒精中毒性肝病时可有明显肝功能异常。
6. 心电图检查　酒精中毒性心肌病可见心律失常和心肌损害。

【诊断与鉴别诊断】

饮酒史结合临床表现,如急性酒精中毒的中枢神经抑制症状,呼气酒味,血清或呼出气中乙醇浓度测定可以作出诊断。鉴别诊断主要与引起昏迷的疾病相鉴别,如镇静催眠药中毒、一氧化碳中毒、脑血管意外、糖尿病昏迷、颅脑外伤等。

【治疗】

1. 轻症患者无需治疗,兴奋躁动的患者必要时加以约束。
2. 共济失调患者应休息,避免活动以免发生外伤。
3. 昏迷患者应注意是否同时服用其他药物。重点是维持生命脏器的功能:①维持气道通畅,供氧充足,必要时人工呼吸,气管插管。②维持循环功能,注意血压、脉搏,静脉输入5%葡萄糖盐水溶液。③心电图监测心律失常和心肌损害。④保暖,维持正常体温。⑤维持水、电解质、酸碱平衡,血镁低时补镁。治疗Wernicke脑病,可肌注维生素B_1 100mg。⑥保护大脑功能,应用纳洛酮(naloxone)0.4～0.8mg缓慢静脉注射,有助于缩短昏迷时间,必要时可重复给药。

4. 严重急性中毒时可用血液透析促使体内乙醇排出。透析指征有：血乙醇含量＞108mmol/L(500mg/dl)，伴酸中毒或同时服用甲醇或其他可疑药物时。静脉注射50%葡萄糖100ml，肌注维生素B_1、维生素B_6各100mg，以加速乙醇在体内氧化。对烦躁不安或过度兴奋者，可用小剂量地西泮，避免用吗啡、氯丙嗪、苯巴比妥类镇静药。

（赵　鹏）

第十一节　急性毒品中毒

毒品(narcotics)是指国家规定管制的能使人成瘾的麻醉(镇痛)药和精神药，该类物质具有成瘾(或依赖)性、危害性和非法性。毒品是一个相对概念，临床上用作治疗目的即为药品，如果非治疗目的的滥用就成为毒品。目前我国的毒品不包括烟草和酒类中的成瘾物质。国际上通称的药物滥用(drug abuse)。短时间内滥用、误用或故意使用大量毒品超过个体耐受量产生相应临床表现时称为急性毒品中毒。急性毒品中毒者常死于呼吸或循环衰竭，有时发生意外死亡。全球有200多个国家和地区存在毒品滥用。我国吸毒者吸食的主要毒品是海洛因和苯丙胺类毒品。吸毒除损害身体健康外，还给公共卫生、社会、经济和政治带来严重危害。第一次国际禁毒会议于1909年在上海召开，有13个国家代表参加，讨论阿片的国际管制问题，并通过有关麻醉品管制的"四项原则"，该原则被吸收到国际禁毒公约中。目前毒品中毒已成为许多国家继心、脑血管疾病和恶性肿瘤后的重要致死原因。为号召全球人民共同抵御毒品危害，联合国把每年的6月26日确定为"国际禁毒日"。为保证人民身体健康和社会安定，我国政府对吸毒、制毒和贩毒行为也加大打击力度。

【毒品分类】

目前，我国将毒品分为麻醉(镇痛)药品和精神药品两大类。本文重点介绍常见的毒品。

一、麻醉(镇痛)药

1. 阿片(opium，鸦片)类　阿片是由未成熟的罂粟蒴果浆汁风干获取的干燥物，具有强烈镇痛、止咳、止泻、麻醉、镇静和催眠等作用。阿片含有20余种生物碱(如吗啡、可待因、蒂巴因和罂粟碱等)，其中蒂巴因与吗啡和可待因作用相反，改变其化学结构后能形成具有强大镇痛作用的埃托啡。罂粟碱不作用于体内阿片受体。阿片类镇痛药能作用于体内的阿片受体，包括天然阿片制剂、半合成阿片制剂和人工合成的阿片制剂。体内尚有作用于阿片受体的内源性类阿片肽，其药理作用与阿片类药相似。

2. 可卡因类　包括可卡因、古柯叶和古柯膏等。可卡因(化学名甲苯酰甲基芽子碱，benzoylmethylecgonine)为古柯叶中提取的古柯碱。

3. 大麻类(cannabis)　滥用最多的是印度大麻，含有主要的精神活性物质依次是△9-四氢大麻酚)、大麻二酚、大麻酚及其相应的酸。大麻类包括大麻叶、大麻树脂和大麻油等。

二、精神药

1. 中枢抑制药　镇静催眠药和抗焦虑药中毒详见本篇相关章节。

2. 中枢兴奋药(central stimulants)　经常滥用的有苯丙胺及其衍生物，如甲基苯丙胺

(MA,俗称冰毒)、3,4-亚甲二氧基苯丙胺(MDA)和3,4-亚甲二氧基甲基苯丙胺(MDMA,俗称摇头丸)等。

3. 致幻药(hallucinogens) 包括麦角二乙胺、苯环己哌啶(PCP)、西洛西宾和麦司卡林等。氯胺酮(ketamine)俗称K粉,是PCP衍生物,属于一类精神药品。

【中毒原因】

绝大多数毒品中毒为过量滥用引起,滥用方式包括口服、吸入(如鼻吸、烟吸或烫吸)、注射(如皮下、肌内、静脉或动脉)或黏膜摩擦(如口腔、鼻腔或直肠)。有时误食、误用或故意大量使用也可中毒。毒品中毒也包括治疗用药过量或频繁用药超过人体耐受所致。使用毒品者伴有以下情况时更易发生中毒:①严重肝肾疾病;②严重肺部疾病;③胃排空延迟;④严重甲状腺或肾上腺皮质功能减低;⑤阿片类与酒精或镇静催眠药同时服用更易发生中毒;⑥体质衰弱的老年人。滥用中毒绝大多数为青少年。

【中毒机制】

一、麻醉药

1. 阿片类药 不同的阿片类药进入体内途径不同,其毒性作用起始时间也不同。口服1~2小时后吸收发生作用,鼻腔黏膜吸入10~15分钟,静注10分钟,肌注30分钟,皮下注射约90分钟发生作用。阿片类药作用时间取决于肝脏代谢速度,约90%以无活性代谢物由尿中排出,小部分以原形经尿和通过胆汁、胃液经粪便排泄。一次用药后,绝大部分24小时排出体外,48小时后尿中几乎测不出。脂溶性阿片类药(如吗啡、海洛因、丙氧芬、芬太尼和丁丙诺啡)进入血液后很快分布于体内组织,包括胎盘组织,可贮存于脂肪组织,多次给药可延长作用时间。吗啡进入体内后在肝脏主要与葡萄糖醛酸结合或脱甲基形成去甲基吗啡;海洛因较吗啡脂溶性强,易通过血脑屏障,在脑内分解为吗啡起作用;哌替啶活性代谢产物为去甲哌替啶,神经毒性强,易致抽搐。

体内阿片受体主要有μ(μ1、μ2)、κ和δ三类,阿片受体介导阿片类药的药理效应。成年人与儿童体内阿片受体数目相似。阿片类药分为阿片受体激动药和部分激动药。激动药主要激动μ受体,包括吗啡、哌替啶、美沙酮、芬太尼和可待因等;部分激动药主要激动κ受体,对μ受体有不同程度拮抗作用,此类有喷他佐辛、丁丙诺啡和布托啡诺等。进入体内的阿片类药通过激活中枢神经系统内阿片受体起作用,产生镇痛、镇静、抑制呼吸、恶心、呕吐、便秘和兴奋、致幻或欣快等作用。长期应用阿片类药者易产生药物依赖性(drug dependence)。阿片依赖性或戒断综合征可能具有共同发病机制,主要是摄入的阿片类药与阿片受体结合,使内源性阿片样物质(内啡肽)生成受抑制,停用阿片类药后,内啡肽不能很快生成补充,即会出现成瘾或戒断现象。通常成年人干阿片口服致死量为2~5g。吗啡肌注急性中毒量为60mg,致死量约为250~300mg。首次应用者口服120mg或肌注30mg以上即可发生中毒,成瘾者24小时静注硫酸吗啡5g也可不出现中毒。可待因中毒剂量200mg,致死量800mg。海洛因中毒量为50~100mg,致死量为750~1200mg。哌替啶致死剂量为1.0g。

2. 可卡因 是一种脂溶性物质,为很强的中枢兴奋剂和古老的局麻药。通过黏膜吸收后迅速进入血液循环,容易通过血脑屏障,有中枢兴奋和拟交感神经作用,通过使脑内5-羟色胺和多巴胺转运体失去活性产生作用。滥用者常有很强的精神依赖性,反复大量应用还会产生生理依赖性,断药后可出现戒断症状,但成瘾性较吗啡和海洛因小。急性中毒剂量个体差异较大,中毒剂量为20mg,致死量为1200mg。有时纯可卡因70mg能使70kg的成年人即刻死亡。大剂量中毒时抑制呼吸中枢,静脉注射中毒可使心脏停搏。

3. 大麻 作用机制尚不清楚,急性中毒时与酒精作用相似,产生神经、精神、呼吸和循环系统损害。长期应用产生精神依赖性,而非生理依赖性。

二、精神药

1. 苯丙胺类 苯丙胺是一种非儿茶酚胺的拟交感神经胺低分子量化合物,吸收后易通过血脑屏障,主要作用机制是促进脑内儿茶酚胺递质(多巴胺和去甲肾上腺素)释放,减少抑制性神经递质5-羟色胺的含量,产生神经兴奋和欣快感。此类药物急性中毒量个体差异很大,一般静注甲基苯丙胺10mg数分钟可出现急性中毒症状,有的静注2mg即可发生中毒,吸毒者静注30~50mg及耐药者静注1000mg以上才能发生中毒;成人苯丙胺口服致死量为20~25mg/kg。

2. 氯胺酮 为新的非巴比妥类静脉麻醉药,静脉给药后首先进入脑组织发挥麻醉作用,绝大部分在肝内代谢转化为去甲氯胺酮,然后进一步代谢为具有活性的脱氢去甲氯胺酮。此外,在肝内尚可与葡萄糖醛酸结合等。进入体内的氯胺酮小量原形和绝大部分代谢物通过肾脏排泄。氯胺酮为中枢兴奋性氨基酸递质甲基-天门冬氨酸(NMDA)受体特异性阻断药,选择性阻断痛觉冲动向丘脑-新皮层传导,具有镇痛作用;对脑干和边缘系统有兴奋作用,能使意识与感觉分离;对交感神经有兴奋作用,快速大剂量给予时抑制呼吸;尚有拮抗μ受体和激动κ受体作用。

【临床表现】

急性中毒临床表现

1. 麻醉药

阿片类中毒:此类药物严重急性中毒常发生昏迷、呼吸抑制和瞳孔缩小等改变。吗啡中毒典型表现为昏迷、瞳孔缩小或针尖样瞳孔和呼吸抑制(每分钟仅有2~4次呼吸,潮气量无明显变化)"三联征",并伴有发绀和血压下降;海洛因中毒时除具有吗啡中毒"三联征"外,并伴有严重心律失常、呼吸浅快和非心源性肺水肿,中毒病死率很高;哌替啶中毒时除血压降低、昏迷和呼吸抑制外,与吗啡不同的是心动过速、瞳孔扩大、抽搐、惊厥和谵妄等;芬太尼等常引起胸壁肌强直;美沙酮尚可出现失明、下肢瘫痪等。急性重症中毒患者,大多数12小时内死于呼吸衰竭,存活48小时以上者预后较好。

可卡因中毒:我国滥用者很少。急性重症中毒时,表现奇痒难忍、肢体震颤、肌肉抽搐、癫痫大发作、体温和血压升高、瞳孔扩大、心率增快、呼吸急促和反射亢进等。

大麻中毒:一次大量吸食会引起急性中毒,表现精神和行为异常,如高热性谵妄、惊恐、躁动不安、意识障碍或昏迷。有的出现短暂抑郁状态,悲观绝望,有自杀念头。检查可发现球结膜充血、心率增快和血压升高等。

2. 精神药

苯丙胺类中毒:表现精神兴奋、动作多、焦虑、紧张、幻觉和神志混乱等;严重者,出汗、颜面潮红、瞳孔扩大、血压升高、心动过速或室性心律失常、呼吸增强、高热、震颤、肌肉抽搐、惊厥或昏迷,也可发生高血压伴颅内出血,常见死亡原因为DIC、循环或肝肾衰竭。

氯胺酮中毒:表现神经精神症状,如精神错乱、语言含糊不清、幻觉、高热及谵妄、肌颤和木僵等。

【实验室检查】

1. 毒物检测 口服中毒时留取胃内容物、呕吐物或尿液、血液进行毒物定性检查,有条件时测定血药浓度协助诊断。

(1) 尿液检查:怀疑海洛因中毒时,可在4小时后留尿检查毒物。应用高效液相色谱法可以对尿液苯丙胺及其代谢产物检测。尿液中检测出氯胺酮及其代谢产物也可协助诊断。

(2) 血液检测:

①吗啡:治疗剂量血药浓度为0.01~0.07mg/L,中毒的血药浓度为0.1~1.0mg/L,致死的血药浓度大于4.0mg/L。

②美沙酮:治疗剂量血药浓度为0.48~0.85mg/L,中毒血药浓度为2.0mg/L,致死血药浓度为74.0mg/L。

③苯丙胺:中毒血药浓度为0.5mg/L,致死血药浓度大于2.0mg/L。

2. 其他检查

(1) 动脉血气分析:严重麻醉药类中毒者表现为低氧血症和呼吸性酸中毒。

(2) 血液生化检查:血糖、电解质和肝肾功能检查。

【诊断与鉴别诊断】

麻醉类药用于治疗药中毒者病史相对清楚;非法滥用中毒者往往不易询问出病史,但查体可发现用毒品的痕迹,如经口鼻烫吸者,常见鼻黏膜充血、鼻中隔溃疡或穿孔;经皮肤或静脉吸食者可见注射部位皮肤有多处注射痕迹。精神药品滥用常见于经常出入特殊社交和娱乐场所的青年人。

通常根据滥用相关毒品史、临床表现、实验室检查及解毒药试验诊断,但要注意同时吸食几种毒品时诊断较为困难。

阿片类中毒出现谵妄时,可能为同时使用其他精神药物或合并脑部疾病所致。瞳孔缩小者还应与镇静催眠药、酚噻嗪、OPI、可乐定中毒或脑桥出血鉴别。海洛因常掺杂其他药(如奎宁、咖啡因或安定等),以致中毒表现不典型,此时应想到掺杂物的影响。

如怀疑某种毒品中毒时,给予相应解毒药后观察疗效有助于诊断。如怀疑吗啡中毒,静脉给予纳洛酮后可迅速缓解。

【治疗】

一、复苏支持治疗

毒品中毒合并呼吸循环衰竭时,首先应进行复苏治疗。

1. 呼吸支持 呼吸衰竭者应采取以下措施:①保持呼吸道通畅,必要时行气管内插管或气管造口;②应用阿托品兴奋呼吸中枢,或应用中枢兴奋药安钠咖、尼可刹米。禁用士的宁或印防己毒素,因其能协同吗啡引起或加重惊厥;③呼吸机辅助呼吸,采用呼气末正压(PEEP)可有效纠正海洛因和美沙酮中毒引起的非心源性肺水肿,同时给予高浓度吸氧、血管扩张药和袢利尿药,禁用氨茶碱。

2. 循环支持 血流动力学不稳定者,取头低脚高位,同时静脉输液,必要时应用血管升压药。丙氧芬诱发的心律失常避免用Ⅰa类抗心律失常药。可卡因中毒引起的室性心律失常应用拉贝洛尔或苯妥英钠治疗。

3. 纠正代谢紊乱 伴有低血糖、酸中毒和电解质平衡失常者应给予相应处理。

二、清除毒物

1. 催吐 神志清楚者禁用阿扑吗啡催吐,以防加重毒性。

2. 洗胃 口服中毒者,胃排空延迟,不应常规洗胃。摄入致命剂量毒品时,1小时内洗胃,先用0.02%~0.05%高锰酸钾溶液洗胃,后用50%硫酸镁导泻。

3. **活性炭吸附** 应用活性炭混悬液吸附未吸收的毒物。丙氧芬过量或中毒时,由于进入肠肝循环,多次给予活性炭疗效较好。

三、解毒药

1. 纳洛酮(naloxone)可静脉、肌内、皮下或气管内给药。阿片类中毒伴呼吸衰竭者,立即静注纳洛酮2mg;必要时重复,阿片成瘾中毒者3~10分钟重复,非成瘾中毒者2~3分钟重复应用,总剂量达20mg仍无效时应注意合并非阿片类毒品(如巴比妥等)中毒、头部外伤、其他中枢神经系统疾病和严重缺氧性脑损害。长半衰期阿片类(如美沙酮)或强效阿片类(如芬太尼)中毒时,需静脉输注纳洛酮。纳洛酮对吗啡的拮抗作用是烯丙吗啡的30倍,较烯丙左吗南强6倍。1mg纳洛酮能对抗静脉注射25mg海洛因作用。纳洛酮对芬太尼中毒所致的肌肉强直有效,但不能拮抗哌替啶中毒引起的癫痫发作和惊厥,对海洛因、美沙酮中毒的非心源性肺水肿无效。

2. 纳美芬(nalmefene)治疗吗啡中毒优于纳洛酮,给药途径多,作用时间长,不良反应少。尚可用于乙醇中毒。0.1~0.5mg,静注,2~3分钟渐增剂量,最大剂量1.6mg/次。

3. 烯丙吗啡(纳洛芬,nalorphine)化学结构与吗啡相似,对吗啡有直接拮抗作用,用于吗啡及其衍生物或其他镇痛药急性中毒的治疗。5~10mg,肌注或静注,必要时每20分钟重复,总量不超过40mg。

4. 左洛啡烷(levallorphan,烯丙左吗南)为阿片拮抗药,能逆转阿片中毒引起的呼吸抑制。对于非阿片类中枢抑制药(如乙醇等)中毒的呼吸抑制非但不能逆转,反而加重病情。首次1~2mg静脉注射,继而5~15分钟注射0.5mg,连用1~2次。

5. 纳曲酮(naltrexone)系羟氢吗啡酮衍生物,与纳洛酮结构相似,与阿片受体亲和力强,能完全阻断外源性阿片物质与阿片受体结合,与μ受体亲和力是纳洛酮的3.6倍。其作用强度2倍于纳洛酮,17倍于烯丙吗啡。口服吸收迅速,半衰期4~10小时,作用持续时间24小时,主要代谢物和原形由肾脏排除。试用于阿片类药中毒的解毒和预防复吸。推荐用量50mg/d。

四、对症治疗措施

1. **高热** 应用物理降温,如酒精、冰袋或冰帽等。
2. **惊厥** 精神类毒品中毒惊厥者可应用硫喷妥钠或地西泮。
3. **胸壁肌肉强直** 应用肌肉松弛药。
4、**严重营养不良者** 应给予营养支持治疗。

【预防】
1. 要严格对麻醉镇痛药和精神药品加强管理,专人负责保管。
2. 严格掌握适应证、用药剂量和时间,避免滥用和误用。
3. 肝、肾或肺功能障碍患者应避免使用,危重症病人或年老体弱者有应用指征时要减量。
4. 用于治疗药时,勿与有呼吸抑制作用的药物合用。

(于洪波)

第十二节 毒蛇咬伤中毒

世界上有毒蛇近500种,我国至少有50种,常见的毒蛇主要有:①眼镜科(眼镜蛇、眼镜王蛇、金环蛇、银环蛇);②蝰蛇科分为蝰亚蛇科(蝰蛇),蝮亚蛇科(尖吻蝮、竹叶青和蝮蛇);③海蛇科(海蛇)。长江以北以蝮蛇为常见,东南沿海有海蛇。全世界每年被毒蛇咬伤(venomous snake bite)致死者约有20000~25000人。被毒蛇咬伤机会较多的人群为农民、渔民、野外工作者和从事毒蛇研究人员。咬伤部位以手、臂、足和下肢为常见。毒蛇咬伤以夏、秋两季为多见。

【发病机制】

毒蛇口内有毒腺,由排毒管与牙相连。当毒蛇咬人时,毒腺收缩,蛇毒通过排毒管,经有管道或沟的牙,注入人体组织。毒腺内贮有蛇毒液约0.1~1.5ml,大蛇可有5ml,咬时约射出毒腺内贮量的一半。蛇毒液呈淡黄色、琥珀色、白色或无色。蛇毒成分复杂,干蛇毒约90%为蛋白质,主要为酶和非酶多肽毒素以及非毒蛋白质。

蛇毒对伤口局部的作用:蛇毒中的神经毒可麻痹感觉神经末梢,引起肢体麻木;阻断运动神经与横纹肌之间的神经冲动,引起瘫痪。所含磷脂酶A_2可促使释放组胺、5-羟色胺和缓动素,引起伤口局部组织水肿、炎症反应和疼痛;透明质酸酶使局部炎症进一步扩展。蛋白质溶解酶破坏血管壁,引起出血,损伤组织或局部坏死。

蛇毒对全身的作用:由于各种毒蛇的蛇毒成分不完全相同,因此对全身的损害亦有差别。已知蝰蛇的L-氨基酸氧化酶是一种多肽神经毒;α-银环蛇毒和眼镜蛇毒是突触后α神经毒,可与运动终板的乙酰胆碱受体结合,使乙酰胆碱不发挥作用;β-银环蛇毒或响尾蛇毒等是突触前β神经毒,抑制乙酰胆碱的释放。眼镜蛇、金环蛇的磷脂酶A_2作用在突触前,阻断神经肌肉传导,引起骨骼肌和心肌损伤。海蛇毒的肌毒远较神经毒为重,特别对骨骼肌的损害更为明显,产生大量肌红蛋白和钾离子。蝰蛇科的糖蛋白可激活凝血因子X,精氨酸酯水解酶激活凝血因子V。眼镜蛇科的锌金属蛋白激活凝血酶原形成凝血酶,促进血液凝固;尖吻蝮蛇毒具有凝血酶样作用,进入血液后直接作用于纤维蛋白原,使其转化为纤维蛋白,加速血液凝固,其最终结果可引起弥散性血管内凝血。蝮亚蛇科的另一种蛋白水解酶则裂解纤维蛋白分子而引起出血。蛇毒的磷脂酶A_2,即卵磷脂酶具有神经毒、心脏毒、溶血和增加血管渗透性的作用。透明质酸激酶促使蛇毒扩散和组织损伤。毒蛇种类极多,蛇毒成分复杂,一般而言,眼镜蛇科的蛇毒以神经毒为主,蝰蛇科和蝮亚蛇科的蛇毒以心脏毒和凝血障碍为明显,而海蛇科的蛇毒则以肌毒为突出。

【临床表现】

眼镜蛇科和海蛇科的蛇毒分子小,咬后迅速进入受害者血液循环,因而发病很快;蝰蛇的蛇毒分子较大,缓慢地由淋巴系统吸收后才出现症状。眼镜蛇和烙铁头的蛇毒接触黏膜被吸收后可引起全身中毒。根据蛇毒的主要毒性作用,毒蛇咬伤的临床表现可归纳为以下三类:

一、神经毒损害

被眼镜蛇咬伤后,局部伤口反应较轻,仅有微痒和轻微麻木、疼痛或感觉消失。约1~6小时后出现全身中毒症状。首先感到全身不适、四肢无力、头晕、眼花,继则胸闷、呼吸困难、恶心和晕厥。接着出现神经症状并迅速加剧,主要为眼睑下垂、视力模糊、斜视、语言障碍、咽下困难、流涎、眼球固定和瞳孔散大。重症患者呼吸由浅而快且不规则,最终出现中枢性或周围性呼吸衰竭。

二、心脏毒和凝血障碍毒损害

被蝰蛇和竹叶青蛇咬伤后,症状大都在 0.5～3 小时出现。局部有红肿,疼痛,常伴有水疱、出血和坏死。肿胀迅速向肢体上端扩展,并引起局部淋巴结肿痛。全身中毒症状有恶心、呕吐、口干、出汗,少数患者尚有发热。美洲尖吻蝮蛇和亚洲蝰蛇咬伤后引起全身广泛出血,包括颅内和消化道出血。大量溶血引起血红蛋白尿,出现血压下降、心律失常、循环衰竭和急性肾衰竭。

三、肌毒损害

被海蛇咬伤的局部仅有轻微疼痛,甚至无症状。约 30 分钟至数小时后,患者感觉肌肉疼痛、僵硬和进行性无力;腱反射消失、眼睑下垂和牙关紧闭。横纹肌大量坏死,释放钾离子引起严重心律失常;产生肌红蛋白可堵塞肾小管,引起少尿、无尿、导致急性肾衰竭。海蛇神经毒害的临床表现与眼镜蛇相似。一些眼镜蛇和蝰蛇蛇毒兼有神经、心脏及止凝血障碍毒等。蝮蛇咬伤后表现与眼镜蛇相似。临床上难以鉴别是哪一种毒蛇咬伤。患者出现面部麻木、休克、肌肉抽搐、血尿、咯血、消化道出血、颅内出血、呼吸困难、心肌炎、急性肾衰竭、DIC 和呼吸衰竭时预后严重。

【诊断】

蛇咬伤的诊断一般并不困难,特别已确认为某种蛇咬伤或已捕获到咬伤人的蛇,应鉴别系毒蛇咬伤抑或非毒蛇咬伤。用 ELISA 方法测定伤口渗液、血清、脑脊液和其他体液中的特异蛇毒抗原,约 15～30 分钟即可测得系何种蛇毒。毒蛇咬伤有时尚需与毒蜘蛛或其他昆虫咬伤鉴别。

【治疗】

被蛇咬伤,如不能确切排除毒蛇咬伤者,应按毒蛇咬伤观察和处理。密切注意患者的神志、血压、脉搏、呼吸、尿量和局部伤口等情况。要分秒必争抢救,被咬伤者要保持安静,不要惊慌奔走,以免加速毒液吸收和扩散。

一、局部处理

1. 绷扎　被毒蛇咬伤的肢体应限制活动。在伤口上方的近心端肢体,伤口肿胀部位上方用绷带压迫,阻断淋巴回流,可延迟蛇毒扩散。避免用止血带,以免影响结扎远端肢体的血液供应,引起组织缺血性坏死。直至注射抗蛇毒血清或采取有效伤口局部清创措施后,方可停止绷扎。

2. 伤口清创　为预防蛇毒吸收,将肢体放在低位。在伤口近心端有效绷扎后,局部伤口消毒,将留在组织中的残牙用刀尖或针细心剔除。常用 1:5000 高锰酸钾溶液,净水或盐水彻底清洗伤口。毒蛇咬伤 15 分钟内,在伤口处用吸引器持续吸引 1 小时,能吸出 30%～50% 毒液。咬伤 30 分钟后,伤口切开和吸引有害。不要因绷扎和清创而延迟应用抗蛇毒血清。

二、抗蛇毒血清

抗蛇毒血清是中和蛇毒的解毒药,应尽早使用,在 20～30 分钟内使用更好。如确知何种毒蛇咬伤,首先选用单价抗蛇毒血清。不能确定时,选用多价抗蛇毒血清。抗蛇毒血清用前先做皮内试验,一般用静脉注射,肌注疗效差。过敏试验方法:取 0.1ml 抗血清,加 1.9ml 生理盐水稀释 20 倍,取 0.1ml 于前臂掌侧皮内注射,20~30 分钟后注射部位皮丘在 2cm 以内,且周围无红晕和蜘蛛足者为阴性。反应阴性者方可使用。皮内试验阳性患者如必须应用抗蛇毒血清时,应按常规脱敏,并同时用异丙嗪和糖皮质激素。各地所生产的抗蛇毒血清效价不一,通常剂量每次 3~5 支,先用 5% 葡萄糖溶液稀释,每支 10ml,然后加至 500ml 内,静脉滴注。我国精制抗蛇毒血清的一次剂量:精制蝮蛇抗毒血清 8000U,精制尖吻蝮蛇、银环蛇和眼镜蛇抗蛇毒血清均为 10000U。国外,海蛇抗蛇毒血清 100ml,印度眼镜蛇多价特异抗蛇毒血清 100ml,尖吻蝮蛇多价特异抗蛇毒血清 40ml。抗蛇毒血清注射后见效迅速,患者可见血压逐步升高,神志渐渐清醒,约 30 分钟到数小时后神经症状和出血有好转。蛇毒的半衰期为 26~95 小时,因此抗蛇毒血清需用 3~4 天。约有 3%~54% 患者注射抗蛇毒血清 10 分钟到 3 小时后出现过敏反应。轻者有皮肤瘙痒、荨麻疹、咳嗽、恶心、呕吐、发热、心跳加快和自主神经功能紊乱;重者出现血压下降、气管痉挛、血管神经性水肿或休克,因此,在应用抗蛇毒血清前必须准备好肾上腺素、氢化可的松或地塞米松和抗组胺药物。一旦发生抗蛇毒血清过敏反应时,应立即停止抗蛇毒血清的注射,并肌内注射 0.1% 肾上腺素 0.5ml 或 0.5ml 加入葡萄糖溶液 20ml 内,静脉缓慢注射,10 分钟注射完毕。同时用琥珀酰氢化可的松 200mg 或地塞米松 10mg 静脉滴注;亦可肌注异丙嗪 25mg。

三、并发症治疗

呼吸衰竭在毒蛇咬伤中出现早,发生率高,常需要数周到 10 周以上才能恢复。因此,应及时正确地应用人工呼吸机。休克、心力衰竭、急性肾衰竭及弥散性血管内凝血等治疗。

四、辅助治疗

1. 糖皮质激素　糖皮质激素能抑制和减轻组织过敏反应和坏死,对减轻伤口局部反应和全身中毒症状均有帮助。每日剂量:氢化可的松 200~400mg 或地塞米松 10~20mg,连续 3~4 天。
2. 防治感染　蛇咬伤的伤口已被污染,故应给予抗生素和破伤风抗毒素 1500U。

(于洪波)

第十三节　亚硝酸盐中毒

【病因与中毒机制】

亚硝酸盐主要为亚硝酸钠(钾),多为白色结晶性粉末,味微咸或稍带苦味,易溶于水。工业上用亚硝酸钠作金属表面处理或用做某些有机物(如染料)合成的原料,罕有发生中毒者。亚硝酸钠(钾)也用于食品加工及防腐,可因误用误食而致急性中毒。某些蔬菜如青菜、小白菜、韭菜、卷心菜、莴苣、甜菜、菠菜、萝卜叶等,野菜如灰菜、荠菜均含有丰富的硝酸盐(50~150mg/dl)和微量的亚硝酸盐(0.2~0.5mg/dl),新鲜腌渍的咸菜和变质熟剩菜,由于硝酸盐还原菌的作用,使其所含的无毒的硝酸盐还原为有毒的亚硝酸盐(其含量可高达 5mg/dl 以上),食用此类蔬菜后可引起中毒;其次当肠道功能紊乱、胃酸减少等原因,使肠内硝酸盐还原菌大量繁殖,能使大量硝酸盐还原为亚硝酸盐,因此更易引起中毒;大量饮用硝酸盐含量过高的井水(尤其是苦井水)、果实、笼锅水,或是腌咸肉或烧煮卤味时加亚硝酸盐过多(硝肉),食后也可引起中毒。此外,营养不良、贫血、寄生虫感染等与硝酸盐类的还原均有密切关系。

亚硝酸盐毒性较大,摄入量达 0.2～0.5g 时即可引起中毒。由于亚硝酸盐与血红蛋白的作用,使正常的 Fe^{2+} 氧化成 Fe^{3+},形成高铁血红蛋白而失去携氧能力;同时还阻止正常 HbO_2 释放氧,因而造成了各种组织的缺氧。临床上突出表现为皮肤、黏膜呈青紫色及其他缺氧症状,且与肠源性有关,故又名肠源性青紫症。口服亚硝酸钠部分于胃中转化为亚硝酸,后者再分解释出一氧化氮,引起胃肠道刺激症状。亚硝酸钠对中枢神经系统,尤其对血管舒缩中枢有麻痹作用,它还能直接作用于血管平滑肌,有较强的松弛作用而致血压降低。

【临床表现】

发病常急骤,多在食后 0.5～3h 发病(短者仅 10～15min,长者可达 20h)。主要中毒症状为缺氧表现,如头晕、头痛、乏力、心慌、气促、恶心、呕吐及发绀(尤以口唇、指端更明显);继而可出现烦躁、嗜睡、呼吸困难、血压降低、肺水肿、心律失常、惊厥、昏迷、呼吸与循环衰竭。临床表现与高铁血红蛋白浓度有关:高铁血红蛋白达血红蛋白总量的 10%～15% 时,口唇、指甲及全身皮肤黏膜呈紫黑色、蓝灰或蓝褐色,与呼吸困难不成比例;高铁血红蛋白达 30% 以上时,主要表现为头痛、头晕、耳鸣、心动过速、反应迟钝、精神萎靡、乏力等;升至 50% 时,患者可有心悸、气急、恶心、呕吐、腹痛腹泻、心动过速、出冷汗等;如进一步增加,患者可发生休克、心律失常、肺水肿、惊厥甚至昏迷,如不及时抢救,可危及生命。

【诊断】

有误食误用亚硝酸盐制剂如亚硝酸钠史,或有进食大量上述蔬菜和饮用含亚硝酸盐的井水史。多见于儿童及胃肠功能不全者,春季发病较多。同食者多人出现相似中毒症状。若病人同时有沙门菌和致病性大肠杆菌感染,则可合并存在亚硝酸盐食物中毒和细菌性食物中毒,诊断时应予注意。还应注意排除苯的氨基和硝基化合物,农药杀虫脒、氯酸钠、除草醚等能引起高铁血红蛋白血症的化合物中毒。必要时应检验残余食品。

【治疗】

一、一般处理

置患者于空气新鲜而通风良好的环境中,吸氧,并使患者绝对卧床休息,注意保暖。如此,轻症患者(高铁血红蛋白量在 30% 以下)便能自行恢复。

二、清除毒物

误服亚硝酸盐应及早洗胃及导泻,现场不能洗胃者,只要神志清楚,宜先作催吐。如中毒时间较长,可配合高位灌肠以清除残存毒物。

三、特效疗法

1. 亚甲蓝(美蓝)的应用　用法为 1% 亚甲蓝 1～2mg/kg 溶入 25%～50% 葡萄糖液 20～40ml,于 10～15 min 内缓慢静注,如症状仍不缓解,2h 后可重复 1 次。使用亚甲蓝时需用小剂量,因为小剂量亚甲蓝进入机体后即被组织内的还原型辅酶 I 脱氢酶还原为还原型亚甲蓝,起到还原剂的作用,使高铁血红蛋白还原为 Hb,从而改善缺氧状态;当大量亚甲蓝快速进入人体后,还原型辅酶 I 脱氢酶不能使其全部还原为还原型亚甲蓝,此时亚甲蓝则为氧化剂,可直接将 Hb 氧化为高铁血红蛋白,故应特别注意。

2. 应用高渗葡萄糖液和大剂量维生素 C　如用 50% 葡萄糖液 60~100ml 加维生素 C 1~2g 静注,或用维生素 C 2~4g 加入 10% 葡萄糖液 500~1000ml 中静滴。维生素 C 可使高铁血红蛋白还原为 Hb,而脱氢的维生素 C 又被谷胱甘肽还原,以后又作用于高铁血红蛋白,如此反复不已,使血液中高铁血红蛋白浓度降低,但其作用不如亚甲蓝迅速和彻底。注射葡萄糖的目的,则为利用其氧化作用,以提高高铁血红蛋白还原过程中所需要的 NADPH,故可作为治疗辅助剂。辅酶 A 和维生素 B_{12} 也有辅助作用。

四、对症支持疗法

如应用细胞色素 C,防治休克与呼吸衰竭等,病情危重经上述处理后发绀仍明显者,可输新鲜血 300~500ml,或行换血疗法。

(李　敏)

第十三章 传染病急症

第一节 流行性感冒

流行性感冒(influenza,简称流感)是由流行性感冒病毒引起的急性呼吸道传染病。其临床特点为起病急,全身中毒症状明显,如发热、头痛、全身酸痛、软弱无力,而呼吸道症状较轻。主要通过飞沫传播,传染性强,但病程短,常呈自限性。婴儿、老年人及体弱者易并发肺炎及其他并发症,可导致死亡。

流感的流行病学特点是:突然暴发,迅速蔓延,波及面广。流感流行有一定的季节性。我国北方常发生于冬季,而南方多发生在冬夏两季。人群普遍易感。至今尚无特效药治疗流感,因此,流感的控制关键是预防。

【病原体】

流感病毒属正黏病毒科,为 RNA 病毒。病毒表面有一层脂质包膜,膜上有糖蛋白突起,由血凝素和神经氨酸酶构成。根据核蛋白抗原性不同,可将流感病毒分为甲、乙、丙三型,再根据血凝素和神经氨酸酶抗原性的差异甲型流感病毒又可分为不同亚型。抗原变异是流感病毒独特的和最显著的特征。甲型流感病毒极易发生变异,主要是血凝素 H 和神经氨酸酶 N 的变异。根据抗原变异的大小,人体的原免疫力对变异了的新病毒可完全无效或部分无效,从而引起流感流行。乙型流感病毒也易发生变异,丙型流感病毒一般不发生变异。

【发病机制和病理】

流感病毒主要通过空气中的病毒颗粒人-人传播。流感病毒侵入呼吸道的纤毛柱状上皮细胞内进行复制,借神经氨酸酶的作用从细胞释放,再侵入其他柱状上皮细胞引起变性、坏死与脱落。并发肺炎时肺充血、水肿,肺泡内含有纤维蛋白和渗出液,呈现支气管肺炎改变。

【临床表现】

分为单纯型,胃肠型,肺炎型和中毒型。潜伏期 1~3 天。有明显的流行和暴发。急性起病,出现畏寒、高热、头痛、头晕、全身酸痛、乏力等中毒症状。鼻咽部症状较轻。可有食欲减退,胃肠型者伴有腹痛、腹胀和腹泻等消化道症状。肺炎型者表现为肺炎,甚至呼吸衰竭,中毒型者表现为全身毒血症表现,严重者可致循环衰竭。

【实验室检查】

外周血象:白细胞总数不高或减低,淋巴细胞相对增加。病毒分离:鼻咽分泌物或口腔含漱液分离出流感病毒。血清学检查:疾病初期和恢复期双份血清抗流感病毒抗体滴度有4倍或以上升高,有助于回顾性诊断。患者呼吸道上皮细胞查流感病毒抗原阳性。标本经敏感细胞过夜增殖1代后查流感病毒抗原阳性。快速血清病毒PCR检查有助于其早期诊断。

【治疗】

流行性感冒的治疗要点包括:

1. 隔离 对疑似和确诊患者应进行隔离。
2. 对症治疗 可应用解热药、缓解鼻黏膜充血药、止咳祛痰药等。
3. 抗病毒治疗 应在发病48小时内使用。神经氨酸酶抑制类药物能抑制流感病毒的复制,降低致病性,减轻流感症状、缩短病程、减少并发症,此类药毒性低,不易引起耐药性且耐受性好,是目前流感治疗药物中前景最好的一种。奥司他韦,成人剂量每次75mg,每日2次,连服5天,研究表明对流感病毒和禽流感病毒有抑制作用。扎那米韦,每次5mg,每日两次,连用5天。本品可用于成年患者和12岁以上的青少年患者,局部应用后药物在上呼吸道积聚,可抑制病毒复制与释放,无全身不良反应。另外,离子通道 M_2 阻滞剂金刚烷胺和金刚乙胺可抑制禽流感病毒株的复制,早期应用可阻止病情发展、减轻病情、改善预后。金刚烷胺成人剂量每日100~200mg,分2次口服,疗程5天。但其副作用较多,包括中枢神经系统和胃肠道副作用,肾功能受损者酌减剂量,有癫痫病史者忌用。长期用药易产生耐药性,药敏试验结果表明,大多数分离到的禽流感病毒对金刚烷胺、金刚乙胺有较强的耐药性。
4. 支持治疗和预防并发症 注意休息、多饮水、增加营养,给易于消化的饮食。维持水电解质平衡。密切观察、监测并预防并发症。呼吸衰竭时给予呼吸支持治疗。在有继发细菌感染时及时使用抗生素。

【预后】

与病毒毒力、自身免疫状况有关。年老体弱者易患肺炎性流感而病死率较高。单纯型流感预后较好。

(赵 鹏)

第二节 流行性腮腺炎

流行性腮腺炎(epidemic parotitis,mumps)是由腮腺炎病毒所引起的急性呼吸道传染病。其特征为腮腺的非化脓性肿胀、疼痛、发热伴咀嚼受限,可延及各种腺组织或神经系统及肝、肾、心脏等器官而引起相应的症状。好发于儿童、青少年甚至成人中的易感者。患儿易并发脑膜脑炎,成人患者易并发睾丸炎或卵巢炎以及其他涎腺的非化脓性炎症。预后良好,罕见死亡。全年均可发病,但以冬春季为高峰,呈流行或散发,于2~4周前有与流行性腮腺炎患者接触史。

【病因与发病机制】

腮腺炎病毒(mumps virus)属副粘液病毒,是单股核糖核酸病毒,呈球形,直径为85~300nm。仅一个血清型,病毒外膜具有血凝素抗原(V)和位于核壳的可溶性抗原(S),人感染后体内可出现相应的V和S抗体,均可用补体结合试验检测。自然界中人是本病毒惟一宿主。此病毒抵抗力不强,对一般化学及物理消毒剂均很敏感,紫外线照射下迅速死亡。4℃时其活力可保持2个月,一般室温中2~3d传染性即消失,加热至55~60℃,经过10~20min失去活力。传染源主要为早期患者和隐性感染者,自腮腺肿大前7d至肿大后9d均有传染性。借飞沫和密切接触传染。全年均可发病,但以冬、春季为主,患者主要为学龄儿童,无免疫力的成人亦可发病。一次得病后(包括隐性感染和无腮腺肿大者在内)可获得持久免疫,再感染者极少见。

病毒侵入上呼吸道及眼结合膜,在黏膜上皮细胞中增殖,引起局部炎症和免疫反应如IgA分泌、淋巴细胞浸润和血管通透性增加。病毒在局部繁殖后侵入血循环(第一次病毒血症),经血流累及腮腺和其他一些器官,在其中增殖复制,然后再次进入血循环(第二次病毒血症),并可侵犯第一次未受波及的脏器。故可解释某些患者腮腺可始终不肿大,有的脑膜脑炎、睾丸炎可发生在腮腺肿胀之前的情况。亦有认为本病毒对腮腺有特别的亲和力,进入口腔后即经腮腺管直达腮腺,在该处增殖复制后再侵入血流累及其他脏器。病理特征为腮腺非化脓性炎症,颌下腺及其他腺体如睾丸、卵巢、胰腺、乳腺、胸腺、甲状腺等也可受累。胰腺受累时血及尿中淀粉酶含量增加,有早期诊断参考价值。脑组织病变可呈急性病毒性脑膜脑炎改变,包括神经细胞变性、坏死和炎性浸润;亦可呈感染后脑脊髓炎变化,包括血管周围神经脱髓鞘改变、淋巴细胞浸润和星状细胞增生等。

【临床表现】

潜伏期14~25d,平均18d。多数病例无前驱症状而以耳下部肿大为最早表现。少数病人有前驱症状如畏寒、发热、头痛、纳差、全身不适等,数小时或1~2d后腮腺即逐渐明显肿大,此时体温可上升达39℃以上,甚至40℃,成人患者症状一般较重。腮腺肿大以耳垂为中心,向前、后、下发展,边缘不清,同时伴有周围组织水肿,局部皮肤紧张发亮,但无明显发红,无化脓,具有弹性感,表面灼热并有触痛,张嘴、咀嚼或进酸味饮食时疼痛加重(因腮腺管发炎部分阻塞,故进酸性食物促进腺体分泌而疼痛加剧)。通常先一侧腮腺肿1~4d(偶尔1周以上),然后对侧也肿大,但也有双侧同时肿大。肿胀于1~3d达高峰,再持续4~5d后逐渐消退,全程10~14d。双侧腮腺均肿胀者约占70%~75%。腮腺肿胀时或肿胀前后,颌下腺和舌下腺亦可被累及。颌下腺肿大时颈部明显肿胀,颌下可扪及柔软而具轻触痛的椭圆形腺体;舌下腺肿大时可见舌及颈部肿胀,严重者引起吞咽困难。腮腺四周的组织也呈水肿,可上达颞部及颧骨弓,下达颌部及颈部,甚至波及胸锁乳突肌。有时可伴胸骨前水肿,因而使面貌变形。腮腺管口(位于上颌第二臼齿对面黏膜上)在早期可红肿,有助于诊断。

本病可有以下几种并发症:

1. 神经系统并发症　①脑膜炎、脑膜脑炎:为小儿患者中最常见的并发症,可发生于腮腺肿大前6~7d至腮腺肿大后2周内,大多数在腮腺肿后1周内出现。主要症状和脑脊液变化与其他病毒性脑膜脑炎相同。预后多良好。②多发性神经炎:偶于腮腺炎后1~3周内发生。此外尚可有暂时性面神经麻痹、平衡失调、三叉神经炎、偏瘫、截瘫、上升性麻痹等。预后多良好。③耳聋:发生率很低,可成为永久性和完全性耳聋,所幸75%为单侧。

2. 胰腺炎　成人中约占5%,儿童中较少见。常发生于腮腺肿大后3~7d内。因腮腺炎本身可引起淀粉酶增多,故测定血清脂肪酶价值更大。

3. 生殖系统并发症　成人男性14%~35%可并发睾丸炎,多为单侧,常合并附睾炎。小儿中发生不多。成人女性中5%~7%合并卵巢炎。其影响生育能力的情况由生殖器官受累的程度而定,国外报告并发生殖系统腺体组织炎症者不育症发生率极低仅约0.01%~0.02%。

4. 肾炎　轻者仅有少量蛋白尿或血尿,重者与急性肾炎的表现及过程相同,多预后良好。个别严重者可发生急性肾功能衰竭甚至死亡。

5. 心肌炎　约4%~5%患者发生心肌炎,多见于病程的5~10d,严重者可致命。但大多数仅有心电图改变而无明显临床症状。

6. 其他乳腺炎、甲状腺炎、胸腺炎、血小板减少、荨麻疹、急性滤泡性结膜炎等均少见。关节炎发生率为0.44%,主要累及肘、膝关节等大关节,可持续2d至3个月不等,能完全恢复。多发生于腮腺肿大后1~2周内,也有无腮腺肿大者。

少数不典型病例可始终无腮腺肿胀,而以单纯脑膜脑炎、睾丸炎的症状出现,也有仅见颌下腺或舌下腺肿胀者。

【实验室检查】

1. 血象　白细胞总数多正常或稍增加,淋巴细胞相对增多,此点与化脓性腮腺炎或颈淋巴结炎的白细胞总数及中性多核细胞为主不同。伴有并发症时白细胞总数可增高。

2. 血、尿淀粉酶　90%的患者血清淀粉酶在早期有轻至中度增高。尿中淀粉酶值亦增高。酶值增高程度往往与腮腺肿胀程度呈正比,但也可能与胰腺受累等有关。

3. 血清学检查　补体结合试验和血凝抑制试验,双份血清效价增高4倍以上有诊断价值。近年来用酶联免疫吸附法及间接荧光免疫检测IgM抗体,以及用单克隆抗体检测患者血清、唾液中的腮腺炎病毒抗原,二者均可作早期诊断。对一般急诊病人,不必依靠血清学检查,若为除外或证实无唾液腺肿大的合并症,以及鉴别其他病毒性腮腺炎时,则需做血清学检查。

4. 病毒分离　早期病例,唾液、尿液、血、脑脊液以及脑、甲状腺等其他组织中可分离出病毒。

【诊断】

卫生部颁布的传染病诊断标准(试行)中有关"流行性腮腺炎"的诊断条件如下:

1. 疑似病例　发热、畏寒、疲倦、食欲不振,1~2d后单侧或双侧非化脓性腮腺肿痛或其他唾液腺肿痛者。

2. 确诊病例　①腮腺肿痛或其他唾液腺肿痛与压痛,吃酸性食物时胀痛更为明显,腮腺管口可见红肿,白细胞计数正常或稍低,后期淋巴细胞增加。②在8~30d内与腮腺炎病人有密切接触史。③唾液中分离到流行性腮腺炎病毒。血清中特异性IgM抗体阳性。⑤恢复期血清IgG抗体滴定比急性期升高4倍以上,或恢复期血清抗体阳转。

临床诊断:疑似病例加①参考②。

实验确诊:疑似病例加③或④或⑤。

本病根据典型的非化脓性腮腺肿大、有发热等急性起病的临床经过,结合当地流行情况和病前2~4周有接触病人史,诊断并不困难。不典型病例则需结合特异性免疫学检查来确诊。

此外,本病尚应与下列疾病进行鉴别:

1. 化脓性腮腺炎　本病常为一侧性,肿大的腮腺表现红、肿、痛、热均明显,严重时可有波动感,挤压腮腺时腮腺导管口常可见到脓液流出。外周血白细胞总数、中性粒细胞均明显增高,有核左移现象。

2. 颈、耳前或颌下淋巴结炎　淋巴结肿大不以耳垂为中心,而是在相应淋巴结的部位。边缘清楚,质地坚硬,唾液腺导管口无明显改变。外周血白细胞总数、中性粒细胞均增高。

3. 其他病毒所致的腮腺肿大　已知许多病毒如副流感病毒、流感病毒、巨细胞病毒、肠道病毒等均可引起腮腺肿大。仅从临床表现不易与流行性腮腺炎相鉴别,需靠特异性血清学检查或病毒分离才能鉴别。

4. 症状性腮腺肿大　糖尿病、慢性肝病、营养不良、结节病、腮腺导管阻塞等,以及青春期男性均可有单纯性腮腺肿大。服用碘化物、保泰松、硫氧嘧啶等也可引起腮腺肿大,呈对称性,质软,无肿痛感。

【治疗】

本病目前尚无特效治疗方法,一般采取中西医结合方法对症处理。

1. 一般治疗　呼吸道隔离及卧床休息,应隔离至热退、腮腺肿大完全消失之后。同时加强口腔护理,以复方硼砂液漱口,保持口腔清洁。饮食以流质软食为宜,应避免进酸味饮料及食物,以减少唾液腺的分泌。高热不退可用物理降温,或用退热药物如 APC 片等。

2. 中医中药治疗　以清热解毒、软坚消痈治疗为主。局部用紫金锭或青黛散调醋外敷1日数次;或金黄散、芙蓉叶各 30g 研末,菊花 9g 浸汁加蜜糖适量拌和,每日 2 次外敷;或蒲公英、鸭跖草、水仙花根、马齿苋等捣烂外敷,可减轻疼痛。内服普济消毒饮方为主,随证加减。也可口服板蓝根冲剂 1~2 袋,每日 2~3 次,或肌内注射板蓝根注射液 2ml,每日 1~2 次。

3. 氦氖激光局部照射　能减轻局部胀痛,并可缩短局部肿胀时间。

4. 抗病毒治疗　早期可使用利巴韦林(病毒唑)、成人每日 0.75~1.0g,儿童 15mg/kg 静脉滴注,疗程 5~7d,可缩短病程及减少并发症发生。干扰素使用亦有报道。

5. 肾上腺皮质激素　一般病人尽量不用,但对重症病人如有高热不退、对一般降温处理无效或合并严重中枢神经系统并发症、心肌炎、严重的睾丸炎或胰腺炎等,可考虑短期(3~5d)应用。

6. 并发症的治疗①脑膜脑炎时按病毒性脑炎处理。②合并睾丸炎时应以丁字带将睾丸托起,以减轻疼痛,局部间歇冷敷,必要时可用镇痛剂。如疼痛剧烈不能忍受时,可以普鲁卡因作精索封闭。③心肌炎时应绝对卧床休息,并按心肌炎常规治疗。④并发胰腺炎时应禁食,并按胰腺炎常规处理。

(赵　鹏)

第三节　麻　疹

麻疹(measles,rubeola)是由麻疹病毒引起的急性呼吸道传染病,临床以发热、咳嗽、流涕、眼结膜充血、颊黏膜有麻疹黏膜斑及皮肤出现红色斑丘疹等为主要表现。任何年龄均可感染麻疹,但过去一般以 8 个月以上到 5 岁小儿发病率最高,每隔 2~3 年有一次大流行。自 1965 年普遍接种麻疹减毒活疫苗后,变为局部暴发流行或散发;发病年龄也向后推移,青少年及成人发病率相对上升,5 岁以下学龄前儿童约占 48.1%,而 20 岁以上成人可达 22.5%。任何季节均可发病,以冬春季为最多。

【病因与发病机制】

麻疹病毒属副粘液病毒科,呈球形,直径为 100~250nm。病毒核心为由负股单链 RNA 和三种核衣壳蛋白(L、P、N 蛋白)组成的核壳体,外层为含脂质双层的包膜,表面有细小的糖蛋白突起。外膜中的蛋白成分主要有膜蛋白(M 蛋白)、血凝素(H 蛋白)和融合蛋白(F

蛋白)。M蛋白功能与病毒装配、芽生、繁殖有关。H蛋白含有细胞受体位点,可与宿主细胞表面的麻疹病毒受体(CD_{46})结合,启动感染过程。F蛋白与病毒血溶活性和细胞融合活性有关,有利于病毒进入细胞和使细胞与细胞融合。F蛋白和H蛋白是麻疹病毒引起人体产生抗体应答的主要抗原,抗H蛋白抗体具有免疫性保护作用,抗F蛋白抗体能阻止细胞间的感染。麻疹病毒可在T淋巴细胞和B淋巴细胞及单核细胞内复制。患者是本病唯一的传染源,从潜伏期末2~3d至出疹后5d内,眼结膜、鼻、咽、气管的分泌物、尿及血液中均含有病毒,有传染性,恢复期不携带病毒。主要通过喷嚏、咳嗽、说话、哭吵时借飞沫直接传播。人对麻疹普遍易感,凡未患过麻疹又未接种麻疹减毒活疫苗者,一旦接触麻疹病人后,95%以上发病。病后可获得持久免疫力,第二次患麻疹者极少见。

麻疹病毒借助飞沫,经鼻、口咽、眼结膜等进入体内,首先在鼻咽部、眼结膜和上呼吸道黏膜上皮细胞、黏膜下和局部淋巴结进行繁殖,2~3d后出现第一次病毒血症。病毒进入血中淋巴细胞后被送到全身淋巴组织、肝、脾等器官,在这些组织和器官中广泛增殖后再次进入血液,导致第二次病毒血症,引起广泛病变。病毒血症可持续至出疹后第2d。麻疹病毒不断增殖时,使T、B淋巴细胞致敏,血流中致敏T淋巴细胞与受麻疹病毒感染的血管内皮细胞及其他组织细胞作用时引起迟发性变态反应,使受感染细胞破坏,释放各种淋巴因子,在局部形成纤维素样坏死,单核细胞浸润和血管炎,而表现为全身性皮疹,并伴有全身症状。B淋巴细胞在感染细胞释放的游离病毒或细胞表面抗原的刺激下产生抗体,感染麻疹后第12d左右,特异性IgM、IgG抗体均增高,以后IgG逐渐升高,而IgM很快降低,IgG抗体持续多年,因而免疫力持久。

麻疹时呼吸道黏膜有充血、水肿,毛细血管周围有单核细胞浸润、炎症渗出,出现呼吸道症状。口腔黏膜充血可见到针尖大小灰白小点,形成麻疹黏膜斑(Koplik's spot),系黏膜及黏膜下炎症、局部充血、渗出、细胞浸润、坏死和角化。在感染过程中,细胞免疫反应逐渐形成,致敏的淋巴细胞释放淋巴因子,引起炎症反应,使受染的细胞增大,融合成多核巨细胞,是麻疹特征性的病理改变,广泛分布于全身淋巴组织中,尤以扁桃体、脾脏与阑尾等多见。皮疹为真皮内毛细血管内皮细胞肿胀、增生、单核细胞浸润、毛细血管扩张、红细胞和血浆渗出。皮疹上的表皮细胞肿胀、坏死、变性、角化以后脱屑。皮疹处由于毛细血管炎引起血液的淤滞,通透性增加,粘附于血管内膜的红细胞崩解,血红蛋白渗出血管外,使皮疹消退后遗留色素沉着。此外,麻疹感染时对机体免疫系统有暂时抑制,如白细胞、血小板和补体等均有下降,结核菌素阴转患者易继发感染,结核病灶激活或扩散;而哮喘、湿疹、肾病综合征等疾病在麻疹期间可暂时缓解。

【临床表现】

潜伏期约10d(8~12d),接受过被动免疫者可延长至3~4周。

一、典型麻疹

疫苗接种免疫失败和未接种疫苗者几乎全部表现为典型麻疹,继发性免疫失败者中约有1/6左右的人也表现为典型麻疹。可分为以下三期:

1. 前驱期(卡他期) 从发病到出疹一般约3~5d(1~8d)。主要症状为上呼吸道及眼结膜炎症,有发热、咳嗽、喷嚏、流涕、流泪、畏光、结膜充血、眼睑浮肿,并有浆液脓性分泌物。起病后第2~3d约90%病人于双侧近白齿颊黏膜处出现细小灰白色小点(约0.5~1mm大小),周围有微血管扩张的红晕,称麻疹黏膜斑,为本病早期特征。初起时仅数个,很快增多,且融合扩大成片,似鹅口疮,一般持续到出疹后1~2d内消失。也可见于下唇内侧及牙龈黏膜,偶见于上腭。偶见颈、胸、腹部出现风疹样或猩红热样皮疹,数小时后即消失,称前驱疹。有时在腭垂、扁桃体、咽后壁、软腭处见红色斑点,出疹期始消退,称黏膜疹。在发热同时可伴有全身不适、精神萎靡、食欲减退、腹泻、呕吐等症状。

2. 出疹期 发热3~5d后,当呼吸道症状及体温达高峰时开始出现皮疹。皮疹先见于耳后发际,逐渐波及头面部、颈部,一日内自上而下蔓延到胸、背、腹及四肢,约2~3d内遍及手心、足底,此时头面部皮疹已可开始隐退。皮疹初为淡红色斑丘疹,直径2~4mm,散在分布,继而增多,呈鲜红色,以后逐渐融合成暗红色、形态不规则或小片状斑丘疹,疹间皮肤正常。皮疹为充血性,压之褪色,少数病例皮疹呈出血性。出疹时全身中毒症状加重,体温高达40℃左右,精神萎靡、咳嗽频繁,声音嘶哑,畏光、结膜红肿、眼睑浮肿。重者可有谵妄、抽搐。全身表浅淋巴结与肝脾可轻度肿大。肺部常有干湿性啰音。本期约3~5d。

3. 恢复期 皮疹出齐后按出疹顺序消退,由红色转为棕褐色,全身症状随着体温下降而迅速减轻,精神与食欲开始好转,皮疹消退后留下特征性的棕褐色色素沉着及糠麸样脱屑,以躯干为多,约1~2周消失。这种色素沉着斑在麻疹后期有诊断价值。无并发症者整个病程约10~14d。

二、非典型麻疹

1. 轻型麻疹 多见于具有对麻疹病毒有一定的免疫力者,如6个月以内婴儿尚留存来自母体的被动免疫抗体,近期接受过免疫制剂(如丙种球蛋白)或接种过麻疹免疫疫苗者,或第二次患麻疹者。其潜伏期较长(3~4周),临床症状轻,麻疹黏膜斑不典型或缺如,皮疹少而色淡,出疹期短,不留色素沉着,较少并发症但有传染性。病后所获免疫力与典型麻疹者相同。

2. 重型麻疹 多见于免疫力低下者,如营养不良或其他疾病,或并发肺炎、心血管功能不全等患者。起病急骤,高热40℃以上,严重中毒症状,谵妄或昏迷,反复抽搐,呼吸急促,唇指发绀,脉细速,皮疹密集,呈暗红色且融合成片(中毒性麻疹);有时皮疹呈出血性,形成紫斑,伴内脏出血(出血性麻疹);有时皮疹呈疱疹样,可融合成大疱(疱疹性麻疹);皮疹少或皮疹突然隐退,遗留少数皮疹呈青紫色,面色苍白或青灰色,大多因心功能不全或循环衰竭引起(休克性麻疹)。预后差。

3. 成人麻疹 目前成人麻疹发生率已明显上升,与小儿相比中毒症状较重。临床特点起病急,可无卡他症状,发病第1d即高热,伴有头痛、全身乏力、萎靡不振、纳呆等;而后热型不规则或为稽留热,咳嗽较剧,发病后3~4d出现粗大的斑丘疹,融合,自上而下顺序出现,3~4d后逐渐消退,但留有色素沉着。麻疹黏膜斑十分常见但不典型,消失较晚。妊娠初期发病可致流产,孕期中得病可致死胎。孕妇产前7~10d感染麻疹,则小儿娩出时可无任何症状,而出生后可与母亲同时发生症状;若孕妇产前2周受感染,产时正患麻疹,则小儿出生时可见麻疹,称为先天性麻疹。

4. 非典型麻疹综合征(AMS) 又称异型麻疹。急起高热、头痛、肌痛、乏力等,中毒症状重而卡他症状少,罕见麻疹黏膜斑。起病2~3d后出现皮疹,但从四肢远端开始,逐渐波及躯干与面部,皮疹为多形性,有斑丘疹、疱疹、紫癜或荨麻疹,一般可同时见于2~3种皮疹形态。常伴有四肢水肿、肺炎、胸腔积液,肺内阴影可持续数月至1~2年。血中嗜酸性粒细胞增多,有些病人有肝脾肿大、肢体麻木、无力和瘫痪。诊断依据为恢复期麻疹抗体上升,血凝抑制抗体和补体结合抗体可呈强阳性。本型见于接种麻疹灭活疫苗后4~6年再接种麻疹灭活疫苗,或再接触麻疹病人者,偶见于曾接受减毒活疫苗者。可能系人体对麻疹病毒的迟发性变态反应,或抗原抗体复合物沉积于血管基膜引起 Arthus 反应所致。国内均用麻疹减毒活疫苗,故此型极少见。

三、并发症

年幼体弱、营养不良及免疫力低下者,患麻疹后极易发生并发症,常见的有:

1. 肺炎 除麻疹病毒本身可引起巨细胞肺炎外,在病程各期尚易并发继发性肺炎,为麻疹最常见的并发症,也是麻疹死亡的主要原因。多见于 5 岁以下的小儿,病原常为金黄色葡萄球菌、肺炎球菌、腺病毒等。大多发生在出疹期,全身中毒症状严重,有高热、咳嗽、气急、鼻翼扇动、唇指(趾)发绀,肺部有中、小细湿啰音。金黄色葡萄球菌感染尤易并发肺脓肿、脓胸或脓气胸、心包炎等,若病程迁延不愈,可导致支气管扩张症。

2. 喉炎 麻疹患者常有轻度喉炎,出现声音嘶哑,有刺激性干咳,预后良好。继发性喉炎多由金黄色葡萄球菌或溶血性链球菌引起,有声嘶加重、犬吠样咳嗽、吸气性呼吸困难(可见三凹征:胸骨上窝、锁骨上窝、肋间隙内陷);严重者有面色苍白、发绀、气促、烦躁,如不及时抢救,可因喉梗阻引起窒息而死亡。

3. 心肌炎、心功能不全 重症麻疹因高热、中毒症状严重,可影响心肌功能,尤其在营养不良小儿及并发肺炎时。主要表现为气急烦躁、面色苍白、四肢发绀、脉细速、心率快、心音弱、肝脾肿大,心电图示 T 波和 S-T 段改变。病情危重。

4. 脑炎及亚急性硬化性全脑炎(SSPE) 麻疹并发中枢神经系统病变较其他出疹性疾病为多。麻疹脑炎的发病率为 0.1% ~ 0.5%,主要为儿童,多发生于出疹后 2 ~ 6d,偶见于前驱期或出疹后 2 ~ 3 天内。可能为麻疹病毒直接侵入脑组织或(和)与神经组织变态反应有关。临床上有高热、头痛、嗜睡、抽搐、意识障碍、昏迷、呼吸衰竭、强直性痉挛瘫痪、脑膜刺激征和病理反射征阳性。脑脊液细胞数增加(多为单核细胞),蛋白质稍增,糖正常。少数脑脊液亦可正常。病死率约 15%,多数病人经 1 ~ 5 周恢复,部分病人可留有瘫痪、智力障碍、癫痫、失明等后遗症。SSPE 是麻疹的远期并发症,但很少见。表现为亚急性进行性脑组织退变,脑组织中能分离出麻疹病毒,血清和脑脊液的麻疹抗体持续强阳性。本病可能系麻疹病毒长期隐伏于脑组织中,产生缺失 M 膜蛋白的缺陷病毒颗粒所致,也有认为系基因突变致病毒 RNA 复制障碍而发生结构蛋白变异引起,从而引起脑部进行性退化病变。故目前认为这是一种类麻疹病毒或麻疹有关病毒所引起的亚急性或慢性脑炎。潜伏期约 2 ~ 17 年,发病年龄以 5 ~ 15 岁儿童为多,多发于男孩。患者逐渐出现智力减退,性格异常,运动不协调,各类癫痫发作,视觉、听觉及语言障碍,共济失调或局部强直性瘫痪,病情发展直至神志昏迷,呈去大脑强直状态。总病程约 1 年余,最后死于营养不良、恶病质及继发感染。

5. 肝损害 多见于成人患者,其发生率为 31% ~ 86%,重症麻疹患者,肝损害尤甚。肝损害多见于麻疹急性期,即病程的第 5 ~ 10d,临床表现可有厌食、恶心、腹胀、腹痛、乏力及黄疸等,肝脾肿大,肝脏酶学增高。肝功能大多于 2 ~ 4 周内恢复正常。

6. 其他并发症 尚可并发口腔炎、中耳炎、乳突炎,大多为细菌继发感染。常因慢性腹泻、照顾不当、忌口等引起营养不良及各种维生素缺乏症。此外尚有结核感染恶化或播散,而致粟粒结核或结核性脑膜炎。

【实验室检查】

1. 血象 前驱期周围血象白细胞计数正常或稍高,出疹期稍减少,淋巴细胞相对增高。

2. 分泌物涂片检查多核巨细胞 鼻咽、眼分泌物及尿沉渣涂片,以瑞特染色,显微镜下可见脱落的上皮多核巨细胞。在出疹前后 1 ~ 2d 即可阳性;比麻疹黏膜斑出现早,有早期诊断价值。

3. 病毒学检查　应用荧光标记特异抗体检测鼻黏膜印片及尿沉渣,可在细胞内找到麻疹抗原,阳性有诊断价值。早期从鼻咽部及眼分泌物和血液中分离到麻疹病毒即可肯定诊断。恢复期血清血凝抑制抗体及补体结合抗体有4倍以上增高或发病1个月后抗体滴度大于1:60,但只能作为回顾性诊断。而采用ELISA检测患者血清中麻疹IgM抗体,在发病后2~3d即可测到,可作为早期特异性诊断方法。

【诊断】

1. 疑似病例　患者(多数为儿童)有发热、咽红等上呼吸道卡他症状,畏光、流泪、结合膜红肿等急性结膜炎症状,发热4d左右,全身皮肤出现红斑丘疹,与患者在14d前有接触史。

2. 确诊病例　①在口腔颊黏膜处见到麻疹黏膜疹。②咽部或结合膜分泌物中分离到麻疹病毒。③1个月内未接种过麻疹疫苗而在血清中查到麻疹IgM抗体。④恢复期血清中麻疹IgG抗体滴度比急性期4倍以上升高,或急性期抗体阴性而恢复期抗体阳性。

临床诊断:疑似病例加①项。

实验确诊:疑似病例加②或③或④项。

典型麻疹依据流行病学资料及临床表现即可诊断。麻疹黏膜斑对出疹前早期诊断极有帮助,上呼吸道卡他症状及皮疹形态分布特点均有助诊断,麻疹后留下色素沉着及糠麸状脱屑在恢复期有诊断意义。

鉴别诊断应与风疹、猩红热、传染性单核细胞增多症、二期梅毒、药疹、中毒性休克综合征和川崎病相鉴别但它们各有特点:风疹病情较轻,耳后淋巴结肿大,皮疹颜色更红;猩红热有咽痛,最终脱屑,舌如草莓,并有白细胞增多;传染性单核细胞增多症可作血清学检查。药物过敏时的皮肤症候,很少会有发热、黏膜疹及卡他症状。传染性红斑一般不发热,皮疹见于颊、臂、腿,无前驱性或伴随性呼吸道症侯。川崎病成人罕见。

【治疗】

重点在于精心护理、对症治疗和防治并发症。

一、护理与对症治疗

合理护理是促进病情恢复的重要措施。患者应卧床休息,单间隔离,居室空气新鲜,保持适当温度和湿度,衣被不宜过多,眼、鼻、口腔、皮肤保持清洁。如结合膜炎可用4%硼酸溶液或生理盐水清洗,再涂红霉素或四环素眼膏,防止继发感染。及时清除鼻腔分泌物及干痂,保持鼻腔通畅。给予足够水分及易消化富营养的食物,切不可"忌口"。高热时(39.5~40℃)可给小剂量退热剂,以免骤然退热引起虚脱。剧咳时可服适量的镇咳剂,并行超声雾化吸入,每日2~4次。体弱病重者可早期给丙种球蛋白肌注或静脉注射,少量多次输血或血浆。近年报告给麻疹病人补充维生素A,一次口服10万~20万U,可减轻病情,使病死率下降。

二、治疗并发症

1. 肺炎　按一般肺炎处理,继发细菌感染应选用1~2种抗菌药物治疗。高热中毒症状严重者,可考虑短期应用肾上腺皮质激素。吸氧,适当补液及支持疗法。

2. 喉炎　保持居室内一定湿度,保持患者安静,烦躁不安时及早用镇静剂,并给雾化吸入(每100ml雾化液中加氢化可的松100mg、麻黄碱1mg),每1~4h 1次。选用1~2种有效抗生素,重症者短期应用大剂量皮质激素静滴。喉梗阻进展迅速者,应及早考虑气管插管或行切开术。

3. 心血管功能不全　心力衰竭时给予强心、利尿、扩血管处理;周围循环衰竭时按感染性休克治疗。

4. 脑炎重点在对症处理。SSPE 者可试用干扰素、转移因子等治疗,但疗效不确切。

(王海滨)

第四节　流行性乙型脑炎

流行性乙型脑炎(epidemic encephalitis B),简称乙脑,是由乙脑病毒引起的、以脑实质炎症为主要病变的急性传染病,主要通过蚊虫叮咬传播。本病多发生于夏秋季,患者一般以儿童较多。临床以发病急骤、高热、意识障碍、抽搐、呼吸衰竭、脑膜刺激征等为主要特征。病死率较高,达10%左右,重症患者可留有后遗症。

【病因与发病机制】

乙脑病毒属披盖病毒科 B 组虫媒病毒,是一种 RNA 病毒。其对多种动物具有感染性,如马、驴、猪等。本病传染源是家畜家禽,未过夏的幼禽畜最易感染,尤其是未过夏幼猪为主要传染源。猪感染后体内病毒血症持续约4d,蚊虫(主要为三带喙库蚊)叮咬吸血而使其受染,病毒在蚊体内繁殖(外潜伏期)。现已证实蚊感染后可带病毒越冬,病毒可经蚊卵传代,因此蚊是本病的最重要的传播媒介和储存宿主。人群对本病普遍易感,感染后多数呈隐性感染,乙脑病人与隐性感染者之比为1:1000～1:2000。病后多产生持久的免疫力,再次发病者极为少见。当人体被带病毒的蚊虫叮咬后,病毒进入人体,经淋巴管或毛细血管到达单核巨噬细胞系统,在单核吞噬细胞内繁殖,然后进入血液循环形成病毒血症,继而在全身非神经组织中繁殖,如不侵入中枢神经系统,则成隐性感染,并可获得对乙脑的免疫力。仅当机体免疫力低下和(或)病毒数量多、毒力强时,病毒可通过血脑屏障侵入中枢神经系统,引起广泛性病变,发生脑炎,称为显性发病。某些情况(如注射百日咳菌苗、脑囊虫病或癫痫等)可降低血脑屏障功能,有助于病毒进入脑内。细胞免疫功能降低及内源性脑啡肽在乙脑发病中有重要作用。其基本病变为神经细胞变性、坏死,形成软化灶;血管充血,周围淋巴细胞浸润与胶质细胞增生。病变以大脑皮质、丘脑和中脑最为严重。部分病例出现小脑扁桃体疝或钩回疝。

本病有严格的季节性,好发于夏末秋初,80%～90%集中在7～9月,随各地气候流行高峰可提早或推迟1个月。10岁以下儿童多见,尤以2～6岁儿童发病率最高。儿童接种乙脑疫苗后发病减少,但成人发病有增加。当夏秋季节(7～9月),起病前3周内在流行地区有蚊虫叮咬史,尤其是儿童突然发热、头痛、呕吐、嗜睡或烦躁等现象,且在短期内逐渐加重而无明显上呼吸道炎症表现者,应首先考虑本病。

【临床表现】

乙脑病毒侵入人体约经4～21d(一般为10～14d)潜伏期后出现神经症状。按病程可分为以下四个时期:

一、初期

相当于病毒血症期,一般约3~4d。起病急,1~2d内体温升高达39℃,伴有头痛、恶心、呕吐、嗜睡、烦躁、结合膜及咽部充血。部分病人可有颈项强直及抽搐,但神志尚清楚。极重型病人本期经过甚短,于起病1~2d内就出现高热、频繁抽搐、深度昏迷而进入极期。

二、极期

病程3~10d。病人除全身毒血症状加重外,突出表现为脑损害症状更为明显。主要表现有:

1. **高热** 为本病必有的表现。体温稽留于39~40℃以上,并持续不退直至极期结束,一般持续7~10d,重症者达3周以上。发热越高,热程越长,病情越重。

2. **意识障碍** 多发生于病程第3~8日,轻者嗜睡,重者出现昏迷,成年患者偶有谵妄、定向力障碍、狂躁等。意识障碍通常持续1周左右,重者可长达1个月以上。

3. **抽搐** 抽搐或惊厥大多发生于病程第2~5d。由于脑部病变的部位与程度不同,可有轻度的手、足、面部的抽搐,以至出现肢体阵挛性或全身强直性抽搐。抽搐可因脑水肿、脑部广泛炎症、脑缺氧及高热等引起,是乙脑病情严重的表现,一般均伴有意识障碍,重者可伴有发绀和呼吸暂停。

4. **呼吸衰竭** 是本病最主要的死亡原因。中枢性呼吸衰竭可由大脑皮质、下丘脑、脑桥的病变抑制了延脑呼吸中枢的功能所致;或延脑呼吸中枢自身的炎症所致;也可由弥漫性脑水肿伴显著的颅内压增高、脑疝所引起。表现为呼吸表浅、节律不齐、叹息样呼吸、潮式呼吸、呼吸暂停、抽泣样呼吸及下颌呼吸等,最后呼吸停止。外周性呼吸衰竭主要因呼吸道痰阻、肺部感染或肺不张、脊髓病变所致膈肌或肋间肌麻痹等原因引起,表现为呼吸困难、发绀、呼吸减弱,但呼吸节律始终整齐。

5. **颅内压增高和脑膜刺激征** 本病多有不同程度的颅内压增高,较大儿童及成人均有不同程度的脑膜刺激征。重症患者可发生脑疝,以钩回疝(小脑幕切迹疝)较为多见,表现为昏迷突然加深,呼吸节律异常,疝侧瞳孔散大和上睑下垂,对侧肢体瘫痪和锥体束征阳性。

6. **其他神经系局灶症状** 由于本病常有广泛的中枢神经系损害,因而可出现各种神经反射异常和神经系体征。大脑锥体束受损可出现肢体痉挛性瘫痪、肌张力增强和病理征阳性。大脑半球损害表现为去大脑强直。丘脑下部损害可出现体温调节障碍。如延脑受损可发生延髓性麻痹。前庭小脑受损害可有眼球震颤及瞳孔变化。自主神经受累可出现面赤、发热、偏侧出汗、大小便失禁、尿潴留、直肠麻痹等。乙脑的神经系症状常在病程第1周内达高峰,第2周后极少出现新的神经系症状。

三、恢复期

极期(持续1周左右)过后,体温多在2~5d内至正常。神经精神症状日渐好转,一般于2周左右完全恢复,部分患者恢复较慢需数月。恢复期可有低热、多汗、言语障碍、吞咽困难、肢体麻痹、不自主动作、抽搐发作、表情缺失等。少数病人有智能障碍或精神异常。

四、后遗症期

发病半年后仍留有神经精神障碍者称为后遗症。约占5%~20%。以失语、瘫痪及精神失常最常见,重症病例可有肢体强直、角弓反张、不自主动作、视力障碍及痴呆等。

五、临床分型

根据临床表现及临床病程经过,可分为以下四型,其中轻型和普通型最多,占2/3。但病情可以从轻型发展成为严重类型。

1. 轻型　病人神志清楚,可有轻度嗜睡。体温38～39℃,仅在高热时才可能有抽搐。可有轻度脑膜刺激征。大多在1周左右恢复。

2. 中型(普通型)　体温39～40℃,有不同程度的意识障碍,脑膜刺激征明显,有轻度抽搐,病理反射阳性,浅反射减弱或消失,或有脑神经麻痹、运动障碍等。病程10d左右,大多无恢复期症状。

3. 重型　神志昏迷,持续高热40℃以上,有反复或持续性抽搐,深反射先亢进后消失,浅反射消失,病理反射阳性。脑膜刺激征明显,肢体瘫痪或出现呼吸衰竭。病程多在2周以上,恢复期带有明显的神经精神症状,部分病人可有后遗症。

4. 极重型(暴发型)　起病急骤,体温迅速于病后1～2d内上升到40℃以上。深昏迷,反复或持续抽搐,迅速出现脑疝及中枢性呼吸衰竭。本型常于短期内(一般3d左右)出现呼吸循环衰竭而死亡,幸存者多有严重后遗症。此型占总数的5%左右。

此外,尚有少数表现为脑干脑炎、脑膜脑炎、脊髓炎或不完全型等特殊临床类型。

【辅助检查】

1. 血象　血白细胞增多,常达$(10～30)×10^9/L$,中性粒细胞增多为主,并有核左移,嗜酸性粒细胞减少,这与一般病毒感染不同。

2. 脑脊液检查　外观无色透明或微混,压力增高,白细胞数轻度增高,多在$(50～500)×10^6/L$之间,个别病人可达$1000×10^6/L$以上,起病后2～5d以中性粒细胞为主,以后则以淋巴细胞占多数。蛋白轻度增高,大多不超过1.0g/L,糖正常或稍高,氯化物正常。细菌检查阴性。极少数病人脑脊液常规与生化正常。

3. 血清学检查　乙脑的确诊有赖于血清学诊断。常用的试验有:

(1) 补体结合试验:特异性高、灵敏度强,但补体结合抗体出现较迟,阳性大多出现在4～7周,双份血清抗体效价4倍以上增高即为阳性。仅用于回顾性诊断和流行病学调查。

(2) 血凝抑制试验:此抗体于病后3～5d出现,第2周达高峰,可持续1年以上。阳性率达81%左右,双份血清对照抗体效价增高4倍以上为阳性。

(3) 特异性IgM抗体测定:特异性IgM抗体于感染后第4d即可出现,2～3周达高峰,故单份血清即可作出早期诊断。特异性IgM抗体测定方法常用的有:①二巯基乙醇(2ME)耐性试验:检测IgM抗体,病人血清在2ME处理后,血凝抑制抗体效价下降了3/4,表示特异性IgM已被2ME裂解,即为试验阳性。②酶联免疫吸附试验(ELISA):测定IgM抗体于病后第4d即可呈阳性反应,一般病后2周阳性率可达70%～90%。具有较高的敏感性和特异性,可提高乙脑的早期诊断率,已被广泛采用。

4. 病毒分离　一般采用小白鼠脑内接种法。病初可取血液或脑脊液接种以分离病毒,但阳性率甚低。对疑诊死亡病例取脑组织或延髓穿刺取脑组织,病毒分离阳性率较高,作为回顾性诊断。

【诊断与鉴别诊断】

诊断标准:

1. 疑似病例　在疾病流行地区的蚊虫叮咬季节,出现发热、头痛、恶心、呕吐、嗜睡、颈抵抗、抽搐等中枢神经系统症状。

2. 确诊病例 ①曾在疫区有蚊虫叮咬史;②高热昏迷、肢体痉挛瘫痪、脑膜刺激症状及大脑锥体束受损(肌张力增高、病理征阳性);③高热、昏迷、抽搐、狂躁,进而呼吸衰竭、循环衰竭而死亡;④从脑组织、脑脊液或血清中分离出乙型脑炎病毒;⑤CSF 或血清中特异性 IgM 抗体阳性;⑥恢复期血清中特异性 IgG 抗体滴度比急性期有 4 倍以上升高者或急性期抗体阴性,恢复期血清抗体阳性。

临床诊断:疑似病例加①和②或①+②+③并除外细菌性脑膜脑炎。

实验确诊:疑似病例加④或⑤或⑥。

根据流行季节(7～9 月)发病,儿童及青少年,突然起病,有发热、头痛、呕吐、嗜睡、昏迷、抽搐、脑膜刺激征及神经系统症状体征,结合血及 CSF 的检查,一般诊断不难。必要时可作上述血清学检查。但应注意与下述几种疾病相鉴别:

1. 中毒型菌痢 二者均多发生于夏秋季,儿童多见。但中毒型菌痢起病更急,发病 1～2d 内,突然出现发热、抽搐、面色灰白,并常有微循环衰竭表现。CSF 无改变,肛拭子取粪便检查时可见大量脓细胞。镜检和粪便培养可明确诊断。

2. 化脓性脑膜炎(化脑) 化脑患者脑膜刺激征显著。CSF 外观混浊,白细胞计数常在 $1000×10^6/L$ 以上,中性粒细胞为主,蛋白质明显升高,糖降低。早期及未彻底治疗的化脑,CSF 不易与乙脑区别,应反复进行血液及 CSF 细菌学检查,若阴性,可进一步作血清学检查。凡不能排除化脑者,应毫不迟疑地应用抗生素治疗。

3. 脑型疟疾 常有不规则发热及肝脾肿大,血中可查到疟原虫。CSF 检查基本正常。

4. 钩端螺旋体病脑膜脑炎型 易与乙脑相混淆。但钩端螺旋体病多有疫水接触史,早期肌痛及腓肠肌压痛明显,眼结膜多充血,嗜睡多见,而昏迷抽搐者少,CSF 改变轻。血清学检查可与乙脑相区别。

5. 其他病毒性脑炎及脑膜炎 较常见的有:①肠道病毒性脑膜脑炎:多由柯萨奇病毒和埃可病毒引起,多发生于夏秋季,CSF 改变与乙脑相似,易误诊为乙脑。但其起病不如乙脑急骤,临床症状也较轻,多不发生呼吸衰竭,预后好,很少有后遗症。确诊依靠病毒分离及血清学检查。②单纯疱疹性脑炎:由疱疹病毒 I 型引起,病情重,病死率高达 30% 左右。本病特殊定位在颞叶及额叶,故可出现脑局灶症状。可用 CSF 中病毒分离、CT 及脑组织中 HSV 抗原检查确诊。③流行性腮腺炎脑膜脑炎:多发生于冬春季,一般发生于腮腺肿大后 3～5d 内,但也有发生于腮腺肿大之前或仅有脑膜脑炎而无腮腺肿大者。而乙脑也常见有腮腺肿大者,随病情好转腮腺肿大消退。但流行性腮腺炎脑膜炎一般病情较轻,腮腺肿大常伴有颌下腺、舌下腺及睾丸肿大。鉴别有赖于血清淀粉酶测定及血清学检查。

【治疗】

本病尚无特效治疗,宜密切观察病情变化,积极采取对症治疗和中西医结合治疗,正确处理高热、惊厥、呼吸衰竭等危重症状,预防并发症与继发感染。

一、一般治疗及护理

常规隔离,保持安静,避免刺激。定期观察患者的神志、体温、血压、呼吸、瞳孔及肌张力的变化。对昏迷者应定时翻身、拍背、吸痰,防止压疮发生。不能进食者鼻饲,计出入水量,按生理需要补液,维持水、电解质平衡。成人每日输液量为 1500～2000ml,儿童每天 50～80ml/kg 为宜。

二、对症处理

高热、抽搐及呼吸衰竭是乙脑的三大主征,可互为因果,甚至形成恶性循环。因此,乙脑的治疗应着重于降温、止痉、脱水及呼吸衰竭处理四方面:

1. 降温 应采取综合性降温措施(物理降温为主,药物降温为辅),使患者体温控制在38.5℃以下。

(1)物理降温:如头部用冰帽连续降温,颈部、腋下及腹股沟部放置冰袋,酒精擦浴、冷盐水灌肠等。同时使室温降至25℃以下。

(2)药物降温:为配合物理降温,可应用小剂量退热药物,如吲哚美辛(消炎痛)口服或鼻饲,每次12.5~25mg,每4~6h 1次;对暂时不能口服或鼻饲者,可采用吲哚美辛(消炎痛)栓剂,肛内置留。严重者给予氯化可的松100~300mg/d或地塞米松5~10mg/d。

(3)针刺降温:取大椎、内关、曲池、合谷、百会等穴针刺,可有一定效果。对老年体弱者可用安乃近0.1g作单侧合谷穴注射。

(4)亚冬眠疗法:持续高热、反复惊厥的患者可采用亚冬眠疗法,以降低脑组织的新陈代谢和氧的需要量,提高细胞对缺氧的耐受性,减少脑细胞损害,有降温止惊作用。常用氯丙嗪和异丙嗪,每次各0.5~1mg/kg,每4~6h肌内注射1次。使肛温维持在38℃左右,维持较长时间,在度过疾病极期后,逐渐撤除亚冬眠,一般为3~5d。但应注意冬眠疗法有抑制呼吸中枢及咳嗽反射,使呼吸道分泌物聚积等缺点,使用时要权衡利弊。

2. 止惊 引起惊厥的原因有高热、颅内压增高、脑实质炎症、痰阻缺氧、低血钙及低血钠性脑病等,应首先针对不同原因采取相应措施,如因呼吸道痰液阻塞造成脑缺氧及脑水肿所致惊厥者,应以及时吸痰、吸氧为主;低血钠性脑病及低血钙引起的惊厥应及时纠正电解质紊乱及代谢性酸中毒。如惊厥的原因为脑实质炎症,则应硬时给予镇静剂,常用的药物有:①地西泮:为首选止惊药物。成人用量为每次10~20mg,儿童每次0.1~0.3mg/kg(不超过10mg),肌内注射或缓慢静脉注射。②水合氯醛:成人每次1.5~2.0g,儿童每次60~80mg/kg(每次不超过1.0g),稀释后鼻饲或保留灌肠。③异戊巴比妥钠:成人每次0.2~0.5g,儿童每次5~10mg/kg,溶入5%~10%葡萄糖液20ml中,缓慢静脉注射(>5min)。本药适用于其他止痉药不易控制的抽搐。因该药有明显的呼吸抑制作用,故用药过程中如呼吸减慢或惊厥停止,应立即中止注射。④苯巴比妥钠:成人每次0.1~0.2g,儿童每次5~8mg/kg,肌内注射。

3. 脱水 颅内压增高是呼吸衰竭、抽搐及脑疝的根本原因,需做积极处理。常用的脱水剂有20%甘露醇、利尿剂、高渗葡萄糖等。地塞米松具有减轻炎症反应、改善脑水肿、减轻中毒症状和降温作用,但它可促使感染加重和扩散,仅主张短期用于重型和极重型患者。

4. 呼吸衰竭的处理 呼吸衰竭是本病的主要死亡原因,处理时应根据引起呼吸衰竭的不同原因采取相应的措施。保持呼吸道通畅,定时翻身并拍打胸背、吸痰及雾化吸入。吸氧,应用呼吸兴奋剂,也可同时应用脑细胞代谢活化剂如细胞色素C、ATP、CoA等。有下列指征时应尽早行气管切开:①深昏迷,痰液阻塞,咳嗽反射消失,吞咽功能障碍,经处理无效者;②脑干型脑炎,咽喉部分泌物聚集,病情进展者;③延髓麻痹或假性延髓麻痹,或呼吸肌麻痹,经吸痰给氧仍不能维持换气功能者;④老年人呼吸衰竭、排痰困难,或乙脑极期合并肺炎、肺不张,发绀进行性加重者。必要时行人工呼吸。

近年来用血管活性药物东莨菪碱救治重型乙脑取得较好效果。剂置每次0.02~0.04mg/kg,以5%葡萄糖液稀释后,每隔10~30min静脉缓注1次,直至呼吸循环改善为止。

亦可用山莨菪碱、阿托品等。

三、中医中药治疗

基本上按温病辨证施治，多采用清热解毒、芳香化湿相结合方法。常选用银翘散、白虎汤、黄连解毒汤、清营汤等方剂加减，可配合应用紫雪丹、至宝丹、安宫牛黄丸等。亦可配合选用一些中药注射制剂，如板蓝根注射液、醒脑静注射液等，其中醒脑静注射液使用方便，既可肌内注射，也可静脉应用，具有降温、止惊、降颅内压、促苏醒等作用，可作为首选的中药注射制剂之一。

四、其他治疗

病初可用广谱抗病毒药物如利巴韦林静脉滴注。α干扰素有增强机体细胞抗病毒的能力，但其有效程度尚待进一步明确。实验研究证实，乙脑病毒单克隆抗体能迅速中和游离病毒，消除病毒血症，抑制病毒繁殖，控制中枢神经系统病变的发展。

五、恢复期及后遗症的处理

加强营养，细心护理，防止压疮、肺炎等并发症。肢体瘫痪者应保持肢体功能位，防止肢体畸形发生。对病情稳定、无抽搐的瘫痪、失语患者可采用高压氧治疗。恢复期可用针灸、理疗、推拿、功能锻炼等综合措施，并给予改善神经细胞功能的药物。

(顾吉达)

第五节 狂犬病

狂犬病(rabies)是由狂犬病毒(rahies virus)所致的中枢神经系统急性传染病，属人兽共患自然疫源性疾病，因常有恐水的临床表现，故也称恐水病。温血动物均可患狂犬病，并在动物之间通过受感染的分泌物，主要是由带毒的唾液来传播。人狂犬病多因被感染的犬、猫或野生动物咬伤而感染，临床主要表现为兴奋狂躁、恐水怕风、流涎、发作性咽肌痉挛、进行性瘫痪等，病死率高达100%，一般在发病后3～6d内死于循环或呼吸衰竭。

【病因与发病机制】

本病的病原为狂犬病毒，属单股RNA病毒。病毒形似子弹，大小约75nm×180nm。狂犬病毒含5个结构基因，即N基因、M_1基因、M_2基因、G基因和L基因；含5种主要蛋白，即糖蛋白(G)、核蛋白(N)、多聚酶(L)、磷蛋白(NS)和膜蛋白(M)。糖蛋白能与Ach受体结合，决定了狂犬病毒的嗜神经性，能刺激机体产生保护性免疫反应。病毒对外界抵抗力不强，易被大多数有机溶剂、氧化剂及表面活性物质(新洁尔灭、肥皂、去垢剂)灭活。人狂犬病由病犬传播者占80%～90%，但在发达国家由于犬狂犬病已被控制，野生动物如狐狸、狼、吸血蝙蝠等已逐步成为传染源。人患病后唾液含有少量病毒，有可能成为传染源，但尚待证实。人群对本病普遍易感，未作预防注射者被病犬咬伤后的平均发病率为13%～20%，病狼咬伤者为50%～60%。发病与否除受疫苗注射情况(是否及时、全程和足量)的影响外，还与咬伤部位、创伤程度、衣着厚薄等有关。头面部、颈部、手部伤口深大或多处受伤，发病机会较多。咬伤后迅速进行伤口处理,或有厚衣着的保护,其发病机会较少。若及时、全程、足量注射狂犬疫苗者发病率低于1%,国内报告为0.15%。本病主要分布在城镇、农村和边远山区。人狂犬病发病之前,常有犬狂犬病流行。

病毒对神经组织有强大的亲和力。实验证明,在潜伏期和发病期间并无病毒血症。狂犬病的发病过程可分为3个阶段:①局部组织内繁殖期:人被感染动物咬伤后病毒自咬伤部位侵入,先在入侵处的横纹肌细胞内缓慢增殖,侵入附近的神经末梢,选择性地在神经肌肉接合部与乙酰胆碱受体结合而进入周围神经组织。此期一般在3~5d之内,也有报道达1~2周之久。②侵入中枢神经期:病毒沿周围神经的轴索浆向中枢神经作向心性扩展,其速度约每小时3mm。到达脊髓的背根神经节后,病毒即在其内大量繁殖,然后侵入脊髓和整个中枢神经系统,主要侵犯脑干和小脑等处的神经元。③向器官扩散期:病毒自中枢神经系统向周围神经离心性扩散,侵入唾液腺、肾上腺、肾、肺、肝、骨骼肌、心脏等各器官组织,尤以唾液腺处为甚。由于迷走神经核、吞咽神经核及舌下神经核受损,而发生吞咽肌及呼吸肌痉挛,临床上出现恐水、呼吸困难、吞咽困难等表现;交感神经兴奋,使唾液分泌和出汗增多;交感神经、迷走神经和心脏神经节受损时可产生心血管功能紊乱和猝死。

【临床表现】

本病潜伏期长短不一,最短可至4d内,最长可达数十年之久,通常为1~3个月。短潜伏期常见于头面部、颈部咬伤以及严重或多部位咬伤者。典型的临床经过可分为三期,即前驱期、兴奋期和麻痹期(瘫痪期)。

1. 前驱期(侵袭期) 在兴奋状态出现前,多数患者有低热、头痛、周身不适、倦怠、纳差、恶心、腹痛腹泻等症状,同时伴有或随后出现焦虑、抑郁、幻觉、失眠、注意力不集中、恐慌不安,对声、光、风、痛等刺激比较敏感,并有喉头紧缩感。约40%的患者于受伤处出现烧灼或针刺样疼痛、麻木感、冷感或蚁行感,或在伤口的瘢痕处发痒(此乃病毒繁殖时刺激神经元所致),可波及到整个躯体甚至全身发痒,由此可引起剧烈的搔抓使多处皮肤受伤,这些症状高度提示狂犬病的可能。本期持续2~3d。

2. 兴奋期(激动期) 患者逐渐进入高度兴奋状态,突出表现为恐怖不安、恐水怕风、发作性咽喉肌痉挛,呼吸困难、排尿排便困难、高热、多汗、流涎等。恐水为本病所特有,当饮水、见水、闻及流水声或仅仅提及饮水时,均可引起反射性咽喉肌痉挛,病人极度的痛苦和恐惧,患者虽渴而不敢饮,饮后也无法下咽,从而引起脱水。80%的患者有此典型表现。有些患者感觉咽喉部疼痛和阻塞,促使用双手拉扯自己的咽喉部。畏风也是本病的常见症状。对外界各种刺激如轻微的风、光、声音或触摸等均可引起咽喉肌和呼吸肌痉挛,由于声带痉挛导致说话不清,甚至失声。交感神经常常亢进,表现为体温和血压升高,心率增快,唾液分泌增加,大汗淋漓,瞳孔散大,对光反射迟钝等。部分患者出现下丘脑和杏仁核功能异常,可导致性欲增强,或为嗜色狂或慕男狂,男性患者在1日内可试图多次性交或自发性射精。多数患者神志清楚,表情痛苦焦急,狂躁不安;随着兴奋状态的增长,部分病人可出现精神失常、谵妄、幻想幻视、强行挣扎,并试图逃出室外,也可能攻击或咬伤他人。病程进展迅速,大多在发作中死于呼吸、循环衰竭。本期持续1~3d。

3. 麻痹期(瘫痪期) 病人渐趋安静,痉挛发作停止,出现各种瘫痪,尤以肢体软瘫最为多见,也可表现为眼肌、颜面肌和咀嚼肌的瘫痪以及感觉减退、失声和反射消失等。本期中患者的呼吸逐渐微弱或不规则,可迅速因呼吸、循环衰竭而死亡。临终前多进入昏迷状态。本期持续6~18h。本病的整个病程一般不超过6d,超过10d者极少。除上述典型者外,有所谓"麻痹型"者,此型常见于吸血蝙蝠咬伤,受固定株病毒感染、接受角膜移植及儿童患者,约占狂犬病的2%~20%。其病理损害以脊髓、延髓为主,因咽喉肌麻痹不能说话,又称"哑型"狂犬病。不同的是无兴奋期表现,前驱期后出现四肢麻木,麻痹从下肢开始,逐渐发展至全身麻痹,多无吞咽困难和恐水表现,也没有痉挛发作,神志始终清楚,终因衰竭而死亡,病程10d左右。

【辅助检查】

1. 血象 白细胞总数轻至中度升高,脱水时可达 $30 \times 10^9/L$,以中性粒细胞为主。

2. 脑脊液检查 压力正常或稍高,细胞数稍高,以淋巴细胞为主,蛋白含量增多,糖及氯化物大致正常。

3. 免疫学试验 常用免疫荧光抗体法和酶联免疫技术检测患者分泌物、脑组织涂片及皮肤肌肉切片中的病毒抗原。

4. 病毒分离 从患者的脑组织、脊髓、唾液腺、泪腺中虽可分离到病毒,但阳性率很低;自脑脊液和唾液中更难分离出病毒。目前多采用组织培养和动物接种的方法分离病毒,再用中和试验加以鉴定,但需时较长,阳性率较低。

5. 脑组织检查 于死后进行。取脑组织切片染色检查内基小体或用荧光素标记抗体法检查脑组织内病毒抗原,数小时即可得出结果,阳性率高。

【诊断】

根据有狂犬动物咬伤或抓伤史,出现典型症状,即可作出临床诊断。在病程早期或症状不典型的患者易被误诊,须与下述疾病鉴别:

1. 破伤风 有外伤史,潜伏期较短,主要是肌肉阵发性痉挛,且有牙关紧闭、角弓反张、苦笑面容等特点,但无狂躁、流涎、恐水、畏风等表现。

2. 脊髓灰质炎 多见于儿童,病程早期常有发热、头痛、出汗、兴奋、感觉过敏,出现肢体瘫痪后以上症状消失。脑脊液异常改变多见。

3. 其他病毒性脑炎 其他各型脑炎患者常出现高热、抽搐,但无流涎、恐水表现,且常有不同程度的意识障碍。狂犬病患者神志清楚。免疫学检查、病毒分离和临床转归等有助于鉴别。

4. 狂犬病恐怖症 癔症患者在被动物咬伤后几小时或1~2d出现咽喉部紧缩感、恐怖感,甚至出现恐水。这种假性恐水是一种夸张的动作,不能产生病理性反应,患者不出现发热、畏风、流涎,经暗示说服或对症治疗后可顺利恢复。

5. 震颤性谵妄 长期酗酒者,即使24h未饮酒也能产生严重戒断状态。患者一般先因头部损伤或急性感染以及戒酒,表现有焦虑、震颤、出汗、谵妄,呈现动物或昆虫的逼真吓人的视幻觉或感觉性幻觉。谵妄和幻觉是本病的早期症状,却是狂犬病中的晚期表现。

6. 狂犬病疫苗引起的神经系统并发症 接种狂犬病疫苗后(多发生在首剂疫苗后2周)有时可出现发热、关节酸痛、肢体麻木、运动失调和各种瘫痪等症状,在应用疫苗过程中逐渐加重。与本病的"麻痹型"有时不易区别。但前者经停止接种,用激素治疗后大多数可恢复;死亡病例则须经内基小体和免疫学试验才能鉴别。

【治疗与预防】

本病无特异性治疗,病死率达100%,故强调在咬伤后及时预防性治疗以防止发病。若已发病则采取对症治疗,尽量延长患者生存时间。

一、发病时的处理

仅能作对症处理:①首先将患者隔离在安静、光线较暗的单人房间,避免各种声、光、风等刺激,精心护理。医护人员最好进行狂犬病疫苗注射,接触病应戴口罩、手套,以防病人唾液中的病毒污染皮肤及黏膜破损处。②应用镇静剂如氯丙嗪、苯巴比妥钠、地西泮(安定)等控制病人的兴奋状态。③鼻饲或静脉输液,补充血容量,纠正水电解质及酸碱平衡失调。④采取有效措施,维持患者心肺功能。必要时可作气管切开术,并应用肌肉松弛剂和间歇正压通气等。

二、预防

1. 控制和管理传染源 捕杀野犬,对饲养犬进行登记并做好预防接种。发现病犬、病猫应立即击毙,死后焚毁或深埋,严禁制皮和食用。咬过人的家犬、家猫应设法捕获,隔离观察10d以明确是否患病。仍存活的动物可暂时解除隔离,尽可能检查唾液是否带毒,以明确是否为"健康"带毒犬。

2. 切断传播途径 有狂犬病发生的地区,严禁饲养狗猫等动物。狂犬病人分泌物及被污染的环境应彻底消毒。

3. 保护易感人群 如不慎被狗、猫或患病动物咬伤,或皮肤破损处被患病动物(狂犬、病人)唾液沾污者,应及早进行预防接种。轻者于0、7、14d各肌注2ml狂犬病疫苗;重者于0、3、7、14、30d各肌注2ml。同时,应迅速对咬伤或抓伤部位进行局部处理,时间越早越好,即使受伤已数小时后,局部处理仍应按规定进行。推荐的措施是用20%肥皂水反复冲洗,再用大量凉开水或生理盐水反复冲洗后,局部应用70%酒精、2.5%~5%碘酒、或0.1%新洁尔灭消毒,使用新洁尔灭时,应将肥皂水冲洗干净,否则肥皂水能中和新洁尔灭。深部伤口应用注射器插入伤口进行液体灌输、冲洗。如因疼痛,可给局部麻醉,若无明显出血,一般不必缝合或包扎。若有必要应在局部伤口处理后应用抗生素等。对严重受染者(如头面部或颈部受伤,多处或深部受伤),应争取在72h内尽早注射抗狂犬病血清(ARS)或狂犬病免疫球蛋白(HRIG)。在伤口冲洗后,即用ARS 0.5ml/kg,1/2量用于伤口周围浸润注射,另1/2量用于肌内注射,用前需作皮肤过敏试验,即使阳性反应也不能视为禁忌证,可在准备预防措施下进行脱敏注射;HRIG用量为20U/kg,不需作皮肤过敏试验,用法与ARS相同。抗体制剂应用后,再用疫苗正规接种。对以往已接种过疫苗的人群受染后,伤口的局部处理仍有必要进行,也可用ARS或HRIG对伤口进行局部浸润注射,但全身用药没有必要,并可用3剂疫苗于0、3、7d进行加强注射。对严重受染者或怀疑以往所用疫苗的效果时,最好进行血清抗体检测,若无抗体存在,应重新进行全程疫苗注射。狂犬病抗体制剂先用或同时与疫苗应用,均可能干扰疫苗产生抗体,故首次疫苗剂量应增加到正常剂量的2~3倍,在几个部位注射。对于某些慢性疾病(如肝硬化)、免疫缺陷、免疫抑制或严重营养不良的患者,或延迟48h才注射疫苗的受染者,也需要增加首次疫苗的剂量。应采用肌内注射,成人应注入三角肌,小儿应注入大腿前外侧部,臀部注射应当避免。接种期间应避免使用免疫抑制剂和病毒感染等。

(王海滨)

第六节 流行性出血热

流行性出血热(epidemic hemorrhagic fever,EHF)是以鼠类为其自然宿主和主要传染源,由多种出血热病毒或汉坦病毒以多种传播途径传播而引起的一类自然疫源性疾病。本病的主要病理变化是全身小血管和毛细血管的广泛性损害,以发热、低血压、出血及肾损害为主要临床特征。流行性出血热发病急,临床过程凶险,发病率和病死率较高,对群众健康危害很大,特别是在洪涝灾害时,在灾区可能发生该病的暴发流行,应引起各级部门和广大医务人员的高度警惕和重视。

【病因与发病机制】

一、病因

流行性出血热病原体为布尼亚病毒科(Bunyaviridae,BUNV)汉坦病毒属。自1976年韩国李镐汪等学者首次分离出一株朝鲜出血热病毒以来,在不同的国家、地区先后分离出不同类型的该类病毒,近年来的主要成就为新病毒的不断发现和命名的统一,现统称为汉坦病毒(Hantavirus,HV)。病毒体呈圆形、卵圆形或长形,直径70~210nm,有囊膜,囊膜上有突起。至目前为止,经血清学研究证实本属病毒至少可以分为23个抗原明显不同的血清型。血清Ⅰ型病毒即汉坦病毒(Hantaan virus,HTNV),又称野鼠型病毒或姬鼠型病毒,主要宿主动物是姬鼠;Ⅱ型病毒即汉城病毒(Seoul virus,SEOV),又称家鼠型病毒,主要宿主动物是褐家鼠;Ⅲ型病毒即普马拉病毒(Puumala virus,PUUV),又称䶄鼠型病毒,主要宿主动物是欧洲棕背䶄;Ⅳ型病毒即希望山病毒(Prospect Hill virus,PHV),又称为田鼠病毒,主要宿主动物是美国田鼠。我国主要流行的为Ⅰ型和Ⅱ型病毒。不同血清型的病毒,临床表现轻重程度也不一致。如Ⅰ型病毒常引起重型,Ⅱ型病毒常引起中型,Ⅲ型病毒引起轻型。目前认为Ⅰ型病毒感染者重于Ⅱ型病毒感染者,这可能与病毒的毒力有关,分子流行病学研究认为:汉滩病毒的变异速率较慢,但有时可有很微小的变化(几个甚至1个氨基酸的变化),这都有可能引起病毒毒力即致病性的巨大变化。

汉坦病毒广泛分布在世界五大洲78个国家的人或动物中,但主要分布于欧、亚两大洲,我国于20世纪30年代初开始流行于黑龙江流域,以后逐渐蔓延。近年来除青海和新疆无原发病例报道外,其余32个省、市均有发病和流行。世界上90%的病例发生在中国,每年发病人数4万~6万例。本病一年四季均可发病,但有季节性流行,且流行季节有双峰(春、夏季有一小峰,秋、冬季有一流行高峰)和单峰(只有秋、冬季一个高峰)两种类型。鼠类是流行性出血热的主要传染源。我国农村的主要传染源是黑线姬鼠和褐家鼠,城市的主要传染源是褐家鼠,实验动物的主要传染源是大白鼠。人类主要是通过接触受感染的动物的排泄物或分泌物而感染,尤其是经呼吸道传播,目前认为该途径是本病的主要传播途径。流行性出血热的流行,取决于主要宿主动物种群数量和带病毒率情况,同时与易感人群的免疫状态和接触汉坦病毒机会也有密切关系。人群对汉坦病毒普遍易感,但以青壮年、农民多见,儿童发病罕见。过去认为汉坦病毒以显性感染为主,隐性感染较少;但近年来的监测研究表明,人群感染后仅少数人发病,大部分人呈隐性感染状态,特别是Ⅱ型疫区的人群隐性感染率更高,可达1%~20%。感染后抗体出现早,发热1~2d即可检测出IgM抗体,第7~10d达高峰;第2~3d可检测出IgG抗体,发病后第14~20d血清抗体可达高峰,持续时间较长。感染Ⅰ型病毒后,IgG抗体在体内可维持30多年,感染Ⅱ型病毒后,中和抗体只可维持2年;Ⅰ型病毒感染者对Ⅱ型病毒有一定的交叉免疫力,Ⅱ型病毒感染者对Ⅰ型病毒免疫力不强。流行性出血热病后可获持久免疫力,一般不发生再次感染发病,但隐性感染产生的免疫力多不能持久。随着我国经济的发展和农村经济模式的改变,目前家鼠型疫情逐年增多,野鼠型则相对减少,疫区逐渐由野鼠型、家鼠型趋向混合型。流行有一定的地区性,并可扩展而产生新疫区,多呈散发。在人口密集,带毒鼠数量多,人鼠接触机会较大的时候,会出现流行性出血热的暴发流行。洪涝灾害时,人群集居堤坝、高地,鼠类也向高处聚集逃避水患,造成人、鼠密度的同步增加,人鼠接触机会增多,可能引起流行性出血热的暴发。

二、发病机制

流行性出血热的发病机制迄今仍未完全阐明。近年来研究提示汉坦病毒感染为本病发病的始动因素,直接导致病毒感染脏器的组织细胞结构和功能的损害;同时又激发机体的免疫反应,释放并激活多种细胞因子、炎性介质而产生免疫病理损害,从而导致一系列复杂的病理生理过程,产生发热、低血压休克、出血和肾功能衰竭等临床经过。

目前认为有如下机制:

(一)病毒直接致病作用(病毒学说)

主要依据是:①病人早期有病毒血症的相应症状如高热、寒战、乏力、全身酸痛等。②机体对不同血清型病毒的易感性不同,导致不同血清型的病毒所引起的临床症状严重程度也不同,但病情的轻重与病毒抗原差异及其毒力强弱有关。③病毒对人类呈泛嗜性感染,在心脏、肺、肝、肾、骨髓、胸腺、脾、淋巴结、血管内皮细胞、中枢神经系统、脊髓、外周血单核细胞等脏器、组织中均能检测到病毒抗原并分离出病毒,且病毒抗原分布多的脏器病理损害较重,提示脏器组织病变严重程度与病毒分布的数量有关。④体外培养正常人的血管内皮细胞、肝细胞、肾小管上皮细胞及骨髓细胞,并用病毒攻击后,均可出现细胞膜和细胞器损伤,表明在无免疫因素参与下,病毒具有直接引起病理损害作用。临床观察证明,流行性出血热的早期,患者已有微血管、肾脏的损害、血小板下降,称为原发性损伤,进一步提示病毒具有直接致病作用。为了进一步研究汉坦病毒的直接损害机制,对汉坦病毒结构蛋白的致病作用进行了深入的研究,结果提示在流行性出血热发病早期,汉坦病毒膜蛋白(MP)和核蛋白(NP)抗原均已出现,且其强度与病情及肾损害关系密切。通过对单核细胞的病毒结构蛋白与病情之间的动态观察,发现 MP 感染强度与尿素氮呈正相关,MP 和 NP 抗原持续性高强度感染者预后较差,反之预后较好,且认为 MP 使细胞融合与脱落而直接致病。另外研究还发现 MP 与 NP 在发病初期阳性率最高,表达较强,早期应用抗病毒药物干扰素治疗后可使 MP 的滴度迅速下降,这为汉坦病毒具有直接致病作用提供了进一步的证据,为临床早期抗病毒治疗提供了理论依据。

(二)免疫发病机制(免疫学说)

主要依据是:①病人早期血液中特异性 IgE 和组胺均明显增高,嗜碱性粒细胞脱颗粒试验呈阳性反应,提示 I 型变态反应参与发病过程。组胺增加可引起毛细血管扩张和血管通透性增加,产生皮肤、黏膜充血及水肿等。②病人早期血清补体下降,血中存在特异性循环免疫复合物,免疫组化提示抗原为病毒抗原,血清中也可检出抗基底膜和抗心肌抗体。在镜下可观察到皮肤小血管、毛细血管、肾小球、肾小管基底膜、血小板、红细胞表面、内皮细胞内及表面等均有特异性免疫复合物沉积,并可发现补体裂解片段,表明 III 型变态反应参与发病过程,引起血管和肾损害。电镜还观察到肾组织除颗粒状 IgG 沉着外,肾小管基底膜存在线状 IgG 沉积,提示 II 型变态反应参与血小板的减少和肾小管的损害。IV 型已被证实参与发病,导致免疫病理损伤。③研究者还观察到病人非特异性细胞免疫呈抑制状态,特异性细胞免疫则明显增强,外周血 CD4/CD8T 细胞比例下降或倒置,抑制性 T 细胞功能低下,提示细胞免疫也参与发病过程。有学者应用 $^3H\sim TdR$ 放射性核素释放法研究,发现早期应用免疫抑制剂可损伤机体的免疫功能,不利于病毒的清除;而机体在清除病毒的同时,也损伤了大量的靶细胞。也有研究发现能产生病毒特异性 CD_8^+ T 细胞的感染小鼠具有产生干扰素和 TNF~α 能力,具有细胞毒活性,因此可清除病毒。但进一步观察发现,流行性出血热的组织损害较早出现病变,而免疫功能紊乱较迟;且免疫复合物的沉积、消长与病理损伤不一致,病情好转或恢复时,免疫复合物仍存在,甚至是长期存在;临床研究也证实早期抗免疫治疗无效。因此,免疫发病机制也可能是本病发生、发展过程中的致病机制之一。

(三)神经内分泌激素及细胞体液因子辅助发病机制

许多神经内分泌激素和细胞体液因子在本病的发生、发展过程中起一定的作用,病人血清中 IL、肿瘤坏死因子(TNF)、前列腺素、内皮素等明显增加,提示细胞因子、炎症介质等大量释放,参与了发病过程。其中已被证实含量增加且引起病情加重、病程延长的有血浆内皮素、肾素、血管紧张素、醛固酮、儿茶酚胺类激素(如肾上腺素、去甲肾上腺素等)、β~内啡呔、肿瘤坏死因子、血栓素、可溶性白细胞介素~2 受体、丙二醛及胃泌素(发热期)等,及早应用它们的特异性拮抗剂,对缓解病情有一定的作用。

【临床表现】

潜伏期通常为 2 周,也有短至 4d 者,偶见长至 2 个月。流行性出血热临床表现错综复杂。约 10%~20% 的病人有前驱症状,表现为上呼吸道卡他症状或胃肠道功能失调。临床上典型病例具有发热、出血和肾脏损害三大主症,并依次出现五期过程,即发热期、低血压休克期、少尿期、多尿期和恢复期。轻型或经及时合理治疗后,往往五期过程不明显,也可出现越期(如缺乏低血压期、少尿期或多尿期)现象。但多数患者具有发热期、多尿期及恢复期。重症病例来势凶猛,可有病期交叉重叠现象,预后差。

一、发热期

突然起病,伴有畏寒、发热,体温急剧上升,多为高热,体温一般在 39~40℃ 之间,热型以弛张型为多,持续数日后自行消退,少数呈稽留型或不规则型,体温越高、热程越长,则病情越重。"三痛"(头痛、腰痛、眼眶痛)症状明显,全身疼痛不适,极度乏力;畏光、视力模糊;伴有恶心、呕吐、腹痛、腹泻等明显的消化道症状。"三红"(颜面、颈部、上胸部潮红)明显,重者似酒醉貌。眼结合膜、咽部充血,并有不同程度的出血现象如软腭、咽部、腋下、前胸等部位可见点状、条索状、集簇状出血点,球结膜水肿、充血及眼睑、面部浮肿。肾区有叩痛,尿中含大量蛋白质,镜下可见红细胞、白细胞及管型。本期一般持续 3~7d。

二、低血压休克期

一般于病程第 4~6d 出现。发热渐退,但其他症状反而加重。血压波动不稳,收缩压降低,脉压缩小。轻者血压略有波动,持续时间短,重者血压骤然下降,甚至不能测出呈休克表现。休克者可出现烦躁不安、谵语、摸空等精神症状,甚至有狂躁、精神错乱等;早期病人的皮肤一般潮红、温暖、出汗多,以后出现脸色苍白、发绀、四肢厥冷;脉搏细速,可出现奔马律或心力衰竭;尿量减少;病人全身微循环障碍,引起代谢紊乱。若低血压休克不能及时纠正,可进一步出现代谢性酸中毒、电解质紊乱、急性肾功能衰竭、脑水肿、急性呼吸窘迫综合征(ARDS)、DIC 和多器官功能不全综合征(MODS)等。本期一般持续 1~3d。

三、少尿期

在低血压中、后期即可出现少尿,一般于病程第 5~7d 出现。也可从发热期直接进入少尿期。此期病人出现尿量减少或无尿,可有尿毒症表现、酸中毒。病人有口渴、呃逆、呕吐、腹痛、谵语、摸空、幻觉、抽搐、鼻出血、呕血、便血、咯血、尿血、肾区叩痛等,皮肤、黏膜出血点明显增多。血压大多升高,脉压增大。出现少尿(<400ml/24h)或无尿(<50ml/24h)。病情严重者可出现尿毒症、酸中毒、电解质紊乱如高钾血症和高血容量综合征等,而高血容量综合征可引起心力衰竭、肺水肿等。本期一般持续1~4d。

四、多尿期

少尿期末,尿量渐增即进入多尿期,一般于病程第10~12d出现。原因主要是:①由于循环血量增加,肾小球滤过功能改善,肾小管上皮细胞逐渐修复,但其再吸收功能较差;②少尿期潴留在体内的尿素、肌酐等代谢产物的排泄,形成渗透性利尿,可出现多尿和夜尿症。此期可分为:①移行期:尿量由500ml/24h增至2000ml/24h,但血肌酐、尿素氮仍持续上升,症状加重;②多尿早期:尿量>2000ml/24h,氮质血症无改善,症状仍重;③多尿后期:尿量>3000ml/24h,并逐日增加,甚至可达10000ml/24h以上,尿液比重低。在少尿期向多尿期移行时,多数病人症状并未改善,最易发生各种合并症而导致死亡,但随着尿量继续增加,病情开始缓解,全身症状明显好转。随着尿液的大量排出,可导致失水和电解质紊乱,特别是低钾血症,继发细菌感染如支气管肺炎、肺炎等。本期一般持续数日至数周。

五、恢复期

一般在病程的第21~28d开始恢复,肾脏浓缩功能逐渐好转,尿量逐渐回复正常,夜尿症消失。一般情况好转,除软弱外,自觉症状逐渐消失,尿常规检查及血生化改变皆正常,体力也逐渐恢复。整个病程约1~2个月。

六、合并症

主要有严重的腔道出血、急性心力衰竭、急性呼吸窘迫综合征、自发性肾脏破裂;脑水肿、脑出血或脑疝等中枢神经系统合并症;支气管肺炎及其他继发感染等。

【辅助检查】

一、血常规

早期白细胞总数正常或偏低,随着病程进展,3~4d后多明显增高,可达(15~30)×10^9/L,甚至高达50×10^9/L,杆状核细胞增多,呈类白血病反应;淋巴细胞明显增加,可出现异型淋巴细胞;血小板明显下降,有异型血小板出现;从发热至低血压期因血液浓缩,红细胞总数和血红蛋白升高。

二、尿常规

早期尿中即出现蛋白,且迅速增多,偶有尿蛋白阴性者;尿中有红细胞、白细胞及管型;尿中可出现膜状物。

三、血生化

多数病人在低血压期,少数病人在发热后期开始出现血肌酐(Cr)、尿素氮(BUN)增高,移行期末达高峰,多尿后期开始下降。部分病人血ALT、AST也有轻度升高。

四、凝血因子

凝血酶时间、凝血酶原时间、纤维蛋白原、白陶土部分凝血活酶时间、鱼精蛋白副凝试验（3P试验）、纤维蛋白（原）降解产物等可有不同程度的异常。

五、特异性血清学检查

20世纪70年代以来相继出现了应用间接免疫荧光试验（IFAT）和IgM捕捉ELISA法检测IgM型抗体，反向被动血凝抑制试验（RPHI）检测流行性出血热总体，血凝抑制试验（HI）检测血清中的血抑抗体及空斑减少中和试验（RPNT）检测血清中的中和抗体来辅助诊断流行性出血热。应用血清免疫学检查血或尿特异性抗原阳性，早期患者特异性IgM抗体阳性或双份血清（发病4d内和间隔7d以上）特异性IgG抗体滴度有4倍以上增高，可确诊为现症或近期感染。5d后，单份血清IgG抗体滴度高达1:320以上时，结合临床表现和流行病学史亦可诊断。近年来随着分子生物学技术的进展，不断推出新的病毒学检测方法，如重组病毒抗原、高密度颗粒凝集试验（HDPA）、免疫金银直接染色法等。

【诊断与鉴别诊断】

根据流行病学资料，临床表现和实验室检查结果可作出诊断。①流行病学：包括流行地区、流行季节，与鼠类直接和间接接触史，进入疫区或2个月以内有疫区居住史。②临床表现：包括早期典型的临床表现和病程的5期经过。早期典型的临床表现为起病急、发热、头痛、眼眶痛、腰痛、酒醉貌，球结膜水肿、充血、出血，软腭、腋下有出血点，肋椎角有叩击痛及肾功能损害。病程的5期经过包括发热期、低血压休克期、少尿期、多尿期及恢复期。③实验室检查：外周血象白细胞总数及分类中异常淋巴细胞增多，红细胞总数和血红蛋白上升，血小板明显减少。尿变化显著，血肌酐、尿素氮增高。血特异性抗体或HV～RNA阳性。

无特异性实验诊断条件的医疗单位，在流行病学、临床表现、常规实验室检查和病期经过4项中3项阳性者，也可确诊为本病。

按病情轻重，本病可分为五型。

1. 轻型 ①体温在39℃以下，一般在38℃左右，中毒症状轻；②血压基本在正常范围；③除皮肤和（或）黏膜有出血点外，无其他处明显出血现象；④肾脏损害轻微，尿蛋白在＋～＋＋，没有明显少尿期。

2. 中型 ①体温39～40℃，全身中毒症状较重，有明显的球结膜水肿；②病程中收缩压低于90mmHg，或脉压＜26mmHg；③皮肤、黏膜及其他部位有明显的出血现象；④肾脏损害明显，尿蛋白可达"＋＋＋"，有明显的少尿期。

3. 重型 ①体温≥40℃，全身中毒症状及渗出现象严重，或出现中毒性精神症状者；②病程中收缩压＜70mmHg，或脉压＜20mmHg，临床出现休克者；③出血现象较重，如皮肤瘀斑、腔道出血；④肾脏损害严重，少尿持续在5d以内，或无尿2d以内者。

以上各型若具备其中2项或以上者即可诊断。

4. 危重型 在重型基础上，出现以下任何严重综合征者：①难治性休克；②出血现象严重，有重要脏器出血；③肾脏损害极为严重，少尿期超过5d，或无尿2d以上，或尿素氮超过42.84mmol/L；④心力衰竭、肺水肿；⑤出现脑水肿、脑出血或脑疝等中枢神经系统合并症；⑥严重继发感染；⑦其他严重合并症。

5. 非典型 ①体温在38℃以下，缺乏中毒症状；②皮肤或黏膜有散在出血点；③尿常规检查阴性或尿蛋白±；④血或尿特异性抗原、抗体检测阳性。

鉴别诊断方面应注意:①以发热为主者应与上呼吸道感染、流行性感冒、败血症、伤寒、钩端螺旋体病、流行性脊髓膜炎、疟疾甚至急性白血病等相鉴别。②有明显出血者应与伤寒出血、溃疡病出血、支气管扩张或肺结核咯血、肝病出血、血小板减少性紫癜等相鉴别。③有明显休克者应与休克型肺炎、感染性休克、暴发型流行性脊髓膜炎等相鉴别。④以少尿型为主者应与急性肾盂肾炎、急性肾小球肾炎、过敏性肾炎等相鉴别。⑤其他:腹痛应与急性阑尾炎、急性胆囊炎、肾脓肿等相鉴别。蛋白尿应与急性肾小球肾炎、急性肾盂肾炎等相鉴别。

本病的预后与病型轻重,治疗是否及时、得当密切相关,病死率一般在5%~10%。在我国Ⅰ型病毒感染者的病死率要高于Ⅱ型病毒感染者的病死率。主要死亡原因是难治性休克、脑出血和肺出血等。

【治疗】

本病的治疗原则是"三早一就",即早诊断、早休息、早治疗、就地或就近治疗,针对各期的病理生理变化,进行预防性综合对症、支持治疗。

一、发热期的治疗

(一)一般治疗

病人应严格卧床休息,给予高热量、高维生素流质、半流质饮食。呕吐不能进食者静脉补液。

(二)液体疗法

本病因血管损害引起血管通透性增加,血浆外渗,电解质丢失,加上高热、食欲不振、呕吐等导致摄入量不足,使有效循环血量减少、电解质平衡失调、血液胶体渗透压和晶体渗透压下降。应补充足够的液体,来预防因血浆外渗所致的低血容量休克。早期合理输液可使病情减轻。

1. 补液种类 本病发热期机体内环境多属低晶体渗透压、低血钠、低胶体渗透压。因此,输液应以盐液为主,宜用平衡盐液、林格碳酸氢钠液、葡萄糖盐水等;对病情较重者,可补充白蛋白或血浆200~400ml;以提高血浆胶体渗透压,防止低血压休克和肾功能不全的发生。对少尿倾向者,应明确其病因,并合理处理。对尿量<25ml/h,持续8h者,或尿量<1000ml/d者,补平衡盐时,须酌情利尿;无肾功能损伤者,可适量选用20%甘露醇,具有扩容、减轻组织水肿、利尿作用。以此来防止血管内液体外渗,避免组织水肿加重。

2. 补液量 发热期成人每日补液量一般为每日尿量加1000~1500ml,呕吐、腹泻者酌情增加。以口服为主,不足者静脉滴注(1000~2000ml/d)补充,疗程3~4d。

(三)抗病毒及免疫调理治疗

为减轻病毒引起的直接损伤,缓解病毒血症,阻断其病情的发展,可进行早期抗病毒治疗。临床常用:①利巴韦林(病毒唑,Virazole),广谱抗病毒药物,主要通过抑制肌苷酸6~磷酸脱氢酶,阻断肌苷酸转变为鸟苷酸,从而抑制病毒核酸合成。剂量为10~15mg/(kg·d),分2次溶于葡萄糖液静脉滴注,疗程5~7d。②基因重组干扰素,具有广谱抗病毒和免疫调节作用。剂量为100万~300万U/d,肌注,每日1次,疗程3d。③流行性出血热患者恢复期血清10ml,肌注1次,或恢复期血清制成的免疫球蛋白静脉滴注。

(四)肾上腺皮质激素

具有降温、抗炎、抗渗出、抗休克、解除中毒症状等作用。对高热、中毒症状重者,可选用氢化可的松100~300mg/d,或地塞米松5~10mg加入液体中静脉滴注,连用3~5d。

(五)对症处理

发热可予以冰敷、酒精搽浴等物理降温,或复方氨基比林、阿司匹林等,但不宜给强烈退热剂,以防大量出汗而引起休克。对烦躁不安、躁狂者可给予地西泮(安定)10mg,肌注或静脉滴注。呕吐者可给予甲氧氯普胺(灭吐灵)10mg 口服或肌注,或维生素 B_6 100~200mg 静脉滴注。出斑者可给予酚磺乙胺(止血敏)0.5~1.0g,肌注或静脉滴注,维生素 K_1 20mg. 肌注或静脉滴注;必要时可输少量新鲜血液。

(六)预防 DIC

目前常用的药物有:①丹参,是活血化淤药物之一,丹参能增加红细胞膜表面电荷,防止红细胞凝集,降低血液粘滞度,防止 DIC 的形成和抑制纤溶的发生;能解除血管痉挛,提高微循环灌注量,促进血循环。丹参注射液 24g 溶于葡萄糖液中静脉滴注,每日 1~2 次,疗程 3~4d。②10% 右旋糖酐-40,500ml/d,静脉滴注。中毒症状重者或渗出明显者,应定期检查出、凝血时间,若出现高凝状态,可用小剂量肝素治疗。

二、低血压休克期的治疗

一旦休克发生,应积极补充血容量,原则是早期、快速、适量补充血容量,调整血浆胶体渗透压,纠正酸中毒,调节血管舒缩功能和心功能等。尽量缩短休克时间,以免进一步加重肾功能损害,力争在 4h 内回升并稳定血压。

(一)补充血容量

早期补充血容量是治疗低血压休克的关键性措施。

1. 补液种类　常用液体有晶体液(平衡盐液、林格碳酸氢钠液、生理盐水、葡萄糖盐水等)、胶体液(10% 低分子右旋糖酐、血浆、白蛋白)和 5%~10% 葡萄糖等。若胶体渗透压明显降低、渗出明显,适当增加胶体液,以提高胶体渗透压,回收组织间液,减轻组织水肿,提升血压,防止肺水肿的发生。由于低分子右旋糖酐有扩充血容量、提高血浆渗透压、抗血浆外渗、减少红细胞与血小板间的聚集、疏通微循环、改善组织灌注和渗透性利尿等作用,且价格低廉,可作为首选的胶体液。对明显酸中毒者,可先补充 5% 碳酸氢钠,再输注其他液体。出血明显者,可适当补充少量新鲜血 200~400ml。

2. 调整血浆胶体渗透压　休克时,血浆胶体渗透压明显降低,血管内液体大量流向组织间隙,造成血管内血容量急骤下降,组织间隙液迅速增加。重型休克或血管渗出现象特别显著者,若单纯输晶体液,血浆胶体渗透压将进一步下降,大量液体又迅速渗出血管外,以至造成血压不稳和内脏、浆膜腔(胸腔、腹腔等)进行性水肿的恶性循环,还易诱发肺水肿等。对此类病人在用一般抗休克方法治疗无效时,应及时输 25% 白蛋白 10~20g,血浆 300~400ml. 以提高血浆胶体渗透压,稳定血压,有利于休克的逆转。由于本期有血液浓缩,不宜输全血。

3. 补液量　成人每日补液总量一般为 2500~3000ml。首次可用低分子右旋糖酐 200~300ml,快速静脉滴注,维持收缩压在 100mmHg 左右,然后根据血压、脉压大小,血红蛋白值、末梢循环和组织灌注的动态变化,决定滴注速度和用量。一般以每日输注低分子右旋糖酐 500~1000ml 为宜,余液可用平衡盐液或 5% 葡萄糖盐水、葡萄糖液等。

4. 血容量补足指征　①病人安静、清醒,症状改善,四肢温暖;②血压稳定在 100mmHg 左右,脉压 >30mmHg,脉搏有力,心率保持在每分钟 80~100 次;③末梢循环良好;④血红蛋白接近基础水平,血液浓缩现象消失;⑤尿量 > 25ml/h。

(二)纠正酸中毒

休克时常伴有代谢性酸中毒,可降低心肌收缩力和血管张力,并影响血管对儿茶酚胺的敏感性,须及时纠正酸中毒。有明显酸中毒者,一般首选5%碳酸氢钠100~300ml,以后根据血气分析结果再决定是否继续补碱,以维持二氧化碳结合力18mmol/L为宜;注意补碱切勿过量(24h内总量不超过800ml),以免引起碱中毒,使氧合血红蛋白解离曲线左移而影响组织对氧的利用和防止钠潴留而加重组织水肿和心脏负担。若有明显水肿,可用7.28%三羟甲基氨基甲烷(THAM)以5%~10%的葡萄糖稀释成3.6%溶液滴注。近年来观察到本病在发热期和低血压休克早期常以呼吸性碱中毒为主,严重休克或少尿期才以代谢性酸中毒为主,故应根据血pH或血气分析选用合适的药物。

(三)血管活性药物的应用

若血容量基本补足,代谢性酸中毒也基本纠正,但血压仍不稳,休克得不到纠正者,应及时选用血管活性药物,以调整血管舒缩功能,改善微循环状态,疏通血管,使血流重新畅通,从而中断休克的恶性循环。血管活性药物有血管收缩剂和血管扩张剂两类,应根据休克时的微循环状态来选用。

1. 血管收缩剂 适用于血管张力降低者。流行性出血热的休克以小血管扩张为主的温暖型休克多见,故一般多采用血管收缩药。常用的有多巴胺、间羟胺、去甲肾上腺素等。①多巴胺(Dopamine):为去甲肾上腺素的前体,在剂量2~5μg(kg·min)时,兴奋多巴胺与β_2受体,使肝、肾和肠系膜小血管扩张,而脑与冠状动脉则扩张;在剂量5~10μg(kg·min)时,β受体兴奋,心肌收缩力增强、心排出量增加;在剂量大于20μg/(kg·min)时,兴奋α受体,使大多数血管收缩。初始剂量按需要而定,强心为主时用1μg/(kg·min);升压为主时用5μg/(kg·min)。②间羟胺(阿拉明,Aramine):具有α和β肾上腺素能作用,兴奋α受体使小血管收缩而升高血压;兴奋β受体使心肌收缩力增强而增加心排出量和冠状动脉血流量。本药可被肾上腺素能神经末梢摄取,进入突触前膜附近囊泡,通过置换作用,促使囊泡中储存的去甲肾上腺素释放。本药不易被单胺氧化酶(MAO)破坏,故作用较持久,但连续应用可使囊泡内去甲肾上腺素耗尽,而使效应减弱或消失。其升压作用较去甲肾上腺素弱而持久,常用量为10mg静脉滴注。③去甲肾上腺素(Norepinephnne):作用与间羟胺相同,能兴奋血管的α受体使小动脉收缩而增加血管阻力,以皮肤、黏膜血管收缩最为明显,而冠状血管则舒张;收缩小静脉使回心血量增多;兴奋β受体使心肌收缩力增强而增加心率。主要用于低血管阻力性休克,静脉常用剂量为0.5~1mg静脉滴注,开始剂量为4~8μg/(kg·min)。

2. 血管扩张剂 适用于血管张力升高者的冷休克型病例。应在补足血容量的基础上应用。该类药物可直接或通过阻滞血管α受体而扩张小血管,以减少心脏前负荷和充盈压,或减少心脏后负荷而提高心排血量、降低需氧量并扩张小血管。常用的有:①硝普钠:直接扩张血管平滑肌,静脉用剂量为0.5~10μg/(kg·min),停药1~10min即作用消失,要避光、新鲜配制溶液,连续应用超过72h应检查血硫氰酸盐浓度,大于12%时停用。②酚妥拉明:为α受体阻滞剂,但可兴奋β受体,可解除内源性去甲肾上腺素所致的微血管痉挛和微循环淤滞,亦可解除高浓度去甲肾上腺素等所致的肺微循环阻滞,使肺循环血液流向体循环,故可防止由去甲肾上腺素引起的肺水肿和肾脏并发症。本品作用快而持续时间短,易于掌握,常用量为0.1~0.2mg/kg加入100ml葡萄糖液中以20~80μg/(kg·min)速度静脉滴注。为防止血压过低,可与多巴胺、间羟胺或去甲肾上腺素合用。③硝酸甘油:静脉用5~100μg/min。④胆碱能受体阻滞剂:有阿托品、山莨菪碱(654-2)和东莨菪碱,能扩张细小动脉,改善微循环,主要用于感染性休克血管痉挛期。阿托品每次0.03~0.05mg/kg,东莨菪碱每次0.01~0.03mg/kg,每10~30min静脉注射1次,连续10次无效即停用。

3. 血管活性药物的联合应用如去甲肾上腺素+酚妥拉明、间羟胺+多巴胺、去甲肾上腺素+多巴胺等,有利于疏通微循环,并增强升压效果。

(四) 强心药物的应用

适用于血容量基本补足,心率在140次/分以上的心功能不全而休克持续者。强心药物可增强心肌收缩力、增加心每搏量,改善微循环,促进利尿等。常用者为毛花苷丙(西地兰)0.2~0.4mg加于葡萄糖液40ml稀释后缓慢静脉推注。

(五) 肾上腺皮质激素

对于重度休克合并有多个器官功能损害的患者,目前主张使用氢化可的松500~1000mg/d静脉点滴;或地塞米松40~60mg/d,静脉点滴;或用甲泼尼龙500~1000mg/d,静脉点滴。连用3~5d后停药。大剂量使用要注意其对血糖的影响,防治消化道应激性溃疡。用药时可加用胃黏膜的保护剂或H_2受体拮抗剂以防止其胃出血,如雷尼替丁150mg或法莫替丁20mg加入20~40ml液体中静脉注射,每天2次,或质子泵抑制剂奥美拉唑(洛塞克)40mg加入20~40ml液体中静脉注射,每天1次。

三、少尿期的治疗

此期的治疗原则是首先明确少尿的原因,其次是稳定内环境,促进肾功能恢复,避免使用强烈的缩血管剂和肾毒性药物,再次是早期应用扩张肾血管的药物。

(一) 明确少尿原因

病人出现少尿现象时,必须严格区别是肾前性抑或肾性少尿,确定肾性少尿后,可按急性肾功能衰竭处理。

(二) 一般治疗

少尿期病人血液中血浆胶体渗透压仍处于较低水平,病人常伴有高血容量综合征和细胞脱水现象。出现中枢神经系统症状的病人,应作血液渗透压监测,以区别高渗性脑病抑或低渗性脑水肿。有高血容量综合征伴有低胶体渗透压的病人,若输液不当易诱发肺水肿。通常给高热量、高维生素流质或半流质饮食,限制入液量,可根据病人排出量决定摄入量;即前一日尿量、大便与呕吐物量加400ml。当发生少尿或无尿时,液体要严格控制,24h进液量不宜超过1000ml,并以口服为主。

(三) 功能性肾损害期治疗

少尿初期常存在功能性(肾前性)少尿的因素,尿量多在500~1000ml/d。可输注电解质液体500~1000ml,并同时应用利尿剂,使尿量增多。常用的有:①解除肾血管痉挛的利尿合剂,咖啡因0.25~0.5g、氨茶碱0.25g、维生素C 1~2g、普鲁卡因0.25~0.5g、氢化可的松25mg加入25%葡萄糖液300ml中静脉滴注,每日1次;②作用于肾小管的利尿药物:呋塞米(速尿)和依他尼酸(利尿酸)作用于肾小管的近端和远端,抑制钠、水的再吸收,而发挥较强的利尿作用。呋塞米用法为每次20~200mg,加入20ml液体中静脉推注。依他尼酸用法为25mg,肌内注射或以5%葡萄糖液20ml稀释后缓慢静脉推注。

(四) 肾脏器质性损害期治疗

进入器质性(肾性)少尿期,尿量多<400ml/d,甚至无尿(<50ml/d)。机体处于高晶体渗透压、高血容量综合征和细胞脱水状态,要慎用高渗溶液如碳酸氢钠、甘露醇等,尽量补充胶体,减少晶体。需控制水、钠盐输液量,限制蛋白质、钾盐的摄入量,补足热量,纠正酸中毒、高钾血症和低钙血症等。高血容量综合征时,应缓慢补液,以免诱发急性肺水肿。

1. **导泻疗法** 应用利尿剂无效且出现高容量综合征时,对无消化道出血者,为使体内液体、电解质和尿素氮等通过肠道排出体外,可用:①20%甘露醇250～350ml顿服,效果不明显时,可加用50%硫酸镁40ml同服;②大黄30g、芒硝15g,将大黄泡水后冲服芒硝,也可与甘露醇合用。

2. 透析疗法　透析疗法可替代肾脏的部分排泄功能,清除血中尿素氮等代谢废物和过多的水分,纠正电解质和酸碱平衡失调,为肾脏修复和再生争取时间。常用腹膜透析或血液透析,目前大多采用作用快、疗效好、应用方便的血液透析,尤其是床边血液净化治疗。透析指征:①无尿1d,经静脉注射呋塞米或用甘露醇静脉快速滴注无利尿反应者;②高钾血症;③高血容量综合征;④严重出血倾向者。透析时应注意透析液的渗透压,如低于血液渗透压,可使透析液流向血液,易引起肺水肿和心力衰竭;透析脱水过快、或休克刚过、血容量不足的病人,易引起休克,应及时停止脱水,并给予输液或输血;有出血倾向病人进行血液透析时,应减少肝素的应用。

四、多尿期的治疗

在少尿期进入多尿期的移行阶段,尿量500～2000ml/d,当>2000ml/d时则进入多尿期。本期主要引起失水和电解质紊乱,如低钾血症等。治疗原则与少尿期基本相同,调节水和电解质平衡,补足体内缺乏的物质,应补充足量的液体和钾盐。多尿期初期的补液量为尿量的75%,以口服为主,以维持出入量平衡。若过多静脉补液易使多尿期延长。当>3000ml/d时,应及时补充钾、钠、钙,一般每增加1000ml液体增加钾1g。若尿量>5000ml/d,可试用垂体后叶素、吲哚美辛、氯贝丁酯(安妥明)或氢氯噻嗪。

五、恢复期的治疗

病人进入恢复后,需继续休息1～3个月;病情重者,休息时间宜更长,逐步增加体力活动量。加强营养,以高糖、高蛋白、高维生素饮食为主。可辅以中药十全大补丸、参苓白术散等调理。

六、合并症的治疗

(一)大出血

由于流行性出血热病程中出现大出血是多因素的,虽然少尿期出血现象最为突出,但其治疗原则也是综合性的。其中输血是最主要的治疗措施,出血明显者需输注新鲜血或血小板。前者含有功能正常的血小板和凝血因子,有利于止血。血小板明显低下者,应输大量正常新鲜血小板。有鼻出血者可针刺合谷、迎香穴,强刺激,留针30min。消化道出血者的治疗同溃疡病出血,如反复大量出血内科疗法无效时,可考虑手术治疗。

(二)抽搐

引起抽搐的常见原因为尿毒症和中枢神经系统并发症等。除针对病因治疗外,立即静脉缓慢推注地西泮(安定)10mg,肌内注射5%苯妥英钠5ml。抽搐持续发作者可用异戊巴比妥(阿米妥钠)0.2g,稀释后缓慢静脉推注,可使抽搐迅速停止。异戊巴比妥(阿米妥钠)止痉作用强,但可引起血压下降和呼吸抑制,故在注射过程中应密切观察血压和呼吸变化。抽搐反复发作者可加用盐酸氯丙嗪(冬眠灵)、异丙嗪(非那根)、盐酸哌替啶(度冷丁)各25mg置于葡萄糖液中静脉滴注。

(三)继发感染

多见者为呼吸道和泌尿道感染,及早发现感染灶,可根据病情和致病菌种类及其药敏试验而选用抗菌药物和感染灶的切开引流。有急性肾功能衰竭者应选用对肾脏无毒性或低毒的抗菌药物,剂量应予适当调整。注意室内温度、卫生,注意无菌操作及加强口腔护理,避免交叉感染。

(四)心力衰竭、肺水肿和呼吸窘迫综合征

立即停止或减慢输液,取半坐卧位,保持呼吸道通畅,吸氧,必要时酒精吸氧。应用强心利尿剂如毛花苷丙、呋塞米等;选用血管扩张剂酚妥拉明 5~10mg 加入 5% 或 10% 葡萄糖液 250ml 中缓慢静脉滴注;根据病情采用降压、导泻、透析等治疗;呼吸急促、烦躁不安者,可选用吗啡、盐酸哌替啶、苯巴比妥、地塞米松等治疗,必要时气管插管或切开行人工机械正压通气等。

【预防】

一、一般预防

主要采取灭鼠和防鼠、灭螨和防螨、对发热病人的血、尿和宿主动物尸体及其排泄物做好消毒和个人防护等措施。

二、特异预防

疫苗接种:目前国内外已初步研制出三类出血热疫苗,即纯化鼠脑灭活疫苗(分别由朝鲜、韩国及我国研制)、细胞培养灭活疫苗(包括Ⅰ型疫苗和Ⅱ型疫苗,均由我国研制)和基因工程疫苗(由美国研制)。我国研制的流行性出血热灭活疫苗有地鼠肾原代细胞疫苗(Ⅱ型和双价)、沙鼠肾原代细胞疫苗(Ⅰ型、Ⅱ型和双价)和乳鼠脑组织纯化疫苗(Ⅰ型)等,这些疫苗已在流行地区部分人群中试用,取得良好的效果,中和抗体阳转率达到 90%~100%,不良反应轻。免疫程序为:根据当地流行的出血热病毒血清型选择疫苗,0、14d 基础免疫 2 针后,第 6 个月强化 1 次。

(褚 熙)

第七节 伤 寒

伤寒(typhoid fever)是由伤寒杆菌引起的急性肠道传染病。以持续菌血症、单核-吞噬细胞系统受累,回肠远端微小脓肿及小溃疡形成为基本病理特征。临床特征是持续发热、相对缓脉、神经系统中毒症状与消化道症状、脾肿大、玫瑰疹及白细胞减少,少数病例可并发肠出血或肠穿孔。本病在世界各地都有发生,以温带及热带地区为多,卫生条件较差的地区尤为多见。流行多在夏秋季,卫生条件不良的温暖地区终年均有发病,战争或洪涝、地震等自然灾害时易有本病流行。人群普遍易感,以儿童及青壮年发病为多,老年人较少见,病后常可获持久免疫力,再次发病者少见。

【病因与发病机制】

伤寒杆菌系沙门菌属的 D 群,革兰染色阴性短杆菌,需氧或兼性厌氧。伤寒杆菌具有菌体("O")抗原及鞭毛("H")抗原和表面(Vi)抗原,均能产生相应的抗体。测定患者血清中的"O"、"H",抗体效价即肥达反应,可协助诊断;测定 Vi 抗体可用于发现带菌者。伤寒杆菌无外毒素,菌体裂解时,可释出毒力很强的内毒素,对本病的发生发展起着重要作用。含 Vi

抗原的菌株,在体内有抗吞噬与抗溶菌作用,表示细菌毒力较强。本菌仅寄生于人类,感染者(包括病人和带菌者)是惟一的传染源。病菌随粪便排出体外,患者自潜伏期末即可排菌,病程2~4周内传染性最大,入恢复期后2周内仍有半数排菌,以后逐渐减少。约2%~5%病人可持续排菌3个月以上,称为慢性带菌者。病菌排出体外后,通过污染的手、餐具、食物、饮料、苍蝇或蟑螂而传播,日常生活接触传播是散发流行的主要传播方式。

伤寒的发病主要取决于摄入伤寒杆菌的数量与毒力、胃酸强度、肠道黏膜的保护力以及人体的免疫力等因素。伤寒杆菌随饮食进入消化道后,正常的胃内潴留时间及胃酸分泌,正常的肠道菌群关系及肠菌分解产生的短链脂肪酸,均能阻止伤寒杆菌的入侵。若上述屏障功能遭到破坏,或入侵病菌数量多时,病菌进入小肠,肠道内呈碱性,其中有胆汁和营养物质,有利于病菌的生存、繁殖。病菌在小肠上段侵入黏膜上皮细胞,或侵入黏膜下层被吞噬细胞吞噬并在其胞浆内繁殖,部分再经淋巴管进入回肠集合淋巴结、孤立淋巴滤泡及肠系膜淋巴结等处继续繁殖,后经门脉或胸导管入血,形成原发菌血症(初期菌血症)。此阶段患者不出现症状,相当于临床上潜伏期。若机体免疫力较强,则可将病菌消灭而不发病;若机体免疫力差,则细菌随血流进入全身各脏器,如肝、脾、胆囊、骨髓及淋巴结等单核—吞噬细胞内继续大量繁殖,再次进入血流,引起第二次严重菌血症,并释放强烈的内毒素,产生发热、全身不适等临床症状,出现皮肤玫瑰疹和肝脾肿大等体征,此时相当于病程的第1~2周,毒血症状逐渐加重,血培养常为阳性,骨髓中伤寒杆菌最多,持续时间长,故培养阳性率最高。病程第2~3周,伤寒杆菌继续随血流播散至全身各脏器与皮肤等处,经胆管进入肠道,随粪便排出,经肾随尿液排出,此时粪便、尿液培养可获阳性。进入胆系的伤寒杆菌在胆囊胆汁内繁殖旺盛,约于第2、3病周,大量病原菌随胆汁入肠,使肠壁淋巴组织广泛受染,引起局部Arthus反应,使原已致敏的肠壁组织发生肿胀、坏死和溃疡,临床表现达到极期。此外,伤寒杆菌也可在其他组织引起化脓性炎症如骨髓炎、肾脓肿、胆囊炎、脑膜炎、心包炎等。随着病程的进展,人体防御能力逐渐增强,约于第4、5病周,病菌逐渐消灭或长期隐藏体内(胆囊为主),体温逐步下降,症状渐趋消失,组织逐步修复。伤寒的持续性发热,除与内毒素血症有关外,伤寒杆菌与体内抗体形成免疫复合韧,活化补体引起炎症反应,炎症部位的单核-吞噬细胞和中性粒细胞释放内源性致热原亦引起发热。伤寒的中毒症状可能是内毒素导致脑组织酶系统发生紊乱或影响基底神经节胆碱能神经的结果。

【病理】

伤寒的特征性病理改变是全身单核-吞噬细胞系统(包括肝、脾、骨髓、淋巴组织等)大单核细胞的浸润和高度增生,形成伤寒结节。病变以肠道最为显著,尤以回肠,尤其是远端10~12cm及邻近回盲瓣处受累较重。肠道病变过程包括增生、坏死、溃疡形成、溃疡愈合四个阶段。肠道病变一般限于黏膜及黏膜下层,如侵蚀血管则致出血;若穿透肌层和浆膜层,便导致肠穿孔,引起腹膜炎。溃疡愈合后不留瘢痕和狭窄。肠道的病变范围与临床病情的严重程度不一定呈正比,有的病人有严重中毒症状,但肠道病变轻微;而有的病人症状较轻,却可突然发生肠出血或肠穿孔;贫血和白细胞减少是单核-吞噬细胞增生及其作用增强的结果。

【临床表现】

本病潜伏期一般10d左右,其长短与感染菌量有关。食物型暴发流行时可短至48h,而水源性暴发时可长达30d。大多起病徐缓,可有乏力、食欲减退、全身不适、头痛、腰酸背痛等前驱症状;少数病例则有畏寒、发热,急骤发病。

一、典型伤寒

病程 4~5 周,主要临床表现可分四期:

1. 初期 相当于第 1 病周,缓慢起病,有发热,常伴有全身不适、纳差、咽痛、咳嗽等,体温呈阶梯形上升,于 5~7d 内达 39~40℃。半数以上患者有腹痛,弥漫性或位于右下腹回肠末端处。约 1/3 患者出现腹泻,为水样或稀便,黑粪少见。

2. 极期 相当于第 2、3 病周。主要特点有:①持续高热:高热持续不退,稽留在 40℃ 左右;少数病例则呈弛张热或不规则热型,持续 10~14d。②相对缓脉和重脉:约 1/3 患者有相对缓脉,偶见重脉。相对缓脉系副交感神经兴奋所致,即体温每升高 1℃,脉搏每分钟加快少于 15~20 次,如患者体温 40℃,而脉搏每分钟仅 90~100 次。重脉是当触诊桡动脉时,每一脉搏感觉有 2 次搏动,系末梢血管受内毒素影响扩张所引起。③神经系中毒症状:耳鸣、重听、表情淡漠、反应迟钝,重者更有震颤、摸空、谵妄、精神错乱、昏迷,或出现脑膜刺激征。④肝脾肿大:近半数有肝脾肿大。⑤玫瑰疹:部分病人于第 7~10 病日在胸、腹、背部分批出现淡红色斑丘疹,量少,一般在 12 个以下,直径 2~4mm,加压退色,2~4d 后消失。⑥其他:病重期间,病人极度虚弱、厌食,由于低钾血症或中毒性肠麻痹而致腹胀,多数便秘,少数重症患者可有腹泻,腹痛及压痛以右下腹最显著。⑦血象:白细胞计数多 $<5\times10^9/L$,嗜酸性粒细胞减少或消失,贫血较常见。

3. 缓解期 相当于第 4 病周。体温呈弛张热型逐渐下降,症状逐渐减轻,病情开始改善。但患者消瘦虚弱,可出现各种并发症和合并症。

4. 恢复期 相当于第 5 病周起,体温正常,症状和体征也随之消失,但全身状况的恢复约需 1 个月。少数病人可转为带菌者,大多无症状。

二、不典型伤寒

1. 轻型 以发热为主要表现,毒血症轻,病程较短,一般 2 周左右即可治愈。常与早期应用有效抗生素治疗或预防接种有关,近年来在散发病例中多见。由于病情轻,症状不典型,易致漏诊或误诊。

2. 顿挫型 初期病情重,但恢复快,1~2 周自愈。多见于儿童及有部分免疫力的成人。

3. 迁延型 常见于合并慢性肝炎、慢性血吸虫病等患者,初期表现与典型病例相同,但发热持续 5 周以上甚或更久,热型弛张或间歇,肝脾肿大较显著。病程可迁延数月之久。

4. 逍遥型 患者症状轻微,可坚持正常生活,部分患者以肠出血或肠穿孔为首发症状。

5. 暴发型 起病急,毒血症严重,病情凶险,常有过高热、休克、中毒性脑病、中毒性肝炎、中毒性心肌炎、DIC 等并发症。若未能及时抢救,可在 1~2 周内死亡。

三、儿童伤寒特点

婴幼儿伤寒起病急,重症多,有高热、惊厥、腹胀、呕吐、腹痛、腹泻等症状,白细胞计数常无明显下降,甚至可达 $20\times10^9/L$ 以上,并发症以支气管肺炎为多,病死率高。儿童伤寒一般病程较短,病情较轻,弛张热或不规则热和胃肠道症状如呕吐、腹泻等多见,相对缓脉及重脉不明显,玫瑰疹亦少见,肝大较脾大突出而常见,并发症少。

四、老年伤寒特点

体温多不高,临床表现多不典型,神经系及心血管系症状严重,易并发支气管炎与心功能不全,恢复缓慢,病死率较高。

五、复发与再燃

5%~10%患者的临床症状消失后1~3周重又出现,血培养再次阳转,称为复发。其原因是病灶内的细菌未完全消灭,当身体免疫力降低时,伤寒杆菌再度大量繁殖,并再次侵入血流,多见于抗生素疗程过短、机体抵抗力降低的患者。少数病人可有2次以上复发。复发的症状一般较轻,病程较短,并发症与合并症较少。再燃是指患者进入恢复期前,体温尚未降至正常时,又重新升高,持续5~7d后方正常,血培养常为阳性。其原因可能与菌血症尚未被完全控制有关。

六、并发症

在伤寒的病程中,尚可发生以下并发症:

1. 肠出血 发生率2.4%~15%。多见于第2、3病周或恢复期,有腹泻者较易发生。除明确的血性大便外,患者常有血压或体温突然下降,脉搏增快,贫血等表现。

2. 肠穿孔 为最严重的并发症,发生率约1%~4%,好发于回肠末端,多见于第2、3病周。发病诱因是饮食不当、滥用泻药,排便用力、高压灌肠、钡餐检查或肠胀气等。病人骤觉右下腹剧痛,伴有恶心、呕吐及休克症状,1~2h症状短暂缓解,不久又有高热、腹胀、腹痛、腹肌紧张与压痛等急性腹膜炎的表现。有时与肠出血一起发生。

3. 中毒性心肌炎 发生率3.5%~5%,多见于极期。

4. 中毒性肝炎 发生率为12.8%~60%,常见于病程1~2周。伤寒时肝脏受累多系肝脏对伤寒杆菌及其分解产物的一种非特异性反应,因此预后大多良好。肝脏受累表现有肝肿大、转氨酶升高等。

5. 其他 伤寒杆菌随血流播散,可引起各种局灶性感染,如急性胆囊炎、肺炎、骨髓炎、脑膜炎、心内膜炎、心包炎、脓肿、关节炎等;因伤寒引起的变态反应可导致伤寒肾炎、溶血性贫血、溶血性尿毒症综合征等。

【实验室检查】

一、常规检查

血白细胞计数大多为$(3~4)\times 10^9/L$,伴中性粒细胞减少和嗜酸性粒细胞消失。随病情的好转嗜酸性粒细胞逐渐升高。极期嗜酸性粒细胞>2%,绝对计数>$4\times 10^9/L$者可基本除外伤寒。高热时可有轻度蛋白尿。粪便隐血试验常阳性。

二、细菌培养

1. 血培养 是本病确诊的依据。第1周阳性率达80%~90%以上,以后阳性率渐低,第3周降为30%~40%,第4周时常阴性。

2. 骨髓培养 骨髓中单核-吞噬细胞摄取病菌较多,培养阳性率较血液高,且出现早,持续久,不论病程早晚均宜进行。对已用抗生素、血培养阴性者尤为适用。

3. 粪便培养 疾病的任何阶段均可从大便中分离到病原菌。第3~4周可高达80%左右。

4. 尿培养 第3~4周时阳性率较高,约25%。

三、伤寒血清凝集试验

即肥达反应(widal reaction),常自病程第1周末出现阳性,第3~4周阳性率可达90%。其效价随病程演进而递增,第4~6周达高峰,病愈后可持续数月之久。该试验特异性不强,机体免疫功能紊乱时可出现假阳性反应(达10%~20%);而发病早期应用抗生素、全身情况较差、免疫功能低下时又可出现假阴性。因此,对肥达反应结果的判断宜谨慎,必须密切结合临床资料,还应强调恢复期血清抗体效价的时比。

在检验报告上分别以O、H、A、B、C表示凝集试验中伤寒杆菌菌体抗原、鞭毛抗原、副伤寒杆菌甲、乙、丙鞭毛抗原的相应特异性抗体,双份血清抗体效价递增4倍者可确诊,单份血清抗体效价O≥1:80及H≥1:160者亦有诊断价值。由于伤寒杆菌、副伤寒杆菌具有部分相同的菌体抗原,故仅有O抗体升高不能区分伤寒和副伤寒,须依靠H、A、B、C抗体加以鉴别。

四、其他免疫学检查

如被动血凝试验(PHA)、对流免疫电泳(CIE)、协同凝集试验(COA)、免疫荧光试验(IFT)和酶联免疫吸附试验(EIISA)等方法,大大提高了其特异性,有助于伤寒的早期诊断。

五、核酸检测方法

目前主要为聚合酶链反应(PCR)扩增伤寒基因组特异性靶序列,具有方法特异性高、敏感性好及快速、简便等优点,有助于早期快速诊断。

【诊断】

诊断标准

1. 临床诊断标准 在伤寒流行季节和流行地区有持续性高热(40~41℃),为时1~2周以上,并出现特殊中毒面容,相对缓脉,皮肤玫瑰疹,肝脾肿大,周围血象白细胞总数低下,嗜酸性粒细胞减少或消失,骨髓象中有伤寒细胞(印戒细胞),可临床诊断为伤寒。

2. 确诊标准 临床诊断病例如有以下项目之一者即可确诊:①从血、骨髓、尿、粪便或玫瑰疹刮取物中,任一种标本分离到伤寒杆菌。②血清特异性抗体阳性,肥达反应"O"抗体凝集效价≥1:80."H"抗体凝集效价≥1:160,如恢复期效价增高4倍以上则更有意义。

凡持续发热1周以上,体温阶梯形上升后稽留、相对缓脉、特殊的中毒面容、肝脾肿大、玫瑰疹、白细胞减少时,即应高度考虑为本病。流行病学资料如季节、地区、卫生情况、过去病史、接触史等有助于诊断。检出致病菌是确诊的唯一依据。疾病早期以血培养为主,病程后期以骨髓、粪、尿培养为主。曾用抗菌药物治疗、血培养阴性者应作骨髓培养。对临床经过典型而血培养阴性的患者,肥达反应有诊断价值。本病在早期须与病毒感染、疟疾、钩体病、急性病毒性肝炎等疾病鉴别;在极期(第2周以后)需与败血症、粟粒性结核、布鲁司菌病、斑疹伤寒、结核性脑膜炎等鉴别。

【治疗】

一、对症支持疗法

胃肠道隔离,卧床休息,维护皮肤及口腔清洁,转换卧位,以防压疮及肺炎。发热期选用营养丰富、易消化的流质、半流质饮食,给适量维生素B及C,少用糖及牛奶,入液量约2000~3000ml以上,维持水、电解质平衡;恢复期渐增食量,一般于热退后5~7d改用少渣饮食,2

周后恢复正常饮食。注意观察体温、脉搏、血压、腹部体征及大便外观。高热者物理降温,不宜用阿司匹林等水杨酸类退热剂,以免诱发虚脱及肠道并发症。便秘者禁用灌肠和泻剂,可用开塞露注肛;腹泻者忌用鸦片制剂,可用铋剂和复方颠茄片;腹胀者忌用新斯的明类药物,可用肛管排气,松节油腹部热敷或针灸。毒血症严重、合并中毒性必肌炎或持续高热者,可在足量、有效抗生素配合下,加用肾上腺皮质激素,如地塞米松、氢化可的松等静滴,不宜超过3d。

二、病原治疗

1. 氟奎诺酮类药物 对伤寒杆菌(包括耐氯霉素菌株)有较强的抗菌作用,体内分布广,组织渗透性强,体液及细胞内药物浓度高,可达有效抑菌和杀菌浓度,有利于彻底消灭患者吞噬细胞和胆囊内的伤寒杆菌,减少复发和降低病后带菌率,从而达到治愈的目的;同时,本类药物还可降低肠出血、肠穿孔等严重并发症的发生率,是治疗伤寒的首选药物。但因其有可能影响骨骼发育,孕妇、儿童和哺乳期妇女慎用。目前常用的有氧氟沙星300mg,每日2次口服,或200mg,每8~12h静滴1次;环丙沙星250~500mg,每日2次口服,或200~400mg,每8~12h静滴1次;依诺沙星200mg,每日3次口服;疗程均为14d。

2. 头孢菌素类 第二、三代头孢菌素,因其抗菌活性强,在胆道内药物浓度高,不良反应少,尤其适用于孕妇、儿童、哺乳期妇女以及耐氯霉素菌株所致伤寒。常用有头孢曲松,成人1~2g,每12h静滴1次,儿童100mg/(kg·d);头孢噻肟,成人1~2g,每8~12h静滴1次,儿童100~150mg/(kg·d);疗程均为14d。

3. 氯霉素 具有使用方便、费用低廉的特点,但对胆道内细菌清除不彻底,带菌率及复发率较高,对慢性带菌者治疗无效。通常应用25mg/(kg·d),分2~4次口服或静滴,体温正常后剂量减半,疗程2周。治疗期间每周查血象2次,若白细胞总数 $<2.5×10^9$/L 时停药。此外,新生儿、孕妇和肝功能明显损害者忌用。

4. 氨苄西林(或阿莫西林) 本品毒性反应小,价格便宜,孕妇、婴幼儿、白细胞总数过低及肝肾功能损害者仍可选用。但疗程宜长,以减少复发和慢性排菌。成人氨苄西林4~8g/d,儿童100~150mg/(kg·d),分3~4次口服或静滴;阿莫西林成人2~4g/d,分3~4次口服,疗程均为14d。

5. 复方新诺明(SMZco) 每片含TMP80mg、SMZ400mg,成人每日口服2次,每次2片,首剂加倍;儿童酌减。疗程2周左右。疗效与氯霉素相似,且药源充足,毒性小。适用于不宜用氯霉素者。副作用有恶心、呕吐、血细胞减少及皮疹等,对有严重肝病或肾功能不良、磺胺过敏、妊娠早期以及婴儿均不宜服用。

三、并发症的治疗

1. 肠出血 禁食,静卧,维持血容量,给予止血药物,酌情多次输血,一般保守治疗效果较好。大出血时考虑手术切除。

2. 肠穿孔 禁食,胃肠减压,强力抗生素的应用,积极给予支持治疗。除非病人十分虚弱,应立即手术治疗。

3. 中毒性心肌炎 在足量、有效抗菌药物治疗的同时,加用皮质激素,并给予营养心肌、促进心肌代谢的药物治疗。

四、慢性带菌者的治疗

可选用氟奎诺酮类药物或氨苄西林或阿莫西林,剂量同上,疗程均为6周。若有慢性胆囊炎、胆石症,应作胆囊切除术。

（王海滨）

第八节 细菌性痢疾

细菌性痢疾（bacillary dysentery）简称菌痢,是由志贺菌（genus shigellae,又称痢疾杆菌）引起的急性肠道传染病。结肠黏膜化脓性溃疡性炎症为其基本病理变化。主要临床表现为发热、腹泻、腹痛、里急后重和粘液脓血便,可伴有全身毒血症症状,严重者可有感染性休克和（或）中毒性脑病。本病是我国夏秋季节常见的肠道传染病,人群普遍易感,但以学龄前儿童和青壮年为多。受凉、疲劳、营养不良、暴饮暴食或因其他疾病降低机体抵抗力,均有利于菌痢的发生和流行。病后免疫力短暂,不同菌群与血清型之间无交叉免疫力,故易重复感染或复发。

【病因与发病机制】

志贺菌是革兰阴性的兼性厌氧菌,属肠杆菌志贺菌属。按抗原结构和生化反应,本病细菌可分为四个群（A、B、C、D）与47个血清型,各血清型之间无交叉免疫性。最常见的病原菌是B群福氏志贺菌,其次为D群宋氏志贺菌。国内流行菌仍以B群为主,有的地方D群有上升趋势。志贺菌在外界环境中生存力较强,在阴暗潮湿及冷冻情况下能生存数周,在水果、蔬菜及腌菜中能生存10d左右。对各种化学消毒剂等都很敏感。所有痢疾杆菌均能产生内毒素和细胞毒素（外毒素）,痢疾志贺菌尚可产生神经毒素。福氏菌感染易转为慢性,宋氏菌感染多呈不典型发作；A群志贺菌的毒力最强,可引起严重症状。病人和带菌者是主要传染源,病菌随粪便排出体外。急性菌痢早期病人排菌量大,传染性强,应及时隔离治疗和消毒粪便；病程后期排菌量虽明显减少,但治疗不当则病后带菌率高达20%,带菌期一般为1~4周。不典型病例易漏诊或误诊,成为隐蔽的病菌散布者。健康带菌主要是菌痢病人的接触者,带菌期为2~3周。致病菌污染食物、饮水和手而使人感染。在非流行季节中接触传播为主要的传播途径,即接触被病人或带菌者污染的物体而受感染。在流行季节可有食物型和水型的暴发流行,前者系食用被手或苍蝇等所污染的食物而感染；后者系水源被粪便严重污染而引起水型传播。

痢疾杆菌进入人体后是否发病,取决于细菌的数量、致病力和人体的抵抗力。其致病力则取决于对结肠黏膜上皮细胞的吸附和侵袭力,即只有对肠黏膜上皮细胞具有侵袭力的菌株才能引起菌痢。痢疾杆菌经口入胃肠道,必须先突破胃酸的非特异性防御屏障作用和肠道的防御机制才能引起疾病。人体肠黏膜表面抗肠道致病菌的特异性抗体（主要为分泌型IgA）,对该菌有排斥作用；肠道正常菌群（如大肠杆菌产生的大肠杆菌素）对进入体内的外来菌有强烈的拮抗作用。过度疲劳、营养不良、饮食失常、胃酸缺乏或稀释,或有肠道原虫感染等足以降低人体全身和胃肠道局部防御功能的种种因素,有利于病原菌侵入而致病。痢疾杆菌侵入肠黏膜上皮细胞后,在细胞内繁殖,继而通过基膜进入固有层,于该处生长繁殖,并迅速引起炎性反应,固有层呈现毛细血管及小静脉充血,并有细胞及血浆的渗出与浸润,最后导致固有层小血管的循环障碍,从而引起上皮细胞的变性甚至坏死,坏死的上皮细胞脱落后可形成小而浅表的溃疡。临床上可出现腹痛、腹泻等消化道症状以及发热等全身症状,后者系细菌内毒素引起。内毒素增高肠壁通透性,更促进毒素的吸收,引起一系列毒血症症状。由于肠蠕动的失调而产生痉挛,临床上出现腹痛和腹泻,又由于直肠括约肌受刺激而有里急后重感。肠道病变一般限于结肠,且以乙状结肠和直肠为主,少数可波及下段回肠。因病变极少超越黏膜下层,且入侵的致病菌被巨噬细胞所吞噬,故罕有败血症发生。

中毒型菌痢并无严重结肠黏膜病变,全身中毒症状与肠道病变程度不一致,严重病人可有毒血症症状而肠道炎性反应极轻。其发病机制主要是由于机体对细菌毒素产生异常强烈反应,引起急性微循环障碍等一系列病理生理障碍。儿茶酚胺等血管活性物质分泌增加,微血管痉挛使组织缺血缺氧;无氧代谢造成酸性代谢产物的积聚和组胺等释放,引起毛细血管扩张,产生淤血性缺氧;继而通透性增加,血浆外渗,回心血流量减少而发生休克。严重的微循环障碍常伴发DIC,加重了组织缺氧和酸中毒,导致脏器功能衰竭。其中尤以脑组织缺氧引起的脑水肿、脑病对生命的威胁最大。

【临床表现】

本病潜伏期为数小时至7d,多数为1~2d。A群(痢疾志贺菌)感染症状较重,C群(鲍氏志贺菌)次之,B群(福氏志贺菌)感染介于两者之间,但容易变为慢性。临床上根据病情轻重和缓急,可分为两期6型:

一、急性菌痢

主要症状有全身中毒与肠道症状两方面,依其严重度,又可分为轻型、普通型和中毒型:

1. 轻型(非典型)　全身症状轻,体温正常或稍高。腹痛不明显,腹泻每日不超过10次,大便呈糊状或水样,含少量粘液,肉眼观察无脓血,显微镜下有少数红、白细胞,里急后重不明显或缺如。病程约3~6d,易被误诊为肠炎或结肠炎。

2. 普通型(典型)　起病急骤、畏寒、寒战伴高热,继以恶心、呕吐、腹痛、腹泻。大便初为稀便,迅速转为粘液脓血便,每天排便10~20次或更多,量少,有时纯为脓血或呈粘冻状。腹痛便前加重,便后暂时缓解,便意频繁,里急后重。体检左下腹压痛伴肠鸣音亢进。急性典型菌痢的自然病程为1~2周,大多数可缓解或恢复,部分病人转为慢性菌痢。重症患者每日排便次数可多至30次以上,以至大便失禁,腹痛剧烈,里急后重感显著。毒血症症状严重,常伴脱水、酸中毒、电解质失衡、周围循环衰竭或神志模糊。

3. 中毒型　多见于体质较好的2~7岁儿童。病初全身毒血症症状严重而肠道症状轻甚至缺如。起病急骤,高热40℃或以上,个别体温不升,反复惊厥、嗜睡、昏迷,迅速发生休克和呼吸衰竭,而肠道症状较轻,甚至无腹痛与腹泻,常需直肠拭子或生理盐水灌肠,采集大便检查才发现粘脓便,镜下可见红、白细胞。按其临床表现可分为3型:

①休克型(周围循环衰竭型):以感染性休克为主要表现。皮肤发花,唇指青紫,血压明显下降或测不出,伴不同程度意识障碍。

②脑型(呼吸衰竭型):以严重脑部症状为主,因脑水肿、颅内压增高可发生脑疝。主要表现为惊厥、意识障碍(昏迷)和呼吸衰竭。早期烦躁嗜睡、血压正常或轻度升高、频繁呕吐、呼吸增快、晚期昏迷、频繁惊厥、瞳孔忽大忽小、大小不等,对光反应明显迟钝或消失、呼吸深浅不匀、节律不整、呼吸暂停、双吸气、叹息样呼吸等,最后减慢至停顿死亡。

③混合型:兼有以上两型表现,最为严重。

二、慢性菌痢

菌痢反复发作或迁延不愈,病程超过 2 个月即为慢性菌痢。下列因素易使菌痢演变为慢性:①急性期延误治疗或治疗不当或为耐药菌株感染;②营养不良;③胃酸过低;④合并慢性疾患如胃溃疡、胆囊炎、肠道寄生虫病等;⑤福氏志贺菌感染。由于未能彻底消灭结肠黏膜中的病原菌,带有间歇性排菌。患者除有痢疾症状外,尚可有头昏、失眠、健忘等一般症状和肠功能紊乱。可分为以下 3 型:

1. 慢性迁延型 急性菌痢后迁延不愈,有轻重不等的痢疾症状,大便不成形或稀便,经常或间歇带有粘液或脓血,长期间歇排菌。因久病而导致健康状况下降,乏力、贫血、营养不良或维生素缺乏症。

2. 慢性隐匿型 有菌痢史,较长时间无临床症状,大便培养阳性,乙状结肠镜检查有异常变化。

3. 急性发作型 有慢性菌痢病史,因暴饮暴食,进生、冷饮食或受凉、劳累等而诱致慢性患者呈急性发作,但症状较急性期轻。

【辅助检查】

1. 血象 急性期白细胞计数及中性粒细胞中等度升高;慢性期病人可有轻度贫血。

2. 粪便检查 典型痢疾粪便中无粪质,量少,呈鲜红粘冻状,无臭味。镜检可见大量脓细胞及红细胞,并有巨噬细胞。粪便培养阳性是确诊的依据。

3. 其他检查 粪便培养准确可靠,但不够快速简便。荧光素标记抗体染色技术为快速检查方法之一,较细菌培养灵敏。国内采用免疫荧光菌球法,方法简便,灵敏性及特异性均高,采样后 8h 即可作出诊断,且细菌可继续培养并作药敏试验。分子生物学方法具有早期、快速的优点。对有痢疾样大便而疑有其他结肠疾患时可进行结肠镜检查。急性菌痢肠黏膜呈弥漫性水肿、充血、细小浅表溃疡和粘液脓性分泌物;慢性期黏膜水肿和充血较轻,散在粗糙颗粒,可见溃疡、瘢痕和息肉。在肠镜直视下取溃疡部位渗出物作细菌培养,阳性率高于粪便培养。

【诊断】

诊断标准

一、疑似病例

腹泻,有脓血便或粘液便或水样便或稀便,或伴有里急后重症状,难以除外其他原因腹泻者。

二、确诊病例

1. 急性菌痢 ①急性发作之腹泻(除外其他原因腹泻),伴发热、腹痛、里急后重、脓血便或粘液便,左下腹有压痛。②粪便镜检白细胞(脓细胞)每高倍(400 倍)视野 15 个以上,可以看到少量红细胞。③粪便细菌培养志贺菌属阳性。

临床诊断:具备①和②项。

实验确诊:具备①和③项。

2. 中毒性菌痢 ①发病急、高热、呈全身中毒为主的症状。②中枢神经系统症状,如惊厥、烦躁不安、嗜睡或昏迷,或有周围循环衰竭症状如面色苍白、四肢厥冷、脉细速,血压下降或有呼吸衰竭症状。③起病时胃肠道症状不明显,但用灌肠或肛门拭子采便检查可发现白细胞(脓细胞)。④粪便细菌培养志贺菌属阳性。

临床诊断:具备①、②、③项。

实验确诊:具备①、②、④项。

3. **慢性菌痢** ①过去有菌痢病史,多次典型或不典型腹泻2个月以上者。②粪便有粘液脓性或间歇发生。③粪便细菌培养志贺菌属阳性。

临床诊断:疑似病例加①或②项。

实验确诊:疑似病例加①或②加③项。

在夏秋季节,病人起病急骤多伴有发热、腹痛、腹泻和脓血便及里急后重,即应考虑急性菌痢。慢性期病人的过去发作史甚为重要,大便涂片镜检和细菌培养有助于诊断的确立。免疫学与分子生物学检查可增加早期诊断的敏感性与特异性;乙状结肠镜检查及X线钡剂检查,对鉴别慢性菌痢和其他肠道疾患有一定价值。在菌痢流行季节,凡突然发热、惊厥而无其他症状的患儿,必须考虑到中毒型菌痢的可能,应尽早用肛试取标本或以盐水灌肠取材作涂片镜检和细菌培养。菌痢需与多种感染性腹泻和有腹泻症状的器质性疾患鉴别。如急性菌痢需与病毒性肠炎、其他肠道细菌性感染如空肠弯曲菌肠炎、沙门菌肠炎、副溶血弧菌肠炎、大肠埃希菌感染、亲水气单胞菌肠炎、霍乱、阿米巴痢疾等,以及急性出血性坏死性肠炎、急性肠套叠等相鉴别;中毒型菌痢休克型须与其他感染性休克相鉴别,脑型主要须与乙型脑炎鉴别;慢性菌痢应与直肠癌、克罗恩病等相鉴别。

【治疗】

一、急性菌痢的治疗

(一)一般疗法与对症处理

卧床休息,按消化道传染病隔离,隔离期为临床症状消失、大便连续培养2次阴性方可解除隔离。饮食一般以流质或半流质为宜,忌食多渣多油或有刺激性的食物,少进牛乳、蔗糖、豆制品等易产气和增加腹胀的饮食。呕吐不能进食或有脱水者,可给予生理盐水或5%葡萄糖盐水静脉滴注,液体量视脱水程度而定,以保持水、电解质平衡。对痉挛性腹痛可给予阿托品或山莨菪碱(654-2)及腹部热敷,忌用显著抑制肠蠕动的药物,以免延长病程和排菌时间,尤其对伴有高热、毒血症或粘液脓血便患者,应避免使用,以免加重病情。能够作用和影响肠道动力的药物有莨菪碱类、哌替啶、可待因、吗啡、樟脑酊、地芬诺酯(苯乙哌啶,止泻宁)等。高热者可用退热药及物理降温。

(二)病原治疗

为取得最佳治疗效果,避免发生慢性菌痢以及减少恢复期带菌,使用抗菌药物应注意:①根据当地流行菌株药敏试验或患者大便培养的药敏结果选择敏感的药物;②宜选择易被肠道吸收的口服药物,病重或估计吸收不良时加用肌内或静脉滴注抗菌药物;③原则上疗程不宜短于1周,以减少恢复期带菌。一般应用足量,72h后无效时才考虑改用其他药物,切勿过早更换药物或滥用药物。

1. **氟喹诺酮类药物** 此类药物起效快,疗效高,副作用少,为成人菌痢的首选药物。但不宜用于小儿和孕妇。常用的药物有诺氟沙星0.2~0.3g口服,每日2~4次;环丙沙星0.2~0.4g口服,每日2~3次;氧氟沙星0.2g口服,每日2次。

2. **复方新诺明** 每片含SMZ400mg和TMP80mg,成人每次2片,每日2次,首剂加倍。儿童酌减。有严重肝病、肾病、磺胺过敏及白细胞减少症者忌用。

3. **其他抗生素** 常用的有氨基糖苷类抗生素,如阿米卡星(丁胺卡那霉素)0.2~0.4g/

次,2次/天;或庆大霉素8万U/次,2~3次/天,均为肌内注射。或用氨苄西林4~8g/d静脉滴注,或头孢噻肟(成人4g/d,儿童每日100~150mg/kg,分2次静滴),或头孢曲松(成人2~4g/d),或头孢哌酮(成人2~4g/d)等。与氟奎诺酮类药物合用有协同作用。

4. 中药 小檗碱(黄连素)0.3~0.4g,4次/天;穿心莲(一见喜)4g,4次/天,疗程均为7d。

二、中毒型菌痢的治疗

必须采取综合性抢救措施。

（一）病原治疗

药物选择同急性菌痢,宜联合使用两种抗菌药物静脉应用,目前常用第二、三代头孢菌素。

（二）解除微血管痉挛

1. 山莨菪碱(654-2) 可解除微血管痉挛,改善微循环。应用指征为:面色苍白或灰白,四肢末梢发凉、惊厥、呼吸节律不齐;肌张力增强,血压升高;口唇发绀,皮肤花纹,脉压<20mmHg或血压下降。剂量宜从小开始,儿童每次0.5~1.0mg/kg,成人每次20~40mg,每10~30min静注1次。病情危重时剂量加大,儿童每次1.0~2.0mg/kg,成人每次40~60mg,每5~10min给药1次。待四肢转暖、面色微红、脉搏有力、血压回升及呼吸改善时逐渐减少用药次数及剂量,直至停用。一般用3~6次即可奏效。

2. 阿托品 主要是通过拮抗乙酰胆碱、儿茶酚胺、5-羟色胺等血管活性物质对微小动脉的致痉挛作用,而达到改善微循环的目的。应用剂量:儿童每次0.03~0.05mg/kg,成人每次1~2mg,每10~15min静注1次。应用指征与使用方法同654-2。

（三）降温止惊

高热易致惊厥,反复持续的惊厥可导致呼吸衰竭。因此,迅速降温、止惊是防止病情进一步发展的重要措施。应综合使用物理降温、人工冬眠疗法,争取短时间内将体温降至37℃左右。可用氯丙嗪及异丙嗪各1~2mg/kg,肌内注射或静脉滴注,每2~6h1次,一般3~4次,冬眠时间不超过12~24h。惊厥不止者,可静脉注射地西泮(安定)0.1~0.4mg/kg或水合氯醛溶液灌肠(30~60mg/kg)或苯巴比妥钠肌内注射(5~8mg/kg)。

（四）抗休克

1. 扩容 即扩充血容量、纠正酸中毒和维持水电解质平衡。首先输给平衡盐液,15~20ml/kg,快速静滴或静注。有酸中毒时可补5%碳酸氢钠液。首次补液后继续滴入生理盐水或葡萄糖盐水,24h内输液量以50~100ml/kg为宜,应参考病情、尿量和CVP调整输液量和速度。低分子右旋糖酐可疏通微循环和扩容,儿童20ml/kg,成人500ml静脉滴注。

2. 血管扩张药物的应用 在扩容纠酸的基础上或同时,根据病情需要给予血管扩张药以改善微循环。一般常用山莨菪碱,剂量与方法同上。

3. 肾上腺皮质激素的应用 激素可减轻中毒症状、降低周围血管阻力、加强心肌收缩、减轻脑水肿,尚有抗休克作用,故应早期应用。氢化可的松每日5~10mg/kg,或地塞米松每日0.5~1.0mg/kg加入液体中静滴。一般用药3~5d。

4. 强心剂的应用 有心功能不全者,根据病情选用毛花苷丙(西地兰)或毒毛花苷K以加强心肌收缩力,增加心排血量,并改善循环系统的血液供应。毛花苷丙剂量:儿童为每次10~15μg/kg,成人0.4mg;毒毛花苷K用量:儿童为每次7~10μg/kg,成人0.25mg。均稀释于10%~25%葡萄糖液20ml中缓慢静注。必要时8~12h重复应用。

5. 缩血管药物的应用 经上述措施积极治疗后,休克并无明显好转反趋恶化时,或虽症状有改善,但动脉压一直很不稳定处于低水平时,可考虑用间羟胺(阿拉明)、多巴胺等药物。

(五)防治呼吸衰竭

由于脑微血管痉挛,致使脑组织缺氧、缺血和水肿,从而导致呼吸衰竭的发生。早期应用血管扩张药和人工冬眠疗法,可预防呼吸衰竭。如已出现呼吸衰竭,应立即应用山莨菪碱大剂量(儿童每次 1~2mg/kg,成人每次 40~60mg)、短间隔(每 5~10min 1 次)反复静注;与此同时,快速静脉推注 20% 甘露醇液,每次 1~2g/kg,4~6h 用药 1 次,或与 50% 葡萄糖液交替应用,直至脑水肿症状消失。除此之外,给予吸氧,吸痰,保持呼吸道通畅,应用呼吸兴奋剂等。如呼吸停止,立即气管插管或行气管切开,用人工呼吸机呼吸。

(六)其他措施

包括防治各种并发症如急性肾功能衰竭、消化道出血等。中药生脉散(人参、麦冬、五味子)具有升压、抗休克和改善微循环等作用;中药枳实注射液治疗感染性休克亦有明显效果,可酌情应用。另外纳洛酮在感染性休克的治疗中也有一定效果。

三、慢性菌痢的治疗

宜采取以抗菌治疗为主的综合性措施,同时治疗夹杂症和寄生虫病。纠正肠道菌群失调和肠功能紊乱。

(梁立义)

第九节 霍 乱

霍乱(cholera)是由霍乱弧菌(vibrio cholerae)污染水和食物而引起的一种急性肠道传染病,是发病急、传播快、波及面广、危害严重的法定传染病中的甲类传染病,也是当今三种国际检疫传染病中最严重的一种。其病理变化主要由霍乱弧菌产生的肠毒素引起。临床表现轻重不一,典型病例病情严重,起病急骤、剧烈呕吐和腹泻、脱水、肌肉痉挛、周围循环衰竭、代谢性酸中毒和急性肾功能衰竭等,在医疗水平低下和治疗措施不力的情况下,常可导致病人死亡。

【病因与发病机制】

霍乱弧菌有两个生物型即古典生物型(classical biotype)及爱尔托生物型(EL Tor biotype)在形态和血清学方面几乎一样,两种弧菌感染者的临床表现和防治措施也基本相同。因此,无需分别命名为霍乱和副霍乱,已统称为霍乱。

霍乱弧菌有耐热的菌体(O)抗原和不耐热的鞭毛(H)抗原,H 抗原为霍乱弧菌属共有抗原,O 抗原有群特异性和型特异性两种抗原,是霍乱弧菌分群和分型的基础。以群抗原分类可将之分为 6 个群,即 OⅠ、OⅡ、OⅢ、OⅣ、OⅤ、OⅥ,后 5 个群统称非 OⅠ 群。

世界卫生组织(WHO)腹泻控制中心将霍乱弧菌分为 3 群。①OⅠ 群霍乱弧菌:包括古典生物型霍乱弧菌和爱尔托生物型。OⅠ 群的特异性抗原有 A、B、C 三种,其中 A 抗原为 OⅠ 群所共有,A 抗原与其他 B 或 C 抗原结合则可分为三型,即:原型——AC(稻叶,Inaba)、异型——AB(小川,Ogawa)和中间型——ABC(彦岛,Hikojima)。②非 OⅠ 群霍乱弧菌:本群弧菌鞭毛抗原同 OⅠ 群,而菌体(O)抗原则不同,不被 OⅠ 群霍乱弧菌多价血清所凝集,依 O 抗原之异,当年非OI可分为137个血清型。一般认为本群仅引起散发的胃肠炎性腹泻,而非霍乱。目前已发现155个血清型。在1992年,印度及孟加拉等地霍乱暴发流行,其病原菌被定为O139霍乱弧菌,并认定为是真正的霍乱弧菌,可能为爱尔托弧菌基因突变所形成。O139群不含OI群的A、B、C因子。③不典型OI群霍乱弧菌:可被多价OI群血清所凝集,但该群菌不产生肠毒素,因此无致病性。霍乱弧菌能产生肠毒素、神经氨酸酶、血凝素、菌体裂解后能释放出内毒素。其中霍乱肠毒素(CT)在古典型、爱尔托型和O139群之间很难区别。

霍乱弧菌属革兰阴性菌,无芽胞和荚膜,菌体长 $1.5 \sim 2.0\mu m$,宽 $0.3 \sim 0.4\mu m$,弯曲呈弧形或逗点状;菌体一端有单根鞭毛,其长度为菌体的4~5倍。该菌运动活泼,在暗视野悬液中可见穿梭运动,可用粪便直接涂片检查。培养需氧,耐碱不耐酸,OI和O139群霍乱弧菌属兼性厌氧菌,营养要求简单,在普通培养基上生长良好,培养温度以37℃为适宜,钠离子可刺激生长,适合繁殖的pH为 $6.0 \sim 9.2$,最适宜pH为 $7.2 \sim 7.4$。OI群和O139群霍乱弧菌繁殖速度快。

霍乱弧菌对干燥、日光、热、酸及一般消毒剂均甚敏感,但在新鲜蔬菜、牛奶和鲜肉中能生存数天。霍乱弧菌经干燥2h或加热55℃10min即可死亡,煮沸即可死亡。病人和带菌者是霍乱的传染源,可经水、食物、苍蝇以及日常生活接触而传播;而水源传播是最重要的途径。海洋甲壳类生物表面可长期粘附爱尔托生物型弧菌,当生食、半生食被霍乱弧菌所污染的海产品后可导致霍乱。男女老幼对本病均易感,病后可获得一定免疫力,但再感染的可能性也存在。在老疫区,儿童发病率一般较成人高;而在新感染区,则成人发病率较儿童高。营养不良、胃酸缺乏、胃大部切除等皆可成为感染的诱发因素。

正常胃酸可杀死霍乱弧菌,霍乱弧菌在正常胃酸中仅能存活4min。当因胃大部切除致胃酸低下、大量饮水或过量进食致胃酸稀释或入侵弧菌数量很多(正常人食入霍乱弧菌量超过 $10^8 \sim 10^9$)时,人体的非特异性免疫功能不能抵挡霍乱弧菌的入侵。未被杀灭的弧菌进入小肠,通过肠黏膜对霍乱弧菌的化学趋化吸引作用、鞭毛活动及弧菌粘蛋白溶解酶和粘附素等的作用,使霍乱弧菌粘附于肠黏膜上皮细胞表面,在碱性肠液内迅速繁殖,并产生肠毒素。但不侵入细胞内,随着霍乱弧菌的大量繁殖,产生肠毒素,是机体水和电解质从肠腺大量分泌,形成霍乱腹泻症状的重要致病物质。

霍乱弧菌存在9种毒素,其中霍乱肠毒素最为重要,其他还有小带联结毒素及辅助霍乱肠毒素。①霍乱肠毒素(CT)是霍乱弧菌在体内繁殖过程中产生的代谢产物,为分子量84000D的蛋白质。它有A及B两个部分(亚单位A及B),两种亚单位若单独存在时并无显著毒性。A具有毒素活性,能激活腺苷酸环化酶;亚单位B为结合部分,由分子量为11600D的5部分组成,能与肠黏膜上皮细胞膜表面的霍乱肠毒素受体结合,即神经节苷脂结合,神经节苷脂是细胞膜内的水溶性脂质,可与霍乱肠毒素迅速紧密而不可逆地结合在一起。霍乱肠毒素的亚单位B与肠黏膜上皮细胞神经节苷脂结合后,亚单位A与毒素整个分子脱离,并移行至细胞膜内侧。霍乱肠毒素作为第一信使,引起前列腺素(PGE)等物质的合成与释放增加,PGE使腺苷酸环化酶活性增高,催化腺苷三磷酸(ATP)转化为腺苷环磷酸(cAMP),从而使细胞膜内腺苷环磷酸大量增加,腺苷环磷酸作为第二信使促进细胞内一系列酶反应的进行,促使细胞分泌功能增强,使细胞内水及电解质大量分泌,刺激隐窝细胞分泌氯离子和碳酸氢根离子。另外,腺苷环磷酸浓度增加还可抑制肠绒毛细胞对钠和氯的正常吸收。O139产生与OI相似的肠毒素。②小带联结毒素(Zot)可增大黏膜上皮细胞的间隙,增加了小肠黏膜细胞的通透性,使液体渗出增加,引起腹泻。③辅助霍乱肠毒素(Ace)作用类似于霍乱肠毒素。

由于肠黏膜分泌增强,而回收减少,使大量肠液聚积在肠腔内,导致水及电解质大量丧失,并形成本病特征性的剧烈水样泻。霍乱肠毒素一旦与神经节苷脂结合,则上述反应不可逆转,其作用的自然持续时间(腹泻时间)在临床上可短至数小时或长达 7~8d。

霍乱弧菌产生的内毒素来自细胞壁,具有弧菌 O 抗原的特异性,产生的酶(如粘蛋白酶、神经氨酸酶)、代谢产物或其他毒素(如血管渗透因子、溶血素等)均对人体有一定损害作用。霍乱患者由于剧烈的腹泻和呕吐,可导致水和电解质大量丢失,迅速形成严重脱水,出现有效血容量严重不足而出现休克、微循环衰竭的临床表现。钾、钠、钙及氯化物的丧失,可发生肌肉痉挛、低钠、低钾和低钙血症等。由于胆汁分泌减少,肠液中有大量水、电解质和黏膜,所以吐泻物呈米泔水样;而碳酸氢盐的大量丢失,则形成代谢性酸中毒;由于循环衰竭造成的肾缺血、低钾及毒素对肾脏的直接作用,可引起肾功能减退或衰竭;部分病人甚至还没来得及出现呕吐、腹泻等症状即因循环衰竭而死亡。

【临床表现】

霍乱的潜伏期短者仅数小时,长者7d,多数为 1~3d。除少数病人有短暂(1~2d)的前驱症状表现如头昏、疲倦、腹胀和轻度腹泻外,大多为突然起病,病情轻重不一,爱尔托生物型以轻型或无症状型为主,古典生物型与 O139 型则症状严重者占大多数。典型病例的临床过程可分为三期:

1. 泻吐期 绝大多数病人以急剧腹泻、呕吐开始。大多数病人为无痛性腹泻,少数病人可因腹直肌痉挛而引起腹痛,不伴里急后重。大便初为泥浆样或水样,尚带有粪质;迅速变成为米泔水样或无色透明水样,无粪臭,微有淡甜或鱼腥味,含大量片状黏膜,少数重症病人可有血性便,呈洗肉水样,也可呈柏油样,出血病人以爱尔托型所致者为多。大便量多,每次可超过 1000ml,每日十余次,甚至数十次。呕吐一般在腹泻后出现,常为喷射性和连续性,呕吐物初为胃内容物,以后为清水样,严重者可为"米泔水"样,轻者可无呕吐。本期持续数小时至 1~2d。

2. 脱水期 由于持续而频繁的腹泻和呕吐,导致大量的水和电解质丧失,病人可迅速出现严重脱水,有效血容量严重不足而出现休克、微循环衰竭的临床表现。病人出现烦躁不安、表情恐慌、神志淡漠、表情呆滞甚至昏迷;口渴、耳鸣、声嘶、呼吸增快、眼球下陷、面颊深凹、口唇干燥、皮肤湿冷、弹性消失、手指皱瘪、脉细速或不能触及,血压低甚至测不到,心音微弱、腹舟状,有柔韧感等。病人可出现少尿、无尿等肾功能障碍表现。由于钠、钙、钾等电解质的丧失,肌肉兴奋性改变,可引起肌肉痉挛,多见于腓肠肌和腹直肌。体表体温下降,成人肛温正常,儿童肛温多升高。此期一般为数小时至 2~3d。

3. 恢复期 病人脱水得到及时纠正后,多数患者症状消失而恢复正常,腹泻、呕吐次数减少,甚至停止。神志恢复、声嘶消失、皮肤湿润并恢复弹性,尿量增加,体温、脉搏及血压恢复正常。因脱水期过长,约 1/3 病人可由残余毒素吸收或继发细菌感染而出现反应性发热,极少数病人,尤其是儿童可有高热或过高热而死亡。

根据临床表现特点,临床上将霍乱分为以下 5 型:

1. 无症状型 感染后无任何症状,仅呈排菌状态,称接触或健康带菌者,排菌期一般为 5~10d,个别人可迁延至数月或数年,成为慢性带菌者。

2. 轻型 病人微感不适,一般无呕吐、脱水表现,仅有腹泻症状,极少伴呕吐,大便一天少于 10 次,大便性状为软便、稀便或黄水样便,个别患者粪便带黏膜或血,皮肤弹性正常或略差,大多数患者能照常进食及起床活动,脉搏、血压、尿量均正常,血浆相对密度在 1.026~1.030 间。

3. 中型 吐泻次数较多,每日达 10~20 次。大便呈米泔水样,有一定程度的脱水,脱水程度相当体重儿童为 5%~10%,成人为 4%~8%。精神表现淡漠,有声嘶,皮肤干而缺乏弹性,眼窝下陷,有肌肉痉挛,脉搏细速,血压(收缩压)儿童 <70mmHg,成人 90~70mmHg。血浆相对密度为 1.031~1.040,24h 尿量在 500ml 以下。

4. 重型 频繁吐泻,一日腹泻次数在 20 次以上,严重脱水,脱水程度儿童相当于体重 10% 以上,成人 8% 以上。极度烦躁甚至昏迷,皮肤弹性消失,眼窝深凹,明显发绀,严重肌肉痉挛,脉搏微弱而速,甚或触不到,血压(收缩压)儿童 <50mmHg,成人 <70mmHg 甚至不能测出等循环衰竭的表现,尿量每日 <50ml 或无尿,血浆相对密度 >1.041。

5. 暴发型 亦称中毒型或干性霍乱,甚罕见。起病急骤,迅速进入休克状态,起病后无泻吐或泻吐较轻,无脱水或仅轻度脱水,但有严重中毒性循环衰竭。可不待患者泻吐出现,即已死于循环衰竭。

霍乱病程不长,轻型无并发症者,平均 3~7d 内恢复,个别病例腹泻可持续 1 周左右,并发尿毒症者恢复期可延迟至 2 周以上。由于休克得不到及时纠正和低血钾,可引起肾功能衰竭,是最常见的严重并发症,也是常见的死因;尚可因代谢性酸中毒致肺循环高压而并发急性肺水肿、低钾血症、心律不齐及孕妇流产等并发症。

【实验室检查】

1. 血液 大量水和电解质的丧失导致血容量减少和血液浓缩,红细胞和血红蛋白增高,血浆比重和血细胞比容升高,白细胞可增高至 $(10~20) \times 10^9/L$ 或更高,中性粒细胞及大单核细胞增多。血清钾、钠、氯化物、碳酸氢盐降低,尿素氮增加,血 pH 下降。治疗前由于细胞内钾离子外移,血清钾可在正常范围内,当酸中毒纠正后,钾离子移入细胞内而出现低钾血症。

2. 尿液 尿量减少,比重初可因尿浓缩而增高,也可因急性肾功能衰竭多尿而降低,尿 pH 下降,可有蛋白、红白细胞及各种类型的管型。

3. 病原学检查

(1) 直接涂片镜检:粪便可见黏膜和少许红、白细胞;取粪便、呕吐物或早期培养物涂片作革兰染色镜检,可见排列呈鱼群状的革兰阴性稍弯曲的弧菌。

(2) 悬滴检查:将泻吐物作悬滴或暗视野显微镜检,可见运动活泼呈流星式穿梭括动的弧菌。

(3) 培养:

增菌培养:所有疑为霍乱病人的粪便,除作显微镜检外,均应作增菌培养。粪便留取应在使用抗菌药物之前,且应尽快送到实验室作培养。增菌培养基一般用 pH8.4 的碱性蛋白胨水,36~37℃培养 6~8h 后表面能形成菌膜。此时应进一步作分离培养,并进行动力观察和制动试验,这将有助于提高检出率和早期诊断。

分离培养:常用庆大霉素琼脂平皿或碱性琼脂平板。前者为强选择性培养基,36~37℃培养 8~10h 霍乱弧菌即可长成小菌落。采用后者则需培养 10~20h。选择可疑或典型菌落,应用霍乱弧菌"O"抗血清作玻片凝集试验,若阳性即可出报告。近年来国外亦有应用霍乱毒素基因的 DNA 探针,作菌落杂交,可迅速鉴定出产毒素 OI 群霍乱弧菌。

(4) 分子生物学检查:近年来应用 PCR 技术来快速诊断霍乱。其中通过识别 PCR 产物中的霍乱弧菌毒素基因亚单位 CtxA 和毒素协同菌毛基因 (TepA) 来区别霍乱菌株和非霍乱弧菌。然后根据 TcpA 基因的不同 DNA 序列来区别古典生物型和爱尔托生物型霍乱弧菌。4h 内可获结果,能检出每毫升碱性蛋白胨水中 10 条以下霍乱弧菌。

【诊断与鉴别诊断】

诊断标准

1. 疑似霍乱　具有下列项目之一者：①凡有典型临床症状，如剧烈腹泻，水样便（黄水样、清水样、米泔样或血水样），伴有呕吐，迅速出现严重脱水，循环衰竭及肌肉痉挛（特别是腓肠肌）的首发病例，在病原学检查尚未肯定前。②霍乱流行期间有明确接触史（如同餐、同住或护理者等），并发生泻吐症状，而无其他原因可查者。

2. 确定病例　具有下列之一者，可诊断为霍乱：①凡有腹泻症状，粪便培养 OI 群或 O139 群霍乱弧菌阳性；②霍乱流行期间的疫区内，凡有霍乱典型症状，粪便培养 OI 群和 O139 群霍乱弧菌阴性，但无其他原因可查者；如有条件作双份血清凝集试验呈 4 倍以上增高者；③在疫源检查中，首次粪便培养检出 OI 群或 O139 群霍乱弧菌前后各 5d 内有腹泻症状者，可诊断为轻型霍乱。

夏秋季节霍乱流行期间的疫区内，凡有腹泻，伴有呕吐，从粪便或吐泻物中检出 OI 群或 O139 群霍乱弧菌或血清检查对 OI 群或 O139 群霍乱弧菌的抗体有明显升高者予以诊断。

在地方性流行或霍乱正在流行的地区，凡有典型临床表现者即应按霍乱病人处理，立即予以隔离和治疗。腹泻不严重，但有密切接触史者应作高度疑似病人处理，予以隔离检疫，根据细菌培养确立或排除诊断；对无接触史的轻型腹泻病人也要密切观察，进行粪便培养。对离开疫区不满 5d 而有腹泻者，均应按上述条件进行诊断。非疫区具有典型临床表现的首发病例，在细菌培养尚未获得前，应按疑似病例处理，作疫情报告和消毒隔离处理。粪便培养隔日 1 次，连续 3 次阴性者，即可否定诊断，并做出疫情更正报告。

易与霍乱相混淆的几种疾病，须加以鉴别：

1. 病毒性腹泻　病毒感染可引起急性胃肠炎，可由多种肠道病毒引起，常见病毒有轮状病毒、成人腹泻轮状病毒、腺病毒、杯状病毒、星芒病毒、冠状病毒和流感病毒、诺沃克病毒等。潜伏期为 1～10d 不等，起病急，可有恶心、呕吐、发热、头痛、乏力和腹痛等。腹泻为主要表现，但一般较细菌性痢疾为轻，腹泻可每日 3 次或更多，持续 1～2d，有时可长达 7～8d。粪便镜检无黏膜及白细胞。本病有自限性，一般于数日内自愈。轮状病毒性腹泻多发于 6 岁以下幼童，秋末冬初为发病高峰季节。主要症状为呕吐、腹泻。大便为稀便、水样或蛋花样，有酸臭味，无黏膜及脓血。部分病人常伴有上呼吸道感染症状。诺沃克病毒性腹泻以成人和较大儿童为主。主要表现为发热、恶心、呕吐，随之出现水泻，一般每日腹泻 4～8 次，亦可达 10 次以上。大便镜检常无白细胞，粪便培养无病原菌，但可分离出轮状病毒或其它病毒。

2. 细菌性食物中毒　是由于进食被细菌和（或）其毒素污染的食物引起的急性感染中毒性疾病。常见细菌有沙门菌属、变形杆菌、金黄色葡萄球菌、肉毒杆菌、蜡样芽胞杆菌和副溶血弧菌等。潜伏期短，突然发病，以夏秋两季发病较多，易集体发病。发病均与吃被细菌或其毒素污染的食物有明确关系，同食者在短期内集体发病，有未食者不发病，多食者病重，少食者病轻的发病特点。多数起病急剧，常为先吐后泻，排便前可有阵发性腹痛，粪便呈黄色水样便或为黏膜及脓血便，无米泔水样便。可有发热及全身中毒症状，很少有肌痉挛症状。取患者呕吐物及粪便培养即可分离出相应的致病菌。

3. 急性细菌性痢疾　是由志贺菌引起的常见急性肠道传染病。本病虽终年可见，但多见于夏秋季节，病人及带菌者为传染源，主要借染菌的食物、手和饮水等经口感染，人群对本病普遍易感。潜伏期数小时至 7d，大多数为 1～2d。起病多急骤、有畏寒、寒战、发热、全身不适、纳差、腹泻、腹痛和里急后重等，排便次数明显增多，每日数次至数十次不等。粪便量少，大便初为水样，以后为脓血样便，可见鲜红或粉红色血丝，左下腹有压痛伴肠鸣音亢进，一般无肌痉挛。实验室检查见急性病例外周血白细胞总数和中性粒细胞升高;粪便中无粪质,量少,呈鲜红粘冻状,无臭味,镜检见有大量红细胞、白细胞、脓细胞及巨噬细胞。大便细菌培养检出痢疾杆菌可确诊。

4. 空肠弯曲菌肠炎　是由空肠弯曲菌引起的急性肠道感染。该菌菌体细长,呈弧形、螺旋形或逗点形,为革兰阴性。本菌有O抗原、荚膜K抗原和鞭毛H抗原,能分泌肠毒素LT和细胞毒素,发病以儿童和青少年多见。急性期排菌2~3周,带菌者可长达5~10个月。空肠弯曲菌肠炎潜伏期2~4d,有发热、恶心、呕吐、腹痛、腹泻,大便多为稀水便,病情轻重不一,少数重症病人为黏膜或脓血便甚至肉眼血便,每日5~10次大便,少数可达20次。病程多为2~7d。新鲜粪便在暗视野显微镜或相差显微镜下观察到急速运动的弯曲菌可作出快速诊断,大便培养检出空肠弯曲菌可确诊。

5. 急性化学中毒　常见如急性砷中毒,以急性胃肠炎为主要表现,腹痛剧烈,粪便为黄色或灰白水样,常带血,大便中无致病菌。多可查到服毒史,检查粪便或呕吐物砷含量增高可明确诊断。

6. 药物性腹泻　多种类型的药物可引起腹泻,常见的有抗生素、抗酸和抑酸剂、泻药、抗高血压药、心血管药物、拟胆碱能药物、多羟基醇类、不易吸收的乳果糖、乳梨醇等。药物性腹泻大多与用药史密切相关,以急性发作为主,每日排便数次至十余次不等,多呈水样便。诊断应根据详细的用药史、药物剂量与疗程,大便性状等可作出诊断。

【治疗】

一、治疗原则

包括严格隔离、补液、抗菌及对症等。

1. 按甲类传染病隔离治疗。危重病人应先就地抢救,待病情稳定后在医护人员陪同下送往指定的隔离病房。确诊与疑似病例应分开隔离,彻底消毒排泄物。

2. 轻度脱水病人,以口服补液为主。中、重型脱水病人,须立即进行静脉输液抢救,待病情稳定、脱水程度减轻、呕吐停止后改为口服补液。

3. 病因治疗　在液体疗法的同时,给予抗菌药物治疗以减少腹泻量和缩短排菌期。可根据药品来源及引起流行的霍乱弧菌对抗菌药物的敏感性,选定一种常用抗菌药物,连服3d。

4、解除隔离标准　①停服抗菌药物后,连续2日粪便培养(如无粪便,可用肛拭子从直肠取粪便)未检出霍乱弧菌者解除隔离。②患者经治疗症状消失后,如无大便培养条件,自发病日起,住院隔离不得少于7d。③慢性带菌者,大便培养连续7d阴性,每周培养胆汁1次,连续2次阴性者可解除隔离,但尚需进行流行病学观察。

二、补液治疗

及时和适当补充液体和电解质是取得满意疗效的关键。

1. 静脉输液　适用于中、重症失水而又不能口服者。原则上应遵循损失多少,补充多少;损失什么,补充什么。量要足够,又要及时。还应依"先盐后糖,先快后慢,纠酸补钙,注意补钾"的方针。

成人补液方法:静脉输液推荐使用林格乳酸盐溶液,或541溶液,或生理盐水。541溶液的配方为:1000ml水内氯化钠5g,碳酸氢钠4g,氯化钾1g。用时每1000ml另加50%葡萄糖20ml,以防低血糖。①轻型:轻度脱水以口服补液为主,如有恶心呕吐不能口服者,可予静脉输液3000~4000ml/d,以含糖的541溶液或5%葡萄糖盐水加入氯化钾2~3g和碳酸氢钠6

~8g,按每分钟3~5ml速度滴入。呕吐停止后改为口服补液。②中型:24h需输入4000~8000ml。最初2h内快速静脉输入含糖的541溶液或2:1电解质溶液(其配方为生理盐水2份加1.4%碳酸氢钠1份或166.7mmol乳酸钠1份,并补充适量的钾)2000~3000ml。待血压、脉搏恢复正常后,可减慢输液速度为每分钟5~10ml,并继续用541溶液。原则上应于入院8~12h内补进入院前累计损失量、入院后的继续损失量和每天生理需要量(成人每天约2000ml),以后按排出多少补充多少的原则补液。补液量完成后,如呕吐停止但仍有腹泻,可改为口服补液。③重型:24h输液总量约8000~12000ml或更多。先由静脉推注含糖541溶液1000~2000ml,按每分钟40~80ml甚至100ml速度进行,约需20~30min。以后按每分钟20~30ml的速度通过2条静脉输液管快速滴注2500~3500ml或更多,直至休克纠正为止。以后相应减慢速度,补足入院前累计丢失量后即按每天生理需要量加上排出量的原则补液。若呕吐停止可继以口服补液疗法。④补钾与纠酸:有腹泻即应补钾,对严重腹泻脱水引起休克、少尿的患者应早期应用含钾量不甚高的541溶液。快速补液时如每小时超过2000ml则应密切注意心脏变化。如酸中毒严重则应酌情另加碳酸氢钠纠正。⑤血管活性药物及激素的应用:仅用于中毒性休克患者,或重型患者经输液疗法,估计液体已补足,但血压仍低或测不出者,应考虑适当加用肾上腺皮质激素及血管活性药物(如多巴胺、间羟胺),直至血压恢复正常并保持稳定为止。可以用氢化可的松100~300mg,或地塞米松20~40mg加入输液瓶内滴入,并在另一输液瓶用异丙基肾上腺素0.5mg,或多巴胺20mg,或间羟胺(阿拉明)20mg加入5%葡萄糖生理盐水100ml中滴注,密切观察,随时调速。如液量不足,可重复如上配制,直至使血压维持在休克水平以上。应用异丙基肾上腺素时应注意,如心率在130次/分以上或心率紊乱时应减慢滴注速度或暂时停用。补液量也可根据血浆比重计算,血浆比重每升高0.001(正常值为1.025),成人应补液量为4ml/kg体重,婴幼儿为10ml/kg体重。中度以上患者最初2h内应快速输入2000~4000ml液体,为此需使用多条输液管和(或)加压输液装置以保证输液量[1ml/(kg·min)],视情况改善,逐步减慢速度。静脉补液,尤其是快速输液期间,应注意观察病人情况。当出现烦躁、胸闷、咳嗽、心悸、颈静脉充盈、肺部出现干湿性啰音时,应即减慢输液速度和(或)暂停输液,并采取相应措施处理肺水肿。

儿童补液方法:液体配方:等张液[2:1液=0.9%氯化钠液:1.4%碳酸氢钠(或166.7mmol乳酸钠)];0.9%氯化钠液]、2/3张液[4:3:2=0.9%氯化钠液:10%葡萄糖:1.4%碳酸氢钠(或166.7mmol乳酸钠)];1:1加碱液=0.9%氯化钠液250ml+10%葡萄糖250ml+5%碳酸氢钠25ml]、1/2张液[3:2:1液=10%葡萄糖:0.9%氯化钠液:1.4%碳酸氢钠(或166.7mmol乳酸钠)]。①轻型:通常用口服补液疗法。不能口服者可用静脉输液,入院后24h输液量按每千克体重100~150ml计算,以生理盐水与5%葡萄糖液2:1比例给予,每分钟1~2ml速度,并应注意补钾。②中、重型:患儿重度脱水,需立即静脉补液,输液量在6~7h内按每千克体重100ml计算,其间分两阶段进行。两阶段输液完成后,依据病情选择合适的继续补液方案。如呕吐停止可改用口服补液。③第一阶段静脉输液方案:按每千克体重给予20ml等张液计算,于1h内输入。④第二阶段静脉输液方案:按每千克体重给予80ml 2/3张液或1/2张液计算。1岁以内患儿于6h内输入,1岁以上患儿于5h内输入。⑤补钾:低钾患儿一般按每日每千克体重100~300mg氯化钾计算,分3~4次口服;呕吐严重不能口服者,配成0.15%~0.3%(以0.15%为宜)浓度的液体由静脉均匀输入,静脉给钾必须在有尿后才能施行。⑥输液速度:4岁以上儿童最初15min内每分钟20~30ml,婴儿以每分钟10ml输入,以后按脱水及脉搏情况调整速度。待脱水、酸中毒纠正后,逐渐减慢至每分钟1

~2ml(20~30滴)维持之。呕吐停止后改用口服补液。

2. 口服补液 适用于轻、中度的霍乱患者以及经静脉补液纠正休克而情况改善的重型霍乱患者。霍乱病人口服氯化钠溶液后不能吸收,但钾盐和碳酸盐可以吸收,对葡萄糖的吸收能力也无改变,且葡萄糖可促使氯化钠和水分的吸收。因此,WHO倡导在有霍乱流行的发展中国家使用口服补液盐(ORS),其效果已得到普遍的肯定。治疗的头6h,成人口服液量为700ml/h,儿童每小时15~25ml/kg,腹泻严重时入液量可适当增加。以后每6h的服入量为前一个6h泻吐量(出液量)的1.5倍。呕吐并非口服补液的禁忌,但呕吐物量应计算在补液量中。

三、病原治疗

及时和适当的补液可使所有病人基本获愈。霍乱病人在补液治疗的同时给予抗菌药物治疗,可减少腹泻量和缩短排菌期;密切接触者可口服抗菌药物预防,以降低发病率。常用抗菌药物如下,可根据引起流行的霍乱弧菌对抗菌药物的敏感性及药品来源选用其中之一。霍乱弧菌对四环素、多西环素(强力霉素)、链霉素、复方新诺明、诺氟沙星(氟哌酸)及氧氟沙星(氟嗪酸)等药物均敏感。四环素成人每6h口服0.25g,儿童口服12.5 mg/kg,疗程3~5d(延长疗程并无必要)。对四环素耐药者,可改用多西环素(强力霉素),首日200mg,次日100mg,或顿服300mg,疗效较为满意,且能安全地用于有肾功能损害的病人。复方新诺明(2片/次,2次/天),诺氟沙星(0.4g,3次/天)和氧氟沙星(0.4g,3次/天)等也有较好疗效。

四、对症治疗

1. 纠正酸中毒 重型病人在输注541溶液的基础上尚需根据CO_2结合力情况,应用5%碳酸氢钠酌情纠酸。

2. 纠正低血钾 补液过程中出现低血钾者应静脉滴入氯化钾,浓度一般不宜超过0.3%。轻度低血钾者可口服补钾。

3. 纠正休克和心力衰竭 少数病人经补液后血容量基本恢复,皮肤黏膜脱水表现已逐渐消失,但血压未复常者,可用地塞米松20~40mg或氢化可的松100~300mg,静脉滴注,并可加用血管活性药物多巴胺和间羟胺(阿拉明)静脉滴注。如出现心衰、肺水肿,则应暂停或减慢输液速度,应用毛花苷丙(西地兰)0.4mg或毒毛花苷K 0.25mg加葡萄糖20ml,缓慢静脉注射。必要时应用呋塞米20~40mg静脉注射,亦可应用哌替啶(度冷丁)50mg肌注镇静。肌肉痉挛者可静脉注射10%葡萄糖酸钙10~20ml;有急性肾功能不全者可考虑血液净化疗法等。

霍乱患者如能得到及时正确治疗,病死率可降至1%左右,治疗不及时或不当时,病死率仍可达10%~30%。死亡原因早期主要由于严重脱水引起的低血容量休克及严重代谢性酸中毒,晚期多死于肾功能衰竭。儿童、老年人、孕妇及有并发症者预后差。

(褚 熙)

第十节 流行性脑脊髓膜炎

流行性脑脊髓膜炎(epidemic cerebrospinal meningitis),简称流脑,是由脑膜炎奈瑟菌(又称脑膜炎球菌)引起的一种化脓性脑膜炎。临床上以突起高热、头痛、呕吐、皮肤黏膜瘀点、瘀斑、脑膜刺激征和脓性脑脊液为主要特征。其中,暴发型流脑病势凶险,病死率高,若不及时抢救常于24h内危及生命。本病呈全球分布,散发或流行,冬春季节多见,儿童易患。本病菌除引起流脑和败血症外,还可引起肺炎、心包炎、泌尿生殖道炎、眼内炎、全眼炎、骨髓炎、关节炎和腹膜炎等,统称脑膜炎球菌病。

【病因与发病机制】

脑膜炎奈瑟菌为奈瑟菌属的细菌,革兰染色阴性,成双排列,呈肾形或卵圆形。因该菌只能从人类转铁蛋白和乳铁蛋白获取生长必需的铁,因此仅存在于人体。可自带菌者及病人的鼻咽部、皮肤瘀点、血液和脑脊液中检出。按细菌特异性荚膜多糖抗原的不同,本菌可分为A、B、C、D等13个血清型,其中以A、B、C三群最常见,占流行病例的90%以上。A群引起大流行,B、C群引起散发和小流行。目前国外流行菌群以B和C群为多,国内则以A群为主,但近年来C群流行有上升趋势,并已成为某些局部流行的主要菌群。传染源主要是带菌者,次为患者,病人从潜伏期开始至病后10d内均具有传染性。病原菌借飞沫经空气传播,进入呼吸道而感染。因病原菌在体外生活力极弱,故通过玩具及日用品间接传播的机会极少。6个月至2岁小儿发病率较高,后随年龄增长发病率下降。学校及新兵单位如防疫措施不善易有流行。病后免疫力持久,罕见二次得病。通常为散发,一般自11月份起出现病例,至次年2~4月达高峰,5月迅速下降。冬春季由于室内活动增加、空气不流通、易有上呼吸道感染,故是流脑流行的好发季节。居住拥挤、人口流动、营养不良等因素有利于造成流脑流行。易感人群感染脑膜炎球菌后约60%~70%成为带菌者;25%呈出血点型;即隐性感染与显性感染间的移行型;约7%表现为上呼吸道炎;仅1%表现为典型的化脓性脑膜炎。

脑膜炎奈瑟菌必须到达脑脊髓才能引起流脑的发病。细菌由人体鼻咽部侵入脑脊髓膜分三个步骤:细菌粘附并透过黏膜,进入血流(败血症期),最终侵入脑膜(脑膜炎期)。细菌的菌毛、外膜蛋白、荚膜及脂寡糖抗原为主要致病因子,可侵袭呼吸道、血液、中枢神经系统。细菌通过菌毛与宿主的无纤毛上皮细胞特异性受体结合,实现对鼻咽部上皮细胞的粘附。细菌荚膜能抵抗吞噬细胞的吞噬作用。细菌释放脂寡糖抗原能阻止抗体与细菌结合,妨碍补体调理作用。病原菌侵入鼻咽部后,绝大多数被消灭而不发病。如免疫力较低,不足以将其迅速消失,则病原菌在鼻咽部繁殖,大多数成为带菌状态,部分表现为上呼吸道炎而获得免疫力。当人体免疫力明显低下,或细菌数量多、毒力较强时,病原菌经鼻咽部黏膜入血循环,大多数表现为有皮肤黏膜出血点的暂时性菌血症,仅极少散发展为败血症,侵犯脑脊髓膜。细菌释放内毒素刺激脑血管内皮细胞、吞噬细胞、星形细胞及脑胶质细胞,分泌多种炎性介质与细胞因子,主要有肿瘤坏死因子(TNFa)和白细胞介素(IL-1、IL-6等)。这些介质活化脑血管内皮细胞的粘附受体,使白细胞粘附于血管壁,释放蛋白溶解酶、糖原酶及氧自由基等,破坏血管内皮细胞间的联接,导致血脑屏障渗透性增高,使白细胞和血浆蛋白大量渗入脑脊液中。此外,其他物质如前列腺素、血小板活化因子(PAF)和其他白细胞介素等进一步增加血脑屏障的渗透性,形成化脓性脑脊髓膜炎。暴发型流脑败血症休克型是因脑膜炎奈瑟菌释放的内毒素刺激单核吞噬细胞、中性粒细胞等产生上述细胞因子,导致微循环障碍,激活凝血系统而发生弥散性血管内凝血(DIC),迅速出现严重瘀斑、出血和休克,脑膜炎症则不明显。脑膜脑炎型则因脑循环障碍发生脑水肿、颅内高压甚至形成脑疝。部分病人未经及时恰当治疗或免疫功能低下,可形成慢性脑膜炎、慢性败血症。幼儿可因第四脑室孔阻塞或颅底蛛网膜下腔粘连形成脑积水,或脑膜血管通透性增加及脑膜表浅静脉炎性栓塞而形成硬膜下积液。

【临床表现】

潜伏期可短至数小时,长达10d,一般为2~3d。发病类型根据病情的轻重和临床表现可分为4型,即普通型、暴发型、轻型和慢性败血症型。

一、普通型

约占全部病例的90%,按其发展过程分为四期:

1. 上呼吸道感染期　多数病人症状不明显,约20%~30%的患者可有低热、咽痛、鼻咽部黏膜充血和分泌物增多。此期约持续1~2d。

2. 败血症期　患者常突发寒战、高热、头痛、呕吐、乏力、全身及关节疼痛、食欲不振、表情呆滞或烦躁不安等毒血症症状。幼儿则有哭闹不安、因皮肤感觉过敏而拒抱、惊厥等。全身皮肤黏膜出现瘀点或瘀斑为本期特征性表现(占70%~90%),最早出现在眼结膜和口腔黏膜,瘀斑迅速扩张,中央因血栓形成而坏死或形成大疱,为病情严重的征象。少数患者出现口唇疱疹或脾肿大和关节炎。多数于1~2d内发展至脑膜炎期。

3. 脑膜炎期　败血症期的表现仍持续存在,因颅内高压而有剧烈头痛,频繁呕吐、常有畏光、狂躁、惊厥、意识障碍,出现颈项强直、Kernig征和Brudzinski征阳性等脑膜刺激征,严重者呈角弓反张。若经合理治疗,可于2~5d内进入恢复期。婴幼儿因颅骨缝和囟门未闭,中枢神经系统发育不成熟,发作可不典型,除高热、拒食、吐奶,啼哭不安外,惊厥、腹泻症状较成人为多,而脑膜刺激征可缺如,常有两眼凝视、睡眠时突然尖声哭叫,囟门紧张、隆起等。但有时因频繁呕吐、失水反可出现前囟下陷,而造成诊断上的困难。

4. 恢复期　体温渐降至正常,皮疹停止发展并大部分被吸收,神经系统体征亦逐渐消失,精神食欲也随之恢复。此期约持续1~3周。

二、暴发型

本型起病急骤,病情凶险,进展迅速,如不及时抢救,常在24h内危及生命。儿童多见。按其临床特点可分为三型:

1. 败血症休克型　其临床特点是:①患者以突然寒战、高热起病,迅速出现精神极度萎靡、意识障碍并可有惊厥。②瘀点初在四肢,迅即遍布全身(12h内),扩大或瘀斑,融合成片,中央呈紫黑色坏死。③循环衰竭为本型突出特征,面色苍白,四肢厥冷,唇指(趾)端发绀,皮肤花纹,脉细速,血压明显下降或不能测出,少尿或无尿。④大多无脑膜刺激征,CSF检查正常或仅有细胞数轻度增加。⑤实验室检查多有DIC证据。⑥血小板减少,白细胞总数在10×10^9/L以下者常提示预后不良。

2. 脑膜脑炎型　多见于儿童。主要以脑实质严重损害力特征。除高热、瘀斑外,其突出表现为严重的颅内高压伴脑疝形成、呼吸衰竭。特点为:①剧烈头痛,频繁呕吐,反复或持续惊厥,面色灰或发绀,烦躁不安,或嗜睡、昏迷,血压升高。②呼吸节律不整,忽快忽慢,进而发生叹息、点头样呼吸,或呼吸暂停。③瞳孔忽大忽小,或大而固定,对光反应迟钝或消失。④脑膜刺激征及锥体束征大都明显,脑脊液亦可有典型改变。

3. 混合型　兼有上述两种类型的临床表现(同时或先后出现),病情最为严重。

三、轻型

流行期间部分受染者仅表现皮肤黏膜出血点而无其他症状,为暂时性菌血症的表现。此型以儿童多见,绝大多数可不治自愈。流行后期部分年长儿和青少年患者可仅表现低热、鼻咽部症状、皮肤斑丘疹或细小出血点,头痛和脑膜刺激征轻微,CSF 改变不显著,无意识障碍。

婴幼儿流脑的特点:临床表现常不典型,除高热、拒食、吐奶、烦躁和啼哭不安外,惊厥、腹泻和咳嗽较成人较为多见,而脑膜刺激征可缺如。前囟未闭者大多突出,少数患儿因频繁呕吐、出汗失水反而可出现前囟下陷。

老年人流脑的特点:①老年人免疫功能低下,对内毒素敏感性增高,故暴发型发病率高;②临床表现上呼吸道症状多见,意识障碍明显,皮肤黏膜瘀点、瘀斑发生率高;③病程长,多 10d 左右;并发症及夹杂症多,预后差,病死率高;④外周血象白细胞数可能不高,示病情重,机体反应差。

四、慢性败血症型

此型少见,主要为成人。病程迁延数周至数月,间歇出现寒战、发热,伴有皮疹或瘀点,多发性大关节疼痛,少数患者有脾肿大,历时 12 小时后缓解,2~3d 后再次发作。需多次作血培养方可能获阳性结果。如延误诊断或治疗,也可发展为化脓性脑膜炎、心内膜炎或心包炎。

【辅助检查】

1. 血象 白细胞总数升高,一般在 $20 \times 10^9/L$ 以上,中性粒细胞 >0.8。可出现中毒颗粒及空泡,严重者可有类白血病现象。暴发型出现 DIC 时血小板减少。

2. 脑脊液检查 压力增高可超过 $200mmH_2O$,外观呈米汤样或脓样,细胞数高达 $1000 \times 10^6/L$ 以上,以中性粒细胞为主。蛋白质明显增高,糖和氯化物降低。注意:早期病例 CSF 改变可不显著,必要时可在 12~24h 后复查,以便明确诊断。检查病原菌的标本,应争取在用抗生素之前采取。

3. 细菌学检查 皮肤瘀点刺出液及 CSF 沉淀涂片染色镜检可查见脑膜炎球菌并有确诊价值,其阳性率 70% 左右。血液和 CSF 培养阳性率亦较高。如得阳性结果,应进行菌株分型和药敏试验。

4. 免疫学检查 可用对流免疫电泳、乳胶凝集试验、酶联免疫吸附试验、放射免疫等方法检测 CSF 或血清中的脑膜炎球菌特异多糖抗原;或用间接血凝或放射免疫法检测血清中的特异抗体,恢复期效价较急性期增高 4 倍以上有辅助诊断价值。

5. 核酸检测 可检测早期血清和脑脊液中 A、B、C 群细菌 DNA,CSF 的阳性率约为 92%,血清的阳性率约为 86%。本方法具有敏感性高和特异性强及快速的特点,且不受抗生素的影响,还可对细菌进行分型。

6. 影像学检查 CT、MRI 等在需要排除脑肿瘤、脓肿形成、脑卒中等疾病时可酌情应用。

【诊断与鉴别诊断】

凡在流行季节突起高热、头痛、呕吐伴神志改变,体检发现皮肤、黏膜有瘀点、瘀斑,脑膜刺激征阳性者,临床诊断初步成立,确诊有赖于细菌学检查。免疫学及分子生物学检查有助于早期诊断。

对不典型病例,应与下列疾病鉴别:

1. 其他化脓性脑膜炎 多系散发,无明显季节性;有急性或慢性炎症病灶;起病、发展、疗效反应较缓慢;皮肤瘀点、瘀斑少见。确诊有赖于脑脊液和血液的细菌学检查。

2. **虚性脑膜炎** 败血症、伤寒、大叶性肺炎等有严重毒血症时,可产生脑膜刺激征,CSF 仅压力增高,一般无其他改变。应努力寻找原发病的病因诊断。

3. **结核性脑膜炎**大多起病缓慢,常以低热、消瘦、乏力、盗汗等症状起病,1~2 周后始出现头痛、呕吐和脑膜刺激征;无皮肤瘀点、瘀斑;多有结核病史或与结核病密切接触史;CSF 外观清亮或呈毛玻璃样,久置后可见薄膜形成,细胞数多在 $(300 \sim 500) \times 10^6 /L$ 以下,以淋巴细胞为主,薄膜或沉淀涂片可能检出抗酸杆菌,或用 PCR 技术检测结核杆菌的 DNA,有助于病原诊断。

4. **隐球菌性脑膜炎** 常继发于霍奇金病、淋巴肉瘤、白血病、糖尿病等病人,尤其是长期应用抗代谢药物、激素及抗生素等情况。起病缓慢,临床表现及 CSF 改变与结核性脑膜炎相似,墨汁染色找到隐球菌则可确诊。

5. **流行性乙型脑炎** 有严格的季节性,多发生于 7~9 月份,以高热、惊厥、意识障碍等脑实质损害表现为主,无皮肤瘀点。CSF 细胞数多在 $(50 \sim 500) \times 10^6 /L$ 以内,早期以中性粒细胞为主,后期淋巴细胞增多,糖和氯化物正常。血清学检查有助鉴别。

【治疗】

一、一般治疗

按呼吸道传染病隔离,卧床休息,进流质或半流质饮食,昏迷者鼻饲。对高热、呕吐、躁动、抽搐者,应予对症处理。颅内压增高者,行脱水疗法。中毒症状重者,用肾上腺皮质激素。静脉补液,维持水、电解质、酸碱平衡。

二、抗菌药物治疗

使用抗菌药物以消除病原菌为根本性治疗措施。尽早、足量应用细菌敏感并能透过血脑屏障的抗菌药物。磺胺药曾是治疗流脑的首选药物,由于耐药菌株出现(发生率不高,约 10%~20%),虽仍可用于治疗流脑,但已不作为首选药物。

1. **青霉素** 已成为治疗脑膜炎奈瑟菌感染的首选药物。虽然不易透过血脑屏障,但大剂量应用仍能在 CSF 中达到治疗有效浓度。成人剂量:20 万~40 万 $U/(kg \cdot d)$,儿童 10 万~30 万 $U/(kg \cdot d)$,分 4~6 次静注或快速静滴(须应用青霉素钠盐),疗程 5~7d。

2. **第三代头孢菌素** 对脑膜炎奈瑟菌抗菌活性强,易透过血脑屏障,且毒性低,已成为首选药物之一。头孢噻肟成人剂量 4~6g/d,儿童 $0.1 \sim 0.2g/(kg \cdot d)$,分 2~4 次静脉快速滴注;头孢曲松成人剂量 2~4g/d,儿童 $0.1g/(kg \cdot d)$,分 1~2 次静脉滴注。

3. **磺胺药** 磺胺嘧啶(SD)其 CSF 浓度为血浓度的 50%~80%。剂量成人每日 4g,儿童 $0.1 \sim 0.2g/(kg \cdot d)$,分 2~4 次服,首剂加倍。联用甲氧苄氨嘧啶(TMP)400mg/d,分 2 次口服可以提高疗效,并减少耐药菌株的产生。病情重或呕吐不止不能口服者,可用等量的 20%磺胺嘧啶钠肌注或稀释成 1%~2%浓度静脉滴注。5~7d 为 1 疗程。疗程中应每天查尿常规,发生结晶尿或血尿时,应考虑停药。应用 SD 后 24~48h,脑膜刺激征等明显减轻;若 48h 后不见改善,高热不退,考虑为耐药菌株感染,必须改药。有肝、肾疾病、休克少尿,以及对磺胺药过敏者须用其他抗生素药物。

4. **氯霉素** 易透过血脑屏障,CSF 浓度为血浓度的 30%~50%。除对脑膜炎奈瑟菌有良好的抗菌活性外,对肺炎球菌和流感杆菌也敏感,但须警惕其对骨髓造血功能的抑制,故用于不能使用青霉素或病原菌不明者。剂量成人每日 50mg/kg,儿童每日 50~75mg/kg,分次静滴或肌注,疗程 5~7d。

5. **氨苄西林** 对脑膜炎奈瑟菌、肺炎球菌及流感杆菌脑膜炎均有较强的抗菌活性,适用于病原未明的重症患者。剂量成人 8~12g/d,儿童 0.2g/(kg·d),分次静滴或肌注。

三、暴发型流脑的治疗

(一)败血症休克型的治疗

以抗菌、抗休克为重点。

1. **抗菌治疗** 以青霉素 G 为首选,剂量用法同上。休克时不宜用磺胺药,以免肾脏受损。
2. **抗休克治疗** ①首先是扩充血容量,改善微循环。快速输注糖盐水、平衡盐液、低分子右旋糖酐,适当补充血浆、白蛋白等。②肾上腺皮质激素因有减轻毒血症,稳定溶酶体膜,并有解痉、增强心肌收缩力及抑制血小板凝集等作用,仍是治疗休克的措施之一。首批补液时即可加入氢化可的松 50~200mg,或地塞米松 5mg,随后可重复用;休克纠正后即停药,疗程一般不超过 3d。③纠正酸中毒,可静注 5% 碳酸氢钠纠酸,轻症 250~400ml/d,重症休克 600ml/d 左右。④应用血管活性药物:经上述治疗血压仍不稳定者,即可用血管活性药物。国内较多使用的是山莨菪碱(654-2),该药有抗交感胺、直接舒张血管、稳定神经细胞膜、解除支气管痉挛和减少支气管分泌等作用,而极少引起中枢兴奋症状。剂量为每次 0.3~0.5mg/kg,重症可用至 1mg/kg;,每 10~20min 静注 1 次,经数次注射后有效者面色变红,四肢转暖,血压回升时,可减量或延长给药间隔至逐渐停用。如无效可改用多巴胺、间羟胺或酚妥拉明等加入 500ml 液体中静滴,根据血压、脉搏调整滴注速度。⑤本型流脑常并发 DIC,早期肝素治疗可减少出血,有助于休克的纠正和降低病死率。凡临床疑有 DIC 时,即可开始肝素治疗,剂量为每次 0.5~1.0mg/kg 加入 10% 葡萄糖液 20~40ml 内静注或 100ml 内静滴,4~6h 1 次,一般 1~2 次即可见出血减少。有条件时以选用低分子肝素为宜。⑥有心功能不全者,应及时应用洋地黄制剂。

(二)脑膜脑炎型的治疗

除及时应用大剂量抗菌药物外,减轻脑水肿、防治脑疝和呼吸衰竭是治疗本型的重点。脱水剂常用 20% 甘露醇,每次 1~2g/kg,静脉注射或快速静滴,6~8h 1 次,直至呼吸、血压恢复正常,双侧瞳孔等大及其他颅内高压症状好转,逐渐减量或延长给药间隔至停药。也可与 50% 葡萄糖液交替使用。地塞米松 20~40mg/d 加入液体中静滴,有助于降低颅内压。发生呼吸衰竭时除加强脱水疗法外,给氧、吸痰、保持呼吸道畅通,头部放置冰袋,呼吸中枢兴奋剂的应用,必要时气管插管或气管切开进行呼吸机辅助或支持呼吸,均是重要的救治措施。

(三)混合型

参照上述二型处理。

四、轻型和慢性败血症的处理

以抗菌疗法为主,可结合药物敏感试验选用联合应用抗生素治疗。

由于早期诊断和及时抗菌治疗,流脑的病死率已降至 5% 以下,暴发型流脑的病死率仍在 10% 左右,婴幼儿和老年人预后较差。流脑的并发症已明显减少,少数患者可因脑及周围组织的炎症或粘连并发脑神经损害,出现脑积水、硬膜下积液或肢体运动障碍。化脓性迁徙病灶可有全眼炎、中耳炎、关节炎、肺炎、脓胸、心内膜炎、心包炎、睾丸炎及附睾炎等。

(赵 鹏)

第十一节 破伤风

破伤风(tetanus)是破伤风梭菌(clostridium tetani)侵入人体伤口并在局部生长繁殖产生毒素所引起的急性感染性疾病,以牙关紧闭、全身肌肉强直及阵发性痉挛为临床特征。随着广泛推行预防接种及重视新法接生,破伤风的发病率已逐年下降,但病死率仍较高。喉痉挛窒息、严重肺部感染及全身衰竭为常见的致死原因。

【病因与发病机制】

破伤风梭菌为革兰阳性的厌氧梭状芽胞杆菌。有繁殖体和芽胞两种形态。繁殖体周身有鞭毛,无荚膜,极易死亡;芽胞正圆形,位于菌体的顶端,比菌体大,故带芽胞的菌呈鼓槌状,其抵抗力强。该菌可产生毒性极强的外毒素,主要是破伤风痉挛毒素,其毒性仅次于肉毒毒素。毒素经甲醛处理后可脱毒为类毒素,其抗原性极强,能刺激机体产生抗毒素,有中和毒素的作用。破伤风梭菌在自然界分布极广,存在于家畜如牛、马、羊等的肠道中,随粪便排出,污染土壤。某些人群的粪便内也可含菌。因此用畜粪或人粪作肥料有利于细菌的播散。细菌在不利的环境下即形成芽胞,而长期存在于土壤、污泥和尘埃中。芽胞经各种大小创伤如深刺伤、弹伤、动物咬伤、裂伤、挤压伤、开放性骨折、挫伤、烧伤等而侵入人体,不慎被针、树枝等刺伤(伤口可很微小而未被察觉)也可导致芽胞进入体内。儿童以手脚刺伤为多见。初生儿可因脐带染菌,产妇可因不洁人工流产或分娩而被感染。此外,昆虫蜇伤、接种疫苗、消毒不严的注射或手术、中耳炎、拔牙、粪便污染、压疮等也偶可引起破伤风。以泥土、积尘、香灰、柴灰等敷伤口,尤易致病。近年因静脉注射海洛因而患破伤风者日益增多。各年龄均易感,儿童、青少年、工人、农民等发生外伤机会较多而易患本病。由于婴儿、儿童、青壮年普遍推行预防接种,故近年来老年人的发病率相对增高。患本病后无持久免疫力,故可再次感染。

破伤风的发病需要一定条件,首先必须有入侵门户,即上述破伤风侵入人体的途径,如各种创伤等;其次芽胞只能在缺氧条件下发育生长,并产生外毒素,伤口中有坏死组织、杂有泥土或其他异物,或伴有需氧菌如葡萄球菌等的混合感染,即可造成适于破伤风梭菌繁殖的有利环境。如环境不利,则芽胞可在组织内较长期潜伏(数月至数年),待另一次创伤造成缺氧条件时再繁殖而致病。病原菌只在入侵部位繁殖而不进入血液循环中,其所产生的外毒素对中枢神经系统,尤其是脑干神经和脊髓前角神经细胞有高度亲和力。破伤风痉挛毒素产生后,首先向周围扩散,侵入肌肉组织,当遇到裸露的运动神经末梢,乃与神经节苷脂结合并沿着神经冲动相反的方向向上传递。创伤若在四肢或躯干,毒素则经前根、前角进入脊髓节段,最终进入大脑;创伤若位于头部或颈部,毒素则可直接通过运动神经进入脑神经核。若毒素量较大,除沿神经直接传递外,还会经淋巴和血流扩散,但毒素对淋巴、血液其他组织并不发生作用,进入血循环的毒素重新进入组织,在此过程中绝大部分毒素被破坏,只有进入肌肉组织的这部分毒素才能同运动神经末梢接触而发生作用。抵达靶位的毒素,主要作用于神经元突触前膜,与神经节苷酯结合,致使膜的结构发生变化,毒素得以进入神经细胞,最终使神经突触不能释放甘氨酸及 γ-氨酪酸(GABA)等抑制性传递介质,导致脊髓运动神经元和脑干的广泛脱抑制,因而临床上出现肌痉挛、肌强直等征象。毒素与中枢神经组织结合非常牢固,一经结合即非抗毒素所能中和。破伤风毒素还可直接作用于交感神经系统而使其功能亢进,临床上主要表现为血压升高、心率增快、发热、出汗等,血中儿茶酚胺含量增加,多见于危重病人。

【临床表现】

本病潜伏期因伤口部位、感染情况和免疫状态而异,一般为1~2周,可短至1~2d,15%的病人短于3d,10%的病人在14d以后发病,长达2月余,新生儿破伤风的潜伏期为5~7d。曾接受抗毒素预防者的潜伏期较长。临床主要表现为神经系统抑制及自主神经失调的两组症状。

起病大多较缓,早期可有全身不适、头痛、肢体痛、咀嚼不便等,继而出现肌肉强直及肌肉痉挛。肌肉强直表现为张口困难和牙关紧闭,腹肌坚如木板、角弓反张等;肌肉强直在痉挛间歇期仍继续存在,此乃本病的特征之一。肌肉痉挛系阵发性,自每天数次小发作至频繁严重发作不等,全身肌群均可受累;可自发、也可由外界刺激而引起。面肌痉挛时出现特征性的痉挛(苦笑),此时口角向上、外牵引,双眉上举,前额出现皱纹,说话不清。咽肌和胸肌痉挛导致吞咽困难、饮水咳呛、喉头阻塞、发绀等。肛门和膀胱括约肌痉挛常引起顽固性便秘和尿潴留。剧烈痉挛每伴有全身抽搐、呼吸困难,可导致窒息、心力衰竭等。由于肌肉痉挛常伴以相当剧烈的疼痛,使患者十分痛苦或惊恐,发作后大量出汗,导致体力的极大消耗。新生儿破伤风大多于起病48h内出现典型症状,多见角弓反张,易发窒息。

自主神经失调表现为不稳定的高血压、心动过速、心律不齐、周围血管收缩、大汗及发热等。

除重症外,患者神志始终清醒,体温正常或仅有低热。大多数病例经10d左右的积极治疗后好转,痉挛发作次数减少,肌肉强直程度减轻,张口困难一般最后消失。病程自1周至2个月不等,大多为2~4周。本病可分为轻、中、重三型:

1. 轻型　潜伏期10d以上,症状于4~7d内逐渐发展,每日肌痉挛发作不超过3次,牙关紧闭及颈强直均较轻,无吞咽困难。

2. 中型　潜伏期7~10d,症状于3~6d内较快地发展,有明显牙关紧闭及吞咽困难,可有角弓反张,但无呼吸困难,有轻度发绀而无窒息。肌肉痉挛初期轻而短,继较频繁(日在3次以上)而剧烈,一般于发病后24~48h内才出现。

3. 重型　潜伏期短于7d,症状于3d内即发展至高峰。本型与中型的主要区别在于有呼吸困难,另外可有窒息、高热及交感神经功能亢进如多汗、肢端发冷、血压升高、心动过速、阵发性早搏等。肌痉挛发作频繁,每数分钟发作1次或呈持续状态,且于发病后24h左右即可见发生。

除上述全身性破伤风外,尚有下列特殊类型:①局限性破伤风:肌痉挛仅局限于面部咬肌或创伤部位,病情较轻,多见于接受过预防注射的患者。②头面部破伤风:由头面部受伤所致,分瘫痪型和非瘫痪型两种,前者表现为面神经、动眼神经、舌下神经等瘫痪;后者表现为牙关紧闭,伴部分面肌痉挛、咽肌痉挛等。

在本病的病程中可发生的并发症有吸入性肺炎、肺不张、血栓栓塞现象(肺栓塞等)、心功能不全、交感神经功能亢进、脊椎压缩性骨折、胃肠道出血、各种继发感染、过高热等。

【实验室检查】

无特殊发现。白细胞总数正常或稍增多,中性粒细胞增高,脑脊液正常。伤口分泌物培养有时可分离出破伤风梭菌。

【诊断】

本病的诊断大多无困难,有外伤史(尤其是深刺伤),曾以柴灰等敷伤口、旧法接生等均有参考价值。牙关紧闭、角弓反张、肌痉挛等的出现即可诊断;创伤组织或脓液厌氧培养分离出破伤风梭菌即可肯定诊断。

破伤风需与下列疾病鉴别:①引起张口困难的各种局部病变如扁桃体周围脓肿、咽后壁脓肿、齿及齿龈病变、颞颌关节病、腮腺炎等和引起肌肉疼痛强直的局部病变如脊椎病变、风湿性肌炎、肢体软组织损伤和炎症等鉴别,此类疾病不会出现阵发性肌肉痉挛,局部有病变或炎性病灶可找到,因此区别一般无困难。②各种化脓性脑膜炎、脑炎常有颈肌强直及角弓反张,但很少有牙关紧闭,脑脊液检查、血清免疫学试验等有助于鉴别。③马钱子碱(士的宁)中毒的全身性痉挛发作与破伤风很相似,但在无痉挛期间肌肉完全松弛,这与本病明显不同;此外,服药史、牙关紧闭出现较晚均有参考价值。④其他如手足搐搦症的强直性痉挛主要发生于手足等部位,血钙常降低,缺钙试验呈阳性。狂犬病有被狂犬、狂猫等咬伤史,虽可有咽肌痉挛,但一般无全身肌肉痉挛现象;有恐水症状而无牙关紧闭。子痫、癔症等亦需与本病区别。

【治疗】

一、伤口处理

伤口未愈合者需及时彻底清创,以防止破伤风梭菌在腐败的组织内繁殖。扩创宜在镇静剂、肌肉松弛剂、抗毒素、抗生素应用后 1~2h 进行。术后用3%过氧化氢或 1:4000 高锰酸钾溶液湿敷,伤口不宜缝合或包扎。伤口深者可在创口周围用 1 万~2 万 U 抗毒素浸润后再行扩创。

二、一般治疗

病室宜保持安静和温暖,避免各种刺激如声响、阵风、强光等,最好有单独房间和专人护理。各项治疗宜在使用镇静剂、肌肉松弛剂后集中进行。防止小儿从床上坠地。

三、病因治疗

1. 抗毒素(TAT)和(或)破伤风免疫球蛋白(TIG) TAT 和 TIG 对已与神经组织结合的毒素无中和作用。鉴于血中仍可能存在一些游离毒素,未愈合伤口中仍可能有破伤风梭菌繁殖及毒素形成,因此目前仍主张采用。皮肤试验阴性后成人患者或年长儿童 1 次静脉内滴入 TAT 1 万~10 万 U,新生儿或幼儿 1 次滴入 1500~10000U。对确实无法彻底清创的 1 次剂量宜为 5 万~6 万 U,或连续多次给药。如有 TIG 供应,宜用以替代 TAT,1 次 3000~10000U 肌注,分 3 等份肌肉注入 3 个不同部位。

2. 抗生素 应用的主要目的在于杀灭伤口内可能存在的破伤风梭菌繁殖体,减少外毒素产生。但亦要注意到针对创口感染时除破伤风梭菌外同时入侵的细菌,如金黄色葡萄球菌或大肠杆菌等。对破伤风梭菌有效的抗生素有青霉素、四环素、红霉素等。常用青霉素 G 1000 万~1200 万 U/d,分次肌注或静滴,疗程 7~10d。

四、对症治疗

1. 呼吸监护及处理 由于吞咽肌群的痉挛,使口腔分泌物积聚于咽部,易造成呼吸道梗阻;膈肌及呼吸肌的强直性痉挛可造成呼吸停止,必须密切观察。若有下述指征:①抽搐频繁不易控制者;②喉痉挛;③肺部感染痰液粘稠不易咳出者;④呼吸肌持续痉挛、呼吸表浅发绀较重者,均需及早作气管切开术。并给予吸痰、间歇正压给氧、注入抗菌药物、湿化等,按时作血气分析,以监护换气功能。

2. **中枢抑制剂和外周神经肌肉阻滞剂的应用** 药物有地西泮、氯丙嗪、苯巴比妥钠、水合氯醛、硫喷妥钠等,外周肌肉松弛剂有筒箭毒碱和氯化琥珀酰胆碱等。

3. **维持营养** 由于病人难以进食,消耗又大,应注意维持营养。轻型病人可给高热量半流饮食;抽搐较频者禁食,也不宜鼻饲。待抽搐减轻后仍不能进食者可再给鼻饲,放鼻饲管前应加强镇静解痉,尤其是未作气管切开者,以免诱发喉痉挛窒息。

4. **其他治疗** 肾上腺皮质激素可用于重型而伴有高热、心肌炎等患者,成人每日静滴氢化可的松 200~300mg. 或地塞米松 10~20mg。因交感神经功能亢进而致的心动过速、心律紊乱、血压升高等可考虑采用 β-受体阻滞剂如艾司洛尔、拉贝洛尔或普萘洛尔(心得安)静注或口服。为防止坠积性肺炎,应勤翻身和清洁口腔。尿潴留时采用留置导尿管,腹胀者可安置肛管导气。有报道用肉毒杆菌神经毒素治疗破伤风,能有效控制痉挛发作。

五、中医中药

常用方有五虎追风汤加减、玉真散加味、存命汤加减等。

破伤风的平均病死率(包括各型及各年龄组)为 20%~30%,重症患者的病死率可高达 70%. 年幼和年老者的病死率亦较高。未经积极抢救的新生儿破伤风病死率可达 70% 以上,病死率高低与轻、中、重型相关,原则上与起病急缓呈正比,与潜伏期长短及病程长短呈反比。阵发性痉挛频繁,于发病后 48h 内即出现者;在开放性骨折、深刺伤、严重烧伤、坏疽、流产等基础上发生者;过高热,或有交感神经功能亢进、中毒性心肌炎等者,均是预后恶劣的标志。

(梁立义)

第十二节 鼠 疫

鼠疫(plague)是鼠疫杆菌借鼠蚤传播的烈性传染病,系广泛流行于野生啮齿动物间的一种自然疫源性疾病。临床表现为发热、严重毒血症症状、淋巴结肿大、肺炎、出血倾向等。具有发病急,传播快,病死率高的特点,我国将其列为法定甲类传染病之首。在国内外历史上它给人类带来极大危害,数次大流行,人类死亡人口达数亿。人类鼠疫的传染源主要是染有鼠疫杆菌的啮齿动物(如某些野鼠与家鼠)通过身上的染菌寄生蚤类叮咬而传播给人。如果转成肺鼠疫则可以通过短距离飞沫传播给人,此时传播更为迅速。鼠疫感染人没有年龄性别之分。

【病因与发病机制】

一、病原学

鼠疫杆菌属肠杆菌科耶尔森菌属,革兰阴性兼性需氧菌,两端钝圆,两极浓染,有荚膜,无芽胞,无鞭毛。最适培养温度为 28~30℃。初代分离菌落呈典型"花边"样粗糙菌落。对高温和化学消毒剂敏感。有 65MD、45MD、6MD 三个质粒。抗原构造复杂,已证实至少有 18 种抗原,重要的有 F_1、V/W、T 三种。F_1 特异性高,抗原性强,是一种保护性抗原,它为 65MD 质粒所编码。V/W 为毒力抗原,它具有抗吞噬作用,为 45MD 质粒所编码,主要分泌 Yops 外膜蛋白。T 抗原为可溶性抗原,对小鼠有剧烈毒性,称鼠毒素,有良好抗原性及免疫原性,用甲醛脱毒可成为类毒素,免疫马可制成抗毒素。6MD 质粒上有 pst 基因、pla 基因,后者被认为与人类致病有关。

二、发病机制

鼠疫杆菌通过染菌蚤的叮咬,局部一般不留痕迹,细菌沿淋巴管淋巴流在所属淋巴结中繁殖,引起鼠疫特有的急性淋巴结炎。腺病极度肿胀、充血、坏死,细菌冲破局部淋巴屏障沿淋巴系统扩散,转移到一些新的淋巴结,发生次发性鼠疫淋巴结炎。再由这些淋巴侵入血行,引起菌血症和各脏器鼠疫感染灶,成为腺鼠疫。细菌到肺则成为肺鼠疫。肺鼠疫的细菌可经飞沫通过呼吸道口咽黏膜或扁桃体再感染其他人,此时肺泡及支气管内有血性渗出物,这种渗出物内含有大量鼠疫菌,随吐痰咳出成为气溶胶再可传播给他人。肺鼠疫病人肺门淋巴结也肿胀、充血及出血。不论是腺鼠疫还是肺鼠疫,在有菌血症的同时还有内毒素血症,这种毒血症就引起全身中毒反应,出现一系列严重中毒症状。

【流行病学】

人类鼠疫的主要传染源是各种染菌的啮齿动物。在西北新疆、青海、甘肃主要是旱獭,南方广东、广西、云南、湖南、浙江历史上有家鼠鼠疫疫源地。这些啮齿动物染源后,身上寄生的蚤类也由于吸动物血而带菌,再由这些蚤叮咬人而使人感染发病。西北地区近年仍有人鼠疫报告,表示这些地区动物鼠疫疫源地仍处于活跃状态,这些疫源地是自然疫源地。在这些地区人类由于狩猎旱獭,特别是自毙旱獭进行剥皮等活动,由染菌跳蚤叮咬或直接接触染菌动物尸体而感染。一般先发生腺鼠疫,部分严重病人可转成肺鼠疫,则病人痰或飞沫或染菌的气溶胶可通过呼吸道传播给人。因此在询问流行病学接触史时首先要询问在 10d 内是否到过有旱獭疫区如新疆、青海、甘肃等草地,是否有剥食狩猎旱獭的历史,是否有与疑似病人接触史,在南方则要了解家中是否有与鼠类接触史或被蚤类叮咬史。

【临床表现】

在询问检查诊断疑似鼠疫病人时,必须穿着全套隔离装备包括戴防护眼镜。

潜伏期 2~3d,预防接种后可延至 9~12d。临床上大多数表现为腺型、肺型及两者继发的败血症型。近年来轻型及隐性感染也相当常见。轻型仅表现为不规则低热,全身症状轻微,局部淋巴结轻度肿大、压痛,无出血倾向,多见于流行初、末期或预防接种者。除轻型外的其他各型,均起病急骤,畏寒发热,体温迅速达到 39~40℃,伴恶心呕吐,头痛及四肢痛,颜面潮红、结膜充血、皮肤黏膜出血等。继而可出现意识模糊、言语不清、呼吸急促、腔道出血及衰竭和血压下降等。临床分为腺型、肺型和败血症型,它们各具特征性表现。

一、腺鼠疫

腺鼠疫是临床最常见的病型。除具有鼠疫一般症状外,受侵袭部位所属淋巴结肿大为其主要特征。一般在发病同时或 1~2d 内出现淋巴结肿,很少超过 7d。淋巴结肿可发生在任何被侵部位的所属淋巴结,但腹股沟淋巴结最常累及,其他依次为腋下、颈部和颌下,一般为一侧,偶或双侧、多处同时出现。淋巴结肿大速度很快,远非其他疾病所致淋巴结肿可比拟,每日甚至每小时都有所增大,肿大的淋巴结约 1~10cm。腺肿表面皮肤随着淋巴结肿胀而变红发热。淋巴结周围组织充血、出血,浆液渗出使数个淋巴结愈着并与皮下组织粘连,失去移动性,边缘不清,坚硬、剧痛。多数病人 4~5d 后淋巴结破溃而局部症状缓解。如治疗及时,在病程渡过 1 周可恢复。如治疗不及时,淋巴结迅速化脓、破溃,可迅速发展为败血症型或肺型。

二、肺鼠疫

肺鼠疫有原发性肺鼠疫及继发性肺鼠疫之分。继发性肺鼠疫是由腺鼠疫或败血型鼠疫经血行传播而引起。腺鼠疫中约有5%可发展为肺鼠疫。原发性肺鼠疫是直接吸入肺鼠疫病人含有鼠疫杆菌的空气飞沫而感染的。继发性肺鼠疫在发病前有腺鼠疫,此时表现为病势突然增剧,出现咳嗽、胸痛、呼吸困难,随之咳出稀薄泡沫样血痰,痰中含有大量鼠疫杆菌。原发性肺鼠疫是鼠疫重症型的一种,不仅病死率高,而且在流行病学上危害最大。除具有严重的鼠疫全身中毒症状外,还有呼吸道感染的特有症状,潜伏期短,发病急剧,恶寒高热,体温可达39~40℃,脉细速每分钟可达120~130次。呼吸急迫,每分钟24~32次或更多。病人颜面潮红,结膜充血。由于呼吸困难,缺氧,口唇、颜面、四肢皮肤发绀,甚至全身发绀,故有"黑死病"之称。病人初起干咳,继之咳嗽频数,咳出稀泡沫痰,痰中带血或纯血痰。胸部检查所见与危笃的临床症状不相称,有时肺部尚无明显体征病人已死亡。叩诊有局限性浊音,音界迅速扩大,听诊肺部有散在性啰音(干性、湿性或捻发音)。心脏听诊心音弱,时有收缩期杂音,心律不齐,心界扩大。X光可见肺部有大小不等、密度不同、边缘不整的阴影,有时可见胸腔积液,但这些均不是肺鼠疫特有影像。肺鼠疫病人若不及时有效治疗多于2~3d内死亡。

三、败血型鼠疫

当机体抗力低而感染菌量大时,淋巴系统未能阻止病原而直接进入血行就可成为鼠疫败血症。腺鼠疫未经治疗或治疗不当也能成为继发性败血症。此时鼠疫在血中大量繁殖,释放毒素,使病人很快进入重症中毒状态,呈现极严重中毒症状而见不到其他型鼠疫的特有症状。病人恶寒高热、剧烈头痛、狂躁谵妄、神志昏迷、心音微弱、血压下降、呼吸急迫、皮下及黏膜出血、有出血点、有时有血尿、血便或血性呕吐物、病人颜面呈恐怖痛苦状,若不及时抢救病人可在1~3d迅速死亡。

除以上三型外,还有皮肤鼠疫、脑膜炎型、扁桃体型、眼鼠疫、肠鼠疫等型。各型鼠疫的病程一般为1周左右。

【实验室检查】

实验室工作人员必须着全套隔离装备。

一、细菌学检查

细菌学检查是诊断鼠疫的最重要依据。在开始用特效药前必先采取以下材料:腺鼠疫取腺肿穿刺液和血液,肺鼠疫取痰、咽喉分泌物和血液,败血型取血液。鼠疫细菌诊断常用"四步检验法":

1. 涂片 将疑似病人材料涂压在3张玻片上。1张革兰染色,1张美蓝染色,1张吉姆萨染色。镜检是否有两端钝圆、两端浓染、革兰阴性、短小可疑鼠疫杆菌。

2. 培养 常用敏感选择性培养基如龙胆紫(甲紫)溶血琼脂,龙胆紫含量为1/10万~1/20万。培育温度为28~30℃,连续观察5d,是否有"花边样"典型可疑鼠疫菌落,挑出纯培养染色镜检。

3. 噬菌体裂解 将纯培养鼠疫菌在普通琼脂平板上加1滴10^8以上效价的鼠疫噬菌体于划线起点中心稍下,使噬菌体垂直流下,28~30℃24h观察是否有噬菌带出现。

4. 动物试验 豚鼠用0.5ml,小鼠用0.2~0.4ml清洁材料注入腹腔皮下各1只,不洁材料注皮下及经皮各1只。接种后1~3d动物发病,不活泼,竖毛,不食,3~7d死亡,解剖。9d仍不死也解剖。取内脏分离培养检查细菌。

二、分子生物学检测

主要有DNA探针和聚合酶链反应(PCR),具有快速、敏感、特异的优点,应用较广。

三、血清学检验

1. 间接血凝法(PHA)　以鼠疫杆菌F_1抗原检测血中F_1抗体,感染后5~7d出现阳性,2~4周达高峰,此后逐渐下降,可持续4年,常用于回顾性诊断和流行病学调查。
2. 酶联免疫吸附试验(ELISA)　较PHA更为敏感。特异性达98%,敏感性达91%。
3. 荧光抗体法(FA)　用荧光素标记的特异性抗血清检测可疑标本,可快速准确诊断。

【诊断】

1. 流行病学接触史　患者发病前10d内到过鼠疫动物疫区或接触过疫区内的疫源动物,动物制品或鼠疫病人,进入过鼠疫杆菌实验室接触过实验用品。
2. 病人具有各型鼠疫疑似症状并排除其他疾病。

具有以上二项可判定为鼠疫疑似病例。

疑似病例分离到鼠疫杆菌,分子生物学检测阳性或血清学阳性者可判定为确诊病例。

【治疗】

一、病人隔离

病人应隔离在孤立建筑物内,病区内应做到无鼠、无蚤,病人需经仔细灭蚤、淋浴后方可收入。隔离到症状消失,每3d进行1次血液或局部分泌物培养,3次阴性方可出院;肺鼠疫者也应每3d进行1次痰培养,6次阴性始可出院。医护人员须有严密的自宥防护措施。

二、抗菌治疗

早期足量应用有效抗菌药物治疗是降低病死率的关键。既往认为氨基糖苷类最为有效,以链霉素为首选。①链霉素:成人每日肌注2g,分2~4次给药,热退后改为每日1g,疗程7~10d。②庆大霉素:160~320mg/d,分次静滴,疗程7~10d。其他抗菌药物有:四环素2g/d,分4次口服或静滴,好转后减量,疗程7~10d;氯霉素60mg/(kg·d),分4次口服或静滴。治疗肺型、败血症型以联合用药为宜,首选为链霉素加氯霉素或四环素,次选为庆大霉素加氯霉素或四环素。近年来有学者认为最有效的抗生素为头孢曲松)和环丙沙星,其次是氨苄西林。

三、局部处理

肿大淋巴结可用抗菌药物外敷,其周围组织内注入链霉素0.5~1.0g。已软化者可切开排脓,宜在应用足量抗菌药物24h以上方可进行。眼鼠疫可用四环素、氯霉素眼药水滴眼。皮肤鼠疫可用抗菌药液湿敷、冲洗或抗菌软膏外敷。

四、对症支持疗法

【预防】

一切疑似鼠疫病例,皆需立即上报当地卫生主管部门。腺鼠疫患者如无咳嗽且胸片正常,应置于防范分泌物引流的位置,如有任何肺受累征象,即应严格隔离,防止空气传播。隔离要持续到抗菌治疗至少3日后。临床取样需极戒备,以减少皮肤接触及使细菌气溶胶化的风险。疑似或确诊肺鼠疫病例的密切接触者(包括医疗人员),应以四环素或磺胺药化学预防。生活在地方流行区的人,应劝告加强自我防护意识,防范啮齿动物和蚤类,如减少住室附近啮齿动物数,必要时应用杀虫剂以控制蚤类数量。兽医要警惕猫感染传播此症的可能。现有甲醛处理的鼠疫死菌疫苗供应。拟去疫区旅行的人,生活和工作中需与野生啮齿动物密切接触的人,以及必须处置鼠疫菌培养的实验室工作人员等,皆应建议接种。

(李 敏)

第十三节 细菌性食物中毒

细菌性食物中毒(bacterial food poisoning)是由于进食被细菌及其毒素污染的食物而引起的急性感染中毒性疾病(包括细菌感染与细菌毒素的中毒两方面)。根据病原、病变发生部位和临床表现的不同,又分为胃肠型食物中毒和神经型食物中毒(由肉毒杆菌引起)。其特征为潜伏期短,突然发病,易集体发病以及发病与细菌或其毒素污染的食物有明确的关系,临床上以急性胃肠炎症状为主,而肉毒中毒则以眼肌、咽肌瘫痪为主要表现。

一、胃肠型细菌性食物中毒

胃肠型细菌性食物中毒是由多种细菌及其毒素污染食物引起的中毒。其特点为集体发病,潜伏期短,以恶心、呕吐、腹痛、腹泻等急性胃肠炎表现为主要特征,多发生于夏秋季。

食物中毒的流行特征是病例集中,有时集体发病,流行突然发生,潜伏期短,有共同的可疑食物,未食者不发病,停止使用可疑食物后流行迅速停止,多发生于夏秋季。潜伏期短,超过72h的病例可基本排除食物中毒。

【病因与发病机制】

胃肠型细菌性食物中毒的病原较复杂,常见的有:

1. 副溶血性弧菌 是革兰阴性多形态杆菌或稍弯曲弧菌。嗜盐畏酸,有13种菌体(O)抗原及65种荚膜(K)抗原。能产生3种类型致病因子,即耐热的直接溶血素(TDH)、耐热相关溶血素(TRH)和尿素酶,具有溶血活性作用、肠毒素和对肠有致病活性。海产品带菌率极高,其他含盐量较高的食物如咸菜、咸肉、咸蛋亦可带菌。

2. 沙门菌 是最常见的食物中毒病因之一,其中以猪霍乱、鼠伤寒和肠炎沙门菌为最常见。为革兰阴性杆菌。致病食物以肉、牛奶、内脏及蛋类为主。

3. 大肠杆菌 本菌为人和动物肠道正常寄居菌,特殊条件下可致病。能引起食物中毒的菌种有16个血清型,根据其致病机制不同可分为:①产肠毒素大肠杆菌(ETEC):是旅游者及婴幼儿腹泻的重要病原;②致病性大肠杆菌(EPEC):是婴幼儿腹泻的重要病原;③侵袭性大肠杆菌(EIEC):通常在较大的儿童和成人中引起腹泻,类似菌痢的表现;④肠出血性大肠杆菌(EHEC):表现为出血性肠炎。

4. 变形杆菌 属肠杆菌科的革兰阴性杆菌,为条件致病菌。对外界适应能力强,营养要求低,生长繁殖较迅速,在夏季,被污染食品放置数小时后,即可产生足量的细菌。该菌有四个种:包括普通变形杆菌、奇异变形杆菌、产粘变形杆菌和潘氏变形杆菌。

5. **金黄色葡萄球菌** 为革兰染色阳性球菌。在乳类、肉类食物中极易繁殖，30℃经1h后即可产生肠毒素（enterotoxin），该毒素为一种低分子量可溶性蛋白质，共有7个血清型，分别为A、B、C_1、C_2、C_3、D、E，以A型引起食物中毒最多见，B、C型次之。临床症状由肠毒素所致，毒素耐高温、耐酸、能抵抗胃蛋白酶和胰蛋白酶消化。寄生人体皮肤、鼻腔、鼻咽部、指甲及各种皮肤化脓灶的金葡菌，可污染淀粉类（剩饭、粥、米面等）、牛乳及乳制品、鱼、肉、蛋类等，被污染食物在室温20～22℃搁置5h，病菌大量繁殖产生肠毒素。人若进食含有肠毒素的葡萄球菌污染的食物，即可发生食物中毒。

6. **蜡样芽胞杆菌** 是一种需氧、有芽胞、革兰阳性大杆菌，其芽胞能耐高温。本菌产生腹泻肠毒素和呕吐毒素。引起蜡样芽胞杆菌食物中毒的食品主要为含淀粉较多的谷类食物，常见者为酒酿、隔夜剩饭、面包和肉丸等。

7. **其他** O_{139}、霍乱弧菌、弯曲菌、耶尔森菌及其他一些非霍乱弧菌、气单胞菌等均可引起食物中毒。

胃肠型细菌性食物中毒，在夏秋季多发。常因采购食物不新鲜、保存不好、烹调不当、生熟刀板不分或剩余物处理不当引起。一般可分为毒素型、感染性和混合型三类：细菌在食物中繁殖并产生毒素，食人该食物而引起的中毒，表现为无发热而有急性胃肠炎症状，称为毒素型食物中毒；病原菌污染食物后，在食物中大量繁殖，食入这种含有大量活菌的食物后引起的中毒，表现为发热和急性胃肠炎症状，细菌在肠道繁殖，并向外排菌造成传染，称为感染型食物中毒；由毒素型和感染型两种协同作用所致的食物中毒称为混合型食物中毒。

污染细菌及其毒素的食物，由口进入胃肠道。人体是否发病和病情轻重，取决于进入人体的细菌和毒素量以及人体的抗病能力。如细菌及毒素量多，人体抵抗力弱，则细菌及毒素可侵袭胃肠黏膜引起炎症，发生腹痛、呕吐及腹泻等急性胃肠炎症状。致病因素主要有：①细菌毒素中的肠毒素可以激活肠黏膜上皮细胞中的腺苷环化酶，使三磷腺苷（ATP）转化为环磷酸腺苷（cAMP），cAMP浓度增高，可活化一系列细胞内的酶系统，使肠液分泌增加；同时肠毒素还能抑制肠黏膜吸收肠液而使肠液在肠腔内大量聚积，促进肠蠕动，引起腹泻。②细菌的肉毒素可引起发热并使消化道蠕动增快，产生呕吐及腹泻等症状。③有些病原菌，如沙门菌、空肠弯曲菌、侵袭性大肠杆菌等能侵袭肠上皮细胞引起损害。④变形杆菌能使蛋白质中的组氨酸脱羧而形成组胺，引起过敏反应。

由于频繁的呕吐及腹泻，可使细菌及毒素大量排出体外，除沙门菌属感染外，其他细菌发生败血症或严重毒血症者少，病情亦较轻，多呈自限性。

【临床表现】

以急性胃肠炎为主要表现，如恶心、呕吐、腹痛、腹泻等。病人初为腹部不适，随之出现上腹部疼痛或腹部阵发性绞痛，先有恶心、呕吐，后有腹泻为其特点。呕吐物为胃内容物及胆汁。腹泻轻重不一，大便次数为每日数次至数十次，呈黄色稀便，水样便或黏液便，亦可呈脓血便或血水便。体检时可有上、中腹轻压痛，肠鸣音亢进等。部分病人可出现畏寒、发热和全身中毒症状，尤其是沙门菌属或副溶血弧菌等引起者。吐泻严重者可出现不同程度的脱水和酸中毒，病人有口唇干燥、烦渴、皮肤弹性差、眼窝下陷等。严重脱水者可有脉搏细弱、血压下降，出现休克表现。亦可有电解质紊乱如低钠、低钾等。病程多在1～3d内结束；沙门菌属感染者病期较长，可长达1～2周。

【实验室检查】

1. **病原菌培养** 将可疑污染食物、呕吐物和粪便作细菌培养，可分离出相同的病原菌。
2. **血清凝集试验** 取急性期和恢复期病人的血清与相应的细菌作凝集试验，如恢复期血清中抗体滴度较急性期血清抗体滴度增高 4 倍以上,则有诊断意义。

【诊断与鉴别诊断】

根据进食后短期内出现急性胃肠炎症状,结合流行病学资料,可作出临床诊断。对污染食物、呕吐物及粪便培养,可分离出相同的病原菌,即可确诊。本病尚需与非细菌性食物中毒、菌痢、霍乱、病毒性胃肠炎等作鉴别。

1. 非细菌性食物中毒 包括化学性食物中毒(误食被砷、汞及有机磷农药等污染的食物引起的食物中毒)和生物性食物中毒(误食毒蕈、毒鱼等引起的食物中毒)。患者有进食此类毒物史;除表现有急性胃肠炎症状外,尚有神经系统、肝、肾等脏器的中毒症状;呕吐物及粪便培养,无病原菌生长。

2. 急性细菌性痢疾 无明显进食污染食物和短时间内同食者集体发病史。发热,全身中毒症状较明显,腹泻以脓血便或粘液便为主,里急后重明显。大便培养有痢疾杆菌生长。

3. 霍乱 来自霍乱流行地区,有霍乱病人接触病史,常有先泻后吐,吐泻严重的特点。一般无腹痛,吐泻物呈米泔水样,脱水明显,可有肌痉挛。大便培养有霍乱弧菌。

4. 急性出血性坏死性肠炎 全身中毒症状重,可发生感染性休克。腹部有阵发性或持续性绞痛,并有明显压痛、反跳痛和肌紧张等腹膜刺激症状。大便可呈血水样,大便培养无致病菌生长。

5. 病毒性胃肠炎 无明显进食污染食物史,亦无短时间内集体发病史。大便多为稀便或水样便,大便培养无病原菌。

【治疗】

(一)对症支持疗法

1. 一般处理 应适当休息,吐泻症状严重的患者应暂时禁食,待症状好转后,可给易消化的流质或半流质饮食。

2. 对症处理 ①腹痛、呕吐症状严重者,可用山莨菪碱(654-2)10mg 或罗痛定 60mg 肌内注射,亦可口服丙胺太林(普鲁本辛)15mg 或颠茄片 8mg 或 654-2 片 10mg,每日 3 次。②有发热及全身中毒症状者或有频繁呕吐及腹泻不能进食者,可静脉滴注 5% 葡萄糖盐水、5%~10% 葡萄糖液和林格液 1000~2000ml。有高热及明显中毒症状者,可在静脉补液中加入氢化可的松 100~300mg 或地塞米松 5~10mg,以降温和减轻中毒症状。③有脱水症状者可口服补液,不能口服者静脉补液,补液时先快后慢,补液量视脱水程度可达 3000~6000ml/d。有酸中毒时适当补充 5% 碳酸氢钠液或 11.2% 乳酸钠溶液。补液病人出现排尿后,应及时补钾,以防出现低血钾表现。④过敏型变形杆菌食物中毒,可用抗组胺类药物,如氯苯那敏(扑尔敏)4~8mg 或苯海拉明 25mg,每日 3 次;亦可肌内注射异丙嗪 25~50mg。

(二)病原治疗

症状轻者,一般不用抗生素。但有高热、中毒症状及吐泻严重者,可根据可能的病原菌,选用抗菌药物。可用喹诺酮类如诺氟沙星(氟哌酸,0.2g,每日 3 次)、环丙沙星(0.2~0.4g,每日 3 次)等口服,或氨基糖苷类如阿米卡星(丁胺卡那霉素,0.4 g/d),庆大霉素(16 万~24 万 U/d)、妥布霉素(16 万~24 万 U/d)等加入液体中静滴或每日分 2 次肌内注射。

二、神经型细菌性食物中毒

神经型细菌性食物中毒,又称肉毒中毒(botulism),是由于进食含有肉毒梭状芽胞杆菌(简称肉毒杆菌)外毒素的食物而引起的中毒性疾病,临床上以神经系统症状如眼肌和舌咽肌麻痹为主要表现。如抢救不及时,病死率较高。

【病因与发病机制】

肉毒杆菌系严格厌氧的革兰阳性梭状芽胞杆菌。若细菌污染食物后,在缺氧情况下可以大量繁殖,并可产生外毒素。污染的食物主要为罐头食品、香肠、腊肉、发酵的豆制品(如臭豆腐、豆瓣酱、豆豉等)和发酵的面食(如发酵的馒头、面酱等)。肉毒杆菌外毒素依抗原性不同,可分为 A、B、Ca、Cb、D、E、F、G 等 8 型,引起人类疾病者主要是 A、B 和 E 型。肉毒杆菌外毒素是一种嗜神经毒素,毒力强大,对神经组织亲和力以 A 型为最强,E 型次之,B 型较弱。一般对人的致死量约为 0.1~1μg。但此种毒素是一种对热不稳定的蛋白质,煮沸(100℃)10min 或 80℃经 30min 便可破坏,而胃酸和消化酶并不能破坏它,故人误食被污染而又未经煮沸的食品,便可发生严重的中毒。肉毒杆菌外毒素经胃和小肠上段吸收,通过淋巴和血液循环到达运动神经突触和胆碱能神经末梢,干扰和阻断神经肌肉接头处释放乙酰胆碱,使肌肉收缩运动障碍而发生瘫痪。

【临床表现】

潜伏期一般为 12~36h,可短至 2h,长达 8~10d。潜伏期愈短,病情愈重。起病急剧,以中枢神经症状为主,肠炎症状缺如或很轻微。初起时全身软弱、头痛、头晕,继而出现眼睑下垂、瞳孔扩大、复视、斜视及眼内外肌瘫痪;重症患者有吞咽、咀嚼、言语、呼吸等困难,声音嘶哑或失声,抬头困难、共济失调,但肢体完全瘫痪者少见。因胆碱能神经传递的阻断,可出现腹胀、尿潴留及唾液和泪液的减少等。体温多正常,病人神志清楚,感觉正常。脑脊液检查正常。死亡多是由于呼吸中枢麻痹、心力衰竭或继发肺炎所致,病死率因毒素类型而异,A 型毒素者病死率为 60%~70%,E 型毒素者为 30%~60%,B 型毒素者为 10%~20%。存活者于 4~10d 后逐渐恢复,呼吸、吞咽及言语困难先后缓解,随后其他肌肉瘫痪也渐复原。视觉恢复较慢,有时需数月之久。

【实验室检查】

1. 细菌培养　取污染食物作厌氧菌培养,可分离出肉毒杆菌。

2. 动物中毒试验阳性　(用原可疑食品的浸出液注入小白鼠腹腔内或口饲,动物发生典型的瘫痪症状并迅速死亡。

【诊断与鉴别诊断】

根据有进食可疑食物史,特别是变质的罐头、腊肉等腌制食品及发酵的豆、面制品等的历史,并且同食者先后发病,起病急骤,典型的脑神经麻痹症状如眼肌瘫痪、吞咽、发声及呼吸困难等即可作出临床诊断。此外,本病尚需与以下情况鉴别:

1. 河豚鱼或毒蕈中毒　有误食河豚鱼或毒蕈史可资鉴别。河豚鱼或毒蕈中毒亦可出现神经麻痹症状,但主要为指端麻木及肢体瘫痪。肉毒中毒主要为脑神经麻痹,出现肢体瘫痪者少见。

2. 脊髓灰质炎　多见于小儿,有发热、肢体疼痛和肢体瘫痪。脑脊液检查有蛋白及白细胞数增多。

3. 流行性乙型脑炎　发病有明显季节性,在每年 7~9 月份,有发热、惊厥和昏迷,脑脊液蛋白和白细胞数增加。乙脑特异性 lgM 抗体阳性。

【治疗】

1. 洗胃导泻　应尽早用 2% 碳酸氢钠液或 1:4000 高锰酸钾溶液洗胃。因碱性液可破坏肉毒杆菌外毒素,氧化剂不仅可减低外毒素毒力,并可抑制肉毒杆菌生长。洗胃后可注入 50% 硫酸镁导泻,以排出毒素。

2. 对症处理　呼吸困难时吸氧,保持呼吸道通畅,必要时行气管插管或切开,人工呼吸。吞咽困难时鼻饲或静脉补充营养。有继发感染用抗生素治疗。

3. 抗菌及抗毒素治疗　　大剂量青霉素治疗可减少肠道内肉毒杆菌菌量,防止外毒素继续产生和吸收。注射多价抗毒素对本病有特效,使用越早,疗效越高,在发病后 24h 内或发生肌肉瘫痪前治疗效果最佳,5 万～10 万 U 静脉及肌内各半量注射,必要时 6h 后再重复应用 1 次。即使毒素已结合到神经肌肉接头上,抗毒素仍可起中和作用。在病菌型别已确定者,应注射同型抗毒素,每次 1 万～2 万 U。病程已过 2d 者,虽效果较差,但应继续注射,以中和血中残存毒素。注射前须作皮肤过敏试验,阳性者需按脱敏方法进行注射。

(王海玲)